新编内科常见疾病诊疗与护理

主 编 侯朝军 丁丹丹 张 静 黄礼慧 黄亚萍

天津出版传媒集团

天津科学技术出版社

图书在版编目（CIP）数据

新编内科常见疾病诊疗与护理 / 侯朝军等主编. --
天津：天津科学技术出版社，2023.7
　ISBN 978-7-5742-1426-2

　Ⅰ．①新… Ⅱ．①侯… Ⅲ．①内科－常见病－诊疗
②内科－常见病－护理 Ⅳ．①R5②R473.5

中国国家版本馆CIP数据核字(2023)第133123号

新编内科常见疾病诊疗与护理
XINBIAN NEIKE CHANGJIAN JIBING ZHENLIAO YU HULI
责任编辑：梁　旭

出　　版：天津出版传媒集团
　　　　　天津科学技术出版社
地　　址：天津市和平区西康路35号
邮　　编：300051
电　　话：(022) 23332369（编辑部）
网　　址：www.tjkjcbs.com.cn
发　　行：新华书店经销
印　　刷：天津印艺通制版印刷股份有限公司

开本 787×1092　1/16　印张 20.75　字数 430 000
2023年7月第1版第1次印刷
定价：70.00元

编委会名单

主 编

侯朝军　　枣庄市峄城区人民医院
丁丹丹　　枣庄市峄城区人民医院
张　静　　枣庄市峄城区人民医院
黄礼慧　　枣庄市峄城区人民医院
黄亚萍　　枣庄市峄城区人民医院

副主编
（按姓氏笔画排序）

王　伟　　枣庄市峄城区人民医院
冯　娟　　枣庄市峄城区人民医院
丛芳芝　　枣庄市峄城区人民医院
刘　莉　　枣庄市峄城区人民医院
孙秀云　　枣庄市峄城区人民医院
张玉颖　　枣庄市峄城区人民医院
赵　婷　　枣庄市峄城区人民医院

目　录

第一章 呼吸内科
常见疾病诊疗与护理

第一节 呼吸衰竭

【概述】

呼吸衰竭是各种原因引起的肺通气和（或）换气功能严重障碍，以致不能进行有效的气体交换，导致缺氧伴（或不伴）二氧化碳潴留，动脉血氧分压（PaO_2）低于 8kPa（60mmHg）和（或）伴有二氧化碳分压（PaO_2）高于 6.65 kPa（50mmHg）二一期一系列生理功能的代谢紊乱的临床综合征。病情危重、处理不及时可发生多脏器功能损害，甚至危及生命。其基本的治疗原则为迅速纠正严重缺氧和二氧化碳潴留，积极处理原发病因及其诱因，维持心、脑、肾等重要脏器的功能，预防和治疗并发症。

【临床表现】

呼吸衰竭（Respiratory Failure）是呼吸功能严重损害，导致缺氧伴有或不伴有二氧化碳潴留的综合征。在海平面静息呼吸空气的条件下，动脉血氧分压（PaO_2）低于 8kPa（60mmHg）和/或二氧化碳分压（$PaCO_2$）高于 6.666kPa（50mmHg）时可确诊为呼吸衰竭。

呼吸衰竭临床可分为急、慢性两类。前者发病迅速，多由于溺水、电击、创伤、药物中毒等急骤起病，机体代偿机制不能迅速适应，病情发展迅速，必须立即抢救才能挽救生命。慢性呼吸衰竭多继发于慢性呼吸系疾病，如阻塞性肺气肿、慢性支气管炎等，起病徐缓，机体能逐步代偿适应。虽有缺氧和/或二氧化碳潴留，仍可坚持日常活动，这种临床情况称代偿性慢性呼吸衰竭。一旦发生呼吸道感染，代偿丧失即可出现严重缺氧和/或二氧化碳潴留，称为失代偿性慢性呼吸衰竭。

一、呼吸衰竭的分型及病因

（一）分型

按病理生理将呼吸衰竭分型对其治疗有重要意义。

1. I 型呼吸衰竭 $PaO_2>8kPa$（60mmHg），$PaCO_2$ 正常或降低。主要见于动静脉分流、通气/血流比率失调或弥散功能障碍。因缺氧而产生代偿性通气增加排出大量二氧化碳引起 $PaCO_2$ 下降。氧疗是重要治疗方法。I 型呼吸衰竭多见于 ARDS、肺纤维化、肺水肿、肺炎、哮喘等。

2.Ⅱ型呼吸衰竭 $PaO_2>8kPa$（60mmHg），$PaCO_2>6.67kPa$（50mmHg）。因有效肺泡通气量不足，使肺泡氧分压下降及二氧化碳分压增高，弥散膜两侧的氧及二氧化碳压差变小，于是交换量亦减少。Ⅱ型呼吸衰竭只能依靠改善通气治疗。其多见于慢性阻塞性肺部疾病。

通气不足导致缺氧伴有二氧化碳潴留的患者吸入高浓度氧后出现 PaO_2 升高，而 $PaCO_2$ 继续升高，只出现在氧疗过程中。

（二）病因

1.中枢神经系统疾病 如脑炎、颅脑外伤、脑血管疾病等因抑制呼吸中枢，减损通气功能，甚至造成呼吸骤停。

2.神经、肌肉疾病 如脊髓灰质炎、多发性神经根炎、重症肌无力等均可削弱通气功能。

3.胸廓疾病 如外伤、手术创伤、大量胸水或气胸，影响胸廓活动和肺扩张导致通气减少及吸入气体不匀，使通气及换气功能受损。

4.呼吸道疾病 如慢性支气管炎、支气管哮喘、重症肺结核等可增加呼吸道阻力，使呼吸肌疲劳。通气量、肺弥散面积减少及通气/血流比率失调，造成缺氧及二氧化碳潴留。

5.肺血管疾病 如肺栓塞、阻塞性血管炎、血栓等，使肺泡通气/血流比率失调，损害换气功能。

二、呼吸衰竭的病理生理

肺泡通气不足、弥散障碍、通气/血流比率失调是导致呼吸衰竭的主要机制。通气不足导致缺氧和二氧化碳潴留，而弥散功能障碍及通气/血流比率失调一般只引起缺氧。呼吸衰竭的基本病理改变是缺氧和二氧化碳潴留，并对中枢神经系统、循环、呼吸、消化、血液等产生一系列影响。

三、临床表现

急性呼吸衰竭临床表现明显，慢性呼吸衰竭有时表现不太明显。

1.呼吸困难 可出现呼吸频率和节律的改变，尤其是呼吸中枢受累会出现慢频率呼吸、潮式呼吸等。此外患者主观上感到呼吸费力，临床上可见到辅助肌收缩、张口或缩唇呼吸。

2.发绀 发绀不一定与缺氧完全平行，贫血时可没有发绀，红细胞增多可使发绀加重。

3.神经精神表现 急性缺氧时中枢神经症状出现迅速且凶猛。如吸入纯氮，20秒钟内即出现深昏迷及抽搐。慢性缺氧症状出现较为缓慢，早期可能表现为注意力不集中、智力及定向力减退，随着缺氧的加重可引起烦躁、谵妄、昏迷。高碳酸血症常引起头痛，并可出现嗜睡、肌肉震颤、脑水肿和昏迷。

4.循环系统表现 心动过缓、心律失常、血压上升，晚期可引起心律缓慢、血压下降甚至心跳骤停。

5.其它 呼吸衰竭可引起消化道出血、肝肾功能损害、严重缺氧导致代谢性酸中毒、DIC 等。

【治疗】

Ⅰ型呼吸衰竭主要是纠正缺氧，不必使用控制性氧疗法。

Ⅱ型呼吸衰竭伴有高碳酸血症，只有提高肺泡通气量才能纠正二氧化碳潴留。故保持呼吸道通畅、控制感染及合理应用氧气治疗是 Ⅱ 型呼吸衰竭治疗的最主要措施。

一、保持呼吸道通畅

分泌物滞积于气道内可加重气道阻力、降低通气量，可造成肺萎陷或肺不张，且分泌物难以排出，加重肺部感染。

（一）排痰

痰液稀化除使用药物外尚应补足入液量。尤其是气管切开、气管插管的患者，每天入液量应在 2000ml 或更多。雾化吸入的药品可选择：2%~3%碳酸氢钠、3 %盐水或生理盐水，α-糜蛋白酶 0.05%溶液 5~10ml 等，尚可酌情加入抗生素。一般雾化时间不超过 15 分钟，每日 2 次。

辅助排痰的方法包括体位引流、翻身、拍击胸背等。环甲膜穿刺导入保留硅胶管，从硅胶管注入生理盐水或 3%碳酸氢钠 3~5ml 也可引起咳嗽，导管可保留 24 小时。此外，通过纤维支气管镜直达下呼吸道清除滞痰及痰栓。但临床上应用最多的仍是用胶管经鼻或口作口咽部的吸引。

（二）解痉

支气管扩张剂中最常用的仍是氨茶碱，成人负荷量静脉推注常为 5mg/kg（4~6mg/kg），用葡萄糖稀释推注时间不少于 20 分钟，以避免心律失常和血压下降。维持量为 0.7mg·Kg^{-1}·h^{-1}。氨茶碱有效安全浓度为 10~20μg/ml，大于 20μg/ml 易发生恶心呕吐、不安、兴奋等，大于 40μg/ml 可有心动过速、心律失常、谵妄、惊厥甚至心跳呼吸停止而致死。氨茶碱个体差异大，应严格调整剂量，高龄、充血性心力衰竭、肝硬化等剂量宜减 1/3~1/2。

（三）人工气道的建立

气管切开或气管插管的指征：

（1）经积极治疗仍不能排除痰滞，尤其神志不清、年老衰竭咳嗽反射迟钝无力，需从气管或支气管排出痰液者。

（2）自主呼吸抑制，或严重低氧血症和/或高碳酸血症经保守治疗无效需行机械通气者。

由于高容低压气囊的聚乙烯或硅胶导管的产生，使插管引起的气管粘膜损伤极少发生，气管导管的保留时间从数日延长到数月，上海中山医院报道长达 220 天。经鼻插管由于不适感较少，易于作口腔清洁，并发症少而比经口插管更能长期保留。气管切开是手术创伤会遗留瘢痕而不能反复进行，故慢性呼吸衰竭急发期较少首选气管切开。人工气道应注意气体湿化，痰液粘稠可先注入生理盐水 3~5ml，稍候片刻再用一次性吸痰管吸出。操作要轻巧迅速，应旋转吸引避免上下提插引起气道粘膜损伤。此外气囊定时放气，保持其压力适当，气管切口的护理等都十分重要。

（四）机械通气

机械通气是支持呼吸的一种手段，能缓解严重的低氧血症与高碳酸血症，为抢救呼吸衰竭的基础疾病及诱发因素争取时间及条件，最终目的是要使病人恢复有效的自主呼吸。近年来机械通气的应用范围已扩大到辅助自主呼吸功能，用于慢性呼吸衰竭及康复治疗。呼吸器的发展近年来极为迅速，新模式与类型如（s）IMV[（同步）间歇强制通气]、PSP（压力支持通气），SIMV与PSP结合常用于撤离呼吸机的过程中。BiPAP呼吸机通过面罩与患者连接而不必插管，用于COPI）合并轻度呼吸衰竭疗效较为肯定，但重度呼吸衰竭由于自主呼吸功能差，排痰困难者可加重病情。高频通气用于急性（成人）呼吸窘迫综合征（ARDS）疗效较肯定，对提高.Pa（）：有肯定疗效，但对降低 $PaCO_2$ 基本无效，甚至使之升高。

某些辅助通气装置如膈肌起搏在国内多用于膈肌康复治疗，使用得当能增加通气量、排出二氧化碳。但呼吸肌疲劳已明显的患者应用则可能产生不良后果。体外膜氧合器（ECMO）经技术与方法的改进将摄取 O_2 和排除 CO_2 分离，并采用静脉一静脉旁路即低频正压通气与体外 CO_2 清除（LFPPV-ECCO_2R），在国外已用于临床使严重急性呼吸衰竭病死率降至50%~30%，但不一定适用于Ⅱ型呼吸衰竭。其主要并发症是出血，且价格昂贵，需要具备一定规模的医院才有条件开展。

呼吸器常用指标的参数：

（1）潮气量：简便计算方法为10~15ml/kg。临床上最实际的估测方法是看患者上腹部于呼吸时有明显的运动则通气量适宜。此外每分钟应给1~3次叹气呼吸，为潮气量2~3倍，以防肺萎陷。

（2）呼吸频率：成人12~18/min，阻塞性通气功能障碍者应使用较慢的频率，潮气量偏大。限制性通气功能障碍者频率宜快，可在20~24/min，潮气量宜偏小。

（3）吸/呼比：一般为1:1或1:1.5或1:2。限制性通气功能障碍用1:1.5或1:1。阻塞性通气功能障碍用1:2甚至1:3。但一般吸气时间不少于1秒。

（4）每分钟通气量：即潮气量乘以呼吸频率之积，成人为6~8L/min，一般不宜超过10L/min。

（5）吸气压力：一般定压型呼吸器输入压力在0.147~0.196kPa（15~20cmH_2O），通常不超过0.245kPa（25cmH_2O）。长时间高于0.294kPa（30cmH_2O）易影响回心血流量及心排血量。高于0.49kPa（50cmH_2O）可能引起气压伤。ARDS、肺水肿等病则需较高吸气压力才能取得必需的潮气量。

使用呼吸器20分钟后常规抽取动脉血作血气分析与使用呼吸器前的 PaO_2、$PaCO_2$、pH等作对照，根据血气的测定调节机器参数，并定时复查。一般开始使用呼吸器时通气量不宜过大，以免二氧化碳排出过快引起高碳酸血症后碱中毒（Posthypercapnic alkalosis），每小时 $PaCO_2$ 降低不要超过1.33kPa（10mmHg）。如 $PaCO_2$ 迅速下降并引致pH由偏酸变成偏碱，说明通气量应减少。

使用呼吸器判断治疗有效的依据：

（1）昏迷患者神志清醒，烦躁患者转安静。

（2）患者呼吸与机械通气同步。

（3）双肺呼吸音对称，胸廓运动均匀。

（4）血气分析结果逐步好转。

（5）血压基本正常。

在使用呼吸器过程中如参数无改变而患者突然烦躁、自主呼吸与呼吸器不协调，应观察呼吸道压力改变，如压力骤增，表示气道阻力增加或肺顺应性降低，应注意有无分泌物阻塞、支气管痉挛以及输液过多、肺水肿、充血性心力衰竭等，并立即采取相应措施。

二、氧疗

I型呼吸衰竭（单纯低氧血症）无二氧化碳潴留，不必用控制性氧疗。II型呼吸衰竭由于慢性二氧化碳潴留，其呼吸中枢对二氧化碳已不敏感，呼吸的调节机制来自缺氧对周围化学感受器的刺激，这类患者吸氧后易加重二氧化碳的潴留，故必须采用低浓度持续吸氧。一般开始吸氧浓度在24%以下，根据临床情况及血气参数逐渐调节，吸氧浓度不宜高于35.9，6。治疗目标是吸氧后PaO_2达到6.67~8kPa（50~60mmHg）$SaO_2 \geq 90\%$。吸氧后$PaCO_2$升高不超过2.67kPa（20mmHg），神志清醒能咳出痰即可。若吸氧后$PaCO_2$上升明显，则PaO_2应保持在6.666kPa（50mmHg）以免$PaCO_2$升高。如果控制性氧疗不能纠正显著低氧，提高吸氧浓度后高碳酸血症进一步加重，出现意识障碍且通气、排痰功能进一步下降，应及早建立人工气道行机械通气。

低浓度氧疗指的是吸入氧浓度在35%以下，高浓度氧疗指吸入氧50%以上，35%~50%是中等浓度氧疗。后二者适用于无二氧化碳潴留而有明显通气/血流比率失调或弥散障碍，高浓度氧疗尤适于ARDS。给氧的方法最常用的是鼻导管或鼻塞给氧，其流量与浓度关系公式为：吸入气氧浓度（$O_2\%$）=21+4×每分钟流量（L）。但受氧流速、潮气量、张口及导管或鼻塞的放置而有差异。高浓度吸氧必须用面罩。

三、呼吸兴奋剂的使用

对呼吸兴奋剂的应用价值至今尚有争议。有人认为呼吸兴奋剂刺激呼吸中枢可增加通气，同时使病人清醒而利于排痰。反对者认为该药兴奋全身骨骼肌，增加氧耗量，通气的增加被呼吸功的增加抵消，$PaCO_2$没减少，PaO_2反而下降。所以应用兴奋剂的同时必须保持呼吸道通畅，减轻气道阻力。呼吸兴奋剂只能短期使用，因其易产生耐受性。

1.可拉明 首剂1~2支（0.375~0.75g）静脉推注，再用6~10支（2.25g~3.75g）加入5%葡萄糖溶液250~500ml中静脉滴注，以神志及副作用的变化调整滴速，一般推注后病人很快清醒，应鼓励咳嗽排痰。其治疗量常出现出汗及皮肤潮红、恶心或呕吐，有时出现烦躁或心动过速，剂量大可出现抽搐。可拉明易产生耐受性，如使用12小时效果不满意者应考虑机械通气。

2.洛贝林　首剂 1~2 支（3~6mg），静推，然后静滴，用量可达 20mg，亦可皮下或肌注，常与可拉明交替使用。

3.回苏灵　肌注，每次 8mg，静注一般 8mg 与葡萄糖液稀释混合缓慢注入，重症可用到 16~32mg，亦可静滴，但其安全范围小，易引起惊厥。

4.阿咪三嗪（Almitrine Bismesylate）　慢性呼吸衰竭能长期服用，近年来国外报道较多，剂量为 50~100mg 每日 2 次，口服，连续 1 年，PaO_2 能升高 l~2kPa（7.5~15mmHg），亦有 25%无效。据认为 $PaCO_2$ 较低者可能对该药反应良好。副作用多为呼吸困难感觉加重、胃肠道反应、周围神经病变等，从而使病人无法长期服用。其作用机制尚未完全清楚。

四、纠正酸碱失衡和电解质紊乱

1.呼吸性酸中毒　关键在改善通气功能，排出二氧化碳。但 pH<7.20 的严重病例，可少量用 5%碳酸氢钠 50~100ml 静脉推注，使 pH 回升到安全范围内即可。补碱过量会产生严重的碱中毒，单纯慢性呼吸性酸中毒一般由于长期代偿，pH 不会<7.19。

2.呼吸性酸中毒（呼酸）合并代谢性酸中毒（代酸）　无氧代谢造成乳酸堆积、循环灌注不良，厌食造成饥饿性酮症或合并肾功能衰竭等所致。治疗首先仍应积极改善通气包括机械通气改善缺氧。呼酸合并代酸 pH 常明显下降，当 pH<7.20 可使用 5%碳酸氢钠 50~100ml 静脉推注，不宜将 pH 提高到 7.35 以上，否则可降低通气量，加重二氧化碳潴留。对代酸的病因要积极治疗，如纠正休克、心功能不全、肾功能不全以及因严重缺氧造成的乳酸酸中毒。饥饿性酮症酸中毒一般静脉补给等渗葡萄糖及生理盐水等。

3.呼吸性酸中毒合并代谢性碱中毒（代碱）　为最常见的混合性酸碱失衡，多发生于治疗中或治疗后。其预防应注意避免长期或大量使用利尿剂及糖皮质激素，避免过量补碱。在呼酸恢复过程中可每日口服氯化钾 3~4g，减少代碱的发生，当低钾低氯碱中毒已产生时，可口服补钾 4~6g/d，同时应静脉补钾。少数严重低氯或用氯化钾无效者可静脉补盐酸精氨酸。盐酸精氨酸 10g 含 H^+ 及 Cl^- 各 48mmol。治疗前先计算 HCO_3^- 过剩值：HCO_3 过剩值－（HCO_3—24）×体重×0.4，求出该值除以 2 得出 Cl_1 的 mmol 数。例如 50kg 体重患者 HCO_3 为 40mmol/L，则 HCO_3=（40—24）×50×0.4—320mmol，补氯量应为 160mmol，相当于精氨酸 160+48=33g。一般首剂精氨酸补 10~20g，以后可根据血气分析调整补充量。或用 1%氯化铵溶液（20%氯化铵+5%葡萄糖 300ml）静滴，每克氯化铵产生 C–19mmol，但不宜用于肝脏有损害的患者。醋唑磺胺（Diamox）0.25g 每天 2 次，口服，用 2~3 天，减少肾小管对 HCO_3^- 的回吸收，纠正低氯性碱中毒。但它是碳酸酐酶抑制剂，可增加脑中二氧化碳积聚，不宜用于伴严重高碳酸血症和脑水肿的低氯碱中毒患者。

4.呼吸性碱中毒合并代谢性碱中毒　几乎全见于医源性。其原因常见以下几种：

（1）二氧化碳潴留造成体内 HCO_3 代偿性增多，使用呼吸器时潮气量过大，短时间内 $PaCO_2$ 大幅度下降到正常或正常以下，而 HCO_3 无法短时间内由肾脏代偿而造成潴积。

（2）补碱过量。

（3）患者焦虑而过度通气。人体对代碱的代偿远比对酸的代偿差，当 pH>7.60 时会出现心律失常，心排血量减少及抽搐。治疗方法应控制原发病及诱因。机械通气不可将 $PaCO_2$ 降得太快，每小时不要大于 10mmHg。低钾、低氯应及时处理。

五、控制呼吸道感染

呼吸道感染是诱发慢性阻塞性肺疾病呼吸衰竭的最主要原因，而呼衰患者也可由于住院、插管或气管切开等而造成院内感染，加重病情。除应注意预防感染外，抗生素的使用是治疗呼吸衰竭的主要环节，临床应根据细菌学检查及临床情况选用抗生素。

六、其他

1.糖皮质激素的应用 其有抗炎、降低血管通渗性等作用，多用于呼吸衰竭合并脑水肿、心力衰竭等治疗。地塞米松 5~10mg/d 或氢化可的松 100~200mg/d，静脉滴注，可重复使用，但一般仅短期应用。

2.禁用镇静剂 使用镇静剂可使缺氧及昏迷加重。但机械通气情况下则无禁忌，往往是用比不用为好。

3.营养支持 营养不良可影响免疫功能、肌肉萎缩并累及呼吸肌而加重呼吸衰竭。正常成人每日需总热量为 10460kJ（2500kcal），COPD 患者由于气道阻力增加等原因使呼吸功增加，热量约需增加 2092~4184KJ（500~1000kcal）。女性患者比男性所需增加量为多。另外，由于机体处于激惹状态下，分解代谢增加，亦须相应补充。如合并感染体温每升高 1℉（0.6℃）须增加 7%；机械通气时增加 29%~54%。蛋白质每日 1~2g/kg，占总热量的 20%，其余 80% 为脂肪及碳水化合物，若不是机械通气，碳水化合物不宜过多以免二氧化碳过多生成。机械通气时碳水化合物可占50%~60%，脂肪 20%~30%，蛋白质仍为 20%。钠、钾、氯、钙、镁等电解质和各种微量元素及维生素均须补充。对昏迷或吞咽障碍者须鼻饲饮食。近年来采用要素营养饮食，"Ensure" 和 "Nutritient" 司供鼻饲或口服，提供热量为 18.828KJ（4.5kcal），作为正常饮食或静脉全营养的补充。

4.纤维支气管镜在呼吸衰竭中的应用

（1）引导气管插管进行机械通气：呼吸衰竭患者行机械通气时常因神志清醒或躁动而难以插管，用气管导管套在纤维支气管镜上。经鼻腔插镜进入声门以下，将导管顺势推入气管，拔出纤维支气管镜，固定导管。此法快捷且准确性高，较一般常规经鼻插管并发症少。

（2）清除呼吸道分泌物：慢性呼吸衰竭患者因肺部感染后气道分泌物多，尤其机械通气时气道湿化不够，气道干燥而形成粘稠分泌物甚至结痂，造成气道阻塞。而一般吸痰管清理效果多不理想。用带活瓣的三通接头可不影响机械通气而行纤维支气管镜检，纤维支气管镜可深入到各叶、段支气管进行吸引，用温生理盐水进行反复冲洗、吸引，并可注入抗生素。故机械通气时必须定期作纤维支气管镜气道管理。

此外，烧伤患者而形成气道的干痂及炎性分泌物；术后尤其是心、肺术后咳嗽困难、渗血或并发感染易造成肺不张，诱发或加重呼吸衰竭，都可通过纤维支气管镜清除分泌物。

（3）发现呼吸困难的原因：老式气管导管的气囊如固定不紧易滑脱堵塞导管开口而造成呼吸困难甚致窒息。此外，气管导管位置不当如插入过深进入右总支气管，或病人躁动滑脱到声门外，都可通过纤维支气管镜得到纠正。

5.吸入一氧化氮对降低肺动脉高压的作用近年来国内、外学者进行一系列动物实验，发现一氧化氮对抑制低氧性肺血管收缩有一定作用。经气道吸入 NO 气体，直接弥散到肺血管平滑肌细胞，使平滑肌松弛而降低肺动脉压。研究说明浓度为 10~100mg/L 的 NO 为有效的选择性肺血管扩张剂，初步用于临床对慢性阻塞性肺疾病患者及原发性肺动脉高压患者均有降低肺动脉压的效果。但其安全性、长期使用效果及吸入方法有待进一步研究。

【护理】

（一）保证呼吸道通畅，改善肺泡的气体交换

1.正确使用各种通气给氧装置 应用鼻导管给氧要使导管与鼻前庭密切连接，不能放在鼻孔前。对于严重的呼吸衰竭病人不宜用此法。对用鼻导管给氧者，要插入足够深度，并应固定好，切忌脱落。面罩给氧简便，病人易于接受。有条件的地方可使用活瓣氧罩，有利调节氧气流量，控制给氧浓度。如果使用普通面罩应注意二氧化碳再吸入产生的影响。对应用呼吸机的病人，对各种通气型式的改变，应常规为病人作血气分析。随时记录呼吸支持方式、血气分析结果，并及时处理报警指示出现的问题。

2.防止下呼吸道细菌污染 对用鼻导管给氧者，应保持鼻腔清洁，每 12 小时置换消毒鼻导管，以防感染。对建立人工气道，包括气管插管和气管切开套管者，应及时清除导管内分泌物。吸痰操作时应注意避免对呼吸道和通氧装置的污染。每天应更换湿化器中液体。呼吸套管应 1 人 1 套。1-3 天更换，不应反复使用。

（二）加强血液动力学的监护，保证组织血液的有效灌注：①保障充足血容量为机械通气提供安全条件。对血容量不足者应加快输液速度，以保证肺泡通气量与肺血流量的比例协调。②严密观察血压、中心静脉压、心率、心输出量，并详细记录。对其它重要生命体征和临床特征应每 1 小时观察记录 1 次。③在保证病人血容量的同时，严格注意因快速大量输液可能发生的超负荷输液，严格记录每 12-24 小时液体和电解质出入量，以防止肺水肿或全身水肿的形成。

（三）加强一般护理 定时翻身拍背，改换体位，防止痰液瘀积、肺不张、感染及褥疮。

第二节　慢性阻塞性肺疾病

【概述】

慢性阻塞性肺疾病（COPD）是指具有气流阻塞特征的慢性支气管炎和（或）

肺气肿。小气道病变是气流阻塞的主要原因。COPD 多起病缓慢，病程长，反复急性发作而加重。临床症状主要为咳嗽、咳痰、气急、喘息、吸烟职业史等。随即便进展，急性加重、频繁发作至后期可出现低氧血症和（或）高碳酸血症，并发肺源性心脏病。肺功能检查通过第 1 秒用力呼气量（FEV1）和 FEV1 与用力肺活量（FVC）的比例减少来确定气流阻塞情况。治疗原则为防治结合：避免诱发因素，缓解症状，控制急性发作，防治并发症，提高运动耐量，改善健康状况。

【临床表现】

1.慢性咳嗽：通常为首发症状。初起咳嗽呈间歇性，早晨较重，以后早晚或整 Et 均有咳嗽，但夜间咳嗽并不显著。少数病例不伴咳痰，也有少数病例虽有明显气流受限但无咳嗽症状。[2]

2.咳痰：咳嗽后通常咳少量黏液性痰，部分患者在清晨较多；合并感染时痰量增多，常有脓性痰。

3.气短或呼吸困难：是慢性阻塞性肺疾病（COPD）的标志性症状，是使患者焦虑不安的主要原因，早期仅于劳力时出现，后逐渐加重，以至日常活动甚至休息时也感气短。

4.喘息和胸闷：不是慢性阻塞性肺疾病（COPD）的特异性症状。部分患者特别是重度患者有喘息；胸部紧闷感通常于劳力后发生，与呼吸费力、肋间肌等容性收缩有关。

5.其他症状：晚期患者常有体重下降、食欲减退、精神抑郁和（或）焦虑等，合并感染时可咳血痰或咯血。

【护理】

（一）指导呼吸肌锻炼

1.目的 训练腹式呼吸，协调膈肌和腹肌在呼吸运动中的活动，增加患者的呼吸储备。

2.具体做法 患者用鼻深吸气使腹部隆起，再缩唇如口哨样缓缓呼出，用手轻压腹部感觉腹肌下沉，进行深长二缓慢的缩唇—腹式呼吸，然后进一步扩展到全身呼吸操锻炼。

3.全身呼吸操

（1）扩胸深吸气，下蹲慢呼气。

（2）抱头吸气转体呼气。

（3）单举上臂吸气，双手压腹呼气。

（4）卧位腹式缩唇呼吸。

4.护理人员指导患者进行锻炼，直至独立掌握 2~3 / d，15~30min/次。

（二）指导氧疗

1.急性发作期 COPD 患者并发有 II 型呼吸衰竭时，宜采取持续低流量给氧，通常氧流量 1~2L/min，吸氧后 PaO_2 达到 7.33kPa（55mmHg）以上，PaO_2 上升不超过

2.67 kPa（20mmHg），即可改善缺氧又不会解除低氧性呼吸驱动的作用。

2.长期家庭氧疗

（1）目的：纠正低氧血症，降低肺动脉压和延缓肺心病进展，提高患者生存率，改善生活质量。

（2）指征：稳定期的 COPD 患者，其 PaO_2 小于 7.3 kPa（55mmHg）或动脉血氧饱和度小于 88%，是长期氧疗最主要的适应证。继发性红细胞增多症或顽固性右心衰竭的肺气肿患者可适当放宽氧疗指征。

（3）实施方法：高压氧气瓶、制氧机及可携式液氧瓶。

（4）吸氧方法：双腔鼻导管给氧法、鼻塞给氧法及面罩给氧法。

（5）注意事项：①向患者说明长期氧疗的重要性，提高用氧的依从性；②说明真正意义上的长期家庭氧疗每日吸氧时间是 15h 以上，否则疗效将会受到影响；③指导患者正确使用氧疗装置及如何对氧疗装置进行消毒。

第三节　肺结核

【概述】

肺结核（pulmonary tuberculosis PTB）是由结核分枝杆菌引发的肺部感染性疾病。是严重威胁人类健康的疾病。结核分枝杆菌（简称结核菌，下同）的传染源主要是排菌的肺结核患者，通过呼吸道传播。健康人感染结核菌并不一定发病，只有在机体免疫力下降时才发病。世界卫生组织（WHO）统计表明，全世界每年发生结核病 800~1000 万，每年约有 300 万人死于结核病，是造成死亡人数最多的单一传染病。1993 年 WHO 宣布"全球结核病紧急状态"，认为结核病已成为全世界重要的公共卫生问题。我国是世界上结核疫情最严重的国家之一。

【临床表现】

1.症状　多数患者缓慢起病，全身症状有午后低热、乏力、食欲减退、体重减轻、面颊潮红及盗汗。妇女可有月经失调或闭经。病灶进展播散时，可有高热。

呼吸道症状有咳嗽、咳少量黏性痰、胸痛，1/3 患者可有不同程度咯血。

病情轻者，常无明显症状。病变广泛、病情重者，可有呼吸困难、甚至呼吸衰竭，可并发肺心病。

部分患者还有其他改变，如关节炎、皮下结节、浅表淋巴结肿大，中枢神经系统、心、肝等受累或角膜、结膜和虹膜睫状体炎的改变。

2.体征　早期病变小或位于肺组织深部者，可无异常体征。

病变范围较大时，叩诊呈浊音，听诊呼吸音减低，或为支气管肺泡呼吸音，咳嗽后可闻及湿啰音。

病变发生广泛纤维化时，患者胸廓下陷，肋间变窄，气管移位，叩诊浊音，对侧可有代偿性肺气肿体征。

【辅助检查】

1.实验室检查 血、小便和大便常规、血沉、血糖、肝功能（治疗中每月查1次，HBsAg 阳性，特别是血清 HBV-DNA 阳性者最初2个月每周1次，以后每2周1次）、乙肝两对半、HBsAg 阳性者查血清 HBV-DNA。留晨痰3口，分装1次送检找抗酸杆菌，治疗中应每月查痰1次以判断疗效。必要时做痰分枝杆菌培养、鉴定及药敏。并发肺部感染者做痰普通菌培养。

2.器械检查

（1）胸部 X 线检查 治疗前及治疗中每1~3个月拍1次胸片，必要时做体层摄影或 CT。

（2）诊断困难者可做纤维支气管镜或经皮肺穿刺活检。

（3）心电图、肺功能仪、血气分析等了解心、肺功能损害程度。

3.结核菌素试验（PPD）可协助诊断。

【诊断与鉴别诊断】

1.原发型肺结核

（1）多见于儿童和青少年。

（2）多数发病较缓慢，多无症状，少数有结核中毒症状。部分病人体查伴有颈淋巴结肿大。

（3）X 线检查大部分病人仅有肺门淋巴结肿大，偶可见哑铃状典型影像。

（4）多数病人 PPD 试验呈强阳性。

（5）连续多次查痰或培养可获阳性。

（6）必要时做纤维支气管镜或淋巴结活检可获阳性病理或病原学结果。

（7）经有效抗结核治疗，多数病灶吸收和症状改善。

2.血型播散型肺结核

（1）儿童多发，女性多于男性。

（2）常有结核病密切接触史及近期急性传染病或营养不良史。

（3）急性及亚急性大多有明显菌血症状和呼吸道症状，慢性多无症状。

（4）X 线：急性者示两肺满布大小、密度和分布相等的粟粒样阴影，亚急性病人示两肺大小不等之结节状影，结节有融合趋势。慢性病人多在两肺有大小不等、新旧不等、密度不均的结节影。

（5）多数血沉增快、急性病人 PPD 可呈阴性。

（6）眼底检查可发现脉络膜粟粒结节或结节性脉络膜炎。

（7）抗结核治疗后，多数症状改善，病灶逐渐吸收，但病程较长。

3.继发型肺结核

（1）多见于成人。

（2）一般起病较缓慢，有轻重不一的结核中毒症状、呼吸道症状和体征。干酪性肺炎病情较严重，症状和体征更为明显。

（3）X 线胸片示病变常分布在一侧肺或两侧上肺，根据病理发展不同阶段可表现为浸润性病变、干酪性坏死、溶解空洞形成、纤维硬结、钙化或结核球等为主的各种不同病变影像特征。

（4）大部分病人可有血沉增快。

（5）除干酪性肺炎及复治耐药或慢性纤维空洞型肺结核病人外，大部分初治病人抗结核治疗后效果好。

4.结核性胸膜炎

（1）青少年多见。

（2）多数起病较急，多有不同程度结核中毒症状、刺激性干咳、胸痛、气短。渗出性胸膜炎时患侧胸呼吸运动受限、肋间隙饱满、语颤减弱、呼吸音减弱或消失，局部叩诊浊音。

（3）胸部 X 线：少量积液可仅为肋膈角变钝。中量积液可见均匀密度增高的外高内低的弧形影，纵隔向健侧移位。包裹性积液为胸壁侧"D"字影。叶间积液侧位片呈梭形影。

（4）血沉增快，胸水多为草黄色，检查为渗出液，糖量和氯化物

减低，腺苷脱氨酶（ADA）增高，偶可查到结核菌。

（5）胸膜活检适用于病因不明病人的诊断与鉴别。

5.其他肺外结核（V） 其他肺外结核按部位及脏器命名，如骨结核、结核性脑膜炎、肾结核、肠结核等。

6.鉴别诊断 常须与肺炎（病毒性、衣原体、支原体、细菌性和真菌性肺炎）、肺脓肿、肺霉菌病、肺寄生虫病、肺部及纵隔肿瘤、胸膜间皮瘤相鉴别，其他尚须与结节病、弥漫性肺间质纤维化、肺隔离症、肺囊肿、矽肺、肺大泡、支气管扩张等鉴别。

【治疗】

1.一般治疗 高热量、高蛋白、多种维生素营养支持。中毒症状重或心肺功能不全者卧床休息。

2.抗结核药物治疗 应严格遵守"早期、规律、联合、适量、全程"的治疗原则。化学药物治疗是目前结核病最主要的治疗方法。现代化疗的目标包括：①杀菌以控制疾病，临床细菌学阴转；②防止耐药以保持药效；③灭菌以杜绝或防止复发。

初治：以往的长程或标准方案：3HSP/9~15HP（开始 3 个月为 H、S、P 三药联用，后 9~15 个月停用 S、只用 H、P）。目前多采用短程化疗方案，如 2HRZ/4HR，或 2HRZ/4H3R3（前 2 个月 H、R、Z 为每天用药，后 4 个月 H、Z 为每周用药 3 次）；或亦可采用 2HRS/7HR、2HRE/7HR；WHO 协助我国结核病控制项目采用全程督导治疗方案：2H3R3Z3S3/4H3R3。一般来说，如不能采取督导化疗，则最好不采用间隔给药。

复治：初治失败、不规则化疗超过 3 个月、观察期或取消登记的非活动性肺结核复发均为复治病例。多联用 2 种以上以往未用过或根据药敏选药治疗。如2HRSP/7~10HR；2H3R3Z3S3/4H3R3.或 2H3R3Z3E3S3/4H3R3；另外，亦可联用氧

氟沙星或环丙沙星治疗。

3.对症治疗　症状重者应卧床休息；咯血处理见"咯血"章节。对于诊断明确的结核性胸膜炎、心包炎，可短期应用强的松以减轻症状、加快积液吸收，疗程为6~8周。

4.手术治疗　目前由于化疗药物的发展，肺结核需外科手术治疗已较少见。其指征有：

（1）经强力正规化疗9~12个月、痰菌仍然阳性的干酪样病灶、厚壁空洞、再通的阻塞性空洞。

（2）一侧毁损肺、支气管结核伴肺不张或肺化脓症。

（3）结核性脓胸或伴支气管胸膜瘘。

（4）不能控制的大咯血。

（5）疑似肺癌或合并肺癌。

但对于对侧肺或支气管有活动性结核者、患侧支气管内膜结核累及切除部位者，或全身情况差，心、肝、肾功能不全不能耐受手术者则为手术禁忌。

效，经抗结核治疗后好转。

【护理】

一、症状护理

1.咳嗽、咳痰的护理：遵医嘱给予相应止咳祛痰药。喉痒时可用局部蒸气湿化。痰多时采取体位引流。

2.发热的护理：应卧床休息，多饮水，必要时给予物理降温或遵医嘱给予小剂量解热镇痛药，并监测体温变化，高热病人参照高热护理常规执行。

3.盗汗的护理：及时擦身，更换衣服，避免衣被过厚。

4.咯血的护理：参照本章第五节。

5.胸痛的护理：采取患侧卧位，遵医嘱给止痛药。

二、一般护理

1.活动期或咯血时应卧床休息，恢复期病人可以参加户外活动和适当体育锻炼。

2.进高蛋白、高维生素、高热量、富含钙质食物。

3.了解病人服药情况，询问病人用药后的不良反应，发现异常，及时与医师联系。

4.宣传结核病的知识，切断传播途径，控制传染源。

5.易产生悲观情绪。当出现大咯血时，病人会感到紧张、恐惧。护士要做耐心细致的解释工作，使病人建立信心，积极配合治疗。

三、健康指导

1.宣传消毒隔离的方法，预防传染；严禁随地吐痰，不要对着他人咳嗽或打喷嚏。尽可能和家人分餐、分床、分碗、分筷、分毛巾等，物品定时消毒。

2.定期复查，以便调整治疗方案。

3.说明药物治疗坚持早期、联合、规律、适量、全程五大原则的重要性。介绍有关药物的剂量、用法取得病人及家属的主动配合。

4.指导病人合理安排生活，保证充足的睡眠和休息时间。注意营养搭配和饮食调理，增加机体抗病能力，避免复发。

第四节 支气管哮喘

【概述】

支气管哮喘（Bronchial Asthma）是一种常见的慢性肺部疾病，我国哮喘的患病率为 0.5%~2%，国外资料显示近 10 多年来支气管哮喘的患病率、严重程度及死亡率在增加。由于细胞学及分子生物学研究的进展，对哮喘概念的认识及防治水平的提高有重大指导意义。哮喘的病因复杂，大多数病人有过敏体质，通过多基因遗传，并受环境因素影响。在接触某些激发因素如过敏原、空气污染、呼吸道感染、运动、气候变化、药物及情绪等作用下触发哮喘或加剧哮喘程度。

【临床表现】

1.症状 反复发作的喘息、呼吸困难、胸闷或咳嗽，肺部常可闻及哮鸣音。有些患者以反复刺激性干咳为主要表现，而没有明显喘息和哮鸣音等表现，为咳嗽变异性哮喘。

每次发作持续数小时至数天不等，常由吸入花粉、有机尘埃、冷空气诱发，或由上呼吸道感染诱发，亦有运动和药物诱发。可自行缓解或经治疗后好转。

部分患者合并有其他过敏性疾病，如过敏性鼻炎、荨麻疹和皮肤湿疹等。亦有其他药物或物质过敏史者。

并发症：急性发作时可并发自发性气胸、纵隔气肿、肺不张；长期反复发作或感染可并发慢性支气管炎、肺气肿、支气管扩张、间质性肺炎、肺纤维化和肺心病。

2.体征 发作时所有辅助呼吸肌均参加活动，叩诊过清音，呼气时两肺满布哮鸣音，呼气时间延长。

哮喘长期反复发作可并发肺气肿，出现相应体征。

3.哮喘严重度分级

（1）间歇发作 间歇发作<1 次/周，发作时间短，由数小时至数天，夜间哮喘症状≤2 次/月，发作间期无症状，且肺功能正常，PEF 或 FEV1≥80%预计值、变异率<20%。

（2）轻度持续 症状发作≥1 次/周、<1 次/d，发作时可能影响活动和睡眠，夜间症状>2 次/月，PEF 或 FEV1≥80%预计值、变异率 20%~30%。

（3）中度哮喘 每日有症状，发作时影响活动和睡眠，夜间症状>1次/周，PEF或FEV1为60%~80%预计值、变异率>30%。

（4）严重哮喘 症状持续、发作频繁，夜间症状频繁，因哮喘症状体力活动受限。PEF或FEV1≤60%预计值、变异率>30%。

4.急性发作分级

（1）轻度发作 活动时气促，可平卧，安静、无出汗，呼吸增快，但无辅助呼吸肌活动，用支气管舒张剂后FEV1>预计值的70%，吸入空气时PaO_2正常和/或$PaCO_2<6.0$ kPa（45 mmHg）、血氧饱合度（SaO_2）>95%。

（2）中度发作 稍活动后即感气促，喜坐位，有焦虑或烦躁、出汗，呼吸增快，常有辅助呼吸肌活动，喘鸣音响亮，脉率在100~120次/min、有奇脉，用支气管舒张剂后FEV1>预计值的50%~70%，吸入空气时$PaO_2>8.0$kPa（60 mmHg）秒或$PaCO_2<6.0$ kPa（45 mmHg）、SaO_2为9l%~95%。

（3）重症哮喘发作 呼吸困难严重而致说话不连续，可因严重呼吸困难而致虚脱、大汗、脱水，或出现发绀、意识障碍。呼吸频率>40次/min、或有节律异常，辅助呼吸肌运动。"沉默胸（silencechest）"，心率>120次/min或有心律失常、奇脉或低血压。可有气胸或皮下气肿。FEV1<25%预计值、PEF<100 L/min、肺活量（VC）<1 L。吸入空气时$PaO_2<8.0$ kPa（60 mmHg）和/或$PaCO_2>6.0$ kPa（45 mmHg）、$SaO_2<90%$，pH<7.3。

【辅助检查】

1.呼吸功能检查 发作时有阻塞性通气功能障碍，FEV1或PEF降低、昼夜变异率增加。

2.支气管舒张试验 是检查支气管即时反应性的常用方法之一，分别测定吸入短效支气管舒张剂（常用β_2受体激动剂）前后的PEF或FEV1等，计算用药后PEF或FEV1的改善率。计算公式为：（用药后PEF或FEV1—用药前PEF或FEV1）÷用药前PEF或FEV1。

3.支气管激发试验 用以测定气道反应性。常用吸入激发剂为乙酰甲胆碱、组胺。吸入激发剂后其通气功能、气道阻力增加。在设定的激发剂量范围内，如FEV1下降>20%，可诊断为激发试验阳性。

4.血气分析哮喘 发作时，动脉PaO_2可减低，$PaCO_2$不升高或可下降，而重症哮喘时，$PaCO_2$则升高，pH值低于正常。

5.胸部X线检查 在哮喘发作早期可见"两面三刀"肺透亮度增加，呈过度充气状态；在缓解期多无异常。同时要注意肺不张、气胸或纵隔气肿等并发症的存在。

【诊断与鉴别诊断】

1.诊断标准

（1）反复发作的喘息、呼吸困难、胸闷或咳嗽，吸入花粉、有机尘埃、冷空气诱发，或由上呼吸道感染诱发，亦有运动和药物诱发。

（2）发作时在双肺可闻及散在或弥漫性、以呼气相为主的哮鸣音，呼气时间延长。

（3）可自行缓解或经治疗后好转。

（4）除外其他疾病所引起的喘息、呼吸困难、胸闷或咳嗽。

临床表现不典型者至少应用下列 3 项中的 1 项：①支气管激发试验或运动试验阳性；②支气管舒张试验阳性；③昼夜 PEF 变异率≥20%。

符合（1）~（4）或（4）、（5）者，可以诊断为支气管哮喘。

2.鉴别诊断　鉴别诊断包括：急、慢性支气管炎、不可逆性气道阻塞、鼻炎伴后鼻孔滴流、支气管肺癌、变态反应性肺浸润、急性左心衰等。

【治疗】

1.控制发作

（1）轻、中度急性发作

1）首选应用 β_2 受体激动剂吸入治疗，如沙丁胺醇或特布他林气雾剂 1~2 喷/次，每天 3~4 次；亦可 β 服丙卡特罗 25~50μg，每天 2 次。

2）可选用茶碱类药物治疗，如茶碱控释片 0.2~0.4 g，每晚 1 次，或缓释茶碱片 0.1~0.2g，每天 2 次；或氨茶碱 0.1 g，每天 3 次。

3）亦可用选择性抗胆碱能药物吸入治疗，如溴化异丙托品气雾剂 20~40μg，每天 3~4 次；必要时亦可与 β_2 受体激动剂或茶碱类合用。

4）对于中度发作者加用吸入糖皮质激素，倍他米松或布地奈德 100~200μg 吸入，每天 3~4 次。症状较重者或用吸入糖皮质激素未能控制者，可用强的松 5~10mg，口服，每天 3 次，待症状缓解后再逐渐过渡到用吸入糖皮质激素替代。

（2）重度哮喘发作

1）除去诱因及脱离过敏原　加强感染治疗，充分补液及纠正酸碱平衡失调。

2）吸氧　用鼻导管或面罩给氧，以保持 $PaO_2>60mmHg$（8kPa）、$SaO_2>90\%$，并注意密切监测血气变化。如有下列情况，则应使用呼吸机辅助呼吸。

机械通气的指征：$PaO_2<50mmHg$（6.67 kPa）；意识障碍伴昏迷或半昏迷；呼吸肌疲劳征象严重，不能说话，哮鸣音明显减弱或消失；$PaCO_2≥50$ mmHg（6.67 kPa）。

常用通气方式：多采用低潮气量辅助通气或压力支持通气（PSV）。

3）糖皮质激素　氢化可的松 200mg，稀释后静注，每 6 h 1 次；或甲基强的松龙 40 mg，静注，每 4~6 h 1 次。待病情控制后改为强的松口服，并逐渐减量，然后用吸入糖皮质激素替代。

4）氨茶碱　可用 0.125~0.25 g 稀释后静脉注射，或用 0.25~0.5 g 加入 500 ml 液体中静滴，每日总量 1~1.5 g。

5）舒喘灵　0.5~1.0 ml（2.5~5 mg），经生理盐水稀释后超声雾化吸入。亦可用沙丁胺醇或特布他林气雾剂连接储雾罐吸入治疗。亦可合用溴化异丙托品雾化液 1ml，超声雾化吸入。

2.缓解期长期预防性治疗

（1）间歇发作 目前认为一般不需长期预防性用药。

（2）轻度持续 每天吸入皮质激素 200~500μg，或口服色甘酸钠、小剂量茶碱等，亦可应用白三烯受体拮抗剂，如安可来或顺尔宁口服治疗。必要时皮质激素可加量至每天 800μg，或并用长效支气管扩张剂，如丙卡特罗或沙美特罗等。亦可吸入皮质激素与白三烯受体拮抗剂合用，有报道认为可减少皮质激素的吸入用量。

（3）中度哮喘 每天吸入皮质激素 800~2000μg，必要时可与长效支气管扩张剂合用，如丙卡特罗或沙美特罗口服或吸入，或口服缓释茶碱。亦可吸入皮质激素与白三烯受体拮抗剂合用。

（4）严重哮喘 每天吸入皮质激素 800~2 000μg 或更多，亦可合用长效支气管扩张剂和白三烯受体拮抗剂。必要时可长期口服皮质激素。

3.病人的教育与管理 医生与病人建立伙伴关系以长期控制哮喘。

（1）帮助病人识别、寻找可能的变应原和触发因素，指导病人避免与其接触，可起到预防哮喘发作及住院并减少用药。

（2）让病人了解哮喘的本质及发病机制、熟悉哮喘发作先兆及常见症状，使病人能根据症状和峰流速值，进行自我病情监测，能认识到哮喘加重的征象并采取相应的措施。根据个体化的治疗步骤，终止哮喘发作，并知道应在何时及时就医，以终止哮喘严重发作。

（3）让病人了解快速缓解药物与长期预防药物的不同，并教会病人正确使用药物，包括吸入技术和储雾罐的使用。

【护理】

一、病情观察

1.密切观察血压、脉搏、呼吸、神志、发绀和尿量等情况。

2.观察药物作用和副作用，尤其是糖皮质激素。

3.了解患者复发哮喘的病因和过敏源，避免诱发因素。

4.密切观察哮喘发作先兆症状，如胸闷鼻咽痒、咳嗽、打喷嚏等，应尽早采取相应措施。

二、对症护理

1.了解患者有否其他疾病，正确应用支气管解痉剂。

2.应合理给氧、鼓励多饮水，保证每日一定的水量。

3.帮助痰液引流，翻身拍背，雾化吸入等。

三、一般护理

1.饮食护理，给予营养丰富清淡饮食，多饮水，多吃水果和蔬菜。

2.给予精神安慰和心理护理。

3.半卧位，保持病室的安静和整洁，减少对患者的不良刺激。

四、健康指导

1.居室内禁放花、草、地毯等。

2.忌食诱发患者哮喘的食物，如鱼虾等。

3.避免刺激气体、烟雾、灰尘和油烟等。

4.避免精神紧张和剧烈运动。

5.避免受凉及上呼吸道感染。

6.寻找过敏原，避免接触过敏原。

7.戒烟。

第五节　医院获得性肺炎

【概述】

医院获得性肺炎（Hospital-Acquired Pneumonia, Nosocomial Pneumonia, NP）系指患者在住院期间由细菌，真菌，支原体，病毒或原虫等引起的肺部感染性疾病。

NP 发生率为 3%~16%，在院内感染中居第一或第二位，占 30%~40%（国外 15%~25%），重症监护病房（ICU）达 15%或以上（国外 8.8%~10.7%）。NP 病死率为 30%~50%，合并菌血症者病死率更高，为 55%；合并菌血症的绿脓杆菌性肺炎最高，达 70%。人工通气的患者，NP 发病率增高 10~21 倍，病死率亦高达 55%。老年人可能因为需要住院时间较长，暴露于医院环境中的机会相对增多等原因，所以 NP 发病率比年青人多 3 倍，病死率亦较年青人高。在同一 ICU 中，年青人 NP 病死率为 44%，而老年人则为 88%。因而，对 NP 防治研究工作应加强和予以高度重视。

【病原体入侵途径】

病原体进入呼吸道有以下 4 条途径：

1.吸入口咽部内容物　NP 病原体常与咽喉部寄殖菌相同。在行气管插管的患者，口咽部与下呼吸道之间的屏障受损，吸入从胃反流的带有革兰阴性杆菌的胃内容物几乎是不可避免。

2.吸入空气中微生物。

3.从身体的另一处经血行播散。

4.从邻近组织扩散至肺。

【NP 的危险因素】

1.上呼吸道菌群的改变　寄殖于上呼吸道的正常菌群被毒性较大的细菌取代。糖尿病、酒精中毒以及新近用过抗生素或正在住院的患者口腔内常有包括绿脓杆菌在内的阴性杆菌寄殖。ICU 的患者阴性杆菌寄殖机会比普通病房患者更多。危重患者

（73%）比中等严重患者（35%）寄殖机会多。住院时间越长，寄殖机会越大。危重患者住院96小时内已有55%患者有阴性杆菌寄殖。

2.咳嗽反射及咽反射减弱　如脑血管意外、急性酒精中毒或药物中毒、颅脑外伤等患者神志不清，容易发生吸入性肺炎。

3.粘液纤毛清除装置功能减退　如吸烟者、慢性阻塞性肺疾病、病毒感染者等。

4.免疫功能低下　如营养不良、血浆白蛋白<30g/L、尿毒症、癌症、慢性肝病者、外科手术后、年老者、肾上腺皮质激素治疗者、化学治疗者等。

5.其他　气管内插管、鼻胃导管、肺栓塞、支气管内异物或肿瘤、肺不张、中和胃酸等。

【诊断标准】

入院48小时后发病：出现咳嗽、咳痰，或咳痰性状改变，并符合下列标准之一者。

1.发热、肺部啰音，或与入院时X线检查比较，显示新的炎性病变。

2.经筛选的痰液（涂片镜检鳞状上皮细胞<10个/低倍视野，白细胞>25个/低倍视野，或二者比例<1:2.5）连续两次分离出相同病原菌。有条件者争取标本尽快在10分钟内送实验室作痰液洗涤和定量培养，分离到的病原菌浓度应≥107cfu/ml。

3.血培养阳性或肺炎并发胸积液经穿刺抽液分离到病原体。

4.下列任何一种方法获得的培养结果可认为非污染菌属

经纤维支气管镜或人工气道吸引采集的下呼吸道分泌物分离出浓度≥105cfu/ml的病原菌；或经环甲膜穿刺吸引物（TTA）、或防污染标本毛刷（PSB）经纤维支气管镜或人工气道采集的下呼吸道分泌物分离出病原菌。对慢性阻塞性肺疾病患者其细菌浓度必须≥103cfu/ml。

5.呼吸道分泌物中检查到特殊病原体（包括军团菌），或呼吸道分泌物、血清及其他体液经免疫学方法检测证明（如IFA）；或有组织病理学证据。

【治疗】

一、支持疗法

1.给氧　监测血氧饱和度（SaO_2）和呼气末二氧化碳（$PetCO_2$），定期检测血气。对低氧血症患者维持PaO_2>8.0kPa（60mmHg）或SaO_2>90%。

2.补充水份　高热和过度通气都会消耗水份。补充水份维持正常代谢需要，亦可以稀释痰液。老年人和神志模糊或疲乏等原因不能主动饮水者尤须注意。但心脏病患者避免液体补充过量。

3.人工通气　下列情况须行人工通气：

（1）鼻导管或面罩吸氧不能缓解的严重低氧血症者。

（2）慢性阻塞性肺疾病并呼吸衰竭、呼吸性酸中毒者。

（3）反应迟钝，容易吸入异物或不能主动充份排痰以致堵塞气道者。

4.保持呼吸道通畅，清除呼吸道分泌物

（1）鼓励清醒患者咳嗽排痰，神志不清或气管插管人工通气患者，在经气管吸痰刺激咳嗽的同时尽可能通过咳嗽将下呼吸道痰液吸出。

（2）湿化呼吸道：清醒患者可作蒸气吸入。气管插管或气管切开作人工通气患者，每15分钟直接从气管滴入蒸馏水或生理盐水2ml，或持续滴注，每分钟4~6滴，24小时不少于200ml以降低痰液粘稠度，借粘液纤毛清除装置和咳嗽动作将痰液咳出。

（3）服用碘化钾或氯化铵以溶解粘液和稀释痰液，并用支气管扩张剂。定期翻身拍背协助排痰。对老年患者和慢性阻塞性肺疾病患者必要时用纤维支气管镜将痰液清除。同样，对湿化过度、支气管哮喘或感染本身引起的支气管收缩均有好处。

二、抗菌药物治疗

总的来看，NP本质上是属于机会感染（Opportunistic infection）。患者原先因患严重病症而住院，发生NP使病情急剧加重，及时正确选用抗菌药物控制感染显得非常重要。但是，与社会获得性肺炎一样，即时作出正确的病原学诊断来指导用药是困难的。由于NP的严重性，所以首先要用经验治疗，随后根据病原学检查结果和经验治疗效果来调整抗菌药物的使用。经验治疗与病原学诊断指导用药相结合及时处理NP是符合实际情况的。

NP病原体分布概况　NP病原体以革兰阴性杆菌最常见，占30%~80%（国外60%~0%），其中绿脓杆菌占25%左右（国外15%~20%），个别地区绿脓杆菌及克霍白杆菌分别可达35%~57%及40%。革兰阳性球菌占13%~51%（国外15%~20%）其中金黄色葡萄球菌占多数。真菌约占12%。其他少见的尚有肺炎链球菌、厌氧菌、军团菌、病毒、卡他摩拉菌等。复数菌感染约10%~20%，特别是人工通气者。首次抗菌药物应是针对阴性杆菌、厌氧菌，以至金黄色葡萄球菌。

人工通气、使用抗生素或肾上腺皮质激素、营养不良，在ICU患者，病原体可能是绿脓杆菌。

（一）可采用的抗菌药物

1.头孢甲羧肟（Ceftazidime）和头孢哌酮（Cefoperzone）　两者在第三代头孢菌素中是较为理想的抗绿脓杆菌抗生素。前者对90%以上的绿脓杆菌菌株和其他阴性杆菌的大部份敏感，但对阳性球菌和厌氧菌在头孢菌素类中是最弱的；后者对超过75%的绿脓杆菌菌株敏感而逊于前者；另外，对常见的阴性杆菌如大肠杆菌、克雷伯杆菌的抗菌作用不如头孢三嗪（Ceftriaxone）和头孢氨噻肟（Cefotaxime）。头孢甲羧肟和头孢哌酮的剂量均为1~2g，每8小时1次静脉滴注。

2.泰能（Tienam，Imipenem/Cilastatin，伊米配能/西司他丁）　伊米配能（亚胺硫霉素）可穿透阴性杆菌外膜，对青霉素结合蛋白靶位有高度亲和力，故能杀灭大部份阳性球菌和包括绿脓杆菌在内的阴性杆菌。对绿脓杆菌及肠杆菌科细菌有抗生素后作用（Postantibiotic effect），即使是该药浓度下降至抑菌浓度以下时，一时未被杀灭的细菌在2~4小时内也不会重新繁殖。对β内酰胺酶稳定，对多数病原体少有耐药。但对嗜麦芽假单孢菌和洋葱假单孢菌均耐药，若单一用此药治疗绿脓杆菌感染，20%患者可发生耐药。剂量为 500mg，每 6 小时 1 次，静脉滴注。

3.氨曲南（Aztreonam，君刻单） 氨曲南抑制细菌胞壁合成。抗菌谱似氨基甙类，对阴性杆菌包括绿脓杆菌有效，但对绿脓杆菌作用比头孢甲噻羧肟和伊米配能略逊。对嗜麦芽假单孢菌和洋葱假单孢菌无效。对厌氧菌和阳性球菌无明显作用。如作为对 NP 治疗宜与氯林可霉素或万古霉素并用。氨曲南剂量为 1~2g，静脉滴注，每 6~8 小时 1 次，肾功能不全患者酌情减量。

4.抗绿脓杆菌青霉素 抗绿脓杆菌青霉素有氧哌嗪青霉素、羧噻吩青霉素（Ticarcillin）与棒酸（Clavulanic acid）的合剂特美汀（Timentin）、美洛西林（Mezlocillin）和阿洛西林（Azloeillin）。这些青霉素对绿脓杆菌、阴性杆菌和厌氧菌有效，而对产 β 内酰胺酶的细菌则无效。特美汀中的棒酸能抑制 β 内酰胺酶，因其有能对抗阳性球菌（例如产 β 内酰胺酶的葡萄球菌）的优越性，较适合于 NP 的经验治疗。但是，棒酸和青霉烷砜不是对所有的 13 内酰胺酶都起抑制作用，例如对产 I 型 β 内酰胺酶的绿脓杆菌、肠杆菌、沙雷菌（Serratia）的某些菌株不敏感。用药剂量：氧哌嗪青霉素 4g，每 6 小时 1 次；特美汀 3.2g，每 4~6 小时 1 次；美洛西林 3g，每 4~6 小时 1 次；阿洛西林 3g，每 4~6 小时 1 次。均为静脉滴注。

5.氟喹诺酮类 环丙沙星（Ciprofloxacin）和氧氟沙星（Ofloxacin）对阴性杆菌包括流感嗜血杆菌、肠杆菌科、绿脓杆菌、需氧阳性球菌有高度活性，并有较好组织穿透性能，较长的半衰期和抗生素后作用（2~6h），对第三代头孢菌素、伊米配能、单环 β 内酰胺类如氨曲南和氨基糖甙类很少交叉耐药等优点。但可迅速发生耐药，特别是对绿哝杆菌和金黄色葡萄球菌，故长期使用受到限制。绿脓杆菌耐药率为 10%~30%，半数的治疗失败病例是耐药所致。环丙沙星可供静脉滴注，剂量为 200~400mg，每 12 小时 1 次。

6.氨基甙类 氨基甙类主要对阴性杆菌有较强杀菌作用，对绿脓杆菌有效的部份制剂，其活性依次为丁胺卡那霉素（Amikacin）>立克菌星（Netilmicin）=妥布霉素（Tobramyoin）>庆大霉素。对金黄色葡萄球菌活性亦大致如上。对阳性球菌虽然有一定活性，但由于穿透至肺组织性能较差和活性易受 pH 的影响，常与 β 内酰胺类联合应用以取得协同作用。庆大霉素、妥布霉素和立克菌星剂量均为 1~1.7mg/kg，每 8 小时 1 次静脉滴注。丁胺卡那霉素剂量为 5mg/kg，每 8 小时 1 次静脉滴注。由于氨基甙类对耳、肾毒性较强，肾功能不全患者按其肌酐廓清率算出每日剂量。婴幼儿和老年人应尽量避免使用，或以氨曲南替代。

（二）联合用药

有资料表明，单用一种新近开发应用于临床的抗菌药物如伊米配能、氨曲南、头孢甲羧肟、头孢哌酮、特美汀或环丙沙星治疗 NP 疗效相当于或甚至略高于联合治疗；而且单一治疗比联合治疗的二重感染发生率低。尽管如此，目前多数临床医师主张联合治疗以取得协同作用，扩大抗菌谱，防止或延迟耐药菌株的产生。尤其是对绿脓杆菌败血症、嗜麦芽假单孢菌、沙雷菌引起的 NP 多主张联合治疗。联合治疗药物组合可按下列搭配选择应用。

（1）头孢甲羧肟、头孢哌酮、泰能、一种抗绿脓杆菌青霉素或环丙沙星并用一种氨基甙类。氨基甙类不宜与 β 内酰胺类同瓶滴注以免降低前者活性，应另瓶滴注。

（2）组成（1）中除氨基甙类以外的一种抗菌药物与环丙沙星并用。

最好避免联合应用两种 β 内酰胺类，理由是：①两种抗菌谱很广的抗绿脓杆菌抗生素联合难以达到使抗菌谱更广和协同杀菌作用的目的，反而有可能起拮抗作用。②产 β 内酰胺酶的病原体均使两种 β 内酰胺类抗生素灭活，不但不能防止而且反会加快耐药菌株的产生。③耐 β 内酰胺类的阴性杆菌二重感染的发生机会比单用一种 β 内酰胺类的联合治疗多。

非人工通气的，没有使用激素、营养不良或在 ICU 等绿脓杆菌感染危险因素的患者，病原体可能是阴性杆菌，厌氧菌，流感嗜血杆菌或金黄色葡萄球菌等可选择应用下列药物：

（1）头孢三嗪加 1 种氨基甙类。

（2）头孢氨噻肟加 1 种氨基甙类。

头孢三嗪和头孢氨噻肟抗菌活性大致相同，对肠杆菌科细菌和其他阴性杆菌抗菌活性好；对葡萄球菌和厌氧菌也有较好作用。头孢三嗪半衰期长达 5~10 小时，剂量 1~2g，静脉滴注，每 12 小时 1 次。头孢氨噻肟 2g，静脉滴注，每 8 小时 1 次。

（3）氯林可霉素（Clindamycin）加 1 种氨基甙类。氯林可霉素主要针对阳性球菌如化脓性链球菌，肺炎链球菌和多数金黄色葡萄球菌以及厌氧菌。剂量 600mg，静脉滴注，每 8 小时 1 次。

（4）氯林可霉素加环丙沙星。

48~72 小时后根据病情及病原学诊断调整抗菌药物。

NP 病原体以阴性杆菌居多，抗菌药物疗程一般在 2~3 周左右。

三、预防

NP 发病率和病死率都高，除对已发病患者大力救治外，还应充份认识 NP 的危险因素而采取积极措施，以尽量减少 NP 的发生。

1.对 NP 常见的基础病如营养不良、血清白蛋白<30g/L、白血病和恶性肿瘤以及化学治疗、糖尿病、肾上腺皮质激素使用、肾功能衰竭、免疫功能低下、慢性阻塞性肺疾病、心及肺功能不全、肝功能衰竭等，应采取综合性治疗措施积极妥善处理，特别是老年患者。

2.各项介入性诊疗操作如各种穿刺检查、气管插管、内窥镜检查、留置导管等，须严格消毒器械，手术操作符合无菌要求。

3.合理使用抗菌药物。重视病原学诊断以指导抗菌药物选用。避免滥用或无原则地随意组合和更换药物，以免引起二重感染和耐药菌株的产生。

4.肾上腺皮质激素和抗癌药物可降低机体抗感染能力，诱发细菌、真菌肺部感染。对接受此类药物治疗的患者，与上述具有危险因素的基础病患者一样须加强观察，及时发现 NP 并及早处理。

5.病区，手术室，ICU 要有严格的清洁、消毒和隔离制度，工作人员认真执行，以避免交叉感染。

【护理】

1.急性期 绝对卧床休息。

2.氧疗 感气急、胸闷或有发绀者可给予氧疗。有 COPD 基础者应予持续低流量吸氧。

3.加强营养 给予清淡易消化的高热量、高蛋白流质或半流质饮食，少食多餐，鼓励寒战多饮水。不能进食者应静脉补液，并注意补充电解质。

4.对症护理

（1）高热时遵医嘱给予药物或物理降温 。对出汗较多者，应勤更衣记更换床单，并予擦澡，保持身体舒适。

（2）胸痛寒战可采取患侧卧位，以减轻疼痛，必要时可依医嘱给予止咳药或止痛药物。

（3）咳嗽频繁却无痰者可适当给予镇咳药物，但痰量较多的寒战不可盲目止咳。

5.密切观察病情 观察寒战的意识、呼吸、血压、尿量等监测指标的变化。若患者出现面色苍白、意识障碍、呼吸加快、血压下降、尿量减少、皮肤湿冷等表现，要考虑重症肺炎的可能，应及时救治。

6.保持呼吸道通畅

（1）指导患者正确有效地咳嗽。协助患者叩背，以利于分泌物的引流。痰液量多的患者可采用体位引流，但体质虚弱者慎用。

（2）遵医嘱给予祛痰药物，鼓励患者多饮水，或采取雾化吸入等措施以稀释痰液，便于咳出。咳嗽无力者可给予吸痰。

7.感染性休克的处理

（1）协助医师及时采取抗休克措施，包括：①迅速建立静脉通道，输注右旋糖酐-40（低分子右旋糖酐）或平衡盐维持有效的血容量；②监测患者血压、脉搏、尿量、神志及全身情况，并注意血气分析值和血电解质的变化；③遵医嘱给予药物治疗，如 5%碳酸氢钠静脉滴注纠正酸中毒，在血容量补足的前提下应用血管扩张药改善微循环，病情严重者给予糖皮质激素等待；④根据患者病情控制补液速度，心功能不全者应减慢滴速。

（2）及时、有效地采取抗感染措施控制感染。

（六）合理使用抗生素的注意事项

1.了解抗生素使用的基本原则

（1）肺炎诊断一旦确定，即采取抗生素治疗（经验用药），再根据病原菌培养和药物敏感试验的结果调整用药。

（2）新生儿、老年、孕妇和哺乳期妇女、肝肾功能损害、免疫抑制患者接受抗生素治疗时应注意调整药物剂量，并避免使用禁用药物。

（3）根据抗生素的抗菌谱、作用特点以及疾病严重程度选药，使用广谱抗生素或抗生素联合用药具备用药指征。

2.观察及预防抗生素引起的不良反应

（1）过敏反应：肺炎球菌引起的肺炎治疗首选青霉素。护士在使用青霉素时应详细询问过敏史，并做皮试，即使皮试阴性，仍可能发生过敏反应，应密切观察，并做好抢救准备，迟发反应如药疹和药热出现时应立即停药并报告医师。头孢菌素有时与青霉素有交叉过敏性，给青霉素过敏患者使用时仍需注意。

（2）二重感染：长期大量应用广谱抗生素可诱发真菌感染，应注意患者口腔中有无鹅口疮、痰中找真菌。应鼓励从口进食，注意口腔护理。另须注意此类患者是否出现腹泻症状。

（3）其他：其他抗菌药物①氨基糖苷类抗生素。内耳毒性反应，表现为听力障碍（减退或消失）和前庭功能障碍（头晕、眩晕、共济失调等），此外还有肾毒性。②大环内酯类抗生素。红霉素可引起消化系统症状，如恶心、呕吐，长期使用可有缸内损害。③氟喹诺酮类药物。胃肠道反应，精神兴奋，皮肤过敏等。④氯霉素。血液系统的损害。⑤磺胺类药物。过敏，粒细胞减少，肝、肾毒性。⑥万古霉素。耳毒性，肾毒性。

作为护士，应熟悉各种抗生素的药理性能，加强临床观察，并告诉患者及家属药物常见的不良反应，出现不适时可及时反馈。可能出现肝、肾功能损害药物，应嘱患者定期检查肝、肾功能。

3.规范抗生素的给药时间 临床应用抗生素的给药次数和间隔时间，是由药物代谢动力学，即药动学决定的。护士应熟悉抗生素的性能，严格遵医嘱给药，合理安排用药间隔，保持有效的血药浓度。

4.注意药物配伍问题 药物配伍不当，会影响治疗效果，护士应处理好配伍问题。如红霉素不可溶于葡萄糖溶液中给患者滴注；氨基糖苷类抗生素不能和青霉素混合在同一针筒或溶液内使用。

5.开展健康教育 护士应纠正患者的一些错误认识，如病毒性肺炎也必须用抗生素治疗；抗生素使用越高级，价格越贵，疗程越长越好。使患者充分认识抗生素应针对病情使用，并了解所用抗生素的常见不良反应，积极配合治疗。

【预防】

（1）告诉患者应纠正不良生活习惯，避免过劳、受凉、抽烟机酗酒，积极防治感冒。

（2）建议患者在出院后加强锻炼—增加抗病能力。

（3）老年人，有心肺基础疾病或机体免疫功能低下等肺炎的易感人群，可指导其接受流感疫苗和肺炎球菌疫苗注射。

（八）院内获得性肺炎发病的特点

院内获得性肺炎是指患者入院时不存在、也不处于感染潜伏期，而于入院48h后在医院（包括老年护理院、康复院）内发生的肺炎。医院获得性肺炎发病率在我国占院内感染的首位，远高于泌尿道感染和术后伤口感染；且治疗困难，预后差，死亡率高达 20%~50%。

1.好发地点　重症监护治疗病房，内科（主要为呼吸科、血液科和神经内科）、外科（主要为胸外科、脑外科、肝胆外科和烧伤科）院内获得性肺炎发病率较高。

2.好发人群　患者的基础性疾病种类和全身情况与医院获得性肺炎关系密切。如严重创伤，全身衰弱或昏迷、免疫功能抑制患者容易发生院内获得性肺炎。

3.诊疗手段的影响　人工气道机械通气和院内获得性肺炎关系最为密切。此外，接受器官移植治疗的患者也是院内获得性肺炎的高危人群。

临床护理人员掌握这些特点，可以有预见性、针对性地采取措施，预防院内获得性肺炎的发生。

（九）院内获得性肺炎的预防和护理

护理人员应针对以下环节采取措施，预防医院获得性肺炎的发生。

1.减少口咽部和胃病原菌的定植和吸入

（1）正确合理使用抗生素，避免滥用抗生素造成的菌群失调和二重感染。

（2）应尽量避免给肺炎的易感人群使用具有呼吸中枢抑制的镇静、止咳药物。

（3）对各种昏迷患者，要加强口腔护理，定期吸引口腔内分泌物以减少误吸。定时翻身、叩背，促进痰液排出。

（4）对手术患者应加强指导，如术前要求戒烟，术后鼓励患者早期下床活动，进行有效咳嗽、深呼吸等。

（5）严重创伤、休克和接受大手术等患者，应采用硫糖铝来代替制酸药和 H2 受体阻断药，以减少细菌在口咽部的定植。

2.强调严格消毒隔离和无菌技术，切断传播途径

（1）避免医务人员的手造成的交叉感染。在下列情况下护士均应洗手：①进行下呼吸道侵入性操作前，如吸痰；②接触了患者的呼吸道分泌物后；③护理了感染患者之后；④在 ICU 对不同患者进行护理操作间；⑤护理肺炎的高危人群，如免疫力低下者前。

（2）严格执行吸痰操作规则，如操作前洗手，操作时戴一次性手套，每次吸痰必须更换吸痰管，吸痰过程严格无菌技术，手指接触过的部位视为污染，不可插入下呼吸道。

（3）避免呼吸治疗装置的污染。措施包括：①呼吸机的回路管道每 48 洗手应更换消毒，避免冷凝水倒流入患者气道；②麻醉装置中的呼吸管道吸痰应严格灭菌消毒；③氧气湿化瓶应定期更换、充分浸泡消毒，条件允许可采用一次性湿化瓶；④暂不使用的器具应干燥保存；⑤用于雾化的液体一定严格消毒，药液应保证在有效期内使用。

（4）采用保护性隔离技术。将医院感染的高危人群安置在隔离病房，控制探视。医务人员进入病室必须戴口罩、帽子，甚至穿无菌隔离衣。

3.提高住院患者，特别是肺炎高危人群的机体防御功能

（1）加强重症患者全身营养支持。

（2）建立人工气道者尽早拔除气管插管。

（3）预防性运用抗菌药物。

第六节　原发性支气管肺癌

【概述】

原发性支气管肺癌（Bronchogenic Carcinoma）（肺癌）为最常见的肺部恶性肿瘤，是严重威胁人类健康和生命的主要恶性肿瘤之一。目前世界上至少有 35 个国家的肺癌已居男性恶性肿瘤死亡原因之首。近几十年来，无论是工业发达国家或发展中国家，肺癌的发病率和死亡率均以惊人的速度上升。约 95% 的男性肺癌患者与吸烟有密切关系。Lin 报道嗜烟的程度和肺癌死亡的相对危险度之间有剂量—依赖关系。在发展中国家，与其他癌症相比，肺癌的发生率和死亡率上升与烟草消耗量增加和工业化进程平行。吸烟者肺癌病死率是非吸烟者的 10~15 倍，发生肺癌的危险性随着吸烟的减少或终止而降低。吸烟是本病已知的主要病因，所以肺癌的控制，最主要的措施是把控制吸烟作为初级预防。几种职业因素，如无机砷、石棉、铬、镍、煤焦、焦油、烟炱和煤的燃烧产物、二氯甲醚、氯甲甲醚、铍、石油、矿物油、石蜡、石油沥青、异丙油、甲基萘、石油燃烧物、页岩油及其衍生物、氯化烯、电离辐射及大气污染均可致肺癌。

【病因及预防】

肺癌的病因较为复杂，一般认为肺癌的发病与下列因素有关：

1.吸烟　80%~90% 的男性肺癌与吸烟有关。日吸烟量越大，开始吸烟的年龄越轻，患肺癌的危险越大。

2.大气污染　工业和生活中能源（煤、柴油、汽油等）不完全燃烧产生的烟尘，工业废气和生活废气所造成大气污染是导致肺癌发生的重要原因。其中，烹调时加热所释放出的油烟雾中含有的致癌物质，可能与肺癌发生有关，不可忽视。

3.职业因素　橡胶工人、镍业工人、石棉工人、铀矿、锡矿、萤石矿的采矿工人以及接触含砷粉制剂者肺癌的发生率很高，这与长期接触某种化学致癌物和放射性物质有关。

4.电离辐射　大剂量电离辐射可诱发肺癌。人群中电离辐射的主要来源为自然界和医疗照射。

5.肺部慢性病变或瘢痕组织的刺激　慢性支气管炎、肺结核、弥漫性肺间质纤维化患者，肺癌发生率高于正常人群。

因此，为预防肺癌，护士在健康教育中应强调：①戒烟；②烹饪时应将抽油烟机打开，同时注意油温不宜过高；③从事肺癌高危职业的工人应注意加强劳动防护，减少粉尘和有害气体吸入，并定期体检；④吸烟 20 年以上的，20 岁以下开始吸烟的，每天吸烟 20 支以上的。三个"20"里，只要满足一条，都属于肺癌的高危人群，应定期体检；⑤健康人群，特别是年龄超过 40 岁者也应定期体检，以利早期发现肺癌；⑥调节饮食，摄入足够的维生素 A，多吃新鲜水果和蔬菜。

【肺癌的分类】

1.解剖学分类 可分为中央型肺癌和周围型肺癌。前者主要发生在段支气管以上至主支气管，以鳞癌和小细胞未分化癌多见。周围型肺癌发生段以下的支气管，以腺癌最为常见。

2.按组织学分类

（1）鳞癌：为最常见类型，多见于吸烟者。肿瘤多生长在接近肺门的叶、段支气管，并有向官腔内生长的倾向，常早期引起子宫腔狭窄，导致肺不张，或阻塞性肺炎。鳞癌生长缓慢，转移晚，手术机会多，但放疗和化疗治疗不如小细胞未分化癌敏感。

（2）小细胞未分化癌：是肺癌中恶性程度最高的一种类型，癌细胞生长快侵袭力强，远处转移早，常转移至脑、肝、骨、肾上腺等脏器。本型对放疗和化疗闭经敏感。

（3）大细胞未分化癌：较小细胞未分化癌转移晚，手术切除机会大。

（4）腺癌：女性多见，与吸烟关系不大，多生长在肺边缘小支气管黏液腺。腺癌倾向于管外生长，常累及胸膜，引起胸腔积液。腺癌富血管，故局部浸润和血行转移较鳞癌早。

（5）细支气管肺泡细胞癌：占肺癌 2%~5%，好发于中年人，男女发病相近。其发生认为与慢性炎症引起的瘢痕和肺间质纤维化有密切关系，与吸烟关系不大。

（6）混合型肺癌：以腺癌、鳞癌混合最常见。

3.临床分型

（1）小细胞肺癌（SCLC）：发病年龄轻、转移早，恶性程度高，手术切成率低，对放化疗较敏感，需全身治疗。

（2）非小细胞癌（NSCLC）：除 SCLC 以外所有的肺癌，约占 80%，其中以鳞癌、腺癌最常见。

【临床表现】

肺癌的临床表现与癌肿的部位、大小，是否压迫、侵犯邻近器官以及有无转移等情况有密切关系。一般中央型肺癌比周围型肺癌症状为早且较明显。少数患者未出现任何症状，仅在进行肺部 X 线检查时才被发现。晚期肺癌临床表现多种多样，易与其他疾病相混淆。

1.由原发癌肿引起的症状

（1）咳嗽：早期肺癌最常见的症状为刺激性咳嗽，大多为干咳或有少量白色泡沫痰，易被误认为伤风感冒。有吸烟习惯的患者又常有轻微咳嗽，常被忽视，直到咳嗽持续不愈，方才就医检查。

（2）咯血：通常为痰中带血点、血丝，或断续地少量咯血；癌肿侵蚀大血管，可引起大量咯血。

（3）喘鸣：癌肿造成较大的支气管不同程度的阻塞时，则可呈现局限性哮鸣音。

（4）胸闷、气促：肿瘤压迫引起大气道狭窄，或肺癌合并大量胸腔积液性哮鸣音。

（5）其他症状：如发热、体重减轻等。

2.肿瘤侵犯邻近组织引起的症状

（1）声音嘶哑：肿瘤压迫或侵犯喉返神经引起声带麻痹。

（2）上腔静脉压迫综合征：肿瘤压迫或侵及上腔静脉，呈现面部、颈部、上肢和上胸部静脉怒张，皮下组织水肿，上肢静脉压升高。

（3）胸痛：肿癌累及胸膜或纵隔，或肋骨、胸壁、胸椎受侵犯时出现。

（4）Horner 综合征：肺尖部肺癌亦称肺上沟癌或 Pancoast 肿瘤，可压迫颈交感神经，患者出现病侧上眼睑下垂，瞳孔缩小，眼球内陷，面部、胸部无汗或少汗等症状。

（5）吞咽困难：癌肿或纵隔淋巴结转移压迫食管引起。

3.肺癌远处转移的症状

（1）脑、脊髓转移者可出现头痛、呕吐、眩晕、共济失调、复视、语言功能障碍、偏瘫等中枢神经系统症状。

（2）癌肿转移到骨骼，常引致局部剧烈疼痛和压痛，并可发生病理性骨折。

（3）肝脏高峰转移者可呈现食欲减退、肝区胀痛、肝大、腹水和黄疸。

（4）有的病例因颈部淋巴结转移，呈现肿块或转移性皮下结节才就医检查发现肺癌。

4.副癌综合征 由于癌肿产生的内分泌物质及其他尚未了解的原因引起。如杵状指（趾）、大关节肿痛、肾上腺皮质功能亢进、男性乳房发育、Cushing 综合征、重症肌无力、水中毒、高钙血症等。

肺癌的症状较多，且许多症状缺乏特异性。若患者出现下述情况，应进一步检查，以明确或排除肺癌：①咳嗽持续时间长，特别是痰中带血时；②慢性咳嗽者当咳嗽变为刺激性干咳，或在某肺叶、肺段反复发生肺炎；③肺结核患者经正规抗结核治疗无效，X线发现病灶阴影进行性增大，有阶段性肺炎或肺不张及偏心空洞者；④有非特异性全身性皮肤、神经、内分泌表现者，如肥大性骨关节病、杵状指（趾）、肌无力综合征等患者。

【X 线及痰细胞学检查】

胸部 X 线和痰细胞学是诊断肺癌的主要手段。纤维支气管镜检查，尤其适用于中央型肺癌，可了解其侵犯情况，确定可否手术及手术范围，并取标本作病理细胞学检查。经胸壁穿刺肺活检、淋巴结活检、胸膜活检等以获得病理诊断。血清标记物检查、癌胚抗原（CEA）、神经元特异性烯醇酶（NSE）、唾液酶（SA）等检查有助于诊断。胸部 CT 及核磁共振成像（MRI）检查，可较好地显示纵隔与肺门的解剖，发现肿大淋巴结，可发现一般胸部平片所不能发现的密度浅淡的阴影，或处于较为隐蔽部位的肿瘤。MRI 多方位成像，更易判断肿瘤侵犯大血管程度，辨别肿瘤与伴发的肺不张的界线等。放射性核素蚴 99m 锝、67 镓、111 铟等亲肿瘤扫描以鉴别肺部恶性或良性肿瘤。ECT 全身骨扫描以了解癌肿骨转移情况。

【诊断】

依据病史、体征、胸部 X 线表现、痰细胞学检查、纤维支气管镜检查所见、经皮肺活检、胸腔镜检查及 CT 检查等，诊断不难。最后仍需病理细胞学确诊。尽管如此，肺癌的早期诊断仍相当困难。因早期肺癌约有 1/3 以上的患者无症状。从体检发现的早期肺癌其预后较好，5 年生存率可达 70% 以上。

肺癌 TNM 病期分类可以较准确地估计病情，详细地记录病变范围对制订治疗方案和评价治疗效果都有很大帮助。下面简单介绍肺癌的国际 TNM 分期及分类。

原发肿瘤（T）、淋巴结受累（N）、远处转移（M）。

TX 支气管肺分泌物有恶性肿瘤细胞，但 X 线和纤支镜检查未能证实者。

TO 无原发肿瘤证据。

TIS 原位癌（Carcinoma in situ）。

T1 肿瘤最大直径≤3cm，被肺组织或脏层胸膜包围，纤支镜未见侵犯近端叶支气管。

T2 肿瘤最大直径>3cm，或：①肿瘤侵犯脏层胸膜；②伴肺不张；⑧侵犯肺门引起阻塞性肺炎。纤支镜下见肿瘤近端扩展范围只在叶支气管或距离隆突至少 2cm。肺不张或阻塞性肺炎侵犯少于全肺。

T3 肿瘤侵犯胸壁、横膈、纵隔、或心包，而未侵犯心脏，大血管，食管或椎体；或肿瘤位于隆突 2cm 内而不侵犯隆突，或全肺不张或阻塞性肺炎。

T4 肿瘤侵犯纵隔、或心包、大血管、气管、食道、椎体、隆突；或出现胸腔积液。

NO 无局部淋巴结侵犯。

N1 转移至支气管周围淋巴结或同侧肺门，或两者并存。

N2 转移至同侧纵隔淋巴结及隆突下淋巴结。

N3 转移至对侧纵隔淋巴结，对侧肺门淋巴结，同侧或对侧斜角肌，或锁骨上淋巴结。

MO 无远处转移。

M1 有远处转移。

肺癌 TNM 分期：

隐性肺癌 TX NO MO

O 期原位癌（Carcinoma in situ）

I 期 T1 NO MO T2 NO MO

期 T1 N1 MO T2 N1 MO

Ⅲa 期 T1 N2 MO T2 N2 MO T3 N2 MO T3 NO MO T3 N1 MO

Ⅲb 期 T4 NO MO T4 N1 MO T4 N2 MO T1 N3 MO

T2 N3 MO T3 N3 MO T4 N3 MO

Ⅳ 期 T1~4NO~3 M1

【治疗】

治疗肺癌的根本方法和目的是通过以手术为主的综合治疗，提高治愈率，降低病死率和病残率，并改善生活质量（Life quality）。因为迄今为止，其他方法如放射治疗、化学治疗、中药治疗及免疫治疗尚未能取得长期生存的结果。对中晚期肺癌不能手术的患者，可进行放射介入治疗。NSCLC 采用以手术为主的综合治疗。SCLC 采用非手术方法为主的综合治疗。

一、手术治疗

手术治疗的目的在于彻底或相对彻底切除全部癌组织，达到延长无病生存期甚至临床治愈；切除大部分癌组织，为化学治疗、放射治疗或免疫治疗及其他多种疗法并用的综合治疗提供良好的条件，减轻症状，减轻痛苦及延长生存期。

手术切除隐性肺癌可达到治愈目的。对于 NSCLC，手术切除是目前最有效的治疗方法，是治疗的首选。但是适合手术的仅占 20%~25%。Ⅰ期、Ⅱ期患者生理条件能耐受切除者均应手术，Ⅲ期以上如加以选择（N2，气管或隆突侵犯）争取手术，国外 5 年生存率 35%~40%，手术死亡率 3%~6%；国内分别为 30%~40%（黄国俊报道达 44.6%）及 1%~5%，Ⅰ期手术 5 年生存期国外为 80%，国内 65%~80%。

SCLC 由于手术治疗效果差，国外曾列为禁忌手术。目前有认为不到 8% 的早期病例（T1 NO MO，T2 NO MO）可以手术，但其 2 年生存率约为 20%，与未作手术只作加强化疗和局部放疗的相同。手术治疗只是包括化疗、放疗和免疫治疗等综合治疗的一种方法，相互补充以提高手术疗效。

（一）手术适应证

1.凡有较大根治性切除可能性的肺癌患者，只要无手术绝对禁忌证，其全身情况及生理功能可以耐受预期手术，且临床检查未见远处转移者，原则上均应及时手术治疗，以争取较好的效果。

2.临床高度疑为肺癌或不能排除肺癌可能性的病例，但又不能获得病理细胞学或其他方法肯定诊断，并具有上述条件者，为了不耽误治疗时机，也应争取手术探查以明确

诊断作相应治疗。

（二）手术禁忌证

1.有远处转移如锁骨上淋巴结、中枢神经或脊髓、骨、肝等处转移者。

2.对侧胸内转移如对侧肺、对侧肺门或气管旁淋巴结转移者。

3.同侧胸内其他重要器官受侵，如大血管压迫或梗阻（上腔静脉综合征），食管受侵或心包转移等，至于喉返神经麻痹，膈肌瘫痪等，则要具体分析决定。

4.胸腔积液癌细胞检查阳性者。

5.严重心肺功能损害，严重心血管、肝、肾等疾病者。

手术治疗患者具有下列情况者预后良好：病变小于 3cm；外周型肺癌；无肺门、纵隔或更远处淋巴结转移或外侵；无空洞形成。

具有下列情况者，则预后不佳：肺门或纵隔远处淋巴结转移，肿瘤侵犯纵隔；

未分化小细胞癌及部分腺癌：恶性胸腔积液；上腔静脉阻塞。

二、放射治疗

放射线能通过人体，杀伤细胞，在正常组织可以耐受的情况下，能杀伤深部肿瘤，所以放射治疗局限性肿瘤是一种重要手段。通过足量的照射能使敏感或中等敏感的恶性细胞退化萎缩，因而肿瘤逐步消退最后代之以纤维化。放射治疗对正常的组织的影响比肿瘤组织小，因之能保持正常器官的功能，治疗时受解剖部位的限制较少，即期反应很轻，痛苦亦少，容易被患者所接受。虽然，治疗的指征比手术宽，但疗效不理想，尚不能代替手术或化疗.主要起辅助治疗作用。SCLC 最敏感，其次是鳞癌和腺癌。

（一）放射治疗的适应证

1.根治性放疗

（1）拒绝手术治疗的 NSCLC I 期及 II 期患者。

（2）肿瘤位于难以手术切除的部位，如气管癌，主支气管癌侵犯气管隆突部淋巴结。

（3）放射野足以达到的纵隔和肺门部转移淋巴结。

2.姑息性放疗

（1）手术禁忌的 NSCLC 患者，如喉返神经压迫、心包及胸膜受累并有癌性渗液，特大的原发癌、骨或其他脏器转移等。

（2）手术后肿瘤复发而病灶较小者。

(3)缓解局部并发症,如上腔静脉综合征,肺不张、阻塞性肺炎。

3.为手术前或术后照射 目的是为手术创造条件,提高手术切除率及预防复发,延长术后生存期。

4.晚期肺癌合并咯血、咳嗽和骨转移疼痛,作姑息性放疗。

(二)放疗的禁忌证

1.全身衰竭卧床不起的晚期患者。

2.伴有严重心、肺功能不全者,或肝肾功能不全者。

3.肺癌已广泛转移者。

4.骨髓抑制或其他原因引起外周血白细胞$<3.0\times10^9$/L、血小板$<100\times10^9$/L 者。

5.照射部位的皮肤有化脓或其他损害者。

(三)放射治疗的并发症

放疗的并发症有放射性肺炎、放射性脊髓炎、放射性心包炎或心肌炎等。全身反应有恶心、呕吐、疲倦、食欲减退等。经休息、加强营养、服用大量维生素 B、C 可逐步消失。如白细胞降至$<2.0\times10^9$/L,或血小板$<50\times10^9$/L 要暂停放疗。其他并发症如局部皮肤色素沉着常出现,放射性食管炎偶有发生。

(四)放疗的剂量

由医生根据患者全身情况而决定。原则上要根据病理、病期、病变发展速度、全身情况、病灶部位等作全面考虑。必须灵活运用,个别对待,不能千篇一律地作硬性规定。

根治性放疗以 7 周内照射 30~35 次,总剂量为 60~70Gy,姑息性放疗在 4~5 周内,总剂量 40~50Gy。

(五)NSCLC 的放疗

1.I 期在老年人手术治疗有危险性者,放疗可作为选择性治疗。单独放疗对<4cm 肿瘤完全反应率为 50%,平均生存期 27 个月,5 年生存率 16%;能耐受手术者平均生存期为 24 个月,5 年生存率为 26%。

2.Ⅲa 期患者以 60Gy 术前照射,可将手术切除率提高至 80%,尤其是转移较少的 Pancoast 肺癌。Ⅱ 期及Ⅲa 期患者,术前照射 45Gy,5 年生存率为 35%;另一综合报道以 24~60Gy 术前照射则为 18%~56%。相比之下,单独放疗的仅为 0%~23%。

3.Ⅲ 期不能手术切除者,以 40、50 或 60Gy 照射,虽然肿瘤缩小以高剂量的为明显,但 5 年生存率均为 5%,与低剂量无区别。

4.Ⅱ 期及Ⅲa 期术后放疗,可将局部复发率由 15%~41%降至 1%~5%。有认为大多数患者如手术已将肿瘤全部切除则不必作辅助放疗;若有局部淋巴结转移者则应考虑。

(六)SCLC 的放疗

SCLC 常在诊断时已有转移,未经选择的尸检病例只有 4%局限在胸腔内转移,而 Deeley 报道尸解病例中 94%有胸腔外转移。SCLC 大概 97%属中央型,切除标本常规病理检查 91%侵犯淋巴结,显微镜下常见侵犯血管。Mountain 报道 SCLC 手术切除时可见肺门或纵隔淋巴结转移。放疗对缓解骨痛、支气管阻塞、上腔静脉综合征、脑转移症状等有效。由于 SCLC 颅内转移的机率甚高,可在手术后或结合化疗作预防性全颅照射。

三、化学治疗(化疗)

化疗主要是对 SCLC 及不能手术治疗的 NSCLC 的治疗、手术的辅助治疗,以及局部并发症的缓解治疗。几乎 90%的肺癌患者需要接受化学治疗或辅助化疗。化疗可以使不能手术的晚期 NSCLC 以及 SCLC 的生存期明显延长,辅助化疗,可以提高手术治疗及放疗的疗效。

(一)化疗的适应证

表 1-1 小细胞肺癌单剂有效率

药物名称	有效率(%)
IFO(异环磷酰胺 Ifosfamide)	24~63
VP-16(Etoposide,足叶乙甙)	43
VCR(长春新碱)	42
Carboplatin(CBP,碳铂,卡铂)	41
HN₂(氮芥)	39
CTX(环磷酰胺)	32
ADM(阿霉素)	27
HMM(六甲蜜胺)	26
VDS(长春花碱酰胺)	23
CCNU(环己亚硝脲)	21
BCNU(氯乙亚硝脲;卡氮芥)	21
VM26(鬼臼噻吩甙,鬼臼毒噻吩糖甙)	19
DBM(二溴甘露醇)	19
DDP(顺氯氨铂)	13~17
ACNU(嘧啶亚硝脲)	8~47
5-FU(5-氟脲嘧啶)	12
Me-CCNU(甲基环己亚硝脲)	11

1.SCLC 无论是局限期或广泛期,一经确诊,即开始化疗。

2.无手术切除或放射治疗条件的 NSCLC,化疗可缓解症状,延长生存期。

3.对手术或放疗的患者,辅以化疗可提高手术或放疗的疗效。

4.局部并发症如上腔静脉综合征,癌性胸膜炎等的姑息性治疗,可缓解症状。

5.化疗前检查心脏功能良好,肝、肾功能正常者。

(二)停药或修正治疗的指征

1.SCLC 化疗 1 个疗程不见效,NSCLC 化疗 2 个疗程不见效,或化疗显效后肿瘤复发或恶化。

2.白细胞<3.0×10⁹/L 或血小板<100×10⁹/L 而无积极有效的支持治疗,诸如输注白细胞及血小板、患者的隔离及投用抗生素等有效的预防感染或出血的措施。

3.出血及感染。

4.严重的胃肠道反应,对症处理仍无法缓解者。

5.重要脏器发生并发症,如严重的心、肝、肾、及中枢神经系统损害等。

(三)SCLC 的化疗

1.单剂化疗 传统的单剂化疗虽然已经过时,但仍可供参考,下表是单剂化疗对 SCLC 的疗效统计(表 1-1)

2.联合化疗 与多数单剂化疗比较,联合化疗能明显提高缓解率和生存期。常规联合化疗有效率为 65%~95%。目前国内、外常用的联合化疗方案如下：

CUME

CTX 800~1200mg　　静注，第 1、8 天；

VCR 1~2mg　　静注，第 1、8 天；

MTX 10~20mg　　静注或肌注，第 3、5、10、12 天；

VP—16 100mg　　静注，第 3~7 天。

3 周重复 1 次，2~3 周为 1 疗程。

CAO

CTX 1000mg/m²　静注。第 1 天；

ADM 45mg/m²　　静注，第 1 天；

VCR 2mg　　静注，第 1 天。

每 3 周重复 1 次，2~3 周期为 1 疗程。

CE

CBP 300mg/m　　滴注，第 1 天；

VP—16 100mg　　滴注，第 3~7 天。

每 3~4 周重复 1 次，2 周期为 1 疗程。

CAE

ADM 45mg/m²　　静注，第 1 天；

CTX 1000mg/m²　静注，第 1 天；

VP—16 50mg/m²　滴注，第 1~5 天。

3 周重复一次。

EP

VP—16 100mg/m²　滴注，第 1~3 天；

DDP 25mg/m²　　滴注，第 1~3 天。

每 3 周重复 1 次，2~3 周期为 1 疗程。

EAP

VP—16 100mg　　滴注，第 3~5 天；

DDP 30mg　　滴注，第 8~12 天；(配合水化)

ADM 40mg　　滴注，第 1 天。

2~4 周重复 1 次，2~3 周期为 1 疗程。

ECAO

VP—16 100mg/m²　滴注(3 小时)，第 3~5 天；

CTX 1000mg/m²　滴注(1 小时)，第 1 天；

ADM 60mg/m²　滴注(15~30 分钟)，第 1 天；

VCR 1.5mg　　滴注(15~30 分钟)，第 1、8 天。

3 周重复 1 次，共 3 周期。

3.联合化疗结合放疗　目前，对局限期 SCLC(病变局限于一侧胸腔，有或无同侧或对侧淋巴结转移，有或无纵隔淋巴结转移，有或无同侧与细胞学无关的胸腔积液；病变超出以上部位为广泛期)的标准治疗为 EP 联合化疗结合胸部照射。据 5 组 422 例治疗结果分析,中位数生存期为 18~27 个月;2 年生存率为 35%~65%。

国内查人俊等以长期、间歇、VCMB(长春新碱环磷酰胺、甲氨喋呤、卡氮芥)为主的联合化疗和根治性放疗, 以及中西医药综合治疗 54 例 SCLC, 结果完全缓解率为 59.2%,部分缓解率为 38.9%,1、3、5 年存活率局限期分别为 78.1%、42.6% 及 32.1%;广泛期分别为 90.5%、13.4% 及 13.4%。

大剂量化疗合并自体骨髓移植是 SCLC 治疗的重要进展, 目前尚处于探索阶段,但已取得初步成效。对常规治疗无效或复发后的 SCLC 治疗有效率可达 100%,较常规剂量提高 20%~30%,并使部分患者获得短期完全缓解。其原理是基于对低剂量化疗药物耐受的肿瘤,在采用大剂量同一药物治疗时可被杀灭。但同时药物的毒性也相应增大,特别是对骨髓的抑制作用,所以使加大药物剂量受到限制。自体骨髓移植是将未受到大剂量细胞毒性化疗或放疗影响的患者自体骨髓抽取冷藏,待大剂量化疗结束后再回输,以逆转或加速骨髓恢复造血功能,使患者能接受大剂量化疗。

(四)NSCLC 的化疗

1.单剂化疗 疗效较差,故临床较少应用。表 1-2 为非小细胞肺癌单剂治疗有效率估计。

表 1-2　非小细胞肺癌单剂治疗有效率

药物名称	有效率(%)
IFO(异环磷酰胺)	24~28
MMC(N 裂霉素)	9~40
DDF(顺氯氨铂)	6~23
VDS(长春花碱酰胺)	6~31
ADM(NI 霉素)	6~38
Triazinate(三嗪苯酰胺)	5~15
DBD(三溴卫矛醇)	8~15
VP-16 (足叶乙甙,鬼臼乙叉甙)	3~21
MTX(氨甲喋呤)	0~26
CTX(环磷酰胺)	4~42
CCNU(环已亚硝脲)	20~29
PCB(甲基苄肼)	13~35
VLB(长春花碱)	16~23

2.联合化疗 NSCLC 化疗效果比 SCLC 差,可以选用以下联合化疗方案:

DE

DDP 80mg/m² 滴注,第 1 天;

VP-16 80mg/m² 静注,第 1~3 天。

每 3 周为 1 周期,3 周期后, 每 6 周为 1 周期。

CAP

CTX 400mg/m² 静注,第 1 天;

ADM 40mg/m² 　静注,第 1 天;

DDP 40mg/m² 　静注,第 1 天。

每 4 周重复 1 次。

CAMP

CTX 300mg/m² 　静注,第 1、8 天。

ADM 20mg/m² 　静注,第 1、8 天;

MTX 15mg/m² 　静注,第 1、8 天;

PCB 100mg/m² 　口服,第 1~10 天。

每 4 周重复 1 次。

MFP

MMC 8~10mg 　静注,第 1、15、29 天;

FU 500mg 　滴注,第 10、12、17、19、31、33、38、40 天;

DDP 30mg 　滴注第 3~5 天、24~26 天。

CAMP

CTX 800~1200mg 　静注,第 8、15、29、36 天;

ADM 25~40mg/m² 　静注,第 1、22 天;

MTX 10~20mg/m² 　静注,第 10、12、17、19、31、33、38、40 天。

DDP 30mg 　滴注,第 3~5、24~26 天。

EP

VP-16 120mg/m² 　滴注,第 1、3、5 天;

DDP 60mg/m² 　滴注,第 1 天(配合水化)。

(五)化疗期间注意事项

1.定期复查肝、肾功能,如有明显肝、肾功能损害,应先停药加强护肝及对症治疗,待恢复正常后再用化疗药。

2.有骨髓抑制,EhN~<3.0×10⁹/L,血小板<100×10⁹/L 者,即停药。

3.顺氯氨铂和卡铂对肾有毒性作用,一次注射顺氯氨铂 50mg/m²,有 25%~30%患者出现氮质血症,较大剂量及连续用药可发生严重而持久的毒性,如同时水化治疗可防止对肾的毒性作用。剂量为 40~75mg/m² 的顺氯氨铂水化治疗:

(1)治疗前水化:①生理盐水 500ml 静脉滴注,于 30~45 分钟滴完;静注速尿 20~40mg 和地塞米松 5mg。②生理盐水 500ml 静脉滴注接上,于 30~45 分钟滴完;静脉注射胃复安 1mg/kg。

(2)化疗:①加入顺氯氨铂(或卡铂)于生理盐水 250~500ml 中静脉滴注,30~45 分钟滴完。②静脉注射甘露醇 20~25g。

(3)治疗后水化:①生理盐水 500ml 加 10%氯化钾 10ml 静脉滴注,30~45 分钟滴完;静脉注射胃复安 1mg/kg。②生理盐水 500ml 加 10%氯化钾 10ml 及 25%硫酸镁 4ml 静脉滴注,30~60 分钟滴完。如呕吐必要时再给胃复安 1mg/kg 静脉注射。患者口服一些液体如果汁、牛奶、淡茶可以减轻呕吐症状。

如听力下降,血肌酐>200μmol/L 者暂停化疗。

4.严重胃肠反应,对症治疗效果不佳,并有消化道大出血者应即停药。

5.用 ADM 出现严重心肌损害者,停药并对症治疗。

(六)化疗的常见毒、副作用的处理

化疗过程中白细胞减少和胃肠道反应均为常见,这使足量的化疗受到限制。目前有比过去较积极的对策。

1.集落刺激因子与白细胞减少 集落刺激因子(Colony stimulating factor CSF)是一种糖蛋白激素, 是血细胞生成的重要调控物质。粒细胞集落刺激因子(GranulocyteColony《timulating factor,G-CSF、)刺激粒细胞集落形成单位(CFU-G)向中性粒细胞的分化成熟,增加中性粒细胞数量,并刺激其向外周血释放。基因重组人粒细胞集落刺激因子 (Recombinant human granulocyte Colony-stimulating factor,rhG-CSF)是应用基因重组技术生产的人粒细胞集落刺激因子。其氨基酸的排列顺序和糖链的位置与天然型 G-CSF 完全相同。G-CSF 可以明显减轻化疗过程中自细胞和中性粒细胞下降的程度及其发生率,缩短白细胞和中性粒细胞下降至正常值以下的持续时间, 使化疗可以如期进行。自化疗末次给药结束后 48 小时起每日皮下注射 rhG-CSF(Granocyte injection,Filgastrim)100μg(或 2μg/kg),连用 14 天;或以粒细胞、巨噬细胞集落刺激因子(GM-CSF,sargramostim)300μg,每日 1 次,亦有同样作用。GM-CSF是多能祖细胞集落刺激因子,也有用以治疗骨髓移植后所致的全血细胞减少症。

2.胃肠道反应

(1)胃复安(Metoclopramide):在给予化疗药物前半小时给 40mg 或 1mg/kg 静注或肌注,在 1.5、3.5、5.5、8.5 小时以后根据情况再给予。胃复安与激素并用可增强疗效。

(2)5-HT3 受体阻滞剂:5-HT3 受体阻滞剂枢复宁 (Ondansetron,Zofron) 和康泉(Kytril)对化疗药物引起的呕吐有明显效果,尤其是防治顺氯氨铂引起的呕吐效果更明显。接受化疗前 15 分钟缓慢滴注 8mg,或在治疗前 1~2 小时口服 8mg,然后每 12 小时口服 8mg,连服 3~5 天。康泉 3mg 于化疗前静脉注射。

四、中医中药治疗

肺癌的中医中药治疗,近年基本趋向于扶正与祛邪结合,辨证与辨病结合,增加机体抗病能力.改善症状,提高有效率和延长生存期。

中药治疗肺癌的目的:中药治疗能提高肺癌手术效果;减轻化疗、放疗的毒副作用;中药对化疗药物及放射治疗有增敏作用。

肺癌中医辨证分为阴虚内热型、气阴两虚型、脾虚痰湿型、阴阳两虚型及气滞血瘀型等五个类型。可根据证型选用以下药物。

滋阴生津:北沙参、南沙参、天冬、麦冬、玄参、生地。

益气养阴:黄芪、党参、太子参、白术、北沙参、天冬、麦冬。

益气健脾:黄芪、党参、白术、茯苓、补骨脂、仙灵脾。

滋阴温阳,扶正固体:北沙参、天冬、麦冬、生地、熟地、玄参、仙灵脾、补骨脂、锁阳、苁蓉、菟丝子。

化痰软坚:生南星、夏枯草、海藻、昆布、瓜蒌皮、生牡蛎。

理气化痰:八月扎、莪术、王不留行、丹参、石见穿、干蟾皮。

清热解毒：山豆根、石上柏、蜀羊泉、苦参、七叶一枝花、银花、石打穿、芙蓉叶、白花蛇舌草。

五、免疫治疗

肺癌患者的免疫状态与病情的稳定和预后有关。肿瘤免疫治疗所使用的是增强剂，早期所用的免疫增强剂多具抗原性的物质，如卡介苗、短小棒状杆菌、链球菌(OK-432)等。但这些细菌制品的作用不是单价的，毒性大，限制了它们的应用。使用免疫治疗，就是使失去平衡的机体状态能恢复正常，以达到防治疾病的目的。

目前常用的药物有短小棒状杆菌、胸腺素、干扰素、左旋咪唑(Levamisole)、香菇多糖、云芝多糖、肿瘤坏死因子(TNF)、白细胞介素Ⅱ(IL-Ⅱ)、免疫核糖核酸、保尔佳(Polyerga)及常用的中药黄芪、人参、茯苓、马兜铃、白花蛇舌草、猴头菇、云芝、桑寄生、莪术、斑蝥等。

免疫治疗作为肺癌综合治疗的一部分，配合手术、放疗、化疗可以发挥良好作用，特别是清除小转移病灶和防止肺癌复发方面，有其积极意义。但是，肺癌的免疫治疗仍处于探索阶段，治疗上存在着较大的盲目性。相信随着基础免疫学和肿瘤免疫学的继续深入研究，肺癌的免疫治疗，必将逐渐成熟和完善，在临床上发挥更大作用。

六、放射介入治疗

一般采用局部化疗灌注，经导管选择性地插入同侧支气管动脉进行灌注，和/或同时进行肿瘤血管的栓塞。主要用于肺癌不能手术者，试图使肿瘤缩小，减轻临床症状，使部分患者有争取手术可能，也可为术前给药，抑制瘤细胞转移，以降低手术复发率。

【放疗的护理】

1.照射部位的皮肤护理。

(1)保持照射部位的干燥。

(2)照射部位只能用清水洗，不能用肥皂洗，洗后应用毛巾轻轻拍干，用力擦干，避免搔抓皮肤。

(3)患者在接受放射治疗过程中，照射部位不能热敷或用过热的水洗浴，避免日光曝晒和风吹。

(4)无医嘱不能在放射部位擦任何药粉、乳液、油膏，不得在放射部位贴胶布。

(5)应选择柔软宽松衣服，尽量不穿化纤内衣，避免擦伤皮肤。

2.告诉患者不能洗掉放射科医生在皮肤上所做的标记。

3.观察患者是否出现恶心呕吐、食欲缺乏、疲乏、白细胞和血小板下降等反应，以便采取相应处理措施。

4.饮食护理。指导患者进食高维生素、高蛋白、高热量的食物，如瘦肉、海产品、新鲜水果、蔬菜等，饮食应清淡易消化，忌油腻辛辣。

(八)肺癌开胸手术围手术期护理

1.术前准备

(1)耐心说服患者务必于术前2周戒烟，因为吸烟可增加气管的分泌物，对手术及术后影响极大。

(2)预防感冒。调节病房的温、湿度,保持室内空气流通,定期进行空气消毒,预防因感冒而加重呼吸道的通气换气功能。

(3)饮食指导。鼓励患者进食,对于术前营养状况较差者,进行营养支持疗法,增加对手术的耐受性。

(4)指导患者练习深呼吸和有效咳嗽。向患者及家属讲解术前准备及术后早期功能锻炼的目的和意义。示范、指导患者每天用肺功能扩充器进行深呼吸、腹式呼吸的练习,鼓励患者进行有效的呼吸训练,帮助患者掌握咳嗽技巧,并强调咳嗽、排痰的重要意义。

(5)指导患者练习床上大小便。

2.术后护理

(1)病情观察:严密监测患者的心率、血压、呼吸的变化,以及经皮血氧饱和度值,判断示范存在休克、低氧血症等表现。

(2)呼吸道的管理:肺癌开胸术后,因疼痛、麻醉药,以及胸部绷带固定、长时间卧床等原因限制了呼吸运动,影响肺的复张,易发生肺部感染。护理人员应加强呼吸道的管理①呼吸机支持呼吸时,定时给予湿化、吸痰;②气管插管拔除后,若患者生命体征平稳可协助其定时坐起;③定时为患者叩背,鼓励其深呼吸进行有效咳嗽;④痰液黏稠者给予雾化吸入;⑤疼痛剧烈影响咳嗽和呼吸者,应给予止痛剂;⑥对于年老体弱及咳嗽无效者,必要时行纤维支气管镜吸痰;⑦定时听诊两肺,应注意呼吸音是否对称、清晰,是否消失,有无啰音。

(3)胸腔闭式引流的护理:见第9章第二节"胸部伤"。

(4)并发症的观察和护理:术后常见并发症包括①出血。严密观察患者的生命体征、尿量,以及胸腔引流液的颜色、性质、量。若胸腔闭式引流管在短时间内流出大量鲜红色血性液体,同时伴血压下降、脉搏增快、尿量减少,考虑出血可能,应加快补液速度并及时通知医生。

②肺不张。常由支气管分泌物堵塞气道引起。患者可出血血氧饱和度下降、呼吸困难等表现,肺部听诊一侧呼吸音减弱或消失。多发生在术后1周,由支气管缝合不严密等原因引起。患者可出现发热、刺激性咳嗽、呼吸困难、呼吸音减低等表现,应及时报告医生。若胸腔内有大量积液,可经瘘口进入支气管,故应协助患者取患侧卧位,防止漏出液流向健侧。④脓胸。患者可出现发热、胸痛、咳脓血痰等,应遵医嘱给予抗生素,并通过胸腔闭式引流排出脓液,协助患者取平卧位或患侧卧位。

(5)早期功能锻炼。术后应鼓励患者早期活动。未拔除胸腔引流管前指导患者在床上适当地活动,可有效预防不张及下肢静脉血栓的形成,改善通气功能和循环功能。患者在生命体征稳定的情况下及拔除胸腔引流管后可在床旁活动,并循序渐进地加大活动量。

(6)饮食指导。鼓励患者进食高热量、高蛋白、高纤维、易消化的食物。

(侯朝军 张静 张玉颖 王伟 冯娟 刘莉)

第二章 心血管科常见疾病诊疗与护理

第一节 心力衰竭

【概述】

心力衰竭是各种心脏疾病导致心功能不全的一种综合征，绝大多数情况下是指心肌收缩力下降使心排血量不能满足机体代谢的需要，器官、组织血液灌注不足，同时出现肺循环和（或）体循环瘀血的表现。在很少情况下，心肌收缩力尚可使心排血量维持正常，但由于异常增高的左心室充盈压，使肺静脉回流受阻，而导致肺循环瘀血，此类情况常见于冠心病和高血压心脏病心功能不全的早期或原发性肥厚性心肌病，称之为舒张性心力衰竭。由于心力衰竭时通常伴有肺循环和（或）体循环的被动性充血，故可称充血性心力衰竭。心功能不全在理论上是一个更广泛的概念。心力衰竭是指伴有临床症状的心功能不全，而目前临床上"心功能不全"一词常用以表明经器械检查如超声心动图等提示心脏收缩或舒张功能不正常，而尚未出现临床症状的状态。泵衰竭原指急性心肌梗死时的左心衰竭，现对不同病因引起的心脏泵血功能障碍，有人统称之为泵衰竭。

【病因】

（一）基本病因 几乎所有类型的心脏、大血管病变均可引起心力衰竭。

1.原发性心肌损害：

（1）缺血性心肌损害：冠心病心肌缺血和（或）心肌梗死是引起心力衰竭的最常见原因之一。

（2）心肌炎和心肌病：各种类型的心肌炎和心肌病均可导致心力衰竭，以病毒性心肌炎及原发性扩张型心肌病最为常见。

（3）心肌代谢障碍性疾病：以糖尿病心肌病变最为多见，其他如维生素 B1 缺乏（脚气病）及心肌淀粉样变性等均属罕见。

2.心脏负荷过重：

（1）压力负荷（后负荷）过重：见于高血压、主动脉瓣狭窄、肺动脉高压、肺动脉瓣狭窄等左、右心室收缩期射血阻力增加的疾病，引起继发性心肌舒缩功能障碍而致心力衰竭。

（2）容量负荷（前负荷）过重：见于以下两种情况：①心脏瓣膜关闭不全，血液反流，如主动脉瓣关闭不全，二尖瓣关闭不全等。②左、右心或动静脉分流性先天性心血管病如间隔缺损，动脉导管未闭等，使心室舒张期容量增加，前负荷加重，也可引起继发性心肌收缩力减弱致心力衰竭。此外，如伴有全身血容量增多或循环血量增多的疾病如贫血，甲状腺功能亢进等，心脏的容量负荷也可增加。

（二）诱因　有基础心脏病的患者，其心力衰竭的发作多有诱发因素，常见的诱因有：

（1）感染：呼吸道感染为最常见、最重要的诱因，风湿热次之，在儿童则风湿热为首位，女性泌尿道感染也常见，亚急性感染性心内膜炎也不少见。

（2）心律失常：特别是快速型心律失常，如伴有快速心室率的心房颤动、心房扑动。

（3）血容量增加：如摄人钠盐过多，输液、输血过多或过快。

（4）过度体力劳累或情绪活动。

（5）妊娠和分娩。

（6）治疗不当：如洋地黄过量或不足，不恰当地停用降压药。

（7）原有心脏病变加重或并发其他疾病，如冠心病发生心肌梗死、风湿性心瓣膜病出现风湿活动，合并甲状腺功能亢进和贫血等。

【临床表现】

1.呼吸困难：

（1）劳力性呼吸困难：是左心衰竭最早出现的症状，系因运动使回心血量增加，左心房压力升高，加重了肺瘀血。开始仅在剧烈活动或体力活动后出现呼吸急促，随着心衰程度的加重，轻体力劳动或劳动后甚至休息时也可出现呼吸困难。

（2）端坐呼吸：一种由于平卧时极度呼吸困难而必须采取的高枕、半卧甚至坐位才能减轻呼吸困难的状态，系由于平卧时回心血流增多而膈上抬所致。

（3）阵发性夜间呼吸困难：患者已入睡后突然因憋气而惊醒，被迫采取坐位，呼吸深快，重者可有哮鸣音，称之为"心源性哮喘"，大多于端坐休息后可自行缓解。其发生机制除因睡眠平卧血液重新分配使肺血量增加外，夜间迷走神经张力增加，小支气管收缩，膈高位，肺活量减少等也是促发因素。

（4）急性肺水肿：是"心源性哮喘"的进一步发展。表现为急性左心衰竭。

2.咳嗽、咯痰、咯血　开始常于夜间发生咳嗽、咯痰、坐位或立位咳嗽可减轻，白色浆液性泡沫样痰为其特点，偶可见痰中带血丝及咯血。

3.乏力、疲倦、头昏、心慌　由于心排血量不足，器官组织灌注不足及代偿性心率加快所致。

4.少尿及肾功能损害症状　严重心衰时，由于肾血流量明显减少，可发生少尿，长期的慢性肾血流量减少可引起肾功损害，如血尿素氮、肌酐升高等及出现相应的肾功不全症状。

【体征】

1.肺部啰音　两侧肺底细湿罗音是左心衰竭的重要体征之一，可以局限于肺底部直至全肺，患者如取侧卧位，则下垂一侧的罗音较多；心源性哮喘时可有哮鸣音，急性肺水肿时可有粗大湿罗音，满布两肺。

2.心脏体征　除基础心脏病的固有体征外，慢性左心衰竭的病人一般均有左心室扩大，心尖搏动向左下移位，心率增快，心尖区舒张期奔马律及肺动脉瓣第二心音亢进。

3.交替脉　脉搏强弱交替。

4.胸水　左心衰竭患者中的 25%有胸水。胸水可局限于肺叶间。也可呈单侧或双侧胸腔积液，如单侧以右侧多见。

【实验检查】

（1）血尿素氮及肌酐增高。

（2）尿检查可有蛋白尿及管型尿。

（3）X 线检查：肺静脉充盈期仅见肺上叶静脉扩张，下叶静脉较细，肺门血管阴影清晰。在肺间质水肿期可见肺门血管影增粗，模糊不清，肺血管分支扩张增粗，或肺叶间淋巴管扩张。在肺泡水肿阶段，开始可见密度增高的粟粒状阴影，继而发展为云雾状阴影。急性肺水肿时可见自肺门伸向肺野中部及周围的扇形云雾状阴影；有时还可见到局限性肺叶间，单侧或双侧胸水；心影增大。

【治疗】

（一）一般治疗

1.休息　休息的目的是为了减少心脏的工作量，增加肾血流量，有利于水、钠的排泄及水肿的消退，使心率减慢，心肌耗氧量减少。如烦躁失眠时可酌用镇静安眠剂。

2.饮食及限制钠盐　饮食以易于消化、富含维生素饮食为佳。严格限制钠盐的摄入，轻度心衰，每日钠的摄入平均总量在 2g 左右（相当于氯化钠 5g）；中度心衰每日钠摄入量应限制在 1g（相当于氯化钠 2.5g）；重度心衰每日钠摄入量不应超过0.4g（相当于氯化钠 1g）。

3.吸氧　心衰患者都有不同程度的低氧血症，因此吸氧十分必要，尤其在急性肺水肿，急性肺梗塞，肺心病，急性心肌梗死及其他出现青紫的心衰，需吸氧治疗。

（二）病因治疗

1.基本病因治疗　大多数心力衰竭都有针对病因的治疗方法，如控制高血压目前已不困难；药物、介入及手术治疗改善冠心病心肌缺血；慢性瓣膜病之换瓣手术以及先天畸形的纠治手术等。对于少数病因未明的疾病如原发性扩张型心肌病等则办法不多。病因治疗最大的障碍是发现和治疗过晚，很多患者常满足于短期治疗缓解症状，拖延时日终至发展为严重的心力衰竭不能耐受手术，而失去了治疗的时机。

2.消除诱因　常见的诱因为感染，特别是呼吸道感染，应积极选用适当的抗生素药物治疗。对发热持续 1 周以上者，应警惕感染性心内膜炎的可能性。心律失常特别是心房颤动也是诱发心力衰竭的常见诱因；对心室率很快的心房颤动，如不触及时复律应尽快控制心室率。潜在的甲状腺功能亢进，贫血等也可能是心力衰竭加重的原因，应注意检查并加以纠正。

（三）药物治疗 药物治疗的目的在于有效减轻心脏负荷，对神经内分泌激活的干预治疗及增强心肌收缩力，改善心脏功能，除达到缓解症状的目标外，尚应达到提高运动耐量，改善生活质量；防止心肌损害进一步加重，降低死亡率的目的。

1.利尿剂的应用 利尿剂通过抑制肾小管不同部位 $Na+$ 重吸收，或增加肾小球 $Na+$ 滤过，增进水、钠排出，从而降低心室充盈压，减轻肺循环和（或）体循环瘀血所致临床症状。

常用的利尿剂有：

（1）噻嗪类和氯塞酮利尿剂：作用于远曲小管近端和裸升支远端，抑制该处 $Na+$ 重吸收。常用氢氯噻嗪（25mg/片），口服 25~50mg/次，2~3 次/日；氯塞酮（50mg/片），口服 100mg/次，必要时 200mg/次，隔日 1 次；美托拉宗，利尿作用在肾功能减退时也不减弱，利尿期长，一次剂量可维持 12~24h，与呋塞米联用，利尿效果极佳，对伴肾功不全的患者，非常有效。

（2）袢利尿剂：作用于髓袢粗支升段，抑制该处 Cl^- 和 Na^+ 的重吸收，使到达远端小管的尿液含 Na^+ 量高，大量 Na^+ 与水排出体外，利尿作用强。常用呋塞米（20mg/片，20mg/支），口服 20~40mg/次，1~2 次/日，可增至 80~120mg/日；肌注或静注 20mg/次最大剂量可达 5。0~1 000mg/日。静脉注射的效果优于口服。

（3）保钾利尿剂：作用于远曲小管远端 Na^+-K^+ 高换段，对抗醛固酮促进 Na^+-、K^+ 交换，或直接抑制 Na^+、K^+。交换，增加 Na^+ 排出而减少 K^+、H^+ 分泌与排出。利尿作用弱，大多与上述两类利尿剂联合应用以加强利尿效果并预防低钾血症。不宜与氯化钾联用，肾功能不全者慎用。保钾利尿剂一般不与 ACEI 合用，以免引起高钾血症。临床常用螺内酯（20mg/片），口服 20mg/次，2~3 次/日，氨苯喋啶（50mg/片），口服 50~100mg/次，2~3 次/日，最大剂量不超过 300mg/日。

合理应用利尿剂：

（1）利尿剂适用于有左心室或右心室充盈压增高表现的患者，如颈静脉充盈伴静脉压增高。肝肿大伴肝颈静脉反流征阳性，劳力性或夜间阵发性气促，肺瘀血、肺水肿以及心源性水肿等。

（2）急性心力衰竭伴肺水肿时.静脉推注袢利尿剂是首选治疗，其静脉扩张作用可在利尿作用出现前迅速减轻症状与前负荷。

（3）轻度钠潴留患者应用噻嗪类利尿剂常可获得满意疗效，中度以上钠潴留患者多需应用袢利尿剂，起始先试用小剂量间断治疗，如每周 2~3 次。利尿效果不满意时，再增加剂量和（或）连续服用，病情减轻后再间断服药。连续利尿应预防低钾血症，可联用保钾利尿剂。

（4）重度心力衰竭或伴肾功能不全的患者，宜选用袢利尿剂，亦可联用袢利尿剂和美托拉宗。

（5）顽固性水肿大多联合应用利尿剂，如大剂量袢利尿剂和噻嗪类、保钾利尿剂联用，间断辅以推注袢利尿剂。噻嗪类和袢利尿剂与 ACEI 联用，可减少利尿剂引起低钾血症和血管紧张素系统激活等副作用。降低耐药性发生率。联用时应密切观察血压、血容量、肾功能与血电解质改变。

利尿剂治疗引发的并发症：

（1）低钾血症：多见于噻嗪类或袢利尿剂连续应用或大量利尿后，与保钾利尿剂或 ACEI 联用，进食含 K^+ 丰富的饮食，如果汁、香蕉、柑橘、干枣以及各种蔬菜，或适当补充钾盐，可预防低钾血症的发生，可联用保钾利尿剂。

（2）低钠血症：多见于大量利尿并严格限制 Na^+ 摄入的患者，可并发失水和酸中毒。患者水肿消退，但出现软弱，少尿、体位性低血压、肌肉痉挛以及氮质潴留等，尿比重高，即所谓缺钠性低钠血症，轻者增加钠摄入即可使症状缓解。重者可能需要静脉补充盐水。低钠血症还可能为稀释性，患者水肿明显，体内总钠量实际上不仅不低，大多反而增高，但由于肾稀释功能受限，体内水潴留，而形成"稀释性低钠血症"，可伴低钾和代谢性碱中毒，尿比重低。治疗可限制摄入水量，使低于每日尿量与不显性失水量的总和（约 1 000ml 或以下），同时纠正低血钾和代谢性碱中毒，忌补钠盐。

（3）代谢性碱中毒：利尿剂治疗时大量 Cl^- 排出，且 K^+、H^+ 排出增多，加以利尿使细胞外液容量减少后，血 HCO_3^- 浓度相对增高，可引起代谢性低 Cl^-，低 K^+ 性碱中毒，联用保钾利尿剂可防止其发生。

（4）低血容量：大量利尿可引起血容量过度降低，心排血量下降，血尿素氮增高。大量利尿或间断利尿后补充适当液体，可预防其发生。

（5）长期服用噻嗪类利尿剂还可能并发高尿酸血症，高脂血症和糖耐量降低。

（6）大剂量袢利尿剂可能引起耳聋，大多可逆，少数不能恢复。

（7）螺内酯长期内服可致男子女性型乳房、阳痿、性欲减退和女子月经失调。

2.洋地黄类药物：

（1）药理作用：洋地黄类药物的作用有：①正性肌力作用：洋地黄主要通过抑制心肌细胞膜上的 Na^+–K^+–ATP 酶，使细胞内 Na^+ 浓度升高，K^+ 浓度降低，Na^+ 与 Ca^+ 进行交换，使细胞内 Ca^{2+} 浓度升高而使心肌收缩力增强。②电生理作用：一般治疗剂量下，洋地黄可抑制心脏传导系统，对房室交界区的抑制最为明显。大剂量时可提高心房、交界区及心室的自律性，当血钾过低时，更易发生各种快速性心律失常。③迷走神经兴奋作用：对迷走神经系统的直接兴奋作用是洋地黄的一个独特的优点。长期应用地高辛时，即使是较少剂量也可以对抗心衰时交感神经兴奋。

（2）适应证：临床上应合理应用洋地黄制剂，其作为首选药物的适应证是呈室上性快速心律失常的中、重度收缩性心力衰竭，包括扩张型心肌病、二尖瓣病变、主动脉瓣病变、陈旧性心肌梗死及冠心病所致慢性心力衰竭。

（3）禁忌证：下列情况慎用洋地黄：①急性心肌梗死早期出现心力衰竭，除非伴室上性快速型心律失常，否则大多不用洋地黄。②肺心病伴急性呼吸功能衰竭，除非伴室上性快速心律失常，否则不用洋地黄治疗。③严重二尖瓣狭窄伴窦性心律并发肺水肿者，洋地黄不能缓解症状，还可通过增加右室排血，加重肺瘀血。洋地黄的禁忌证为：①洋地黄过量或中毒，②肥厚梗阻型心肌病并发心力衰竭，属单纯舒张性心力衰竭,洋地黄不能改善心室舒张功能,其正性心缩作用可使流出道梗阻加重,因而除非合并心房颤动或其他房性快速心律失常外,不宜用洋地黄治疗。⑧房室传导阻滞。④室性期前收缩和室性心动过速曾被列为洋地黄的禁忌证,但由心力衰竭引起的室早或室速,以及因室早或室速而加重心力衰竭,如能排除洋地黄过量,则洋地黄治疗可中断上述的恶性循环。

(4)洋地黄制剂的选择:常用的洋地黄制剂有:①地高辛(0.25mg/片),0.25mg/次,每日1次,口服后经小肠吸收,2~3小时血浓度达高峰,4~8小时获最大效应,本药的半衰期为1.6天,连续口服相同剂量7天后血浆浓度可达稳定状态,纠正了过去洋地黄制剂必须应用负荷量才能达到有效药浓度的错误观点,目前所采用的同开始即使用维持量的给药方法称之为维持量法,大大减少了洋地黄中毒的发生率。②洋地黄毒苷(0.1mg/片);负荷量每次0.1mg,一般3次/日,连用2~3日后改为维持量0.05~0.1mg/日,临床上已少用。③毛花苷C(西地兰针剂:0.4mg/2ml);常用0.2~0.4mg/次,加入葡萄糖液20ml中缓慢静注,注射10ml后起效,1~2h达高峰,24h总量0.4~1.2mg,适用于急性心力衰竭或慢性心力衰竭加重时,特别适用于心衰伴快速心房颤动者。④毒毛花碱K(毒毛旋花子苷K,针剂0.25mg/ml):用量为0.25mg/次加入葡萄糖液20ml中缓慢静注。静注后5min起效。0.5~1h达高峰。24h总量为0.5~0.75mg,用于急性心力衰竭时。

(5)洋地黄毒性反应:常见的洋地黄中毒表现有:①胃肠道反应:纳差、恶心、呕吐,应与心力衰竭本身或药物(如氯化钾、氨茶碱、氨苯喋啶等)引起的胃肠道反应相鉴别。②心律失常:洋地黄中毒可引起各种心律失常,心脏病和心力衰竭本身也能引起多种心律失常,必须仔细鉴别。服用洋地黄过程中心律突然改变,是诊断洋地黄中毒的重要依据。对洋地黄中毒具有诊断价值的特征性心律失常为:多形室早呈二联律,尤其是发生在心房颤动基础上;心房颤动伴完全性房室传导阻滞与房室交接处心律;心房颤动频发交接处逸搏或短阵交接处心律;房性心动过速伴房性传导阻滞;双向性交接处性或室性心动过速和双重心动过速。洋地黄引起不同程度的窦房和房室传导阻滞也常见。心房颤动和扑动则较少见,而束支传导阻滞则尚未见报道。③神经系统表现:可有头痛、失眠、忧郁、眩晕,甚至神志错乱。④视觉改变:可出现黄视和绿视。

(6)洋地黄中毒所致心律失常的特殊药物治疗:①苯妥英钠:可能是治疗洋地黄中毒所致各种期前收缩和快速心律失常的最安全有效的药物,作用快速且副作用较少。②钾盐:治疗洋地黄毒性反应引起的各种房性快速心律失常和室早有效,肾功衰竭和高钾血症患者禁用。窦性心律伴房室传导阻滞、心房颤动伴交接处逸搏或完全性房室传导阻滞等洋地黄毒性所致缓慢心律失常,亦不宜用钾盐治疗。③其他:维拉帕米、普萘洛尔治疗对洋地黄中毒引起的室性和室上性心动过速有效,利多卡因治疗洋地黄中毒所致室性快速心律失常有一定疗效。阿托品静脉注射常用于洋地黄中毒引起的Ⅱ度或Ⅱ度以上的窦房或房室传导阻滞,如心室率慢则应给予临时心室起搏。④洋地黄特异性抗体:地高辛Fab抗体片对洋地黄中毒所致各种心律失常有特效,作用迅速可靠。

3.非洋地黄类正性肌力药

（1）肾上腺素能受体兴奋剂：多巴胺（20mg/支）及多巴酚丁胺（20mg/支）是20世纪70年代我国研制出来的应用于临床的药物，可用于心衰的治疗。多巴胺是去甲肾上腺素的前体，其作用随应用剂量的大小而表现不同，较小剂量（2μg/kg·min）表现为心肌收缩力增强，血管扩张，特别是肾动脉扩张，心率加快不明显。如用大剂量（5~10μg/kg·min）则可出现与心衰不利的相反作用。此外，患者对多巴胺的个体差异较大，应由小剂量开始逐渐增量，以不引起心率加快及血压升高为度。多巴酚丁胺是多巴胺的衍生物，可通过兴奋β1-受体增强心肌收缩力，扩血管作用不如多巴胺明显，对加快心率的反应也比多巴胺小。用药剂量与多巴胺相同。多巴胺和多巴酚丁胺只能短期静脉应用，在慢性心衰加重时有助于改善心衰，起到帮助患者渡过难关的作用。

（2）磷酸二酯酶抑制剂：其作用机制是抑制磷酸二酯酶活性使细胞内的cAMP降解受阻，cAMP浓度升高，进一步使细胞膜上的蛋白激酶活性增高，促进Ca^{2+}通道膜蛋白磷酸化，Ca^{2+}通道激活使Ca^{2+}内流增加，心肌收缩力增强，临床应用的制剂有氨力农（粉针：50mg/支、100mg/支）和米力农（片剂：5mg/片，针剂：l0mg/ml），米力农增加心肌收缩力的作用比氨力农强10~20倍，作用时间短，副作用也较少。氨力农用量的负荷量0.75mg/kg稀释后静脉注入，再以5~10μg/kg·min静脉滴注，每日总量100mg。米力农用量为0.75mg/kg稀释后静注，继以0.5μg/kg·min静脉滴注4h。但已有前瞻性研究证明长期应用米力农治疗重症慢性心衰患者，其死亡率较不用者更高，因此，此类药物仅限于短期应用。

4.血管扩张剂 心力衰竭时，由于各种代偿机制的作用周围循环阻力增加，心脏的前负荷也增加，扩张血管疗法能改善心力衰竭患者的血流动力学，减轻瘀血症状。

（1）作用机制：血管扩张剂降低心室前和（或）后负荷，在保证心脏和脑灌注压的条件下，使心室充盈压和室壁压力降低和（或）心搏量增多，从而改善症状，但长期治疗时大多可激活神经激素系统，除非还具有抑制神经激素激活的作用。Stevenson认为扩血管药物除上述直接血液动力影响外，更重要的是通过减轻二尖瓣和三尖瓣反流量，使心室容积缩小，有效提高心搏量。扩血管药的长期有益效应可能与其抗心肌和血管壁重构（抑生长）作用有关。

（2）适应证：①急性左心衰竭。②二尖瓣狭窄伴咯血的患者，硝酸甘油或硝普钠静滴可迅速中止咯血。③慢性心力衰竭患者，不论无症状左室收缩功能障碍或有症状心力衰竭均宜常规长期应用ACEI，除非有禁忌证。④伴二尖瓣、三尖瓣或主动脉瓣关闭不全的患者，阻力血管扩张药可能减少瓣口反流量，增加有效心搏量。

（3）血管扩张剂的临床应用：血管扩张剂包括：①小静脉扩张剂：小静脉是容积血管，即使是轻微扩张也能使有效循环血量减少，降低回心血量。随着回心血量的减少，左室舒张末压及肺循环下降，肺瘀血减轻。但与应用利尿剂一样，血管扩张剂不能增加心脏排血量。临床上以硝酸盐制剂为主。②小动脉扩张剂：使周围循环阻力下降，左心室射血功能改善，EF值及心排血量均能提高，有利于心室的负荷降低。与此同时，左室舒张末压及相应的肺血管压力也下降，肺瘀血改善，恰当地用药使周围循环阻力下降的同时，心排血量增加，而血压的变化不显著。常用 α-受体阻断剂（哌唑嗪）、直接舒张血管平滑肌的制剂（双肼屈嗪）、硝酸盐制剂、钙通道阻滞剂及 ACEI 等。

（4）使用血管扩张剂的注意事项：①伴低血压的心力衰竭患者慎用血管扩张剂，必要时与多巴胺联用。②伴中度、重度双侧肾动脉狭窄或孤立肾动脉狭窄的心力衰竭患者禁用 ACEI，因 ACEI 易致肾功能持续恶化。③持续低血压或低血容量患者 ACEI 治疗后容易发生肾功能衰竭，治疗前应予以纠正。④注意 ACEI 的首剂低血压反应，宜给小剂量首剂后，动态监测血压反应，血压过低者不宜继续治疗。

5.β-受体阻滞剂的应用 从传统的观点来看，β-受体阻滞剂以其负性肌力作用而禁用于心力衰竭。但现代的观点认为心力衰竭时，心脏的代偿机制虽然在早期能维持心脏排血功能。但在长期的发展过程中将对心肌产生有害的影响，加速患者的死亡。代偿机制中交感神经兴奋性的增强是一个重要的组成部分，而 β-受体阻滞剂可对抗这一效应，为此 20 世纪 80 年代以来，不少学者在严密观察下审慎地进行了 β-受体阻滞剂治疗心衰的临床验证，其中一项较大规模的试验（MDC）应用美托洛尔治疗扩张型心肌病心衰，与对照组对比其结果证实患者不仅可以耐受用药，还可降低致残率、住院率，提高运动耐量。其他相关试验也有类似结果。

进一步的研究是 β-受体阻滞剂的制剂选择问题，美托洛尔选择性阻滞 β1-受体而无血管扩张作用；卡维地洛作为新的非选择性并有扩张血管作用的 β-受体阻滞剂，用于心力衰竭治疗，大规模试验其结果明显优于美托洛尔，可明显降低死亡率、住院率以及提高患者的运动耐量。

由于 β-受体阻滞剂确实有负性肌力作用，临床应用仍应十分慎重，待心衰情况稳定后，首先从小剂量开始，逐渐增加剂量，适量维持。

6.舒张性心力衰竭的治疗 舒张性心功能不全是由于心室舒张不良使左室舒张末压（LVEDP）升高，以致肺瘀血，多见于高血压和冠心病，但这两类患者也还可能同时存在收缩功能不全，亦使 LVEDP 增高，何者为主有时难以区别。如果客观检查 LVEDP 增高，而心室不大，EF 值正常则表明以舒张功能不全为主，最典型的舒张功能不全见于肥厚型心肌病。治疗的原则与收缩性心功能不全者有所差别。主要措施如下：

（1）β-受体阻滞剂，改善心肌顺应性使心室的容量，压力曲线下移，表明舒张功能改善。

（2）钙通道拮抗剂 降低心肌细胞内钙浓度，改善心肌主动舒张功能，主要用于肥厚型心肌病。

（3）ACEI 有效控制血压，从长远来看改善心肌及小血管重构，有利于改善舒张功能，最适用于高血压心脏病及冠心病。

（4）尽量维持窦性心律，保持房室顺序传导，保证心室舒张期充分的容量。

（5）对肺瘀血症状较明显者，可适量应用静脉扩张剂（硝酸盐制剂）或利尿剂降低前负荷，但不宜过度，因过分的减少前负荷使心搏量下降。

（6）在无收缩功能障碍的情况下，禁用正性肌力药。

7.难治性心力衰竭的治疗　对难治性心力衰竭的治疗，重点应放在重新估价原有心脏病的诊断，深入分析改变了的心脏生理机制，明确有无使心力衰竭持续的心外因素和分析既往治疗的经验和教训，然后做出处理。

（1）原有心脏病的诊断：对充血性心力衰竭的病因诊断重新评价，注意可进行外科手术或特殊内科治疗的充血性心力衰竭的病因，如严重瓣膜狭窄或关闭不全，心室流出道梗阻，心房内球瓣样血栓或心房黏液瘤、缩窄性心包炎，左至右分流，伴一定程度肺动脉高压的动脉导管未闭，其他先天性心脏病，甲状腺功能亢进或减退，乳头肌功能不全，心室壁膨胀瘤、贫血、脚气病、风湿热和感染性心内膜炎。

（2）引起心力衰竭的病理生理机制：分析引起心力衰竭的病理生理机制，是心肌收缩或舒张功能减退为主，还是心室血液力学负荷加重为主，分析影响心功能的四大因素（心肌收缩力、前负荷、后负荷、心率）中，哪些因素为主，从而适当调整有关的治疗措施。

（3）使心力衰竭持续的心外因素：包括其他器官或系统的器质性疾病，如反复肺栓塞，慢性支气管炎和肺部疾病、甲状腺功能亢进或减退，各类贫血、泌尿道感染、肝或肾病等，还有电解质紊乱，药物作用，过度体力活动和肥胖等。

（4）对既往治疗的评价：对过去减轻心脏负荷，增强心肌收缩力和减轻水、钠潴留各方面的治疗措施和效果进行详细分析，总结治疗中的经验和教训，其中较重要的是必须分析洋地黄剂量是否不足或过量，鉴别困难时可停用洋地黄，代之以其他正性肌力药物或血管扩张剂并观察。利尿剂有引起低血容量、低血钾及低血钠的副作用，三者均能影响心力衰竭的治疗效果，应给予适当调整。

（5）其他治疗措施：除上述处理外尚可考虑其他辅助治疗，如冠心病时可试用硝酸酯制剂以减少氧耗，或应用体外反搏或旁路手术改善氧供，或以葡萄糖—胰岛素—氯化钾溶液增加心肌无氧代谢等。扩张型心肌病可考虑多巴胺与血管扩张剂联合治疗，以增加心肌收缩，减轻负荷；有三尖瓣关闭不全或主动脉瓣关闭不全的患者可试用口服血管扩张剂长期治疗等。

（六）健康教育

1.避免诱发因素。如气候转换时，及时添加衣物，防治感冒；保存情绪平稳，以乐观的态度对待生活，不要大悲大喜过于激动。

2.体力劳动不要太重，保证充分的休息与睡眠。

3.饮食。

（1）少量多餐，避免过饱，加重心脏负担。

（2）限制钠盐的摄入，一般轻度心力衰竭者，每日摄入钠盐5g左右，中、重度心力衰竭者，除限制食盐，还须控制含钠食品的摄入。

4.适当掌握有关的医学知识以便自我保健。

5.按医嘱合理用药，并定期门诊随访。

第二节　　原发性高血压病

【概述】

原发性高血压病（primary hypertension）是指迄今尚未阐明其原因的高血压病，而高血压则明确定义为动脉血压持久升高。因此原发性高血压病的关键性特征为动脉血压升高和持久，并且原因未明。

目前临床医学中有96%~99%的高血压病例具有血压升高原因不明的特点，是原发性高血压病。而因服用药物（如甘草和甘珀酸、某些非固醇类抗风湿药、某些激素类避孕药等）致血压升高、妊娠性高血压、患器质性疾病（如肾脏疾患：肾肿瘤、肾炎、肾衰、原发性醛固酮增多症、柯兴综合征、嗜铬细胞瘤）等凡是能找到血压升高原因的高血压病都叫作继发性高血压病。

原发性高血压病不仅在中国，在世界也是一种常见性疾病。世界各国患病率高达10%~20%。根据世界卫生组织MONICA（multinational monitoring of trend and determinants in cardiovascular diseases）方案的资料，欧美国家成人（35~64岁）高血压患病率在20%以上，苏联为36.7%。我国自1959~1980年以来，曾有三次全国性高血压人群的抽样调查（1959，1979~1980，1991），1979~1980年的普查是在全国29个省、市、自治区实查了4012128人，其中确诊和临界高血压患者合310202人，高血压总患病率为7.73%（其中确诊高血压4.85%，临界高血压2.88%）。1991年在全国30个省、市、自治区进行了第三次普查，该次调查设计、质量控制和诊断标准等均按国际规定进行，共调查了950356人，高血压患病率为11.88%，其中诊断高血压是6.62%，临界高血压5.26%。亚洲国家高血压患病率大体与我国相近。但日本人血压平均值及高血压患病率稍高于我国，非洲的高血压患病率约为10%。

高血压病可导致高血压性心脏病、动脉血管壁改变、并且是脑卒中（脑梗死和脑出血）、冠心病、视网膜病变、肾脏损害（肾小球梗死、肾衰）的致病因素，其中脑卒中和冠心病是高血压的最常见并发症。美国Framingham研究中心报告，心脑血管疾病的发病率和死亡率与血压的增高程度密切相关。

【诊断】

1.在不同时间测量三次血压，均高于正常

2.除外症状性高血压。

3.高血压分期、分级。

4.重要脏器心、脑、肾功能估计。

5.有无合并可影响高血压病病情发展和治疗的情况，如冠心病、糖尿病、高脂血症、慢性呼吸道疾病等。

【鉴别诊断】

1.外周大动脉狭窄高血压患者无肾动脉、主动脉、锁骨下动脉狭窄的杂音，左右侧桡动脉血压、左右侧脉搏、左右侧足背动脉搏动均对称，血压进展不是太快。进一步检查大动脉的多普勒超声，是否有动脉狭窄的血流改变，高血压对降压药的反应，必要时行动脉造影即可以证实。

2.肾性高血压患者无慢性肾盂肾炎、肾小球肾炎、糖尿病肾病、多囊肾、肾结核、风湿性疾病等的病史，无血尿或蛋白尿，尿常规正常，肾功能正常，肾脏超声未见异常。

3.嗜铬细胞瘤肾上腺髓质或交感神经的嗜铬细胞瘤分泌较多的去甲肾上腺素和肾上腺素，可以伴有发作性头痛、心悸、出汗、面色苍白等，发作时血压升高伴尿中去甲肾上腺素、肾上腺素及其代谢产物 VMA 显著增加，24 小时尿的儿茶酚胺或 VMA 排泄量增加，Re-gitin 试验阳性，肾上腺超声可以有占位性病变。

4.皮质醇增多症垂体瘤、肾上腺皮质增生或肿瘤所致，表现为满月脸、多毛、皮肤细薄，血糖增高，24 小时尿游离皮质醇和 17-羟或 17-酮类固醇增高，肾上腺超声可以发现有占位性病变。

5.醛固酮增多症血钾水平低，肌无力或麻痹，尿钾增多，血清醛固酮水平增高，血浆肾素水平降低。肾上腺超声可以发现有占位性病变。

【实验室检查】

1.眼底检查。

2.尿常规、肾功能、血糖及电解质化验。

3.心脏 x 线及多普勒超声，必要时可做运动心电图。

4.血脂分析。

5.动脉多普勒超声如双肾动脉、颈动脉、锁骨下动脉、股动脉等，必要时行经颅多普勒超声检查。

6.双肾及肾上腺多普勒超声检查。

【治疗】

一、非药物治疗

可作为开始的第一步及药物治疗的辅助措施。

1.减体重 限制热量或增加体力活动。

2.饮食 ①低盐。不管有无选择药物治疗，所有高血压患者都应该限盐。对于中、重度高血压患者，限钠在每日 3.5~2.0g（160~90mmol），并增加钾也可使血压略降，但对轻型高血压并无明显效果。一些初步证据表明，高钾或高钙饮食在个别高血压患者可能降低血压，但有待通过大规模研究进一步证实。②控制饮酒。饮酒可导致顽固性高血压，故应限制每日乙醇量在 30ml 以下。③限制饮食。脂肪限制脂肪能降低血胆固醇，减少冠心病的危险性，含多种不饱和 ω-3 脂肪酸（Omega 3 fatty acids）的鱼和鱼油可降低血甘油三酸酯，从而减少冠心病的发病率。

3.戒烟　长期吸烟可增加发生冠心病与猝死的危险。吸烟者的恶性高血压与蛛网膜下腔出血的发病率较高，且吸烟者需用较大剂量普萘洛尔才能获得与非吸烟者同等的疗效。

4.运动　可开展耐力性运动训练，如跑步、快走、骑自行车和游泳等，有中度降压作用。有人指出，运动可提高高密度脂蛋白胆固醇，防止粥样斑块形成。但中、重度高血压者须避免竞争性体育项目。

5.行为疗法　包括松弛、生物反馈和默想等，能使血压轻度下降，目前已成为控制高血压的一种手段。有许多证据表明，行为疗法结合运动、限盐和限热量，对于某些临界高血压和已确定为高血压的患者，可降低收缩压和舒张压，并可降低患者对药物的依赖性。

二、药物治疗

（一）抗高血压药物

根据作用方式，抗高血压药物可分成五大类，即利尿剂、阻滞交感神经系统各水平的药物包括 α 与 β 肾上腺能受体阻滞剂、血管扩张剂、钙通道阻滞剂和血管紧张素转化酶抑制剂（见表 2-1）。

1.利尿剂

（1）作用机制：通过抑制肾小管对钠离子和水再吸收，造成体内钠、水负平衡，使血容量减少，心排血量下降，血压下降。用药 3~4 周后，血容量和心排血量逐渐恢复，由于体内轻度缺钠，导致血管舒张，故血压仍下降。利尿药分为三大类：强效利尿剂（如襻利尿剂）、中效降压利尿剂（如噻嗪类利尿剂）和弱降压利尿剂（如保钾利尿剂）。

（2）临床应用：如需要加服利尿剂降压，首先选用中效降压利尿剂，推荐噻嗪类为首选。无效或肾功能不全（肌酐清除率小于正常的 20%~30%）的患者宜选用强降压利尿剂。在肌酐清除率中度降低的患者中，美托拉宗（Metolazone）可能比噻嗪类更有效。保钾利尿剂是弱降压药，单独应用效果不佳，常与其他利尿剂合用，以防丢失钾。最好用于服用洋地黄或有室性早搏病史的患者。当单独应用在有糖尿病或有肾功能损害，或服用血管紧张素转化酶抑制剂的患者时，由于有高钾血症的危险性，要极小心使用。

（3）副作用：①低钾：引起低钾血症是利尿剂的一个明显副作用，而且是无法预知的。其症状为全身倦怠无力，肌张力低下。循环系统表现为，心电图 ST 段下移，T 波低平或倒置，U 波，并出现期前收缩。服用洋地黄的患者易引起中毒，在冠心病或有室性早搏病史的患者中，易引起室性心律失常。当血钾≤3.6mmol/L 时，应予补钾，用缓释氯化钾 0.6~1.6g，每日 3 次即可，或给予保钾利尿剂。②低钠血症：利尿剂引起钠排泄过多，加上盐的过度限制，导致低钠血症。表现为倦怠、食欲不振、血压低和尿素氮高，严重者出现神经系统症状，应及时发现并处理。③高尿酸血症：噻嗪类利尿剂能引起血清尿酸值上升，但多无症状。轻度上升无治疗的

表 2-1　抗高血压药物分类表

药物种类	剂量范围(mg/d)		每日用药
	最小剂量	最大剂量	次数
1.利尿剂			
(1)噻嗪类和有关的氨苯磺胺利尿剂			
双氢克尿噻(Hydrochlorothiazide)	2.5~25	50	2
吲达帕胺(Indapamide)	2.5	5	1
美托拉宗(Meto1azone)	0.5	5	1
(2)襻利尿剂			
丁苯胺酸(Bumetanide)	0.5	2.5	1~2
依他尼酸(Ethacrynic acid)	25	50	1~2
呋塞米(Furosemide)	20	240	1~2
(3)保钾利尿剂(通常与噻嗪类作用)			
螺内酯(Spironolactone)	25	100	2~3
氨苯喋啶(Triamterene)	50	150	1~2
2.肾上腺素能阻滞剂			
(1)β肾上腺素能阻滞剂			
普萘洛尔(Propranolo1)	40	320	2~4
噻吗洛尔(Timolo1)	20	60	2
美托洛尔(Metoprolo1)	50	150	2
阿替洛尔(Atenol01)	25	100	1
(2)兼有α、β-肾上腺素能阻滞剂			
柳胺苄心定(Labetalo1)	200	1200	2
(3)α-肾上腺素能阻滞剂			
哌唑嗪(Prazosin)	1	15	2~3
特拉唑嗪(Terazosin,Hytrin)	1	15	1~2
(4)作用于中枢的α-阻滞剂			
可乐定(Clonidine)	0.1	1.0	2
甲基多巴(Methyldopa)	250	1500	2
(5)周围作用的肾上腺素能拮抗剂			
哌乙啶(Guanethidine)	10	100	1~2
利舍平(Reserpine)	0.1	0.25	1
3.血管扩张剂			
肼屈嗪(Hydralazine)	50	200	2~4
米诺地尔(Minoxidil)	2.5	50	1~2
4.血管紧张素转化酶抑制剂			
卡托普利(Captopril)	25	150	2~3
依那普利(Enalapril)	5	30	1~2
Lisinopril	5	40	1~2
5.钙通道阻滞剂			
地尔硫卓(Dihiazem)	60	240	3~4
硝苯地平(Nifedipine)	30	120	3
尼群地平(Nitrendipine)	20	80	1~2
维拉帕米(Verapamil)	120	360	3

必要性，停药可以恢复。肾功能损伤严重者可同时用丙磺舒（Probenecid）或别嘌呤醇（Allopurino1），后者为抑制尿酸合成药，前者为促尿酸排泄药。肾功能良好，尿酸≤0.583mmOl/L（10mg/dL），无痛风病史者，不必治疗。有痛风史及中、重度肾功能不全者，宜将尿酸控制在0.467mmol/L（8mg/dL）以下，以防痛风发作。④高脂血症：及高血糖几个研究发现，用噻嗪类利尿药和襻利尿剂治疗的患者的脂质水平升高。这种暂时性的较小的升高会增加心血管病的危险。此外，噻嗪类利尿剂还可诱发糖尿病，是由于低钾血症抑制胰岛素分泌，使血糖升高。

反射性激活肾素-血管紧张素-醛固酮系统，产生不利于降压的效果，可以用β-受体阻滞剂来对抗。

此外，噻嗪类还可减少肾排钙，使血钙升高，但引起高钙血症者极少见，如果出现，应考虑同时发生甲状旁腺功能亢进。螺内酯可引起男性乳房发育、阳痿和女性月经不调。

2.肾上腺素能阻滞剂　由于交感神经系统任何部位被阻断，均能起到降低其功能的作用，所以，这方面的药物分为以下几类：作用于中枢的α-受体阻滞剂；周围作用的肾上腺素能拮抗剂；β-肾上腺素能受体阻滞剂（简称β-受体阻滞剂）；α1-肾上腺素能受体阻滞剂（简称α1-受体阻滞剂）。

（1）β-受体阻滞剂

1）作用机制：非选择性β-受体阻滞剂和选择性β1-受体阻滞剂有降低血压作用，而β2-受体阻滞剂无降压作用，表明阻滞β1-受体与降压密切相关。对其降血压的机制有如下看法：①降低心排血量　心脏β1受体被阻断后，心率下降，心脏收缩力受抑制，心排血量降低导致血压下降。②抑制肾素分泌因为β-受体阻滞抑制了肾交感神经，从而促使近球细胞分泌或释放肾素的功能受抑制。③降低外周交感神经活性，使血管扩张，血压下降。④神经节突触接点前β受体的阻滞作用。

2）临床应用：β-受体阻滞剂是广泛用于临床治疗高血压的有效、安全和易于耐受的药物，单独应用对降压效力差，当与利尿剂或血管扩张剂合用，可分别减少各自的副作用，增加降压效果（与利尿剂合用则可减轻利尿剂因血容量减少引起的肾素活性增加，与血管扩张剂合用可减少心率的反射性加快和心收缩力加强及肾素释放）。在年轻和中年患者单独使用 p.受体阻滞剂比在中年以上的患者中使用更有效。年龄小于40岁的患者中，有超过75%的患者对β-受体阻滞剂有反应；在40~49岁的患者中，50%有反应；而50~59岁患者中，仅25%患者有反应。β-受体阻滞剂特别适合用于合并冠心病者及自主神经活性过高的患者，此外，也适合于需用血管扩张剂的高血压患者。

3）副作用：有支气管哮喘或阻塞性肺疾病的患者，应用β-受体阻滞剂后病情可加重。选择性β-受体阻滞剂的这种副作用较小，但大剂量时仍可引起。β-受体阻滞剂可引起心动过缓和传导阻滞，此类患者禁用。有内在拟交感活性的β-受体阻滞剂则无此反应。此外，本药还可加重严重心力衰竭患者的心力衰竭程度，加重糖尿病患者的低血糖症状。其他副作用包括虚弱、乏力、阳痿、噩梦和失眠等。

（2）α1-受体阻滞剂

1）作用机制：现以哌唑嗪（Prazosin）为主，介绍 α_1-受体阻滞剂在治疗高血压中的作用。哌唑嗪的作用机制是阻断平滑肌突触后 α_1-受体，使去甲肾上腺素对血管收缩作用减弱，从而舒张静脉和动脉，显著降低高血压患者的收缩压和舒张压。由于对突触后 α_1-受体有高度选择性，故能保留对去甲肾上腺素释放的反馈，不会出现反射性心动过速、心排血量增加和肾素释放。

2）临床应用：降低血压的作用为中等偏强，适用于治疗中度高血压及并发肾功能障碍者，与利尿剂或 β-受体阻滞剂合用时有协同作用。治疗高血压的推荐剂量范围为 1~10mg，每日 2 次。哌唑嗪对部分患者的降压作用随使用时间延长而逐渐减弱，减少盐的摄入量可使该药的降压作用得以恢复。此药无不良血脂变化，能降低血清总胆固醇、低密度脂蛋白胆固醇和甘油三酯，提高高密度脂蛋白，所以适用于有糖尿病、周围血管病、哮喘及高血脂的高血压患者。

3）副作用：首次给药可出现严重的体位性低血压、晕厥和心悸等，称为"首剂反应"，尤其是在直立体位、饥饿和低盐时易发生，所以首次用量应减为 0.5mg，并在睡前服用，可避免发生首剂现象。

多沙唑嗪（Doxazosin，Cardura）和特拉唑嗪（Terazosin，Hytrin）与哌唑嗪相似，是一种长效抗高血压制剂，Terazosin 抗高血压剂量为 1~10mg，每日 1 次。Doxazosin 为 1~4mg，每日 1 次。

（3）主要作用于中枢去甲肾上腺素能神经的抗高血压药：①甲基多巴：多年来，在高血压治疗方面，甲基多巴是安全而可靠的，由于近年来发现了许多新的降压药物可供选择，且甲基多巴有许多副作用，包括反应迟钝、阳痿和压抑等，现在内科医师已很少应用此药。甲基多巴可供禁忌使用 β-受体阻滞剂的患者使用，由于甲基多巴可以通过静脉注射与口服相同的剂量，故可用于手术后患者或其他不能经胃肠道口服的患者，作为即刻使用或长期控制血压。②可乐定：其作用机制主要是通过激活延脑血管运动中枢的 α_1-受体，使抑制性神经元的活动加强，从而导致交感神经的传出活动减弱，外周交感张力降低，血压下降。临床应用于中、重度高血压。由于可因引起水钠潴留而抵消本身的降压作用，与利尿剂合用可加强疗效。常用剂量为每天 0.1~1.0mg，分 2 次服。副作用与甲基多巴相似，很少发生体位性低血压。当突然停药时，轻者可能出现反跳性高血压，但在轻、中度高血压患者却少见，此时最好重新给予可乐定治疗；重者可出现儿茶酚胺危象，表现为血压升高、心率加快、不安、震颤、恶心、出汗和失眠，此时应注射 α-受体阻滞剂酚妥拉明，并恢复使用可乐定，然后再逐步撤药。此外，用可乐定治疗可出现心动过缓，然而发展为高度房室传导阻滞则很少见，但在有传导系统疾病或洋地黄中毒的患者则可能发生。用可乐定治疗可降低胰岛素分泌和损害糖耐量。

（4）外周肾上腺素能神经元阻滞剂：①胍乙啶是选择性交感神经末梢阻滞剂，有强降压效力，但因其副作用多，故很少长期使用，一般用于对其他药物疗效不满意的严重高血压患者。该药的有效剂量范围较广。副作用主要为体位性低血压、阳痿、腹泻和水钠潴留。②利舍平 引起血压下降是通过作用于交感神经末梢，使去甲肾上腺素释放和排空，并通过血脑屏障，激活中枢 α-受体，降低外周交感神经张力。由于每天只需服用 1 次，且价格较便宜，可用于哪些不能耐受其他抗高血压药物的患者。本药与利尿剂合用后降压作用大于普萘洛尔与噻嗪类利尿药的合用。由于利舍平可引起突然严重的抑郁，故适用于那些经常处于易激动状态的患者服用，但应告诉患者及家属。其他副作用发生率是很低的。

3.血管扩张剂　除了 Ca++拮抗剂（钙通道阻滞剂）、α₁-受体阻滞剂和血管紧张素转化酶抑制剂是通过特定的机制产生扩血管作用（间接血管扩张剂）外，还有一些药物是直接作用于血管平滑肌引起血管舒张的，称为血管扩张剂。因此类制剂副反应较多，一般不单独用于治疗高血压，仅在利尿剂、β-受体阻滞剂或其他肾上腺素能阻滞剂无效时加用此药。利尿剂可克服其水钠潴留，交感抑制剂可对抗其反射性交感亢进，从而加强降压效力，减少副作用。

（1）肼屈嗪：是最常见的与 β-受体阻滞剂和利尿剂合用的药物，可增加降压的协同作用。其副作用较少，包括红斑狼疮样综合征，但在每天剂量不超过 20mg 时是很少见的。

（2）米诺地尔（Minoxidil）：是一种比肼屈嗪更强的血管扩张剂，一般与肾上腺素能抑制剂和利尿剂合用，可用于治疗与移植反应有关的高血压及双侧肾疾病或肾功能衰竭引起的高血压，也可作为难治性高血压和肾功能受到损害的患者选择的制剂。副作用是水钠潴留、高血糖和低血压，在开始治疗时应告诉患者注意。最大限度副作用是多毛症和浆膜腔积液，包括心包腔，可导致心包填塞。

4.血管紧张素转化酶抑制剂（ACEI）

作用机制：抑制无活性的血管紧张素 Ⅰ 转变成具有强加压作用的血管紧张素 Ⅱ，降低周围血管阻力，减少醛固酮引起的水钠潴留，从而使血压下降，心脏的容量负荷减轻。此类药物还可抑制激肽酶 Ⅱ，使缓激肽的降解作用受抑制而延长并增强了缓激肽的舒血管作用。另外，缓激肽还可增加前列腺素的合成，进一步降低周围血管阻力，降低血压。还可抑制局部组织的血管紧张素转化酶活性，使 ACEI 对正常血浆肾素的高血压患者也有效。

1）卡托普利（Captopril，克甫定，甲巯丙脯酸）：轻度、中度及重度或难治性高血压患者均适用。初始治疗量为 25mg，每日 2 次，一天最大量可用至 150mg。若接受其他抗高血压药物治疗，则初始量为 12.5mg，每日 2 次也有效。对于肾功能不全患者，克甫定的剂量应随肌酐清除率降低来调整，其剂量间隔服用实际推荐如下：>75ml/min，每 8~12h；35~75ml/min，每 16~24h；20~34ml/min，每 24~48h；8~19ml/min，每 48~72h；5~7ml/min，每 72~108h。已确定或怀疑为双侧肾动脉狭窄的患者给予克甫定或其他 ACEI 时要极小心。独肾伴有肾动脉狭窄及移植肾的灌注血管狭窄，禁忌使用 ACEI，因这些患者表现为特别依赖血管紧张素 Ⅱ 来维持肾功能，当给予 ACEI 时，就有发展为肾功能不全的倾向。

克甫定的毒、副作用与用药剂量有关。小剂量用药时副作用的发生率很低。重要的副作用是肾脏毒性和骨髓抑制（粒细胞减少症，占 0.02%）。在患有肾功能不全或胶原血管疾病的患者，这两种副作用的发生率增加。较次要的有皮疹（7%），味觉下降（3%）、症状性低血压（5%~10 %，尤易见于用利尿剂后血容量减少的患者）

和咳嗽，后者可能由于循环中激肽增高，停药后即消失。许多报告指出，大剂量克甫定并不能产生更大的血流动力学效应，但毒、副反应却随着剂量而增大，无影响代谢的副作用。

2）依那普利（Enalapril，苯丙脂酸）：是一种非巯基转换酶抑制剂，口服吸收后，经肝脏处理，转变为具有生物活性的乙基酯才起作用，故依那普利起作用的时间要比克甫定推迟 0.5 小时，其血浆半衰期比克甫定长。在此基础上，某些患者只需每天服用一次即可。其次要的副作用与克甫定相似，但出现神经性水肿在依那普利可能更常见。初始剂量每天 2.5~5mg，常用剂量范围为每天 10~40mg，可一次或分次给药。

3）新脯酸（Lisinopril）：也是一种非巯基的长效 ACEI，与依那普利不同的是它不需要经肝脏处理而直接起作用。无影响代谢的副作用，其次要的副作用与其他转换酶抑制剂相似。通常初始量为每天 5~10mg，分 1~2 次服用，最大量可用至每天 40mg。

5.钙通道阻滞剂 作用机制主要是通过 Ca^{++}内流和细胞内移动的阻滞而影响心肌及平滑肌细胞收缩，使心肌收缩性降低，外周阻力血管扩张，阻力降低，血压下降。常用的钙通道阻滞剂有心痛定（Nifedipin，硝苯地平）、维拉帕米（Isoptin）和地尔硫卓（Diltiazem，硫氮䓬酮）。硝苯地平和地尔硫卓一般增加心排血量，而维拉帕米因具有较强的负性肌力作用，故不增加心脏做功。最近认为左心室舒张功能异常为高血压常见的一个并发症。由于 Ca^{++}在调节舒张弛缓方面起重要作用，因此，钙通道阻滞剂特别适合于治疗高血压。硝苯地平可提高左心室收缩和舒张功能，此点与 β-受体阻滞剂不同。维拉帕米 SR（Isoptin SR）是钙通道阻滞剂中具有缓释制剂配方的药物，每天只需服用 1 片，每片 240mg，较方便。此外，尚有乐息平（Lacidipine）每日 1 次，每次 4mg；氨氯地平（Amlodipine，络活素）每日 1 次，每次 5mg；硝苯地平的控释片（Nifedipine GITS），剂量为 30~180mg，每日 1 次。钙通道阻滞剂主要的副作用是面红、头痛和水肿，地尔硫革和维拉帕米可引起心动过缓和心脏阻滞，硝苯地平可引起反射性心动过速。无影响代谢的副作用。由于又有治疗心绞痛作用，故可作为高血压合并冠心病时的首选药物。

（二）降压药物的选择和应用

1.首选药物可供临床选择的一线药物有利尿剂、β-受体阻滞剂、ACEI、钙通道阻滞剂和 α，一受体阻滞剂共五大类。若将兼有 α、β 阻滞作用的 α-β 阻滞剂（如 Labetalol，柳胺苄心定，拉贝洛尔）算在内共六类。

传统的第一线的利尿剂、β-受体阻滞剂因不能使冠心病的发病率下降，噻嗪类利尿剂有升高总胆固醇、低密度脂蛋白和极低密度脂蛋白，产生高尿酸血症和使糖耐量下降等副作用，曾一度被认为不宜作一线选用。但业已证明利尿剂和 β-受体阻滞剂可以降低高血压发病率和死亡率，特别是对老年人单纯性收缩期高血压亦有同样的效果。目前认为噻嗪类利尿剂的代谢副作用呈剂量依赖性，而降压效应并非呈剂量依赖性，即加大剂量只增加副作用而不增加降压作用，因而小剂量治疗应是安全的。而 ACEI、钙通道阻滞剂、α1-受体阻滞剂和 α-β 受体阻滞剂在降低心脑血管发病率和死亡率方面尚未经前瞻性多中心临床验证。

一般可根据患者的年龄及有无合并症和肾素活性情况，药物的副作用，结合医者本人的经验来选择第一线药，对较年轻及正常或高肾素型者，β-受体阻滞剂和ACEI可能较好，而对老年人及低肾素型者，则利尿剂或钙拮抗剂为首选。合并冠心病者，β受体阻滞剂或钙拮抗剂为首选。血脂增高、糖尿病或痛风时，不宜使用利尿剂或β-受体阻滞剂。伴肾功能不全时，β受体阻滞剂可使肾血管收缩，因而导致肾血流及肾小球滤过率下降，故不宜使用。利尿剂中，呋塞米可使肾皮质血流量增加，减少肾血管阻力，利尿及降压效应均较噻嗪类为佳。硝苯地平和ACEI亦可以使用。

2.应用方法和步骤　可按新阶梯疗法。先选用第一线药，从较小剂量或一般剂量开始，必要时可增加剂量。3~4周后，如血压未能满意控制，可用另一种药（第二线药）取代或加用第二线药，犹如上阶梯一样，一步一步的取代（取代方式）或加用（递增方式）药物，直到血压控制在正常范围。在大多数难治性高血压患者，加用米诺地尔或其他血管扩张剂，一般可使血压控制。血压控制后再逐一减药，尽可能用较少的药物品种、较小的剂量和副作用较小的口服药物维持。

3.停药问题　经过治疗，血压得到满意控制后，可以逐步减少降压药的剂量，甚至可考虑停药。

三、治疗的指征

1.舒张压超过13.999kPa（105mmHg）者　舒张压等于或大于13.999kPa（105mmHg）者应该采取干预性治疗，一般将其舒张压降到低于11.999kPa（90mmHg），而副作用最小。治疗的目的在于降低充血性心力衰竭、肾功能衰竭、猝死和缺血性心脏病的发病率和死亡率。值得注意的是，部分患者的血压下降后，其高血压并发症也随之降低。

2.舒张压在11.999~13.865kPa（90~104mmHg）之间的患者　几个大规模的临床研究表明，对于舒张压在11.999~13.865kPa（90~104mmHg）的患者给予治疗是有益的，可降低脑血管意外，主动脉夹层动脉瘤、心力衰竭和心脏肥大的发生率。因此，对于舒张压在11.999~13.865kPa（90~104mmHg）之间者亦应采取干预性措施。

3.收缩期高血压　对于单纯性收缩期高血压的治疗指征是不明确的，流行病学资料显示危险因素增加与收缩期高血压有关，但治疗的好处并未证实。目前，治疗方面采取保守态度，以下为治疗指征：①小于35岁的年轻人，收缩压超过18.665kPa（140mmHg）者。②35~59岁，收缩压超过19.998kPa（150mmHg）者。③年龄60岁以上老年人，收缩压大于21.331kPa（160mmHg）者。

收缩期高血压较难控制，降压可逐步进行，将收缩压降低10%或至正常。

4.间歇性收缩压或舒张压升高　此种间歇性高血压比正常人更易发展为固定高血压。对某些患者有自主神经系统功能不全，伴有心率增快、心排血量增高的患者，给予干预性β-受体阻滞剂治疗效果较好。对疾病的进展和预后最终取决于治疗。最好作24小时血压记录，观察血压的变化，并决定是否进行治疗。

四、高血压急症的治疗

高血压急症包括：①急进性或恶性高血压。②高血压脑病。③急性左心力衰竭。④急性冠状动脉供血不足。⑤颅内出血。⑥主动脉夹层血肿。⑦子痫。⑧嗜铬细胞瘤。可根据有无急性靶器官损害而分为两类。第一类需在症状出现后 1 小时内降压，见于高血压脑病、脑出血、急性左心力衰竭、主动脉夹层血肿、子痫和急性冠状动脉供血不全。第二类是没有急性靶器官损害的高血压急症，包括急进性或恶性高血压又无合并症者及严重的围手术期高血压，允许于 24 小时内使血压降低。当不能明确区分属于哪一类时，应按第一类处理，在迅速降压的同时，要防止血压降低超过脑循环自动调节限度。一般根据治疗前血压水平，使收缩压下降 6.67~10.7kPa（50~80mmHg），舒张压下降 4.o~6.7kPa（30~50mmHg）为宜，并不要求将血压降至正常水平。此外，不同类型高血压急症的血压降低程度亦有所不同。

（一）急进性或恶性高血压的治疗

临床表现及诊断见前述。治疗首选克甫定、硝苯地平或柳胺苄心定，也可选用肼屈嗪或甲基多巴。应在 24 小时内将血压逐渐降压 22.8/14.7kPa（170/110mmHg）水平。如已伴有急、慢性肾功能不全的患者，则应将血压逐渐降至 21.44/13.4kPa（160/100mmHg）水平较为理想。另外，必要时应监测尿量、血压、中心静脉压和肺毛压。

（二）高血压脑病的治疗

一般应将血压急速降至正常水平或 21.44/13.4kPa（160/100mmHg）左右为宜。目前主张首选硝苯地平、克甫定或柳胺苄心定。过去常首选硝普钠，但因需要严格的监护条件，且本药可使颅内压升高而影响脑血流灌注，故已不用。此外，肾炎或子痫并发高血压脑病时，应首选克甫定或肼屈嗪。甲基多巴因影响意识水平。β-受体阻滞剂降压同时减少脑血流量，故禁用。

（三）颅内出血的治疗

一般有颅内压升高，若降低血压则会影响脑血流灌注。故在脑出血急性期时，如果收缩压大于 28.18kPa（210mmHg）、舒张压大于 13.3kPa（110mmHg）时应考虑使用降压药物。首选柳胺苄心定、克甫定或硝苯地平，但要防止血压过度下降，一般以降低用药前血压的 20%为宜，同时应用脱水剂降低颅内压。

（四）急性冠状动脉功能不全的治疗

急性冠状动脉功能不全发生时血压可进一步增高，必须在 30 分钟内将血压降至正常水平。目前多以硝苯地平、硝普钠或可乐定为首选，也有应用硝酸甘油静滴而收到满意效果。肼屈嗪应禁用，因能引起反射性心率增快，加重心脏负荷。

（五）急性左心力衰竭的治疗

应将血压快速降至正常水平，以减轻左心室负荷。可首选硝普钠，因其降压迅速，并可减轻左心室前后负荷而改善心功能。也可选用硝苯地平、克甫定或可乐定。与快速利尿剂合用效果更好。忌用柳胺苄心定和肼屈嗪，前者因负性肌力作用，后者有反射性增快心率和使心排血量增加，二者都会加重心肌损害。

（六）主动脉夹层血肿的治疗

此病死亡率高，故应将血压迅速将至安全水平。一般要求收缩压降至 14.74~16.08kPa（100~120mmHg），可通过降低心排血量和心肌收缩力达到目的。因此，选择药物应具有负性肌力作用，首选 β 一受体阻滞剂和拉贝洛尔等，但禁用肼屈嗪。

【护理】

1.迅速降压　常用药物：硝普钠、二氮嗪、酚妥拉明。

（1）降压的幅度取决于临床情况，不宜过低。一般收缩压降至 21.3 kPa（160mmHg），舒张压降至 14.7 kPa（110mmHg）。

（2）同时监测其心率、呼吸、血压、神志等。

2.脱水　可用呋塞米，脑水肿脱水加用 20%甘露醇静滴。

（1）有心、脑、肾并发症患者应严密观察血压波动情况，详细记录出入液量。

（2）当患者出现明显头痛，颈部僵直感、恶心、颜面潮红或脉搏改变等症状体征时，应让患者保持安静，并设法去除各种诱发因素。

3.制止抽搐`躁动、抽搐者可用地西泮。

【健康教育】

1.广泛宣教高血压的知识，正确认识高血压。提高患者社会适应能力，维持心理平衡，避免各种不良刺激。

2.适当参与运动。

3.注意饮食控制欲调节，减少钠盐、动物脂肪的摄入，忌烟、酒。

4.保持大便通畅，必要时服用缓泻药。

5.遵从医疗方案，坚持按医嘱服药和定期检查，更不要随意停药或改变剂量。做到按时规律、长期坚持。

6.按时测血压，做好记录，观察血压动态变化。定期随访，告诉患者出现高血压持续升高或头晕、头痛、恶心等症状时应及时就医。

第三节　心律失常

【概述】

心律失常是指心脏冲动的频率、节律、起源部位、传导速度与激动次序的异常。按其发生原理，区分为冲动形成异常和冲动传导异常两大类。多数心律失常由器质性心脏病所致，另外，劳累、紧张、药物、电解质紊乱、感染、自主神经功能紊乱也会引起心律失常。心悸是心律失常最常见的临床表现，严重者可伴随胸痛、晕厥、抽搐，甚至休克等。心律失常可通过心电图、24h 动态心电图和心电生理检查等确诊。治疗原则包括去除心律失常的诱因和可逆性病因、明确抗心律失常治疗的目标、选择合理的治疗方案。

【心电图特征】

1.房性提前收缩 心电图特征：P波提前发生，与窦性P波形态各异，后接不完全性代偿间隙；QRS波群形态通常正常。

2.心房扑动 心电图特征：心房活动呈现规律的锯齿状扑动波，心房率通常在250~300/min；心室率规则或不规则；QRS波群形态正常。

3.心房颤动 心电图特征：P波消失，代之以小而不规则的f波，频率为350~600/min；心室率极不规则；QRS波群形态通常正常。

4.阵发性室上性心动过速 心电图特征：心率150~250/min，节律规则；QRS波群形态和时限均正常；II、III、aVF导联P波倒置，常埋藏于QRS波群内火位于其终末部分，两者关系恒定。

5.室性提前收缩 心电图特征：宽大畸形的QRS波群提前发生，时限通常超过0.12s，ST段与T波的方向与QRS波群的主波方向相反；后接完全性代偿间隙。

6.室性心动过速 心电图特征：3个或以上的室性期前收缩连续出现；QRS波群宽大畸形，ST-T波方向与主波方向相反；心室率通常为100~250/min；房室分离。

7.心室扑动 心电图特征：呈正玄波图形，波幅大而规则，频率150~300/min。

8.心室颤动 心电图特征：波形/振幅和频率极不规则，无法识别QRS波群、ST段与T波。

9.房室传导阻滞 心电图特征：①一度房室传导阻滞。每隔心房冲动都能传导至心室，但P-R间期超过0.20s。②二度I型房室传导阻滞。P-R间期进行性演出，直至一个P波受阻不能下传；相邻R-R间期进行性缩短；包含受阻P波在内的R-R间期小于正常窦性PP间期的2倍。③二度II型房室传导阻滞。心房冲动传导突然阻滞，但P-R间期恒定不变。④三度房室传导阻滞。心房与心室活动分离；心房率快于心室率；心室率40~60/min，QRS波群正常。

【病情观察】

1.心律 当心电图或心电监护中发现以下任何一种心律失常，应及时与医师联系，并准备急救处理。

（1）频发室性早搏（5/min以上）或室性早搏呈二联律。

（2）连续出现两个以上多源性室性早搏或反复发作的短阵室上性心动过速。

（3）室性早搏落在前一搏动的T波之上。

（4）心室颤动或不同程度房室传导阻滞。

2.心率 当出现以下情况时应及时报告医师并做出及时处理。

（1）测心率、脉搏1min以上发现心音、脉搏消失。

（2）心率低于40/min。

（3）心率大于160/min。

3.血压 如患者血压低于10.7kPa（80mmHg），脉压小于2.67kPa（20mmHg），面色苍白，脉搏细速，出冷汗，神志不清，四肢厥冷，尿量减少，应立即进行抗休克处理。

4.阿-斯综合征 患者意识丧失，昏迷或抽搐，此时大动脉搏动消失，心音消失，血压测不到，呼吸停止或发绀，瞳孔放大。

5.心脏骤停　意识突然丧失、昏迷或抽搐，此时大动脉搏动消失，心音消失，血压为0，呼吸停止或发绀，瞳孔放大。

【诊断】

心律失常性质的确诊大多要靠心电图，但相当一部分病人可根据病史和体征做出初步诊断。详细追问发作时心率、节律（规则与否、漏搏感等），发作起止与持续时间。发作时有无低血压、昏厥或近乎昏厥、抽搐、心绞痛或心力衰竭等表现，以及既往发作的诱因、频率和治疗经过，有助于判断心律失常的性质。

发作时体检应着重于判断心律失常的性质及心律失常对血流动力状态的影响。听诊心音了解心室搏动率的快、慢和规则与否，结合颈静脉搏动所反映的心房活动情况，有助于做出心律失常的初步鉴别诊断。心率缓慢（<60 次/min）而规则的以窦性心动过缓、2:1 或 3:1 或完全性房室传导阻滞或窦房阻滞、房室交接处心律为多见。心率快速（>100 次/min）而规则的常为窦性心动过速、室上性心动过速、心房扑动或房性心动过速伴 2:1 房室传导，或室性心动过速。窦性心动过速较少超过160 次/min，心房扑动伴 2:1 房室传导时心室率常固定在 150 次/min 左右。不规则的心律中以期前收缩为最常见，快而不规则者以心房颤动或扑动、房性心动过速伴不规则房室传导阻滞为多；慢而不规则者以心房颤动（洋地黄治疗后）、窦性心动过缓伴窦性心律不齐、窦性心律合并不规则窦房或房室传导阻滞为多见。心律规则而第一心音强弱不等（大炮音），尤其是伴颈静脉搏动间断不规则增强（大炮波）的，提示房室分离，多见于完全性房室传导阻滞或室性心动过速。

颈动脉窦按摩对快速性心律失常的影响有助于鉴别诊断心律失常的性质。为避免发生低血压、心脏停搏等意外，应使患者在平卧位有心电图监测下进行，老年人慎用，有脑血管病变者禁用。每次按摩一侧颈动脉窦，一次按摩持续时间不超过 5 秒，可使心房扑动的室率成倍下降，还可使室上性心动过速立即转为窦性心律。

心律失常发作时的心电图记录是确诊心律失常的重要依据。应包括较长的Ⅱ或 V1 导联记录。注意 P 和 QRS 波形态、P-QRS 关系、PP、PR 与 RR 间期，判断基本心律是窦性还是异位。房室独立活动时，找出 P 波与 QRS 波群的起源（选择Ⅱ、aVF、aVR、V1 和 V5、V6 导联）。P 波不明显时，可试加大电压或加快纸速，作 P 波较明显的导联的长记录。必要时还可以用食管导联或右房内电图显示 P 波。经上述方法有意识地在 QRS、ST 和 T 波中寻找但仍未见 P 波时，考虑有心房颤动、搏动，房室交接处心律或心房停顿等可能。通过逐个分析提早或延迟心搏的性质和来源，最后判断心律失常的性质。

发作间歇期体检应着重于有无高血压、冠心病、瓣膜病、心肌病、心肌炎等器质性心脏病的证据。常规心电图、超声心动图、心电图运动负荷试验、放射性核素显影、心血管造影等无创和有创性检查有助于确诊或排除器质性心脏病。

【治疗】

病因治疗

病因治疗包括纠正心脏病理改变、调整异常病理生理功能（如冠脉动态狭窄、泵功能不全、自主神经张力改变等），以及去除导致心律失常发作的其他诱因（如电解质失调、药物不良副作用等）。

药物治疗

药物治疗缓慢心律失常一般选用增强心肌自律性和（或）加速传导的药物，如拟交感神经药（异丙肾上腺素等）、迷走神经抑制药物（阿托品）或碱化剂（克分子乳酸钠或碳酸氢钠）。治疗快速心律失常则选用减慢传导和延长不应期的药物，如迷走神经兴奋剂（新斯的明、洋地黄制剂）、拟交感神经药间接兴奋迷走神经（甲氧明、去氧肾上腺素）或抗心律失常药物。

目前临床应用的抗心律失常药物

目前临床应用的抗心律失常药物已有 50 种以上，常按药物对心肌细胞动作电位的作用来分类（Vaugham Williams 法）。

1.第一类抗心律失常药物又称膜抑制剂。有膜稳定作用，能阻滞钠通道。抑制 0 相去极化速率，并延缓复极过程。又根据其作用特点分为三组。Ⅰa 组对 0 相去极化与复极过程抑制均强。Ⅰb 组对 0 相去极化及复极的抑制作用均弱；Ⅰc 组明显抑制 0 相去极化，对复极的抑制作用较弱。

2.第二类抗心律失常药物即 β 肾上腺素受体阻滞剂，其间接作用为 β-受体阻断作用，而直接作用系细胞膜效应。具有与第一类药物相似的作用机理。这类药物有：普萘洛尔、阿替洛尔、美托洛尔、氧烯洛尔、阿普洛尔、吲哚洛尔。

3.第三类抗心律失常药物系指延长动作电位间期药物，可能系通过肾上腺素能效应而起作用。具有延长动作电位间期和有效不应期的作用。其药物有：溴苄铵、胺碘酮。

4.第四类抗心律失常药物系钙通道阻滞剂。主要通过阻断钙离子内流而对慢反应心肌电活动超抑制作用。其药物有：维拉帕米、硫氮卓酮、普尼拉明等。

5.第五类抗心律失常药物即洋地黄类药物，其抗心律失常作用主要是通过兴奋迷走神经而起作用的。其代表药物有毛花苷 C、毒毛旋花子甙 K+、地高辛等。

除以上五类抗心律失常药物外，还有司巴丁、卡泊酸、门冬氨酸钾镁、阿义马林、安地唑啉、常咯啉、醋丁洛尔、普拉洛尔等。

非药物治疗

包括机械方法兴奋迷走神经，心脏起搏器，电复律，电除颤，电消融，射频消融和冷冻或激光消融以及手术治疗。反射性兴奋迷走神经的方法有压迫眼球、按摩颈动脉窦、捏鼻用力呼气和屏住气等。心脏起搏器多用于治疗缓慢心律失常，以低能量电流按预定频率有规律地刺激心房或心室，维持心脏活动；亦用于治疗折返性快速心律失常和心室颤动，通过程序控制的单个或连续快速电刺激中止折返形成。直流电复律和电除颤分别用于终止异位性快速心律失常发作和心室颤动，用高压直流电短暂经胸壁作用或直接作用于心脏，使正常和异常起搏点同时除极，恢复窦房结的最高起搏点。为了保证安全，利用患者心电图上的 R 波触发放电，避免易惹期除极发生心室颤动的可能，称为同步直流电复律，适用于心房扑动、心房颤动、室性和室上性心动过速的转复。治疗心室扑动和心室颤动时则用非同步直流电除颤。电除颤和电复律疗效迅速、可靠而安全，是快速终止上述快速心律失常的主要治疗方法，但并无预防发作的作用。

晚近对严重而顽固的异位性快速心律失常，如反复发作的持续室性心动过速伴显著循环障碍、心源性猝死复苏存活者或预激综合征合并心室率极快的室上性快速心律失常患者，主张经临床电生理测试程序刺激诱发心律失常后，静脉内或口服抗心律失常药，根据药物抑制诱发心律失常的作用，判断其疗效而制定治疗方案。药物治疗无效者，结合临床电生理对心律失常折返途径的定位，考虑经静脉导管电灼、射频、冷冻、激光或选择性酒精注入折返径路所在区心肌的冠脉供血分支或手术等切断折返途径的治疗。

【健康教育】

1.积极治疗各种器质性心脏病，调整自主神经功能失调。

2.避免情绪波动、过度劳累。

3.戒烟、酒，不宜饮浓茶、咖啡。

4.坚持服药，不得随意增减或中断治疗。

5.加强锻炼，预防感染。

6.安装人工心脏起搏器患者应随身携带诊断卡和异丙肾上腺素或阿托品药物，避免进入电磁场环境，如进行磁共振检查。

7.定期随访，检测心电图，随时调整治疗方案。

第四节　心瓣膜病

【概述】

心瓣膜病是由于严重、黏液样变性、退行性改变、先天性畸形、缺血性坏死、创伤等原因引起单个或多个瓣膜的结构异常，导致瓣膜狭窄和关闭不全，继而引起血流动力学障碍、心功能损害的一组疾病，在临床上以二尖瓣和主动脉瓣病变最常见。根据病因可分为先天性与后天性两大类。后天性心瓣膜病病因较复杂，常见有风湿性心内膜炎、感染性心内膜炎、退行性变（如瓣膜脱落）、创伤性等。在我国及一些发展中国家，以风湿性心内膜炎最常见。

【临床表现】

1.呼吸困难　为最常见的早期症状，随着病情加重，日常生活甚至静息时也出现，夜间喜高枕而卧，以减少肺淤血，减轻呼吸困难，严重时不能平卧，出现端坐呼吸。

2.咯血

（1）大咯血：为肺静脉压力升高，与之有侧支循环连锁的支气管黏膜下静脉因压力升高破裂出血。

（2）淤血性咯血：为支气管内膜微血管或肺泡毛细血管破裂出血。

（3）急性肺水肿咯血：因左房压急剧增高，肺泡毛细血管中血液成分漏出，从而出现粉红色泡沫样痰。

（4）肺栓塞咯血。

3.咳嗽　一般为干咳，因肺静脉压升高，引起肺淤血。

4.其他　心悸、声嘶、上腹饱胀、双下肢水肿。

5.体征

（1）心尖部舒张期杂音：是二尖瓣狭窄的最重要的体征。

（2）第一心音亢进和开瓣音。

（3）肺动脉瓣第二心音亢进。

【治疗】

目前治疗心脏瓣膜病的外科手术治疗主要分两种方法：1）瓣膜成形术，即对损害的瓣膜进行修理；2）瓣膜置换术，用人工机械瓣或生物瓣进行替换。

瓣膜成形术通常用于病变轻微的二尖瓣或三尖瓣，而对于严重的心脏瓣膜病变，特别是风湿性心脏瓣膜病，多选择瓣膜置换术。瓣膜成形术的主要方法如 Key 氏成形、DeVega 成形以及利用 C 型环成形等方式；瓣膜置换系采用人工瓣对人心脏瓣膜进行置换，如机械瓣、生物瓣等，机械瓣寿命长，但需要终生服药抗凝，容易产生并发症，而生物瓣不需终生抗凝，却寿命短，还有利用生物工程技术研制的组织工程瓣，目前尚未应用于临床。

二尖瓣病变
二尖瓣狭窄

绝大多数为风湿性心内膜炎所致，少数为先天性畸形和左房内肿瘤、赘生物或血栓等非瓣膜组织阻塞二尖瓣孔所造成。

风湿性二尖瓣狭窄，约占风湿性心瓣膜病的半数，患者年龄以 20~40 岁为最常见，女性发病率较高,约 2 倍于男性。

① 病理解剖及病理生理。自风湿性心内膜炎起至形成两尖瓣狭窄的时间约需 2 年。一般根据其病变严重度的不同，分为三种病理类型：隔膜型，前后叶的边缘呈纤维增厚、粘连，偶有钙化，使瓣孔狭窄，瓣膜本身病变较轻，活动一般不受限制；隔膜漏斗型，瓣膜本身病变较严重，同时腱索亦发生粘连、缩短，使瓣膜边缘约 1cm 的组织受到牵拉,形成漏斗状，前瓣的大部分仍可活动，但受到一定限制；漏斗型，瓣膜本身有严重纤维化，腱索乳头肌异常缩短，使瓣膜僵硬，呈漏斗状狭窄。

二尖瓣狭窄时引起的血流动力学改变与狭窄的严重度明显相关。临床上一般按狭窄瓣孔长径的大小划分狭窄的程度为轻度（>1.2cm）、中度（0.8~1.2cm）及重度（<0.8cm）三种。当狭窄瓣孔减缩至 1.2~1.5cm 以下时，即可出现如下的改变：由于

舒张期左房流注至左室的血流受限,左房压力增高,左房—左室的舒张期压力阶差增大,从而左房出现肥厚、扩张,肺静脉及肺微血管也相应出现压力增高及扩张,而形成肺瘀血;运动后心排血量不能如正常人那样增高或不增高,甚至反可下降。一般情况,中度以下的狭窄,依靠左房的代偿机制尚能维持接近正常的排血量,但运动后心排血量不仅不增加,常反而减少;若肺微血管压力增高超过血浆胶体渗透压（30mmHg）时,则可产生肺水肿;但此时有以下的代偿机制可防止其发生：肺泡与微血管间的组织,特别是肺泡基底膜增厚,淋巴管回流加强;肺小动脉痉挛使血流通过减少,以防止肺微血管压过分增高;但肺小动脉痉挛,可使肺高压更明显,右心负荷更加重而导致右心衰竭;右心衰竭使肺动脉压力降低,也间接地使肺微血管压不至于过分增高。

②临床表现及实验室检查。症状因二尖瓣狭窄严重度的不同而异。轻度狭窄者可无症状或症状较轻;中度以上狭窄者多有肺瘀血及心排量减低所引起的症状,如呼吸困难、咳嗽、心悸、咯血、发绀、乏力、肺水肿、心前区痛、嘎声、吞咽困难。出现右心衰竭后,上述症状可减轻,但乏力更加明显。心房颤动者心房内血栓脱落可引起栓塞症状。

体征：典型者扪诊时心尖冲动短促,心前区有舒张期震颤;叩诊时心界增大;听诊时二尖瓣区第一心音亢进而脆,第二心音后有二尖瓣拍击音及舒张期滚筒杂音,呈先响后轻及收缩期前增强的特征;第二心音（S2）分裂,肺动脉第二音（P2）亢进。此外,在重度狭窄伴肺高压及右室扩大者,尚可有相对性三尖瓣关闭不全的收缩早期反流性杂音和（或）相对性肺动脉瓣关闭不全的舒张早期泼水样杂音,急性肺充血时有支气管哮鸣音;肺水肿时肺部有湿性啰音。在病变的后期出现右心衰竭时,则颈静脉怒张,肝脏肿大,下肢浮肿。

X射线胸片:轻度狭窄者改变不明显或较轻;中度以上狭窄者都有典型的X射线表现,即左房增大,后前位片心影的右侧有双重阴影,右前斜位吞钡检查示食管下段因左房增大受压而向后移位;左列斜位见右室增大;主动脉结较小。肺动脉段鼓出,左右肺动脉增宽,肺野因瘀血而纹理增多,肺静脉扩大。上述表现随狭窄严重度而加重。

心电图：电轴右偏,顺钟向转位,Ⅰ、Ⅱ、aVL、aVR导联中P波增宽（>0.11秒）并有切迹或振幅增高。中度以上狭窄者多有右心室肥大或伴劳损。病变较重或年龄较大者有心房颤动,亦可伴有其他心律失常。

超声心动图：M型超声心动图示二尖瓣曲线舒张期E峰下降缓慢,F点消失而呈一平线,即城堞样改变;后瓣舒张期与前叶呈同向活动;左房增大,右室增大等表现。两维超声示前后瓣尖部粘连,呈同向活动,开口幅度明显变小（正常2~3cm）,前瓣体部舒张期向左室膨出,呈气球样改变。超声多普勒检查不仅可由二尖瓣口左室侧测到有舒张期湍流,而且可由频移大小推算血流流速及房室间的压力阶差等参数。

③鉴别诊断。本病诊断不难,但需与其他原因引起的二尖瓣口阻塞者,如先天性二尖瓣狭窄、左房黏液瘤,以及各种原因（如中型以上的室间隔缺损、动脉导管

未闭、二尖瓣关闭不全、主动脉瓣关闭不全）引起的"相对性"二尖瓣狭窄相鉴别，但后者杂音持续时间短，无二尖瓣拍击音，应用降压药物后杂音响度减轻，用升压药物后则增强等可资鉴别。

④ 并发症。主要为心房颤动，充血性心力衰竭，肺部感染、栓塞，感染性心内膜炎，喉返神经受扩张肺动脉的压迫引起的麻痹性声音嘶哑，食管因左房扩大的压迫而引起的吞咽困难。

⑤ 预后。取决于狭窄瓣孔及心脏增大的程度、并发症的有无和手术治疗的可能性等因素。轻度狭窄，无症状、无并发症者预后佳，一般可保持轻中度劳动力达 20年以上；中度以上狭窄，有症状及心脏增大者，约 40%可存活 20 年；能手术治疗者则预后较佳。

⑥ 防治。轻度狭窄无症状者，一般无须特殊治疗，但应避免过重的体力活动及预防风湿活动复发；中度以上狭窄及有症状者，应根据其心脏失代偿的程度给予相应的处理。但本病的根本治疗在于解除瓣孔的狭窄，以降低左房左室间的压力阶差，使恢复正常或接近正常的心脏功能。故应适时考虑进行手术扩张。手术指征为：病变为隔膜型者，隔膜漏斗型亦可考虑；年龄为 20~45 岁；心功能以 Ⅱ~Ⅲ 级者为宜，Ⅳ 级功能亦可考虑；合并妊娠者，以第 5~6 个月手术为宜；若合并风湿活动、感染性心内膜炎等并发症，则于控制 3 个月后手术为妥。解除瓣孔狭窄可采用外科手术或介入性导管扩张法。

对漏斗型或伴有二尖瓣关闭不全者，则应考虑作瓣环成形术或人造瓣膜替换术。详细见二尖瓣狭窄。

先天性二尖瓣狭窄

其病理改变主要为瓣膜增厚、交界融合，腱索乳头肌增厚、缩短等，从而造成瓣孔狭窄，亦可为左心房瓣上环的形成、二尖瓣降落伞状畸形、单乳头肌综合征、异常二尖瓣连拱等造成瓣孔阻塞。先天性二尖瓣狭窄单纯存在者少见，多与房间隔缺损合并存在而形成卢滕巴赫氏综合征。此外，亦可与动脉导管未闭、室间隔缺损、主动脉瓣狭窄等并存。先天性二尖瓣狭窄或阻塞者多为儿童期前病例，患儿发育差、面色苍白、易疲劳、气急、反复发作肺部感染、昏厥、肺水肿。体征及实验室检查与后天性二尖瓣狭窄者类似。手术治疗为替换人造瓣膜。

左房黏液瘤所致的二尖瓣孔阻塞 左房黏液瘤是心脏肿瘤中最常见的一种，多见于女性。黏液瘤大多发源于左侧房间隔近卵圆窝处，少数可发源于右心房、左心室或右心室，常有蒂与瘤体连接。患者的瓣膜及心脏无其他病损；但由于瘤体在舒张期下垂而阻塞二尖瓣孔，使左房流注左室的血液受阻，引起与二尖瓣狭窄相仿的症状与体征，除易被误诊为二尖瓣狭窄外，亦可被误诊为感染性心内膜炎、风湿活动或心肌炎。其与二尖瓣狭窄的鉴别要点为：

① 无风湿热病史；

② 起病突然，症状往往较体征及 X 射线检查所见者为显著；

③ 症状和体征为间歇性，卧位时可变为不明显或消失；

④ 多无心房颤动；

⑤超声心动图检查显示在二尖瓣后方，于收缩期及舒张期均有一棉絮状光圈的回声波，可资确诊。详细见二尖瓣关闭不全二尖瓣的瓣叶、瓣环、腱索、乳头肌、心房及心室游离壁等6个解剖装置的相互协同作用是保证二尖瓣正常功能的重要因素，其中任何一个发生功能障碍均可引起二尖瓣关闭不全。二尖瓣关闭不全的病因很多，但以风湿性者为最常见，其他为退行性变、感染性心内膜炎、乳头肌功能不全、心脏外伤、原发性心肌病及先天性瓣膜畸形所致者。

风湿性二尖瓣关闭不全　上海地区统计的一组13032例风心病中，单纯性二尖瓣关闭不全者占3.8%,关闭不全伴狭窄者占27%。

①病理解剖及病理生理。由于心内膜炎的反复发作，使瓣膜变硬、缩短或畸形，腱索粘连、融合、腱索和乳头肌增厚和缩短或与心内膜融合，致瓣膜不能正常关闭而造成关闭不全。

二尖瓣关闭不全时，左心室的部分房容量增大，压力增高，而左心排血量减少。如果不伴二尖瓣狭窄或左心衰竭,则左房内过多的血液在舒张期仍可流注入左心室,而加大左室的负荷，使左室逐渐扩张及肥厚，最后可引起左心衰竭。由于左房、左室的扩张和压力增高，可引起肺瘀血及肺动脉压力增高，最后可引起右心肥大及衰竭。

②临床表现及实验室检查。轻度关闭不全者多无明显症状；中度以上者因反流入左房的血量增多，心搏出量减少，可出现心悸、气急、倦怠、乏力，活动后症状加重。病变的后期，可有肺水肿、咯血和右心衰竭的症状。本病出现症状多较二尖瓣狭窄者为晚及轻；但若伴有二尖瓣狭窄，则较早较重。

体征：主要为心尖部可听到因左室血液大量反流入左房所产生的全收缩期杂音，其音调高而粗糙，多呈吹风样，于呼气时增强，响度在Ⅲ级左右或以上。病变以前瓣为主者，第一心音减弱或不能闻及，且杂音可向左腋下及背部传导；以后瓣为主者则多向心底部传导。中度以上关闭不全者，因左室扩大较明显，可有第三心音及相对性二尖瓣狭窄的短暂舒张期杂音。多有S2分裂及P2亢进。如合并二尖瓣狭窄，则舒张期杂音多较长而响，且无第三心音。

③X射线胸片。除与二尖瓣狭窄者相仿外，且左室、左房扩大较明显及左心耳明显突出。

④心电图。电轴左偏，左室肥大或伴劳损，心房颤动较多见。

⑤超声心动图。M型超声心动图示左室及左房增大较明显,左房后壁C凹深度>4mm。两维示前后瓣叶于收缩期不能关闭。脉冲多普勒检查示左房内邻近二尖瓣口处，于收缩期有背离探头的反流血流的湍流阴影带的特征性表现。

⑥鉴别诊断。根据体征及实验室检查所见，多可确诊。但需与非风湿性二尖瓣关闭不全及严重二尖瓣狭窄所致的相对性三尖瓣关闭不全鉴别。

⑦并发症及预后。并发右心衰竭、心房颤动和动脉栓塞较二尖瓣狭窄者为少，但并发感染性心内膜炎则较多。本病患者虽早期多无症状，但症状一旦出现，则病情可迅速发展及恶化，预后差。能及时进行手术矫治者，预后较佳。

⑧防治。基本与二尖瓣狭窄者类似。对中度以上关闭不全者，若心脏功能在Ⅱ

级以上，心脏增大的心胸比例>55~60%以上者,应考虑行二尖瓣成形术或人造瓣膜替换手术治疗。年龄大于 45 岁者应作冠状动脉造影，若有冠心病而有搭桥术指征者应同时进行手术治疗。心功能Ⅲ级、伴有重度肺高压者手术危险性较大，疗效亦较差。

先天性二尖瓣关闭不全 由于先天性腱索畸形、缩短或缺如、瓣叶过短、过长或有裂缺，瓣环扩大等畸形所造成。患者多为儿童病例，发育迟缓，多有心悸、气急、乏力、倦怠，反复呼吸道感染，最后出现心衰。体征及实验室检查与后天性二尖瓣关闭不全者类似。治疗为行二尖瓣成形术或人造瓣膜替换术。

二尖瓣脱垂综合征 指心脏收缩时，异常的二尖瓣叶向左房脱垂，大多数患者有收缩中晚期喀喇音和（或）收缩晚期杂音，并伴有心电图改变者。本病可发生于任何年龄,以女性为多见。其病因诸多,主要为二尖瓣瓣膜黏液样变性、腱索过长或断裂、乳头肌功能不全或断裂等。脱垂程度轻者因无血流动力学改变,可无症状;若程度较重伴有中度以上的二尖瓣关闭不全，则可有瘀血及心排血量减低所引起的症状。严重者可有左心衰竭。可并发感染性心内膜炎、肺部感染或栓塞，而致病情迅速恶化。主要体征为心尖部有收缩中、晚期喀喇音，系脱垂入左房瓣膜抖动所产生者；收缩晚期杂音多为递增型，系瓣膜关闭不全所致。心电图在Ⅱ、Ⅲ、aVF 导联的 T 波倒置及 ST 段轻度压低。 M 型超声心电图检查示前叶于收缩中、晚期向后移位的"吊床样"波形；两维可见脱垂入左房的瓣膜图像。左室造影可协助确诊。在治疗上对有进行性二尖瓣关闭不全伴心衰者，须控制心衰，并及时考虑进行人造二尖瓣膜替换术。

乳头肌功能不全 病因很多，最常见的是冠心病或高血压心脏病所引起的心肌缺血，致使乳头肌损伤、坏死，进而纤维化伴功能不全,甚而引起断裂,造成二尖瓣关闭不全。自觉症状取决于引起乳头肌功能不全的基本病变及其所造成的二尖瓣关闭不全的严重度而不一。体征主要为心尖部有收缩期杂音，即缺血时乳头肌功能障碍，二尖瓣不能关闭而出现收缩期杂音，缺血改善或恢复后杂音则减弱或消失，杂音出现时间可由全收缩期变为收缩中期或晚期；第一心音多亢进，深吸气时可增强。心电图多有缺血型 ST-T 的改变。超声心动图检查可资确诊。必要时可作左室造影。在处理上常以内科为主，即治疗基本病变及心衰，若内科治疗无效，则需考虑外科治疗，包括根据病情进行人造瓣膜替换、冠状动脉搭桥术及室壁瘤切除等手术。详细见二尖瓣关闭不全。

三尖瓣病变
三尖瓣闭锁
三尖瓣闭锁三尖瓣闭锁是一种发绀型先天性心脏病，发病率约占先天性心脏病的1~5%。在发绀型先天性心脏病中继法洛四联症和大动脉错位后居第三位。主要病理改变是三尖瓣闭锁或三尖瓣口缺失，卵圆孔未闭或房间隔缺损。详细见三尖瓣闭锁。
三尖瓣关闭不全
三尖瓣关闭不全三尖瓣关闭不全（tricuspidinsufficiency）罕见于瓣叶本身受累，

而多由肺动脉高压及三尖瓣扩张引起。由于先天性或后天性因素致三尖瓣病变或三尖瓣环扩张，导致三尖瓣在收缩期不能完全关闭时称三尖瓣关闭不全。该病有功能性和器质性两种，前者多继发于导致右心室扩张的病变，发病率相当高，如原发性肺动脉高压、二尖瓣病变、肺动脉瓣或漏斗部狭窄、右心室心肌梗死等。后者可为先天性异常如 Ebstein 畸形及共同房室通道，也可为后天性病变如风湿性炎症、冠状动脉病变致三尖瓣乳头肌功能不全、外伤及感染性心内膜炎等。该病预后视原发病因的性质和心力衰竭的严重度而定，原发性肺动脉高压症和慢性肺源性心脏病所致者预后常较二尖瓣病变或房间隔缺损所致者更差。内科治疗可缓解症状，外科手术可治愈。详细见三尖瓣关闭不全。

三尖瓣下移畸形

三尖瓣下移畸形三尖瓣下移畸形是一种罕见的先天性心脏畸形。1866 年 Ebstein 首先报道一例，故亦称为 Ebstein 畸形。其发病率在先天性心脏病中占 0.5~1%。三尖瓣下移畸形系指三尖瓣畸形，其后瓣及隔瓣位置低于正常，不在房室环水平而下移至右心室壁近心尖处，其前瓣位置正常，致使右心房较正常大，而右心室较正常小，可有三尖瓣关闭不全。此类畸形常合并卵圆孔开放或房间隔缺损以及肺动脉狭窄。由于右心房内血量较多，压力增高，其所含血液部分经房间隔缺损或卵圆孔流入左心房，部分仍经三尖瓣入右心室，因肺动脉狭窄，进入肺循环的血量减少，故回入左心房的动脉血量也少，此时再与自右心房分流来的静脉血混合，经二尖瓣而入左心室及体循环。详细见三尖瓣下移畸形。

主动脉瓣病变
瓣膜型主动脉瓣狭窄

单纯性狭窄风湿性者少见。一般在儿童期或青年期出现者，几均为先天性瓣膜畸形；成年期后出现者多为钙化性主动脉瓣狭窄，亦可为先天性畸形或风湿性引起者。

①病理解剖及病理生理。先天性者主动脉瓣可为单瓣或两叶性畸形，而造成不同程度的狭窄，成年多可伴有钙化；钙化性者瓣膜失去原始形态，呈拱顶状，其上散在有不规则钙化团块,瓣膜僵硬,瓣膜狭小；风湿性者瓣膜交界粘连、融合，使瓣孔放开受限而引起狭窄。

正常主动脉瓣孔约为 3cm²，若狭窄<1cm²，左室射血阻力增大，收缩压增高，左室与主动脉间的收缩压差增大，室壁肥厚使心肌氧耗量增大；但心搏量减小；致冠状动脉血供不足，而引起心绞痛、心律失常及左心衰竭。

②临床表现及实验室检查。症状因狭窄程度的轻重而不一。轻者可无症状或症状较轻。严重狭窄者，因心搏血量明显减少，有组织脏器血供不足的症状，如倦怠、乏力、劳力性呼吸困难、眩晕、心律失常、左心衰竭或猝死。

体征：主要为主动脉瓣区收缩早期喷射音，以及紧跟其后的粗糙而响亮的喷射性收缩期杂音，响度在Ⅲ级以上，并向胸骨上切迹及颈部传导，多伴有震颤，可有第二心音逆分裂，血压示收缩期压较低，脉压较小。脉搏较细。

X射线胸片：左室增大，升主动脉可有经狭窄处后急速血流骤然减慢引起侧压加大所致的狭窄后扩张，偶可见主动脉瓣钙化。心电图：左室肥大、劳损，可伴有左束支传导阻滞及心律失常的表现。

超声心动图：主动脉瓣增厚，回声波增强，开放速度减慢，开放幅度减小（正常为1.5cm）。主动脉舒张期内径与收缩期内径减小。多普勒超声示左室血液经主动脉瓣孔的收缩期湍流，由此可推算其收缩期压力阶差及狭窄程度。

左心导管及造影：左室收缩压明显较主动脉者增高。左室造影示瓣孔狭小；升主动脉扩张，造影剂排空时间延长。

③诊断及鉴别诊断。根据体征不难诊断。若发病年龄较轻，超声心动图示有主动脉瓣畸形者多系先天性者；若发病年龄较大，有瓣膜钙化者多为钙化性主动脉瓣狭窄；有风湿热病史及伴有关闭不全和心房颤动者，多为风湿性者。本病尚需与主动脉瓣上狭窄、瓣下狭窄、肺动脉瓣狭窄及主动脉粥样硬化等鉴别。

④预后。本病轻、中度狭窄者预后较好，可10年以上无症状，重度狭窄者常发生昏厥、心绞痛发作或猝死。一般出现左心衰竭后的平均存活期多仅数年。成年病例死亡原因中有10~20%为猝死。

⑤防治。根据病人情况适当限制体力活动，注意防治感染、心绞痛、心衰的发作。若症状明显，心电图有左室肥大、心肌劳损、心脏扩大，左室与主动脉的收缩期压力阶差>6.67kPa（50mmHg）者，应考虑作人造主动脉瓣替换术；若伴有冠心病则需同时作主动脉—冠状动脉搭桥术。

瓣上型主动脉瓣狭窄

病变为位于主动脉瓣窦上方的膜样、局限性或弥漫性狭窄。其临床表现与瓣膜型狭窄相仿，但心脏听诊无主动脉收缩早期喷射音；右上肢脉搏较强而有力，血压较左上肢为高，这是狭窄后的血液喷射定向于无名动脉所致。X射线胸部检查无升主动脉狭窄后扩张，但可有主动脉窦扩张的表现。确诊需借助超声心动图、左心导管及逆行升主动脉造影。治疗原则为病变严重者需手术矫治狭窄部。

瓣下型主动脉瓣狭窄

病变为位于左室出口处的主动脉根部的异常隔膜引起的狭窄，多累及二尖瓣前叶。常伴有PDA，临床表现与瓣膜型者相仿，但杂音位置较低，以心前区下部为最响，且无主动脉收缩早期喷射音。X射线胸部检查无升主动脉狭窄后扩张，无瓣膜钙化，而左室造影示主动脉瓣下有恒定的充盈缺损等，可与瓣膜型狭窄鉴别。治疗为手术切除瓣下隔膜。

主动脉瓣关闭不全

慢性主动脉瓣关闭不全以风湿性为最常见，且常伴有狭窄。此外，亦可因先天性瓣膜畸形引起或由于各种病因，如主动脉粥样硬化、马尔方氏综合征或梅毒性主动脉炎等引起升主动脉根部扩张所造成的相对性关闭不全。急性主动脉瓣关闭不全见于感染性心内膜炎、升主动脉夹层动脉瘤、胸部挫伤累及主动脉瓣，及黏液样变性瓣叶破裂等所引起者。

病理生理 主动脉内血液于舒张期回流入左室，使动脉的舒张压降低，左室容量增大而扩张；收缩期左室代偿性收缩增强使心搏量增大，以维持正常的心排血量。左室继发性肥厚,使氧耗量增加。动脉的舒张压降低,收缩压增高,脉压增大，减少了冠状动脉的灌流及心肌的供血。久之，则发生左心衰竭。急性主动脉瓣关闭不全时，因左室突然负荷加大而扩张，室壁张力增加，可迅速导致左心衰。

临床表现及实验室检查 主要有以下几方面：

① 症状。急性者可很快出现症状，甚而可短时间内发生死亡。慢性者，若病变较轻可长期无症状；中度以上关闭不全者，除心悸、乏力外，有因舒张压过低致脑及心脏供血不是引起的头晕及心绞痛，脉压过大引起的头部转动感。严重者则出现左心衰竭。

② 体征。主要体征为胸骨左缘第三肋间有主动脉血液反流至左室所产生的舒张早期递减型泼水样杂音，可传至心尖部取最清晰。脉压增大，有周围血管征，如口唇及指甲有毛细血管搏动，桡动脉可扪及水冲脉，股动脉可听到枪击音（听诊器钟形胸件紧压在股动脉上，可闻及随脉搏出现的尖锐声音）及迪罗济埃氏征（听诊器钟形胸件在动脉上稍加压，可听到两个杂音）。这些表现与主动脉瓣关闭不全的程度呈正相关。

③ X 射线胸片。升主动脉增宽、扭曲、延长,左室向左下伸长,整个心影呈靴形；左前斜位示左室影向后伸展,常遮盖或重叠于脊柱。

④ 心电图。电轴左偏,左室肥大,可伴有左室劳损征。

⑤ 超声心动图。M 型超声检查示左室及其流出道和主动脉根部内径增大，舒张期二尖瓣曲线有因主动脉返流血冲击所产生的细小高频振动。两维可见主动脉瓣关闭时不能合拢。超声多普勒检查示有主动脉瓣下的舒张期湍流。

⑥ 选择性升主动脉造影。有大量造影剂经主动脉口返流入左室。

诊断 根据杂音及血压的改变，不难诊断。

并发症和预后 本病较易并发感染性心内膜炎、左心衰竭或猝死。轻症者可长期无明显症状,预后尚佳;重症者，舒张压低，冠状动脉血供减少，可较快发生心衰，预后较差。

治疗 若症状明显，特别是有心绞痛或心功能失代偿,脉压>舒张压，心脏增大至心胸比例>55~60%者,应及时考虑作人造主动脉瓣替换术。

肺动脉瓣
肺动脉瓣病变

一类少见的心瓣膜病，器质性者多为先天性畸形，而后天性者则多为相对性肺动脉瓣关闭不全。肺动脉瓣狭窄见于先天性心血管病。关闭不全多为相对性者，见于任何病因伴发肺高压引起肺动脉根部扩张所致，其症状主要为肺高压及引起肺高压的原发病所产生的症状；其体征主要为胸骨左缘第 2~3 肋间有舒张早期吹风样杂音，于吸气时增强；此外，为肺高压及右室肥大的有关体征。X 射线及心电图表现与肺高压者相似。治疗为防治右心衰竭,若原发病适于手术治疗,应及时进行手术纠治。

联合瓣膜病变

其中以二尖瓣病变合并主动脉瓣病变为最多见,而合并二尖瓣和（或）肺动脉瓣病变者,多属相对性关闭不全。联合瓣膜病变的诊断，因其临床上均具有各自的典型表现,故一般不难。预后较差,若适于手术矫治者应及时考虑手术治疗。对二尖瓣合并主动脉瓣病变者,若其病变严重度为轻重并存时,则可仅处理病变严重的瓣膜，而病变较轻的瓣膜可暂无须处理；若两瓣膜病变的严重度均在中度以上时，则需同时处理。对 3 个或 3 个以上瓣膜病变者，因其所伴的三尖瓣和（或）肺动脉瓣病变多属相对性关闭不全，故一般无须同时处理；但如三尖瓣关闭不全严重，则需考虑同时作三尖瓣环成形术或人造瓣膜替换术。

联合病变

病变累及 2 个或 2 个以上瓣膜，最常见者为二尖瓣狭窄合并主动脉瓣关闭不全。可同时具有受累瓣膜病变的症状和体征。

并发症 充血性心力衰竭；心律失常，以二尖瓣狭窄的心房纤颤最多见；亚急性感染性心内膜炎。瓣膜关闭不全病变多见；栓塞，如脑栓塞、肺栓塞；肺部感染。易诱发或加重心力衰竭。

治疗：

① 适当限制活动量，预防感染及风湿活动。

② 积极治疗并发症。

③ 经皮二尖瓣球囊扩张术，用于治疗中、重度单纯二尖瓣狭窄。

④ 外科手术治疗，如二尖瓣分离术及人工瓣膜置换术。

【介入治疗的护理】

心瓣膜介入治疗是近 10 多年来发展起来的新技术，主要治疗狭窄性心瓣膜病。目前主要开展经皮球囊二尖瓣扩张术、经皮主动脉瓣球囊扩张术。

1.做好介入术前准备

（1）做青霉素皮试、碘过敏试验。

（2）备皮须将双侧腹股沟、大腿内侧、会阴部毛发刮尽。

（3）练习床上大小便。

（4）手术当日免早餐，术前排空大小便。

（5）术前 0.5h 肌注地西泮 10mg。

2.术后注意事项

（1）伤口沙袋压迫或弹性绷带压迫右腹股沟 6h，卧床休息 12h，密切注意局部出血及血肿、下肢皮肤颜色及温度变化、足背动脉搏动情况以及血压和脉搏。

（2）术后静滴抗生素 3~5d。

（3）24~48h 后撤除加压包扎纱布。

（4）口服阿司匹林期间注意观察牙龈、皮肤、小便有无出血情况。

【风湿性心瓣膜病患者的护理】

1.心功能代偿期的护理

（1）减少和避免诱发心力衰竭的因素，应避免情绪激动、劳累、保证睡眠，预防上呼吸道感染。

（2）休息，静滴耗氧量、减少心脏负担。

（3）营养准备，予高热量、高蛋白、高维生素饮食，预防便秘。

（4）吸氧，必要时吸氧以改善各脏器的负担。

（5）定期观察血压、心率、心排血量、尿量。防止药物的不良反应。

2.功能失代偿期的护理

（1）严格控制出入量，减少水钠摄入以降低心脏负担，必要时每日记尿量、体重。

（2）持续吸氧，保持充分供氧。

（3）应用血管活性药物，有利于改善心功能，提高组织灌注。

（4）密切观察生命体征的变化，尤其是心率、心律。血管活性药物输注药定量匀速，定时巡视。

（5）如患者出现头痛、肢体功能障碍，应具体脑栓塞可能，当出现肢体突发剧烈疼痛、局部温度降低的情况，要考虑外周动脉栓塞的可能。护理中应重点观察神志、瞳孔、肢体活动及皮肤温度。

（6）做好心理护理。

【心瓣膜病手术前护理】

（1）适当休息：可减轻心脏负荷，减轻肺充血和淤血，降低各器官对血流的需求。

（2）营养准备：给予高热、高蛋白、高维生素饮食，一般不予低钠饮食，以预防低钠血症。

（3）吸氧：肺功能较差者给予低流量吸氧 2~3L/min，3/d。每次 1h。

（4）呼吸道准备：①控制呼吸道感染，术前禁烟、酒 1 个月；②保持口腔卫生，早晚刷牙；③术前 1 周开始指导患者进行腹式呼吸训练，有助于改善呼吸功能状况；④进行有效咳嗽训练，当患者深呼吸时，两手按压胸廓两侧，用腹部力量进行咳嗽，4/d，每次 15min，以适应术后早期咳痰需要，减少肺部并发症。

（5）病情观察：定时测量并记录患者的生命体征，做好各项治疗工作。

【心瓣膜病手术后护理】

瓣膜置换术的创伤大，术后应进行严密监护，最大限度预防各种并发症的发生，提高手术成功率。

1.心电监护 术后48~72h连续心电监测，直到病情稳定后改为间歇监测并记录。理想心率保持在80~100/min。此外，还要密切观察心律的变化，及早发现及早处理。

2.循环监护 包括血压监护、中心静脉压监护和左房压货肺压监护。

（1）术后血压一般要求达到术前90%，或收缩压>12kPa（90mmHg）。术后每5~15min测血压1次，之后视病情逐渐至2~4h1次。

（2）中心静脉压（CVP）正常值为0.59~1.18kPa（6~12mmH_2O），术后24h内常规每小时1次，并记录。

（3）肺压常 颈内静脉穿刺技术，放置Swan-Ganz导管进行测定。正常左房压0.53~1.6kPa（4~12mmHg），肺压为0.67~2kPa（5~15mmHg）。监测过程中，测压管接头处保持无菌，测量间用肝素稀释液冲管。拔管前注意生命体征变化。

3.呼吸监护 换瓣术后一般经口活鼻插管接呼吸机支持4~24h，此期间应重点把握呼吸机的护理，保持呼吸道通畅，预防并发症的发生（呼吸机护理见呼吸衰竭）。

4.体温监护 术后常规监测体温4次/d，体温过高时，即给予物理或化学降温。

5.水、电解质平衡监护 正确记录出入量可了解水、电解质平衡和指导输液。术后早期每小时总结1次，心肺功能稳定后，改为12h和24h总结。

6.胸管护理

（1）心瓣膜术后，常规留置心包及纵隔引流管。应定时挤压胸管，观察胸液量及性状。

（2）当胸液量大于或等于每小时200ml时，及时报告医生，警惕活动性出血的可能。

（3）若胸管引流液先多后突然减少，胸管通畅性差，结合患者有血压下降、脉压减小、心率快、尿量少、末梢凉或伴中心静脉压升高等表现应考虑急性心脏压塞的可能，明确后立即手术。

7.输液护理 保留必需的静脉输液径路，必要时可采取微电脑输液泵、注射泵控制血管活性药物的输入，输液过程中经常巡视，保证按时按量输入体内。

8.饮食护理 减少饮食对抗凝治疗的影响，饮食中应注意每日食菜定量。以维持维生素K的稳当摄入。但应避免在某一短时间内吃大量含维生素K的深绿色蔬菜。如青菜、花菜、菠菜、番茄或动物肝脏，大量水果。以免使凝血酶原时间缩短，降低抗凝作用。

9.抗凝护理

（1）换瓣术后第3天晨测凝血酶原时间，要求凝血酶原时间维持在正常值的1.5~2倍。

（2）定时口服抗凝药，剂量准确、详细记录。

（3）早期口服抗凝药效果常不稳定，因为术后早期用药复杂、胃肠道吸收功能障碍及饮食因素的影响。使pH波动幅度较大，应及时复查pH值。调整抗凝药剂量。

（4）口服抗凝药时还应注意药物有无发霉、变质，以免影响药物疗效。

（5）人工心脏机械瓣膜置换术后需终生抗凝治疗，但临床用药剂量不易掌握，致使抗凝治疗中出血、栓塞成为机械瓣膜置换术后最常见的并发症。服药期间，出现牙龈出血、皮下瘀斑、血尿、黑粪、月经量增多时，应及时就诊，查找原因。

第五节　心绞痛

【概述】

心绞痛是冠状动脉供血不足，心肌急剧的，暂时的缺血与缺氧所引起的临床综合征。本病主要由冠状动脉粥样硬化、主动脉瓣狭窄或关闭不全、冠状动脉痉挛、X综合征、先天性动脉畸形等引起。发生率男性多于女性，多数患者在40岁以上。心绞痛可通过心电图检查、心脏X线检查、血管镜检查等确诊。治疗原则为改善冠状动脉的血供和减轻心肌耗氧，同时治疗动脉粥样硬化。

备忘要点

【临床表现】

1.典型心绞痛的特点

（1）部位：主要在胸骨体上段或中段之后，可波及心前区，有手掌大小范围可放射至左肩，左肩内侧达无名指和小指，或至颈咽或至下颌部。

（2）性质：突然发作的胸痛，常呈压迫、紧闷或紧缩性、窒息感，可以烧灼感但不尖锐，不像针刺或倒扎样痛，偶伴濒死感的恐惧感觉。常迫使患者停止原有的动作，直至缓解。

（3）诱因：疼痛多在患者发怒、兴奋、焦虑等情绪激动时，或体力劳动、上楼、饱餐、寒冷、跑步、吸烟后易诱发疼痛。

（4）持续时间：多在1~5min，很少超过15min。

（5）缓解方式：休息或含服硝酸甘油后几分钟内缓解。

2.体征　平时一般无异常体征。心绞痛发作时患者常见面色苍白、皮肤湿冷或出汗、表情焦虑、极度疲乏、呼吸困难、心率增快、血压升高，心尖部可持续第四心音、一过性收缩期杂音。

3.检查

（1）心电图检查：静息心电图约有半数患者为正常，亦可出现非特异性ST-T改变。心绞痛发作时常可出现暂时性心肌缺血性的ST段压低，有时出现T波倒置。变异性心绞痛发作时可出现ST断抬高。

【临床分型】

参照世界卫生组织的"缺血性心脏病的命名及诊断标准"可将心绞痛分为以下三类。

1.劳力性心绞痛　其特点是由体力劳累、情绪激动或其他足以增加心肌需氧量的情况所诱发，休息或舌下含服硝酸甘油后迅速消失。包括：

（1）稳定型心绞痛：最常见，指劳力性心绞痛在 1~3 个月内发作的诱因、发作次数、程度、持续时间、部位、缓解方法等大致相同。

（2）初发型心绞痛：过去未发作过心绞痛或心肌梗死，初次发生劳力性心绞痛的时间不足 1 个月者；既往有稳定型心绞痛已长时间未发作，而现再次发作，时间不超过 1 个月者。

（3）恶化型心绞痛：原为稳定型心绞痛，近 3 个月内发作的频率、程度、时间、诱因经常变动，进行性变化，硝酸甘油不易缓解。

2.自发性心绞痛　其特点为疼痛发生于体力活脑力活动引起心肌需氧量增加无明显关系，与冠状动脉血流贮备量减少有关。疼痛程度较重，时限较长，不易为含用硝酸甘油所缓解。

（1）卧位型心绞痛：休息、睡眠时发作，硝酸甘油不易缓解。

（2）变异型心绞痛：常在夜间或清晨发作，发作时伴有心电图 ST 段抬高，发作时间较长，主要为冠状动脉痉挛所致。

（3）急性冠状动脉功能不全：亦称中间综合征。常在休息或睡眠时发作，时间可达 30min 至 1h 或以上，但无心肌梗死表现，常为心肌梗死的前奏。

（4）梗死后心绞痛：急性心肌梗死发生后 1 个月内再发的心绞痛。

3.混合性心绞痛　具有劳力性和自发性两类心绞痛的特点，为冠状动脉狭窄使冠状动脉血流贮备量减少，而这一血流贮备量的减少又不固定，经常波动性地发生进一步减少所致。

临床上常就爱那个除稳定型心绞痛之外的以上所有类型的心绞痛及冠脉形成术后心绞痛、冠脉旁路术后心绞痛等归入"不稳定型心绞痛"。此外，恶化型心绞痛及各型自发型心绞痛又被称为"梗死前心绞痛"。

【心绞痛严重度的分级】

1.I 级　一般体力活动（如步行好登楼）不受限，仅在强、快活长时间劳力士发生心绞痛。

2.II 级　一般体力活动轻度受限，快步、饭后、寒冷或刮风中、精神应激或醒后数小时内步行或登楼；步行两个街区以上、登楼一层以上和爬山，均引起心绞痛。

3.III 级　一般体力活动明显受限，步行 1~2 个街区，登楼一层以上引起的心绞痛。

4.IV 级　一切体力活动都引起不适，休息时刻发生心绞痛。

（四）配合医生正确使用硝酸酯制剂类药物

心绞痛发作时，可使用作用较快的硝酸酯制剂，主要为硝酸甘油。硝酸甘油抗心绞痛作用主要通过直接松弛血管平滑肌，尤其是小血管平滑肌而发挥，使用时应注意。

1.严格控制其输注速度，在监测血压、心率的情况下，调整用药速度，避免患者仔细调节滴数而致血压下降。

2.部分患者使用硝酸酯制剂药物出现颜面潮红、头胀痛、头部跳动感、心悸等症状，应高数患者这是由于药物导致头面部血管扩张造成的，以解除其顾虑。

3.因硝酸甘油静滴时间长，对皮肤刺激性达，易引起静脉炎，故穿刺时应选择合适的部位及血管，密切观察穿刺部位有无渗漏。

4.用药期间从卧位或坐位突然站起时须谨慎，以免发生直立性低血压。

【治疗】

一、发作时心绞痛的治疗方法

1.非药物治疗心绞痛：休息

心绞痛发作时，立刻休息，一般病人在停止活动后，症状即可消除。

2. 药物治疗心绞痛：心绞痛治疗药物

① 硝酸甘油：可用 0.3~0.6mg 片剂，置于舌下含化，使迅速为唾液所溶解而吸收，1~2 分钟即开始起作用，约半小时后作用消失。长期反复应用，可由于产生耐药性而效力减低，停用 10 天以上可恢复有效。

② 二硝酸异山梨醇（消心痛）：可用 5~10mg 舌下含化，2~5 分钟见效，作用维持 2~3 小时或用喷雾剂喷入口腔，每次 1.25mg，1 分钟见效。

③ 亚硝酸异戊酯：为极易气化的液体，盛于小安瓿内，每安瓿 0.2ml。

二、缓解期心绞痛的治疗方法

宜尽量避免各种确知足以诱致发作的因素，调节饮食特别是一次进食不应过饱；禁绝烟酒，调整日常生活与工作量；减轻精神负担；保持适当的体力活动，但以不致发生疼痛症状为度；一般不需卧床休息。使用作用持久的心绞痛治疗药物以防心绞痛发作，可单独选用、交替应用或联合应用下列作用持久的药物。

1.硝酸酯制剂

① 硝酸异山梨醇：口服二硝酸异山梨醇 3 次/天，每次 5~10mg；服后半小时起作用持续 3~5 小时单硝酸异山梨醇 20mg2 次/天。

② 四硝酸戊四醇酯：口服 3~4 次/天每次 10~30mg；服后 1~1.5 小时起作用持续 4~5 小时。

③ 长效硝酸甘油制剂：服用长效片剂，使硝酸甘油持续而缓慢释放。口服后半小时起，作用持续可达 8~12 小时。可每 8 小时服 1 次，每次 2.5mg。

2.β-受体阻滞剂

β-受体阻滞剂具有阻断拟交感胺类对心率和心收缩力受体的刺激作用，减慢心率、降低血压、减低心肌收缩力和氧耗量，从而缓解心绞痛的发作。常用制剂有：

① 普萘洛尔（propranolol）3~4 次/天每次 10mg 逐步增加剂量用到 100~200mg/天；

② 氧烯洛尔（oxprenolol）3 次/天每次 20~40mg；

③ 阿普洛尔（alprenolol）3 次/天每次 25~50mg；

④ 吲哚洛尔（pindolol）3 次/天每次 5mg 逐步增至 60mg/天等。

【护理】

1.立即停止活动，绝对卧床休息　指导协助患者采取舒适体位，解开衣领；安慰患者，解除紧张不安情绪，以减少心肌耗氧量。

2.吸氧　氧流量为4L/min，疼痛减轻或消失后可减少至2 L/min，维持1~2d，吸氧可改善心肌缺血，缓解疼痛。

3.合理饮食　给予高维生素、低热量、低动物脂肪、低胆固醇、适量蛋白质、易消化的清淡饮食，少量多餐，避免过饱及刺激性食物与饮料，禁烟禁酒，多食蔬菜水果。

4.保持大小便通畅　有便秘史的患者宜多食用水果富含纤维的蔬菜，必要时予以缓泻药。

5.环境　寒冷的刺激也能诱发心绞痛，病室温度适宜，避免受凉。保持室内的安静，减少外在刺激，加强床边巡视，保证患者充分休息。

6.加强病情观察

（1）评估疼痛的部位、性质、范围、放射性、持久时间、诱因及缓解方式，严密观察血压、心率、心律变化。

（2）嘱患者疼痛发作或加重时要告诉护士，警惕心肌梗死的发生。如有异常立即通知医生。

（3）加强夜间巡视以防意外，因夜间迷走神经兴奋性增高，心率减慢，心肌供血减少，心电不稳易发生猝死。

第六节　心肌梗死

【概述】

心肌梗死是指心肌的缺血性坏死，为在冠状动脉病变的基础上，冠状动脉的血流急剧减少或中断，使相应的心肌出现严重而持久地急性缺血，最终导致心肌的缺血性坏死。发生急性心肌梗死的病人，在临床上常有持久的胸骨后剧烈疼痛、发热、白细胞计数增高、血清心肌酶升高以及心电图反映心肌急性损伤、缺血和坏死的一系列特征性演变，并可出现心律失常、休克或心力衰竭，属冠心病的严重类型。心肌梗死的原因，多数是冠状动脉粥样硬化斑块或在此基础上血栓形成，造成血管管腔堵塞所致。

【病情观察】

1.疼痛　心肌梗死疼痛与心绞痛的性质与部位很相似，在疼痛时间、范围、程度等方面须予鉴别。

2.心电监测　持续的心电监护，观察心电图的动态演变，判断病情的发展，确定抢救，治疗方案。

3.血清酶检测　定时抽取血标本送检，持续检测血清酶的改变，并且进行详细记录。

4.严密观察呼吸、血压、尿量等变化 及早发现心力衰竭、心源性休克等严重并发症的先兆。

【临床表现】

1.疼痛

这是最先出现的症状，疼痛部位和性质与心绞痛相同，但常发生于安静或睡眠时，疼痛程度较重，范围较广，持续时间可长达数小时或数天，休息或含用硝酸甘油片多不能缓解，病人常烦躁不安、大汗淋漓、恐惧，有濒死之感。在我国约 1/6-1/3 的病人疼痛的性质及部位不典型，如位于上腹部，常被误认为胃溃疡穿孔或急性胰腺炎等急腹症;位于下颌或颈部，常被误认为骨关节病。部分病人无疼痛，多为糖尿病人或老年人，一开始即表现为休克或急性心力衰竭;少数病人在整个过程中都无疼痛或其他症状，而事后才发现得过心肌梗死。

2.全身症状

主要是发热，伴有心动过速、白细胞增高和红细胞沉降率增快等，由坏死物质吸收所引起。一般在疼痛发生后 24-48 小时出现，程度与梗死范围常呈正相关，体温一般在 38℃上下，很少超过 39℃，持续一周左右。

3.胃肠道症状

约 1/3 有疼痛的病人，在发病早期伴有恶心、呕吐和上腹胀痛，与迷走神经受坏死心肌刺激和心排血量降低组织灌注不足等有关;肠胀气也不少见;重症者可发生呃逆。

4.心律失常

见于 75%-95% 的病人，多发生于起病后 1-2 周内，尤其 24 小时内。心电图可呈现弥漫性异常。

5.低血压和休克

疼痛期中，会导致血压下降，可持续数周后再上升，且常不能恢复以往的水平。如疼痛缓解而收缩压低于 80mmHg，病人烦躁不安、面色苍白、皮肤湿冷、脉细而快、大汗淋漓、尿量减少、神志迟钝、甚至昏厥者则为休克的表现。

6.心力衰竭

主要是急性左心衰竭，可在起病最初数日内发生或在疼痛、休克好转阶段出现。发生率约为 20%-48%，为梗死后心脏收缩力显著减弱和顺应性降低所致。病人出现呼吸困难、咳嗽、发绀、烦躁等，严重者可发生肺水肿或进而发生右心衰竭的表现，出现颈静脉怒张、肝肿痛和水肿等。右心室心肌梗死者，一开始即可出现右心衰竭的表现。

【治疗】

一、一般治疗

绝对卧床休息，进易消化饮食。保持大便通畅（可用果导）。镇静。吸氧：一般鼻导管给氧，氧流量 2~4L；镇痛药物，须注意其血压下降、呼吸抑制及呕吐等副作用；监护：心电、血压及呼吸、心率、心律、尿量监护，开放静脉。

二、限制及缩小梗死面积

（一）药物治疗：①硝酸甘油静脉滴注，在低血压、低血容量或心动过速时慎用；②β 受体阻滞剂，宜用于血压高、心率快、ST 上升明显、胸痛者。禁用于心衰、低血压及缓慢型心律失常；③钙阻滞剂，目前无证据表明可缩小心梗面积。如合并严重高血压或冠脉痉挛可选用硝苯地平、硫氮卓酮，用时应注意有关禁忌证。（二）溶栓治疗：①适应证：急性心梗发病 6h 以内（最好在 4h 以内者）的 Q 波心梗。又无禁忌证者；②禁忌证：近期活动性出血或出血倾向，严重高血压、脑血管疾病，严重肝肾疾病、高龄（年龄>70 岁）；③常用药物及用法：链激酶、尿激酶及组织型纤溶酶原激活剂，其主要并发症为出血，尤其是颅内出血可危及生命，应予注意。（三）急诊经皮腔内成形术（PTCA）及外科搭桥手术：适用于溶栓禁忌、溶栓失败患者，对溶栓后严重残余狭窄应择期行 PTCA 或外科搭桥手术；

三、AMI 并发症的治疗

四、恢复期的治疗（二级预防）

①治疗冠心病危险因素：高脂血症者宜控制饮食，低脂、低碳水化合物、高水果、蔬菜饮食，每日脂肪摄入量限制在总热量 30%以内，同时予以降血脂药物治疗，常用的几种调血脂药物：多烯康、诺衡、降脂异丙酯、烟酸，可降低甘油三酯、低密度胆固醇。治疗高血压、糖尿病，戒烟；②继续药物治疗，异山梨酯、阿司匹林、β 受体阻滞剂；③完成下列检查：核素运动心肌显像、心血池造影、超声心动图、动态心电图、晚电位。尚有缺血心肌存在，应作冠状动脉造影，必要时进行介入性治疗如 PTCA 或冠状动脉搭桥术。

五、应用抗氧化剂清除自由基，减轻缺血再灌注损伤。近年来科学家发现，缺血导致的损伤主要不是缺血本身造成的，而更多的是血液供应恢复时，氧自由基造成的损害，这一损伤被称为"缺血再灌注损伤"。这一发现在发达国家已经应用于临床。主要是在恢复血供的同时，应用合理剂量的抗氧化剂，如 SOD 制剂、谷胱甘肽制剂等。

【常用药】

治疗心肌梗死，包括限制及缩小梗死面积、溶栓治疗和急诊经皮腔内成形术及外科搭桥手术。如果病情稳定并且没有什么症状，可长期口服阿司匹林 100mg/日，双密达莫 50mg，每日 3 次，有抗血小板聚集，预防再梗死作用。治疗心肌梗死常用药，病情不太稳定的时候可用：硝酸甘油，静脉滴注,但在低血压、低血容量或心动过速时慎用；β 受体阻滞剂，宜用于血压高、心率快、胸痛者，禁用于心衰，低血压及缓慢型心律失常；钙阻滞剂。条件好的话亦可辅用"中药心脑通脉""复方丹参滴丸"、"参桂胶囊"、"银杏叶片"、速效救心丸等。如合并严重高血压或冠脉痉挛可选用硝苯地平、硫氮卓酮，用时应注意有关禁忌证.溶栓治疗的常用药物有链激酶,尿激酶及组织型纤溶酶原激活剂。

恢复期，治疗心肌梗死常用药为调血脂类药物，包括:多烯康、诺衡、降脂异丙酯、烟酸等。

当心肌梗死发生时，急救的方法是:

Step1 持续呼叫患者的名字，让他保持清醒，绝对不可以昏迷过去；身边最好准备一小瓶沉香油--急救之王，此时先将几滴沉香油滴到患者的舌头上。

Step2 用手指压患者人中，压到患者眉头皱起来。

Step3 握空拳，反复流压患者胸口从膻中到华盖区域，刺激心脏肌肉。

Step4 以右手握空拳，左手叠合其上，用身体的力量从右到左滚压患者胸腔；压、滚时提醒患者吸气，手放开时吐气。持续这样做，直到患者两肩会动，脸色转好。[3]

【护理】

1.休息

（1）急性心肌梗死患者应完全卧床休息3~7d，一切日常生活由护理人员帮助解决，避免不必要的翻动，并限制访视，防止情绪波动。

（2）从第2周开始，非低血压者可鼓励患者床上做四肢活动，防止下肢血栓形成。

（3）两周后可扶患者坐起、病情稳定患者可逐步离床，在室内缓步走动，对有并发症者应适当延长卧床休息时间。

2.持续心电监护

（1）有条件的患者应置于单人抢救室或心血管监护室给予床边心电、呼吸、血压的监测，尤其在前24h内必须连续监测。

（2）备好必要的抢救设备和用物，如氧气装置吸引装置、人工呼吸机、急救车，各种抢救机械包以及除颤器、起搏器等。

3.饮食。基本按心绞痛患者饮食常规，但第1周应给半量清淡流质或半流质饮食，伴心功能不全者应适当限制钠盐。

4.保持大便通畅。

5.患者常有恐惧、忧郁、沮丧的心理反应，应加强床边巡视，给予心理支持。

【康复指导】

1.第1阶段 从监护室阶段开始，适合于临床情况稳定，无并发症的患者。

（1）康复内容为指导患者自我照料，如进食、修面、在护理人员帮助下使用床边便器。

（2）严密心电图监视下做主动或被动的肢体运动以减少静脉淤血及维持肌肉的张力和柔顺性，并开始床边座椅。

（3）在发现下述情况时应将运动量降低：出现胸痛和呼吸困难；心率增快超过120/min；ST段改变；出现有意义的心律失常；收缩压下降>2.66kPa。

2.第2阶段 从监护室转到普通病房后。

（1）康复护理内容包括自我照料、床边座椅逐渐增加次数、开始在病室内行走，体力活动与休息交替进行。

（2）避免餐后立即活动。

3.第 3 阶段　是康复期的锻炼指导，其目的是逐渐增加患者的活动量，在第 8 周或 12 周可以恢复工作。

（1）患者在这一阶段可以完全自理生活，做一些轻的家务。

（2）步行是活动的重要内容，步行距离和速度应逐渐增加。在第 6 周末，一般患者每日可以步行 2~3km，分 2~3 次完成。如患者没有不适反应，活动量再逐渐增加。

（3）在第 3 阶段结束，患者可以每小时行 4km 而症状。在每一次增加活动前，必须评价患者对按照活动计划所进行的活动的反应，做心电图检查以及做相当于或超过计划活动量时的小姑娘测试。只有检查结果表明患者对计划活动量无不良反应是才增加活动量。通过这一阶段的锻炼，增强患者信心和体力。

4.第 4 阶段　开始给予第 8 或第 12 周后，康复护理的目的在于进一步恢复并保持患者的体力和心功能。

（1）患者已恢复以前的工作或活动，可以开始更大活动量的锻炼。在开始之前，应先做多种运动试验，制订活动计划。活动量取患者运动试验能达到的最大效率的75%~85%。运动开始时先"预热"，即做较轻的活动使效率缓慢升至合适的范围。运动结束时须"预冷"，即逐渐减轻活动然后停止，使血液从肢体返回中央循环。运动时间包括"预热"和"预冷"期共 30min 左右。每周做 2~3 次，每次隔 1~2d。

（2）指导患者随时报告胸痛、呼吸困难、心悸、头晕或其他新的症状。这些症状的出现可能需要暂时中断活动或减轻活动量。

第七节　病毒性心肌炎

【概述】

病毒性心肌炎是指病原微生物感染或物理化学因素引起的心肌炎症性疾病。炎症可累及心肌细胞、间质组织及血管成分和心包，最后可导致整个心脏结构损害心肌炎分为感染性和非感染性两大类，目前心肌炎大多是由病毒感染所引起，病程在 3 个月以内者称急性病毒性心肌炎。成人的临床表现多较新生儿和儿童为轻，急性期死亡率低，大部分病例预后良好。但暴发型与重症患者少数可出现急性期后持续心脏扩大和（或）心功能不全。目前病毒性心肌炎的诊断主要依靠患者的前驱感染、心脏组织、病原结果、心肌损伤等临床资料综合分析，并排除其他疾病而做出诊断。治疗原则为卧床休息减轻心脏负荷、抗病原、保护心肌以及对症支持治疗。

【症状】

心肌炎的症状可能出现于原发病的症状期或恢复期。如在原发病的症状期出现，其表现可被原发病掩盖。多数患者在发病前有发热、全身酸痛、咽痛、腹泻等症状，反映全身性病毒感染，但也有部分患者原发病症状轻而不显著，须仔细追问方被注意到，而心肌炎症状则比较显著。心肌炎患者常诉胸闷、心前区隐痛、心悸、乏力、恶心、头晕。临床上诊断的心肌炎中，90%左右以心律失常为主诉或首见症状，其中少数患者可由此而发生昏厥或阿–斯综合征。极少数患者起病后发展迅速，出现心力衰竭或心源性休克。

【分期】

（一）急性期：新发病，症状及检查阳性发现明显且多变，一般病程在半年以内。

（二）迁延期：临床症状反复出现，客观检查指标迁延不愈，病程多在半年以上。

（三）慢性期：进行性心脏增大，反复心力衰竭或心律失常，病情时轻时重，病程在 1 年以上。

【诊断标准】

1999 年 9 月在昆明召开的全国小儿心肌炎、心肌病学术会议上，中华医学会儿科分会心血管学组与中华儿科杂志编辑委员会的专家讨论通过了新的《小儿病毒性心肌炎诊断标准》，具体标准如下：

一、临床诊断依据

（一）心功能不全、心源性休克或心脑综合征。

（二）心脏扩大（X 线、超声心动图检查具有表现之一）。

（三）心电图改变：以 R 波为主的 2 个或 2 个以上主要导联（I、II、aVF、V5）的 ST-T 改变持续 4 天以上伴动态变化，窦房传导阻滞、房室传导阻滞，完全性右或左束支阻滞，成联律、多形、多源、成对或并行性期前收缩，非房室结及房室折返引起的异位性心动过速，低电压（新生儿除外）及异常 Q 波。

（四）CK–MB 升高或心肌肌钙蛋白（cTnI 或 cTnT）阳性。

二、病原学诊断依据

（一）确诊指标：自患儿心内膜、心肌、心包（活检、病理）或心包穿刺液检查，发现以下之一者可确诊心肌炎由病毒引起。

1.分离到病毒。

2.用病毒核酸探针查到病毒核酸。

3.特异性病毒抗体阳性。

（二）参考依据：有以下之一者结合临床表现可考虑心肌炎系病毒引起。

1.自患儿粪便、咽拭子或血液中分离到病毒，且恢复期血清同抗体滴度较第 一份血清升高或降低 4 倍以上。

2.病程早期患儿血中特异性 IgM 抗体阳性。

3.用病毒核酸探针自患儿血中查到病毒核酸。

三、确诊依据

（一）具备临床诊断依据 2 项，可临床诊断为心肌炎。发病同时或发病前 1-3 周有病 毒感染的证据支持诊断者。

（二）同时具备病原学确诊依据之一，可确诊为病毒性心肌炎，具备病原学参考依据之一，可临床诊断为病毒性心肌炎。

（三）凡不具备确诊依据，应给予必要的治疗或随诊，根据病情变化，确诊或除外心肌炎。

（四）应除外风湿性心肌炎、中毒性心肌炎、先天性心脏病、结缔组织病以及代谢性疾病的心肌损害、甲状腺功能亢进症、原发性心肌病、原发性心内膜弹力纤维增生症、先天性房室传导阻滞、心脏自主神经功能异常、β 受体功能亢进及药物引起的心电图改变。

同时专家提出：对本诊断标准不能机械搬用，有些轻症或隐匿性经过者易被漏诊，应该根据心电图等辅助检查做出诊断。

对于有发热、全身酸痛、咽痛、腹泻、头晕、疲倦等小儿病毒性心肌炎的前驱症状要特别重视，应该做到防病于未然。特别是隐匿型心肌炎，没有明显的呼吸道和肠道感染的前驱症状，常在劳累后出现身体不适，去医院检查时，才发现心脏扩大、心功能减退。对患儿的威胁最大，要引起临床医生的重视。

少数病毒感染如麻疹、脊髓炎病毒等可以通过预防接种而达到预防的目的。心肌炎的治疗针对两方面：病毒感染和心肌炎症。对原发病毒感染，提出用干扰素或干扰素诱导剂预防和治疗心肌炎。一些中草药如板蓝根、连翘、大青叶、虎杖等初步实验研究认为可能对病毒感染有效。

【治疗】

心肌炎患者应卧床休息，进易消化和富含维生素和蛋白质的食物。心力衰竭应及时控制，但应用洋地黄类药时须谨慎，从小剂量开始，扩血管药和利尿药也可应用。期前收缩频繁，或有快速心律失常者用抗心律失常药。如因高度房室传导阻滞、快速室性心律或窦房结损害而引起昏厥或低血压，则需用电起搏或电复律，多数三度房室传导阻滞患者借起搏器渡过急性期后得到恢复。结合患者病情采取有效的综合措施，可使大部患者痊愈或好转。

一、休息：急性期至少应卧床休息至热退 3-4 周，有心功能不全或心脏扩大者，更应强调绝对卧床休息，以减轻心脏负荷及减少心肌耗氧量。

二、抗生素的应用：细菌感染是病毒性心肌炎的重要条件因子之一，为防止细菌感染，急性期可加用抗生素。

三、维生素 C 治疗：大剂量高浓度维生素 C 缓慢静脉推注，能促进心肌病变恢复。

四、促进心肌能量代谢的药物：多年来常用的如极化液、能量合剂及 ATP 等均因难进入心肌细胞，促进缺血心肌细胞的能量合成，有效稳定受损心肌细胞膜，改善心肌泵功能，显著减少脂质过氧化物生成，有效改善心肌缺血，有明显的保护心肌的作用，减轻心肌所致的组织损伤。瑞安吉口服溶液,2 岁儿童每次 10ml，每日 2次；2-7 岁，每次 10ml，每日三次；>7 岁，每次 20ml，每日二次。

五、抗病毒治疗：有报道联合应用利巴韦林和干扰素可提高生存率。

六、免疫治疗

（一）丙种球蛋白：在美国波士顿及洛杉矶儿童医院，从 1990 年开始就已将静脉注射丙种球蛋白作为病毒性心肌炎治疗的常规用药。

（二）肾上腺皮质激素：仅限于抢救危重病例及其他治疗无效的病例可试用，一般起病 10 天内尽可能不用。

七、控制心力衰竭

应选用快速作用的洋地黄制剂。病重者用地高辛静脉滴注，一般病例用地高辛口服，饱和量用常规的 2/3 量，心衰不重，发展不快者，可用每日口服维持量法。

老幼用药剂量如何折算

一般常用的药物剂量，是指成年人的用量。而小儿身体发育尚未成熟，无论在药物的吸收、分布、代谢、排泄、还是对药物的敏感性方面，均不同于成年人；老年人由于脏器组织等功能衰退，用药物的代谢、排泄也明显变慢，致使药物在体内停留的时间处长，常易产生不良反应，乃至中毒。那么，怎样计算用量呢？

小儿剂量的年龄计算法

初生-1 个月　成人用药量的 1/18-1/141-6 个月 成人用药量的 1/14-1/7

6 个月-1 岁 成人用药量的 1/7-1/5

1-2 岁 成人用药量的 1/5-1/4

2-4 岁 成人用药量的 1/4-1/3

4-6 岁 成人用药量的 1/3-2/5

6-9 岁 成人用药量的 2/5-1/2

9-12 岁 成人用药量的 1/2-2/3

此法简便但粗略，仅适用于一般药物。

小儿剂量的体重计算法

半岁以下小儿估计体重（千克）=月龄×0.6+3

6-12 个月小儿估计体重（千克）=月龄×0.5+3

儿童用药剂量=儿童体重×成人剂量/60（成人平均体重千克）此法比上法较为准确，故应用较广。

至于老年人的用药剂量，常用年龄计算法。如 60-80 岁，为成年人用药量的 1/2-4/5；80 岁以上为成年人用药量的 1/2。

【护理】

重症患者应安置在 CCU，持续心电监护，当出现复杂性室性心律失常或高度房室传导阻滞伴有血流动力学障碍史，及时通知医生，立即协助处理。

1.心源性休克的观察及护理

（1）给予平卧位，头放低，吸氧 3~4L/min。

（2）建立 2 条静脉留置针通道。按医嘱予静脉滴注升压药。

（3）密切观察神志、面色、血压、脉搏、呼吸、血氧饱和度、尿量，每 15~30min 测量 1 次，及时记录病情。

2.心律失常的观察及护理

（1）快速心律失常：迅速判断病情，监测血压，备好除颤器及常用抗心律失常药物，协助医生及时处理。

（2）高度房室传导阻滞：监测血压，及时通知医生，备好静脉穿刺包、临时起搏器。

3.急性左心衰竭的观察及护理　详见本章心力衰竭一节。

（侯朝军 张静 孙秀云 丛芳芝 张玉颖）

第三章 消化内科常见疾病诊疗与护理

第一节 胃分泌功能检查

一、胃液的分泌及性状

胃底和胃体含大量腺体，有分泌盐酸和内因子的壁细胞，分泌胃蛋白酶原的主细胞，分泌碱性黏液的颈黏液细胞，以及未分化细胞及内分泌细胞等。其中，盐酸能激活胃蛋白酶原并使蛋白变性为易于消化的物质，内因子能帮助维生素 B_{12} 的吸收，胃蛋白酶原在酸性溶液（pH3.3~5）中变为具有活性的胃蛋白酶，参与食物蛋白质的消化，碱性黏液可形成高黏稠度胶冻样黏液层，起中和胃酸及保护黏膜作用。此外，胃窦腺还有内分泌细胞可分泌促胃液素和生长抑素，前者可促进胃液的分泌，后者则可抑制 G 细胞分泌胃泌素，从而减少胃酸及胃蛋白酶原的分泌。

正常胃液 pH 约为 1.2~1.9，呈强酸性，成人每 24h 分泌的胃液量为 1.5~2.5L，分泌量可因食物成分、各种刺激因素及内分泌激素的差异而有所不同。胃液的组成成分较复杂，包含了水分、游离酸、结合酸、有机酸、电解质、多种非消化酶类如乳酸脱氢酶、谷丙转氨酶、谷草转氨酶、葡萄糖醛酸酶、碱性磷酸酶及核糖核酸酶等，另外，还含有少量人血白蛋白及丙种球蛋白等物质。

一般国人空腹胃液多为清晰无色略带酸味之液体，正常量为 50~70ml。存在胆汁反流时则呈黄色或草绿色，如呈红色、棕褐色或咖啡色样改变，多提示胃内出血，常见于胃癌、十二指肠溃疡及出血、糜烂性胃炎等；空腹胃液超过 100 ml 或更多，见于十二指肠溃疡、Zollinger-Ellison 综合征、胃蠕动功能减退及幽门梗阻等排空障碍。胃蠕动亢进时胃液分泌量可减少；消化不良或明显胃液储留、有机酸增多时（醋酸、乳酸、氨基酸等），则有发酵味，见于幽门狭窄，胃张力高度缺乏。氨味见于尿毒症患者。粪臭味见于小肠低位梗阻，胃大肠瘘等，晚期胃癌的胃液有恶臭味。

正常胃液中有少量分布均匀的弱碱性黏液，它主要由胃黏膜表面上皮细胞、胃腺中的黏液细胞、贲门腺和幽门腺细胞分泌。黏液中含有糖蛋白、蛋白质、黏多糖蛋白和血性物质等多种成分。黏液除可对胃黏膜起到滑润及保护作用外，还可中和、缓冲胃酸和抵抗胃蛋白酶的消化作用。慢性胃炎常见黏液增多，过多的黏液存积可影响胃液酸度的测定；正常人空腹 10h 以上胃液中不含食物残渣，否则提示胃排空障碍，见于各种原因的幽门梗阻；正常胃液静止片刻形成两层，上层为黏液，下层为胃液。病理情况下胃液层混浊不清或底部出现食物残渣及其他有形成分；另外，胃液中的组织碎片可做病理检查，有助于鉴别胃部的良恶性疾病。

二、胃液化学检查

包括胃酸的定性及定量、隐血、乳酸及胃蛋白酶等试验。

胃酸分泌测定是胃分泌功能的主要客观指标。通常所说的胃酸即指盐酸及其他酸，如酸性磷酸盐和乳酸，正常情况下为量很少。胃液的盐酸有二种存在形式，一种为解离的游离酸，另一种为与蛋白质疏松结合的盐酸，这二种酸结合在一起称为总酸。但在纯胃液中，绝大部分酸是以游离形式存在的。纯胃液中总酸的浓度为 125~165mmol/L，其中游离酸为 110~135mmol/L。临床上关于胃酸分泌检查有多种方法，如基础胃酸分泌试验，是在不给任何刺激剂的情况下进行胃酸分泌功能的观察。也可使用刺激剂直接或间接刺激胃黏膜的分泌细胞，以观察其分泌功能，如试验餐或其他刺激剂的胃酸分泌试验等。

目前一般主张以总酸排出量（单位时间内的 mmol 数），来表示胃液中的盐酸量。据国内文献报道，基础酸排量（basal acid output，BAO），为 2~5mmol/h。男性 BAO 分泌多于女性，50 岁以后分泌速度有所下降。在五肽胃泌素刺激下最大酸排出量（maximum acid output，MAO）为 15~20mmol/h，一般认为胃酸最大排出量直接与壁细胞数目有关。

（一）游离酸及总酸的测定

1.原理 用两种不同 pH 阈值的指示剂，分别以托弗（Topfer）指示剂 pH 2.9~4.0，酚酞指示剂 pH8.2~10.0，检查胃液分泌酸的含量，测其游离酸及结合酸。

2.方法 取胃液 10ml，置于烧杯或三角烧瓶中，加入托弗指示剂 1~2 滴，如呈现红色表示有游离酸存在。用滴定管慢慢滴入 0.1：mol/L 氢氧化钠溶液，同时不断用玻璃棒搅拌混匀至红色消失，出现橘黄色为止，即为游离酸滴定的终点，记录所消耗的 0.1mol/L 氢氧化钠毫升数。在原测定的胃液内加酚酞指示剂 1~2 滴，继续用 0.1tool/L 氢氧化钠溶液滴定直至微红色不消退为止，即为总酸度滴定的终点，记录两次滴定用去的 0.1mol/L 氢氧化钠溶液总毫升数。

3.计算 游离酸度等于游离酸滴定至终点所用的 0.1mol/L 氢氧化钠 ml 数乘 10。总酸度等于两次滴定所用去的 0.1mol/L 的 ml 数乘 10。

正常空腹胃液游离酸为 0~30mmol/L，平均为 18mmol/L。总酸度 10~50mmol/L，平均为 30mmol/L。由于此法不能说明单位时间内所排出的酸量，目前临床已很少应用。

（二）间接胃酸测定法

1.原理 服用阳离子树脂如亚甲蓝树脂，当此树脂与胃液中的氢离子接触时，亚甲蓝树脂中的阳离子即与胃液中的氢离子交换，使树脂中的有色基团游离于胃液中，胃液酸度越高，置换出来的有色基团越多。小肠吸收胃液中被 H+置换出来的亚甲蓝并由尿液中排出。因此，临床上胃液的酸度可通过间接测定尿中亚甲蓝的排出量而确定。

2.方法 患者在试验前 3d 内，禁服含有钙、镁、铁等阳离子物质。患者受试前一天晚餐后禁食，次日晨饮水 200ml，1h 后排尿弃去。再将亚甲蓝树脂 1g 混合于 7%乙醇溶液 50ml 中服下，注意将亚甲蓝树脂混合液服尽，随后开始记时。收集服药后 120min 尿液并送检。正常值：我国正常人 2h 亚甲蓝排出量为（290±6.7）μg。

3.临床意义 本方法为无胃管胃酸测定，免除了患者插胃管的痛苦，可粗略了解胃液的游离酸度，宜作为过筛试验，用于胃癌等低酸或无酸症的普查。当亚甲蓝排出量小于 100μg 时为低酸，而大于 850μg 则为高酸。临床上，低酸常见于慢性萎缩性胃炎及胃癌等，高酸见于十二指肠球溃疡及 Zolling-Ellinson 综合征等。但是该法不能应用于幽门梗阻、腹泻或肾脏排泄障碍等患者的胃液酸度测定，因为它受胃肠运动、胃肠吸收功能及肾功能的影响甚大。

（三）五肽胃泌素胃酸分泌试验

收集患者空腹及应用五肽胃泌素作为刺激剂刺激以后的胃液标本，通过测定胃液量、胃液酸度，用以评价胃的分泌功能的试验。根据试验结果可对胃黏膜内的壁细胞数量做出大略估计，大约每 10 亿壁细胞分泌盐酸 23~25mmol/h。

1.适应证 用于辅助诊断胃泌素瘤、消化性溃疡、慢性萎缩性胃炎、胃癌、巨幼红细胞贫血；判断有无真性胃酸缺乏症；溃疡病术后效果评价；评价制酸药、抗胆碱能药、抗胃泌素等药物的效果；确定有无胃液潴留。

2.禁忌证 急性上消化道出血及老年危重患者。

3.操作方法 试验前 48h 内停服一切制酸剂、抗胆碱能及肾上腺皮质激素等药物。次日晨禁食，经鼻插管 60cm，可做注水回收试验，以检测胃管是否处于胃的最低部位。方法是从胃管内注入温生理盐水 20ml，若能回收 16ml 以上（80%）表示胃管位置适当，否则应调整胃管深度至回收成功。然后用胶布固定胃管。连接负压吸引器，以 4.0kPa 负压吸引，将空腹胃液抽净盛于一容器，测定胃液量及 pH、胃酸浓度，作为参考。持续抽吸胃液 1h，盛于一容器内，记录全部胃液量，留 5ml 滴定胃酸浓度并测 pH，即基础酸排量（BAO），正常值为（3.28±1.89）mmol/h。肌注五肽胃泌素 6μg/kg，继续持续吸引胃液 1h。每 15min 收集胃液一次，共 4 次，分别盛于 4 瓶内，测量每份胃液量及 pH，各取其 5ml 滴定胃酸浓度。胃液 pH 值测定可采用玻璃电极 pH 仪。

4.胃酸滴定方法 胃液 5ml 加酚红指示剂 2~3 滴，以 0.1mol/L NaOH 溶液滴定至胃液变红（pH7.0），即为 5ml 内胃酸浓度，用 mmol/L 表示。单位时间内的胃酸分泌量计算公式为：胃液量（L/h）x 酸度（mmol/L），酸度（mmol/L）=NaOH 浓度（mmol/L）×NaOH 消耗量（ml）/被滴定胃液量（ml）。

最大泌酸量（MAO）=肌注五肽胃泌素后收集 1h 内 4 个标本泌酸量之和。正常为（19.34±0.05）mmol/h。高峰酸排量（PAO）=肌注五肽胃泌素后 4 份标本中两个泌酸量最大标本的值× 2。正常为（21.22±9.45）mmol/h。

5.临床意义 应用五肽胃泌素刺激以后，如胃液 pH 值在 3.5~7.0 之间，称为低胃酸；如胃液 pH 值为 7.0，则称为无胃酸分泌。正常人的 BAO 为 1~2 mmol/(L·h)，一般不超过 5 mmol/(L·h)。十二指肠球溃疡患者的 BAO 常>5 mmol/h，Zollinger-

Ellison 综合征患者的 BAO>15 mmol/h。BAO 的重复性差，变异较大。五肽胃泌素刺激可基本动员所有壁细胞分泌盐酸，其 PAO 值可反映胃的壁细胞数量。所有壁细胞泌酸时，每 5 000 万个壁细胞每小时分泌盐酸 1mmol/L。我国正常人的 PAO 平均值为 21mmol/L，估计其壁细数量约为 10 亿 5 千万个。胃溃疡、胃癌、萎缩性胃炎患者的 PAO 平均值较正常人稍低，特别是五肽胃泌素刺激后无胃酸者。十二指肠球溃疡患者的 PAO 均增高，PAO>15 mmol/L，低于此值而患十二指肠球部溃疡颇为罕见，如果 PAO>40mmol/h 则高度提示即将有出血或穿孔等并发症的可能性。胃泌素瘤患者的壁细胞数量较正常人高 3~6 倍，其 BAO>15mmol/(L·h)，BAO/PAO>60%。

（四）胃、食管 24hpH 动态监测

胃、食管 24hpH 监测是将 pH 测定电极直接送入胃及食管内，然后由体外装置连续记录生理状态下 24hpH 值变化情况，并绘制曲线图形，经计算机软件分析并打印出 pH 监测结果。

1.适应证 ①区分生理性胃食管反流（gastroesophageal reflux，GER）和病理性 GER，是诊断胃食管反流病（GERD）的客观指标；②判定病理性十二指肠胃反流（dIlodenogastric reflux，DGR），了解不同时段胃酸状况，评价抑酸药物疗效；③判断非心源性胸痛、吸入性肺炎、哮喘等肺部疾病与胃食管反流性疾病（gastroesophageal reflux disease，GERD）的关系；④贲门失弛缓症；⑤食管裂孔疝；⑥评估 GERD 患者药物或外科抗反流治疗效果。

2.检查方法 ①测定前 3d 停用影响消化道动力及胃酸分泌的药物，质子泵抑制剂如奥美拉唑等应停服 7d 以上；检查期间除禁用酸性食物、饮料和烟酒外，其他饮食照常；不限制受检者活动，力求使受检者处于生理状态。②在体外将测定电极先用 pH7.01 和 1.07 两种标准缓冲液室温下校正定标。测定结束后再次将电极置标准液中检测，观察 pH 漂移情况，以判断测定的正确性。③经鼻腔准确地将食管 pH 电极放置于食管下括约肌（LES）上缘 5cm 处或将胃内 pH 电极置于 LES 下端下方 5cm 处。④采用下列几种方法确定鼻腔至食管下括约肌的距离。对有食管痉挛、狭窄等插管困难的患者，可采用内镜法直视定位；对胃酸分泌减少、pH 梯度不明显的患者，采用透视法确定电极于贲门上的位置；测压法则是通过食管下括约肌定位器，在确定 LES 高压带后向上拔管 5cm 即为食管 pH 电极放置位置；另外，还可根据胃与食管内 pH 梯度以确定电极放置位置，即 pH 梯度法。⑤将参比电极固定于胸前，盒式便携式记录仪斜挎于肩上。⑥嘱患者准确记录体位变化及进食时间等日志。

3.临床意义 一般以 pH<4 作为酸反流的阈值。分别计算 pH<4 的总时间百分比、立、卧位 pH<4 的时间百分比、pH<4 的反流次数、pH<4 长于 5min 的次数及 pH<4 最长时间，根据 Jamieson 方法，综合以上 6 项指标计算出酸反流得分。解放军总医院老年消化科对一组老年人行 24h 食管 pH 测定，结果表明，老年人食管酸暴露的 pH 指标如 pH<4 的总时间百分比、立位 pH<4 的时间百分比、pH<4 的反流次数及持续反流大于 5min 的次数等方面，与国内外报道的非老年人正常值范围相似，但健康老年人卧位 pH<4 的时间百分比则较低。24h 食管 pH 测定对于内镜下无食管黏膜损伤，伴有非典型胃食管反流症状的患者提供了一种敏感性高、特异性强的诊断方

法，对一些症状描述不清、又不宜行胃镜检查的老年患者，更适合应用此项检查来证实是否存在病理性胃食管反流。胃内 pH 动态监测对胃炎、消化性溃疡及十二指肠胃反流等疾病的诊断及治疗具有一定的指导意义，并可评价抗反流药物治疗的疗效。国外学者报道，十二指肠球溃疡患者 24h 胃 pH 值均低，对进食几乎无反应，表明胃酸呈高水平分泌；观察应用不同剂量 H2 受体拮抗剂治疗者 24h 胃内酸度变化，提示胃内 pH 动态监测不仅是估价胃酸生理状况的适宜方法，且对观察抗酸治疗药物疗效有意义。Driscoll 报道胃内 pH 动态监测对于预防性治疗应激性溃疡出血有着独特的优点。

（五）胃蛋白酶测定

胃液中的消化酶，有蛋白酶和少量的脂肪酶。胃蛋白酶原，由胃底腺主细胞分泌，在 pH1.5~5.0 条件下被活化成胃蛋白酶，将蛋白质分解为䏽和䏾，一部分分解为氨基酸。

1.原理 胃液中的蛋白酶与凝固酶为同一种酶，故可利用蛋白酶使乳液发生凝固的速度测定胃蛋白酶的含量。

2.方法 取基质液（95ml 0.5mol/L 醋酸缓冲液+5ml 0.2mol/L 氯化钙溶液+20g 脱脂乳液）5ml，用 0.05mol/L 枸橼酸盐缓冲液稀释至 6 倍，加入胃液 0.2ml 混合。立即置于 35.5℃水浴中并计时，不断倾斜试管以观察凝乳开始附着于管壁的时间。以 1min 使 1ml 基质乳液凝固的活性，为 1 个凝乳单位（U）。

3.临床意义 胃蛋白酶只有在酸性较强的环境中才起作用（最适 pH2），随 pH 值的升高，胃蛋白酶活性则降低。为了对胃分泌功能获得比较完整的资料，除测定胃酸分泌量外，还须进行胃蛋白酶的测定。慢性胃炎、慢性胃扩张、慢性十二指肠炎等，胃蛋白酶的分泌常减少；恶性贫血、胃癌等胃内无游离盐酸者，常无胃蛋白酶。本法临床应用价值有限。

（六）隐血试验

正常胃液不含血液，消化性溃疡、急性胃炎、胃癌等可有不同程度的出血，故隐血试验阳性。胃溃疡常在发病时出现隐血试验阳性反应，而胃癌多为持续性阳性反应。对咖啡残渣样胃液需作隐血试验，以证实确系为陈旧性出血。由于隐血试验极为敏感，胃管损伤胃黏膜或牙龈出血咽下后均可呈阳性反应，因此要结合临床来判断其结果。

三、显微镜检查

正常空腹胃液显微镜下可见少量淀粉颗粒及中性粒细胞残核等。进一步离心沉淀后可作涂片、染色等检查，如碘液、苏丹Ⅲ染色及革兰染色等。

1.细胞①红细胞：少量红细胞可能是胃管损伤胃黏膜所致。大量红细胞表示胃部有出血，如存在炎症、糜烂、溃疡及肿瘤等。②白细胞：大量白细胞为病理性改变，见于胃黏膜的各种炎症，由于胃液中的盐酸及消化酶的作用，可使白细胞胞质被消化只剩下细胞核。若咽下鼻咽部及呼吸道分泌物，则可见成堆白细胞及鳞状上皮细胞。③上皮细胞：胃炎时可见大量柱状上皮细胞，细胞可单个也可以成片出现，细胞呈圆柱状或不规则柱状，胞核略偏一侧，常伴有脂肪变性或空泡。④癌细胞：胃液脱落细胞检查可直接在沉淀中见到核大、核畸形及深染的可疑癌细胞，此时应作进一步检查。

2.细菌　发现大量八叠球菌提示胃液中酸度增加又有胃内容物潴留，见于消化性溃疡、幽门梗阻；出现波一奥杆菌（Boas-Op-Dler, sbacilli）说明存在无酸症和幽门梗阻，常见于晚期胃癌患者；当胃液中有较多的酵母菌存在时，提示胃内容物有潴留，并有发酵现象；若大量出现化脓性球菌，并伴有多量胃黏膜的柱状上皮细胞时，说明有化脓性炎症存在。用浓缩法查找胃液中的抗酸杆菌，可以协助结核的诊断。幽门螺杆菌与胃炎及消化道溃疡的密切关系已得到确认，此菌尿素酶试验阳性，在 25℃试验不生长。

3.食物残渣　正常人 12h 空腹胃液中食物残渣极少，如有少量淀粉颗粒、脂肪小滴和肌纤维是常见的食物残渣成分。若大量出现食物残渣提示胃蠕动差及胃排空障碍，常见于胃扩张、胃下垂及幽门梗阻等。

四、内因子测定

内因子是由壁细胞分泌的分子量为 60 000 的黏蛋白。常用的检测内因子的方法是 Schilling 试验，即 57Co 标记维生素 B_{12} 吸收试验。其原理详见本书胰腺外分泌功能检查。

1.方法　服用一定量的 57Co 标记的维生素 B_{12}1h 后给予患者肌注无标记的维生素 B_{12}1mg，然后收集全部 24h 尿液送检，以测定尿液中的放射活性。

2.正常值　尿液中放射活性与口服 57Co 标记的维生素 B_{12} 放射活性的比率>10%。

3.临床意义　当此比率<10%时，尚不能完全表明内因子缺乏，需做进一步试验：口服 57Co 标记的维生素 B_{12} 与内因子的结合物，同样肌注 1mg 的无放射性的维生素 B_{12}，收集 24h 尿液测其放射活性，若其与口服 57Co 标记的维生素 B_{12} 放射活性的比率>10%，则内因子缺乏的诊断可以成立；若仍<10%，表明存在肠道吸收不良等原因。慢性萎缩性胃炎患者内因子分泌量减少，但只有在广泛性胃萎缩不分泌内因子时才会导致恶性贫血。

第二节　小肠吸收功能检查

小肠是营养物质消化和吸收的主要部位。膳食中的淀粉、蛋白质、脂肪等，经过小肠的消化作用，分解为较简单的物质，如葡萄糖、氨基酸、脂肪酸后在小肠几乎完全被吸收。各种维生素、矿物质等也在小肠吸收。因此，可通过检查上述各种物质的消化和吸收情况，反映小肠的消化吸收功能。

一、脂肪吸收试验

许多疾病都可以引起脂肪吸收不良和脂肪泻。粪便中脂肪排出量的测定简单而可靠，因为95%的脂肪在小肠被吸收，因此在吸收功能障碍时，吸收脂肪稍有减少粪便中脂肪就有明显的增加。

（一）粪便脂肪定量测定（quantitive feacal fat）

1.目的与原理　在保持食物中脂肪含量相对恒定状态下，分别精确测定膳食和粪便中的脂肪含量，可计算出脂肪吸收率，从而提高粪便脂肪测定试验的诊断价值。

2.方法

（1）先服脂肪含量为75g/d饮食3d。

（2）再服脂肪含量为100g/d饮食3d。

（3）同时连续收集服脂肪后72h粪便，冰箱保存，测定粪内脂肪。

（4）第4天及第6天早8时分别服洋红胶囊1个作为指示剂，用Van de kamei法测定粪内脂肪酸。具体步骤包括将粪便匀浆，用KOH或NaOH将匀浆后的粪便皂化，用HCl使长链脂肪酸释出，然后用石油醚提取脂肪酸，再用NaOH滴定，计算脂肪含量。

（5）计算公式为：

$$脂肪吸收率（\%）=\frac{饮食内脂肪-粪脂肪}{饮食内脂肪}\times100\%$$

3.临床意义　正常脂肪吸收率为90%~95%，24h粪脂肪平均量小于6g。如果吸收率小于90%或粪脂肪含量大于6g为脂肪吸收不良。见于消化功能不良和小肠吸收功能障碍。本试验为脂肪吸收功能的标准试验，是诊断脂肪泻的最可靠的方法。

4.注意事项　腹泻严重，一般情况差，不能耐受高脂肪膳食者不宜做此试验。

（二）131I-三油酸酯和^{131}I-油酸吸收试验（^{131}I-triolein and ^{131}I-oleic acid absorptiontest）

1.原理　^{131}I-三油酸酯是一种中性脂肪，在肠道吸收前须先经过胰脂肪酶的消化作用。口服已知量的^{131}I-三油酸酯，然后测定粪便的放射性，计算粪便放射性占总放射性的百分率，了解脂肪的消化和吸收功能。^{131}I-油酸是一种脂肪酸，在肠道不须消化过程可直接吸收，口服已知量的^{131}I-油酸，然后测定粪便的放射性，计算粪便放射性占摄入总放射性的百分率，就能了解小肠的吸收功能。

2.方法

（1）试验前2d取复方碘溶液（Lugol液）每次10滴，3/d，以封闭甲状腺吸碘功能。

（2）试验当日晨禁食，服试餐，内含^{131}I-三油酸酯（或^{131}I-油酸）740~1 850kBq（20~50μCi）及花生油和水各0.5ml/kg，用Tween-803ml加以乳化。试餐后2h可以进早餐。

（3）试餐后留72h大便，测定72h大便排出放射性脂量。

（4）计算大便排出放射性量占摄入放射总量的百分率。

（5）在服药后3h、4h、6h、9h各抽血5ml（抗凝），以测定血液内放射性量。

3.临床意义　正常人72h^{131}I-三油酸酯排出率低于5%；^{131}I-油酸的排出率低于

3%。服药后 4~6h 内放射性量占服用剂量应>7 %。若 72h 粪放射性排出率>5%，血<5%，可能为胰脂肪酶分泌不足，不能使 ^{131}I–油酸三酯水解为脂肪酸，肠道不能吸收之故。为排除是否由于小肠黏膜吸收功能障碍，应于试验后给患者服用胰脂酶帮助水解，再行 ^{131}I–油酸三酯试验，或作 ^{131}I–油酸吸收检查。

如 ^{131}I–油酸排出率与 ^{131}I–油酸三酯相似，粪值升高，血值降低，提示小肠吸收不良。如仅 ^{131}I–油酸三酯吸收障碍则为胰腺外分泌功能不良。

4.注意事项

（1）胃排空率、体内粪脂代谢和贮存、^{131}I 经尿路排出的速度均可影响血中的放射性。

（2）因尿中有很高的放射量，注意粪便勿被尿液污染。

（3）^{131}I–油酸三酯与 ^{131}I–油酸试验两次间隔时间不应少于 5d。

二、糖类吸收试验

（一）D–木糖吸收试验（D-xylose absorp-tion test）

1.原理 木糖为一种戊糖，口服后在空肠吸收，部分在体内代谢，约 25%经肾脏排泄。在肾功能正常情况下，测定尿内的木糖排泄量，即能间接反映小肠尤其是空肠的吸收功能。

2.方法

（1）患者夜间禁食水 12h。

（2）次日晨排净尿液后，将 5gD–木糖溶于 250ml 水中服下。

（3）再用 250ml 水冲净服下。

（4）服完木糖后，连续收集 5h 尿液（5h 末应排空膀胱，并将此份尿并入 5h 尿标本中），记录总尿量。

（5）以溴苯胺试剂用比色法测定尿内木糖含量。

3.临床意义 正常人 5h 尿中 D–木糖排出量为 1.2g 以上。如<1.0g 为木糖排出量减少，见于：①原发性吸收不良综合征；②小肠上段细菌过度繁殖，如盲襻综合征，给予抗菌药物后重复试验可恢复正常；③小肠部分切除术后；④Crohn 病、小肠淋巴瘤等；⑤呕吐、胃排空延迟、失水、严重腹泻和肾功能不全等。此项检查是标准的空肠功能试验。

4.注意事项

（1）5h 尿量应≥300ml，否则结果不可靠。

（2）。肾功能不全者仅检测尿 D–木糖排泄结果不可靠，可做血清木糖含量测定，方法同上。服木糖后 90min 取血，90min 血浆木糖含量>2mmol/L（30mg/100ml）。

（3）严重腹泻者本试验不能完全反映小肠黏膜的吸收功能。

（二）氢呼气试验（1hydrogen breath test）

1.原理 正常人体细胞并不产生氢气，健康人从肺中排出的极微量的氢气来源于未吸收的碳水化合物在结肠被细菌发酵产生。氢呼气试验利用这一原理既可检测小肠内细菌的生长也可检测小肠对糖类的吸收功能。当摄入乳糖或蔗糖后，如果小肠内细菌过度生长或双糖酶的缺乏都可引起呼气中氢浓度增高。

2.方法

（1）清晨空腹，清洁口腔；

（2）饮用乳糖溶液，其浓度成人为乳糖 50g/250ml 水；儿童为 1.75g/kg 体重；

（3）用导管采集呼气，每 0.5h 1 次，共 2h；

（4）用气相色谱仪测定标本中氢的含量。

3.临床意义　饮用乳糖、半乳糖、蔗糖或葡萄糖后呼气中氢浓度增高>20×10^{-6} 表明该糖吸收不良，如双糖酶或单糖酶的缺乏。当小肠细菌过度滋生，由于糖酵解发生在小肠，因此呼气中氢浓度增高提前。

本试验无痛、无创、灵敏度高特别适用于儿童。

4.注意事项

（1）本试验受多种肠内外因素的影响，如胃肠道疾病，肺功能不全、抗菌药物的使用，以及约 5% 的细菌无产氢能力均可能引起假阴性结果。

（2）对于吸收不良患者，口服乳糖后可能诱发腹痛、腹泻。

三、胆汁酸吸收试验

胆汁酸呼吸试验（bile acid breath Test）

1.原理　正常情况下，胆汁通过胆囊排入十二指肠，到回肠末端后再吸收入肝，形成胆汁酸的肝肠循环，因此，进入结肠的胆汁酸是极少的。当回肠末端病变、短路或切除后，胆汁酸直接进入结肠并被细菌裂解。利用这一原理，口服 14C 标记的甘氨胆酸如果进入结肠，被裂解成为 $14CO_2$，由结肠吸收后从肺部呼出，而被检测。

2.方法

（1）检查日清晨禁食。

（2）饮用含 185kBq（5μCi）的 14G–甘氨酸—甘氨胆酸溶液。①采集 6h 呼出气体，每小时为一份标本。具体方法为：患者通过一根含有干燥剂的导管将气体呼出并被收集到其末端的含有标准 CO_2 吸收剂的容器中，当吸收剂内 CO_2 饱和时，pH 改变，蓝色的指示剂变为无色。②将盛气体的容器用液闪记数。

3.临床意义　结果用 14C 在呼出的 CO_2 量的百分比表示。正常人前 3h<0.1，最高<0.3，当末端回肠病变影响胆汁酸吸收，如 crohn 病时则明显增高。小肠细菌过度滋生时 $14CO_2$ 的增高提前，在第 1 小时的标本中既可增高。

四、维生素吸收试验

Schilling 试验

1.原理　Schilling 试验的目的是确定维生素 B_{12} 的吸收不良及其原因。维生素 B_{12} 是含钴的维生素，其吸收的主要部位在回肠末端，吸收过程需要内因子参与。本试验可分为三个阶段，每一个阶段可进一步明确引起维生素 B_{12} 吸收不良的病因。

第一阶段用放射性标记的维生素 B_{12} 确定是否存在维生素 B_{12} 的吸收不良，内因子的缺乏，回肠末端切除，回肠本身病变及回肠末端细菌过度滋生等均可表现为异常。

第二阶段用放射性标记的维生素 Bl2 的同时给予口服内因子，从而排除内因子所致 B12 的缺乏。

第三阶段使用放射性标记的维生素 Bl2 之后给予口服抗生素以进一步鉴别小肠细菌过度滋生或回肠本身病变。

2.方法

（1）第一阶段：禁食 12h，次日晨空腹，试验开始前排尿；饮 $^{57}Co-B_{12}$ 溶液 50ml [$^{58}Co-B_{12}$18.5~55.5kBq（0.5~1.5μCi）：溶入 50ml 水中] 容器须用水反复刷两次饮用干净；肌内注射 B_{12}1000μg，目的是使循环中的结合蛋白饱和从而使口服的 $^{57}Co-B_{12}$ 不被肝脏摄取而较完全从尿中排出；收集 24h 尿；液闪记数。

（2）第二阶段：在饮 $^{57}Co-B_{12}$ 溶液的同时口服 60mg 内因子，其他步骤与第一阶段相同。

（3）第三阶段：试验前 7~10d 开始口服抗生素或甲硝唑（灭滴灵）；其他试验步骤与第一阶段相同；但由于胃酸分泌的减少既可引起小肠细菌过度滋生，也可伴有内因子的缺乏，因此可以同时给予内因子以排除这一因素。

（4）计算公式：

$$\frac{24h \text{ 尿（每分钟计数）}}{\text{总（每分钟计数）}} \times 100$$

3.临床意义

（1）正常人应大于 7%~10%；

（2）恶性贫血的患者如果第一阶段试验低于正常值，而第二阶段，使用内因子后恢复正常，说明贫血为内因子缺乏所致；

（3）第一阶段与第二阶段均异常，而第三阶段，使用抗生素后恢复正常，说明患者小肠细菌过度滋生；

（4）三个阶段试验均为异常说明回肠本身的病变。

第三节　肝功能检查

肝脏是人体重要的代谢器官，其主要功能有：①代谢功能，如糖、蛋白质及脂肪的同化、贮存及异化；核酸代谢，维生素的活化和贮存；激素的灭活和排泄；胆红素和胆酸的生成；金属的代谢等；②排泄功能；如对胆红素和某些染料的排泄；③解毒功能；④凝血和纤溶因子、纤溶抑制因子的生成及对活性凝血因子的清除等。通过相关检查即可了解肝脏的状态、评价其功能、协助诊断肝炎、肝癌等肝脏疾病。

一、蛋白质代谢功能检查

当肝脏发生病变时，肝细胞合成蛋白的功能下降，血浆中的蛋白即会发生质和量的变化，因此检测血浆中蛋白的含量有助于肝脏疾患的诊断、疗效观察和预后判断。

（一）血清总蛋白和白蛋白、球蛋白比值测定

1.参考值 正常人血清总蛋白（serum total protein，TP）为 60.0~80.0g/L；白蛋白（albumin，A）为 35~55g/L；球蛋白（globulin，G）为 20~30g/L；A/G 比例为（1.5~2.5）：1。

2.临床意义

（1）急性或局灶性肝损害时，总蛋白、白蛋白、球蛋白及 A/G 比值均可正常。

（2）慢性肝脏疾患，如慢性肝炎、肝硬化等，白蛋白减少，球蛋白增加，特别是 γ 球蛋白，且随病情加重而更加明显。A/G 比值可正常、偏低或倒置。比值小于 l 时，往往提示有慢性肝实质性损害。白蛋白持续低于 30g/L、A/G 比值倒置，预后较差，白蛋白减少到 25g/L 以下时，易产生腹水。

（3）肝外疾病。总蛋白或白蛋白减少见于蛋白质丢失过多，如肾病综合征、大面积烧伤等；某些消耗性疾病如恶性肿瘤、甲状腺功能亢进、长期发热等；摄入蛋白质不足或吸收障碍等。球蛋白增加如黑热病、血吸虫病、多发性骨髓瘤、系统性红斑狼疮等。

（4）TP>80g/L 称为高蛋白血症，为球蛋白增加所致，多见于肝硬化、慢性炎症、M-蛋白血症等。

（二）血清蛋白电泳

1.参考值 应用醋酸纤维膜电泳法，正常人白蛋白为 0.61~0.71（61%~71%）；α1 球蛋白为 0.03~0.04（3%~4%）；α2 球蛋白为 0.06~0.10（6%~10%）；β 球蛋白为 0.07~0.11（7%~11%）；γ 球蛋白为 0.09~0.18（9%~18%）。

2.临床意义 人血白蛋白减少与 γ 球蛋白增加为肝病患者血清蛋白电泳（serumprotein electrophoresis）所共有现象，其减少与增加的程度和肝实质损伤的范围及程度相平行。

（1）急性肝炎：早期或病情较轻者可正常，发病 2 周后可有改变，呈 TP 降低、白蛋白、α_2、β 球蛋白减少，γ 球蛋白增高，其变化程度成人比儿童明显，2 个月后白蛋白和 α_2 球蛋白可接近正常，但 γ 球蛋白增高可持续更长时间，

（2）慢性肝炎：血清蛋白电泳 7 球蛋白的增加、白蛋白和 α_2 球蛋白的减少及 A/G 比值的下降均较急性肝炎时明显，且随病情发展而加重，动态观察此项对判断预后有意义。

（3）肝硬化：代偿期、失代偿期及坏死后肝硬化时，血清蛋白电泳均有明显改变，与急性肝炎时的改变相似，但改变的程度比较显著且三者依次加重。肝硬化患者如出现白蛋白不断下降、γ 球蛋白逐渐上升、A/G 比值降低，则预示病情恶化、预后不良。

（4）肝细胞癌：除 α_1、α_2 球蛋白也增高外，余改变同肝硬化，肝硬化转变为肝癌时 α1、α2 球蛋白由低到高、A/G 比值进一步下降。

（5）肝胆系统其他疾患：如淤血肝、细菌性肝脓肿等出现白蛋白减低，除胆石症外几乎均有不同程度的 β 球蛋白下降和 7 球蛋白的增高，A/G 比值有不同程度的下降。

（6）肝外疾患：肾病综合征时，白蛋白明显下降而 α_2 和 β 球蛋白增高；多发性骨髓瘤时可出现一特殊区带即 M 蛋白；系统性红斑狼疮患者可有不同程度的白蛋白下降及 γ 球蛋白升高。

（三）血浆凝血因子测定

人体的凝血因子，几乎都由肝脏产生。由于凝血因子的半衰期较短，因此检测凝血因子水平能较好地反映肝的蛋白合成（储备）功能。尤其是维生素 K 依赖的凝血因子如 Ⅱ、Ⅶ、Ⅸ、Ⅹ，半衰期都较短，在肝功受损的早期，即会有明显的降低，因此常被用作过筛试验。

肝脏疾患时常应用的过筛试验有：凝血酶原时间及活动度（PT+A）测定；活化的部分凝血活酶时间测定（APTT）；凝血酶凝固时间测定（TT）；肝促凝血酶原激酶试验（HPT）。估计预后以 PT 最为实用，PT 延长是失代偿肝硬化的重要特征。

（四）血清甲胎蛋白测定

1.参考值 正常人血清甲胎蛋白（a1pha-fetoprotein，AFP）在 $25\mu g/L$ 以下；3周~6 个月的小儿在 $39\mu g/L$ 以下。

2.临床意义 正常成人肝细胞失去合成 AFP 的能力。

（1）原发性肝癌：AFP 是最有价值的肝癌标志物，其血中的浓度可达正常人的数十倍至数万倍。目前诊断原发性肝癌的标准为 AFP>$400\mu g/L$，时间持续 1 个月以上，并能排除妊娠、活动性肝炎、幼儿的睾丸或卵巢畸胎瘤等即可确诊。但有 20%~40%的原发性肝癌的 AFP 阴性（<$20\mu g/L$）或低水平 20~$200\mu g/L$，此可能与肝癌细胞分化不一，合成 AFP 的水平不同有关。

（2）肝炎：急性肝炎一般在患者 ALT 开始下降、肝细胞转入修复期时 AFP 浓度最高（<$300\mu g/L$），然后逐渐下降。慢性肝炎：慢性活动性肝炎血清 AFP 可升高，一般在 $300\mu g/L$ 以下，同时常合并有 ALT 的明显升高。肝硬化时患者 AFP 值高于急性肝炎或迁延型肝炎。通常肝炎时 AFP 阳性持续的时间并不长，如 ALT 恢复正常后，AFP 不降反而明显升高，则要警惕是否有癌变。

（3）孕妇等：妊娠 3~4 个月时 AFP 上升，7~8 个月时达高峰（<$400\mu g/L$）。分娩后 3 周可恢复正常；先天性胆总管闭锁、生殖腺胚胎性肿瘤等，AFP 也升高。

（五）癌胚抗原测定

1.参考值 EIA 法：癌胚抗原（carcinoembryonic antigen，CEA）0~$5\mu g/L$。

2.临床意义 CEA 是存在于成人癌组织和胎儿组织中的一种胎儿性蛋白，在消化道癌症时它随病程进展而升高，用来观察手术后经过、判断预后、预测再发等。转移性肝癌的血清 CEA 明显增高，阳性率可达 90%，有利于鉴别肝癌是原发性还是继发性。在溃疡性结肠炎、肝硬化、阻塞性黄疸、吸烟及部分老年人也可有轻度升高。

（六）异常凝血酶原检查

在肝功能正常而维生素 K 缺乏时，肝脏不能合成正常的凝血酶原，生成的只是一种有凝血酶原抗原性而无凝血功能的异常凝血酶原（abnormal prothrombin，APT）。

1.参考值 <20μg/L。

2.临床意义 肝细胞癌时 APT 平均达 900μg/L，阳性率为 90%，转移性肝癌、慢性肝炎仅轻度升高，多<42μg/L，阳性率为 40%~50%，肝癌被切除或治疗有效时，APT 即下降，复发后又升高。AFP 水平低的肝细胞癌患者其 APT 往往升高，两项结果一起检测，可提高肝细胞癌诊断率。在维生素 K 缺乏、使用口服抗凝剂、胆酸缺乏、肠道菌群紊乱等情况下，也可有 APT 的轻度增加。

（七）血氨测定

氨在肝脏中合成尿素是维持氨基酸代谢平衡的关键，当肝脏严重受损或各种原因致氨的生成过多，肝脏不能及时将氨转化成尿素，即会导致血氨升高，临床可出现大脑功能障碍，甚至肝昏迷。

1.参考值 奈氏显色法：100~600μg/L。

2.临床意义

（1）内源性血氨升高：见于重症肝炎（肝性脑病）、肝硬化、原发性肝癌、尿毒症等患者。

（2）外源性血氨升高可见于摄入大量高蛋白饮食；食管静脉曲张破裂等所致的上消化道大量出血等。也可因强烈利尿、严重腹泻、呕吐脱水及门、腔静脉分流术后等诱因所致。

二、血清酶学检查

肝是含酶最丰富的器官，酶蛋白约占肝总蛋白的 2/3。肝细胞受损时，有些酶即会溢出到血液中。有些酶在肝脏病变时，合成会增加或减少。

（一）丙氨酸氨基转移酶及天门冬氨酸转氨酶

丙氨酸氨基转移酶（alanine transamlnase，ALT）主要存在于肝细胞浆中，只要有 1%的肝细胞坏死，即可使血清中酶活性增高 1 倍，是最敏感的肝功能检测指标之一，任何原因引起的肝细胞损伤均可导致 ALT 增高，但其增高的幅度不一定和肝细胞损伤程度成正比。天门冬氨酸转氨酶（aspartase transaminase，AST）心肌中含量最高，其次为肝脏，只有在大块肝细胞坏死时，血中的 AsT 才有明显的升高。

1.参考值 连续监测法，ALT<35U/L（37℃）；AST<40U/L（37℃）。Karmen 法：ALT 为 8~40U；AST 为 8~40U。生理情况下血清转氨酶活性有轻微波动但不超过正常范围，剧烈运动后正常人转氨酶可超出正常范围，以 AST 增高更明显。

2.临床意义

（1）急性病毒性肝炎：最敏感的指标之一，阳性率为 80%~100%，多为 AST<ALT。其变化规律可分三种：①典型急性病毒性肝炎（急性黄疸或无黄疸型），早期 ALT 可急骤上升，达到高峰后迅速下降；②一部分无黄疸型肝炎早期 ALT 升高不显著，但长期稽留于异常水平，可持续数月或数年而转为慢性；③一些轻型无黄疸型肝炎常常只有一过性 ALT 升高，很快即恢复正常。甲型肝炎以第一种类型为多，乙型肝炎则多属第二种类型。通常 ALT 先升高继而症状加重，如 ALT 持续不降，则说明肝炎仍在活动或有慢转趋势。急性重型肝炎时，ALT 可仅轻度增高或先增高后

下降，出现胆红素和转氨酶分离现象，可能为肝炎后出现肝坏死的表现。ALT 活性的变化与肝组织形态学改变无固定的关系。

（2）慢性肝炎：急性肝炎患者如血清 ALT 持续升高或反复波动达 0.5 年至 1 年以上者，则多成为慢性肝炎。多为 AST>ALT。慢性活动性肝炎 ALT 多数升高至参考值的 3~5 倍以上，且长期维持在较高水平，如伴有肝坏死时，可升至参考值的 10 倍以上。

（3）肝硬化：活动型、进行性肝硬化时 ALT 呈轻、中度增高。代偿期则可正常或稍增高。一般慢性活动性肝炎引起的肝硬化（大结节性）ALT 可持续升高；胆汁性肝硬化 ALT 活性升高与黄疸平行。门脉性肝硬化时则以 AST 升高为多。

（4）原发性肝癌：ALT 正常或轻、中度增高。

（5）胆道疾病：胆管病变如胆石症引起梗阻时，ALT 中度升高，梗阻缓解后 1~2 周即可恢复正常，而黄疸型肝炎时 ALT 升高明显且持续时间长。

（6）其他原因引起的肝脏损害：①急性心功能不全时，肝淤血可使血清 ALT、AST 明显升高，但心功能不全控制后可迅速恢复；②某些传染病及寄生虫病如传染性单核细胞增多症、细菌性或阿米巴性肝脓肿、疟疾、血吸虫病等 ALT 活性均可轻度增高；③某些化学药物如异烟肼、氯丙嗪、苯巴比妥（鲁米那）等及化学毒物如四氯化碳、锑剂、砷等可使肝细胞中毒性损害引起 ALT 升高；④外伤、手术也可造成血清 ALT 升高。

（二）碱性磷酸酶

碱性磷酸酶（alkaline phosphatase，AKP）广泛存在于人体各组织，大部分来自肝脏。AKP 经胆管排入小肠，肝病时可因产生过多、排出受阻而使血清 AKP 发生变化。

1.参考值　连续监测法：正常人 270U/L（37℃）；磷酸苯二钠法：儿童 50~280kinU/L；成人 30~130kinU/L。

2.临床意义

（1）生理性增高：妊娠。

（2）病理性增高：①阻塞性黄疸：增高的程度与梗阻的程度、持续的时间成正比，完全持续的梗阻 80% 均有明显增高，其增高可先于黄疸的出现；②急性黄疸型肝炎时 AKP 可轻度增高；③原发性肝癌或转移性肝癌时 AKP 增高；④其他肝内浸润性病变如肝结核、肉芽肿等早期 AKP 也增高；⑤骨骼系统疾患如成骨细胞瘤、骨折恢复期等血清 AKP 也增高。

临床上常动态观察 AKP 的变化来判断病情发展、预后及临床疗效，如严重弥漫性肝损伤时血中 AKP 反而下降。当患者黄疸加重，胆红素日趋升高而 AKP 反而下降，提示肝脏损害严重且进展。反之黄疸逐渐消退、胆红素下降、AKP 上升，则表明肝细胞逐渐再生。

（三）血清 γ-谷氨酰转肽酶

血清 γ-谷氨酰转肽酶（γ-glutamyl transferase，γ-GT）体内分布较广，其活性强度顺序为肾、胰、肝、脾。血清 γ-GT 主要来自肝脏，具有较强的特异性。

1.参考值 连续监测法：正常男性 11~50U/L，成年女性 7~30U/L。固定时间法：正常男性 3~17U/L，成年女性 2~13U/L。

2.临床意义 γ-GT 和 AFP-样具有癌胚蛋白的性质，特别是在结节性增生时活性高，和 AKP 一样主要用于诊断胆汁郁积和肝内占位性病变，多数情况下二者变化一致。

（1）病毒性肝炎：急性肝炎时 γ-GT 增加，和 AKP 常平行但幅度较低，多不超过参考值的 1/3。如反复波动或长时间维持较高水平，则应考虑肝炎有慢转趋势。慢性活动性肝炎 γ-GT 可正常或高于正常 1~2 倍，如长期持续升高则预示病情进展，如向非活动型转变，则 γ-GT 逐渐下降。

（2）阻塞性黄疸：因梗阻引起的 γ-GT 排泄受阻使血清 γ-GT 增高，阻塞时间越长、阻塞越重 γ-GT 上升的幅度也越大，上升的幅度与黄疸程度平行。阻塞解除后可恢复正常。

（3）肝硬化：代偿期 γ-GT 多正常，若为失代偿期或伴有炎症、进行性纤维化则 γ-GT 可升高，升高程度和纤维化成正比。

（4）原发性或转移性肝癌：95%肝癌患者的血清 γ-GT 增高，且癌组织的大小及范围与 γ-GT 的升高有关，如肿瘤超过一叶，100%的患者 γ-GT 升高，肿瘤切除后 γ-GT 可下降至正常。

（5）其他疾病：酒精性肝损者，ALT 和 AsT 仅轻度升高，但 γ-GT 却在中度以上（<300U），急性酒精性肝炎 γ-GT 可达 1 000U 以上，常饮酒者 γ-GT 在 80U 左右。急性心肌梗死 γ-GT 也可升高。

（6）某些药物：如巴比妥等能使 γ-GT 升高，一般和药物应用的疗程有关，疗程越长，对 γ-GT 的影响越明显，停药后 2~4 周即可恢复。

（四）血清单胺氧化酶

血清单胺氧化酶（monoamine oxidase，MAO）为一种含铜酶，除肝脏外，还分布于肾、胰、心等器官。

1.参考值 中野法测定，成年人 23~49U/ml。

2.临床意义 主要用来观察肝脏纤维化的程度。MAO 活性与肝脏表面结节形成的进程相平行，80%重症肝硬化病人 MAO 增高。急性肝炎时 MAO 正常或稍高，但如伴有急性重型肝炎，血中 MAO 升高。慢性肝炎非活动期 MAO 正常，但在活动期则有 50%MAO 升高。少数巨块型肝癌 MAO 也可升高，慢性心功能不全时 MAO 的升高与肝大相一致。

（五）胆碱酯酶

胆碱酯酶（choline esterase，CHE）在肝脏中生成然后分泌到血清中。

1.参考值 正常人血清 CHEl30~310U/m1。

2.临床意义 在实质性肝损害时 CHE 降低，肝功改善后 CHE 上升直至恢复正常。血清 cHE 降低与人血白蛋白相平行。急性肝炎时其降低与肝脏病变程度成正比，慢性肝炎、肝硬化如 CHE 持续降低提示预后不良。肝功不全时 CHE 明显降低；脂肪肝时 CHE 有时可升高，此点有助于区别慢性肝炎；慢性肝胆疾患时 CHE 降低；

肝癌合并肝硬化时其降低更明显。另外，有机磷中毒、遗传性血清 CHE 异常病、营养不良、感染及贫血患者也降低。CHE 增高见于肾脏病变、脂肪肝（营养过度性、酒精性）、肥胖、甲亢、遗传性高 CHE 血症。

ALT、γ-GT 和 cHE 三种酶作为肝脏疾病的酶过筛试验，其根据是三种酶分别反映肝脏的不同病理过程：①ALT 增高说明有肝实质细胞损害；②γ-GT 增高反映有胆汁郁积；③CHE 反映肝脏蛋白合成功能。同时测定 ALT、γ-GT 和 CHE 可查出99%肝胆疾患。

（六）脯氨酰羟化酶测定

脯氨酰羟化酶（prolyl hydroxylase，PH）是胶原纤维合成的关键酶，肝脏发生纤维化时此酶的活性增加，血清 PH 增高。

1.参考值　（39.5±11.87）μg/L，上限为70μg/L。

2.临床意义　增高：与肝脏纤维生成有关。急性肝炎、慢性肝炎及肝硬化时均可升高，慢性活动型肝炎和肝硬化者几乎都>100μg/L。原发性肝癌也增高，而继发性肝癌多为正常。酒精肝此酶活性也增高。

三、胆红素代谢功能检查

正常人血液中的胆红素，主要来自衰老的红细胞中的血红蛋白，另有一少部分则来自肌红蛋白和游离胆红素。

（一）血清胆红素定性试验

正常人血清胆红素定性试验（van den Bergh's test，VdB）直接反应阴性，间接反应弱阳性。

（二）血清总胆红素定量测定

1.参考值　成人总胆红素定量测定（total bilirubin test，T-Bil）1.7~17.1μmol/L（0.1~1.2mg/d1）；直接胆红素 0~6.8μmol/L（0~0.2mg/d1），总胆红素减去直接胆红素即为间接胆红素的量。T-Bil 17~34μmol/L 为隐性黄疸；34~170μmol/L 为轻度黄疸；170~340μmol/L 为中度黄疸；>340μmol/L 为重度黄疸。

2.临床意义　主要用于鉴别黄疸的类型：①总胆红素、间接胆红素增高，见于溶血性黄疸，如溶血性贫血、血型不合的输血、恶性疟疾及新生儿黄疸等；②总胆红素、直接胆红素、间接胆红素均增高，见于肝细胞性黄疸，如急性黄疸性肝炎、慢性活动型肝炎、肝硬化和急性黄色肝坏死等；③总胆红素、直接胆红素增高，见于阻塞性黄疸，如胆石症、肝癌、胰头癌等。

（三）尿中尿胆原

1.参考值　尿胆原（urobilinogen）定性试验：阴性或弱阳性，其阳性稀释度应在1:20以下，定量试验：0~6.76μmol/24h（<4mg/24h）。

2.临床意义

（1）肝细胞性黄疸：肝细胞受损，经肾排出的尿胆原增加。在黄疸极期，因排入肠道的胆红素减少，尿胆原的排出相应的也减少。故动态检查尿胆原可作为肝炎的早期诊断及病情发展、预后判断的指标之一。

（2）溶血性黄疸：体内大量溶血如溶血性贫血、严重大面积烧伤等，尿中尿胆原可呈阳性或强阳性。

（3）阻塞性黄疸：胆石症所致的阻塞性黄疸，尿胆原为间歇性减少或消失；而肿瘤压迫所致的阻塞性黄疸，尿胆原呈进行性减少或消失。

（四）尿胆红素定性试验（浓缩吸附试验）

1.参考值 正常为阴性。

2.临床意义 肝细胞性黄疸：急性黄疸性肝炎时呈阳性反应。溶血性黄疸：一般为阴性。见于溶血性贫血、疟疾等。阻塞性黄疸：呈阳性反应，如胆石症、胰头癌等。

四、脂类代谢功能试验

肝脏是合成及贮存胆固醇的主要器官。当肝细胞严重受损时，血清胆固醇的合成和分解发生障碍，血中胆固醇可减少或增加；胆总管受阻时，胆固醇排入肠道受阻而逆流入血，使血清胆固醇升高。

（一）血清总胆固醇测定

1.参考值 正常人血清胆固醇（cholesterol，ChO）为 2.9~6.0mmol/L（110~230mg/d1）。随年龄增长而增高。

2.临床意义

（1）增高：见于大量摄入高胆固醇食物；肝脏合成增加；由胆固醇转化成胆汁酸的作用减弱；随胆汁排出减少如肝脏肿瘤、胰头癌、结石症等。冠状动脉粥样硬化、高血压、糖尿病、慢性肾小球肾炎肾病期及脂肪肝等肝外疾病也可有血清胆固醇的升高。

（2）减低：常见于肝脏病变、肝细胞严重受损时，如急性重型肝炎、肝硬化；肝外疾病如甲状腺功能亢进等也可使血清胆固醇降低。

（二）血清胆固醇酯测定

正常情况下游离胆固醇和胆固醇酯的比值恒定不变约为 1:3。当肝脏病变时，胆固醇合成减少，胆固醇酯也相应减少，二者比值可有不同改变。总胆固醇减去游离胆固醇即为胆固醇酯（cholesterolester）。

1.参考值 正常人血清胆固醇酯含量占总胆固醇的 60%~80%，为 2.34~3.38mmol/L（90~130 mg/d1）。

2.临床意义

（1）减低：见于肝脏的实质性损害，如肝细胞急性坏死性疾病、肝功能不全时。如胆固醇酯逐渐减少，胆固醇酯/胆固醇比值降低，则提示病情发展、预后不良；甲状腺功能亢进等肝外疾病，胆固醇酯也可降低。

（2）增高：见于各种原因引起的胆道梗阻，此时，胆固醇酯/胆固醇比值可正常，与肝实质性病变时有区别。甲状腺功能减退时胆固醇酯也可增高。

（三）血清胆汁酸测定

正常人血清胆汁酸（serum bm asid，SBA）含量极少，仅在餐后有升高。当肝细胞损伤时，血中 SBA 浓度升高，胆汁郁积时肝细胞排泌障碍也可使血中 SBA 升高。慢性肝病时 SBA 的升高往往出现在白蛋白、胆固醇、胆固醇酯下降及胆红素上升之前，因此对诊断有帮助。

1.参考值　放射免疫法测定正常人一般为 1.4~2.79 nmol/L。

2.临床意义　急性肝炎时 SBA 明显升高为 15.8~37.8 nmol/L，随病情恢复而下降；慢性迁延型肝炎时约为 4.1~17.1 nmol/L；慢性活动型肝炎时可达 17.9~22.1 nmol/L；肝硬化和肝癌时分别为 12.3~53.2 nmol/L 和 10.9~39.8 nmol/L，在慢性活动型肝炎与肝硬化的 SBA 敏感性较高，急性肝炎时 SBA 与 ALT 相似。

五、肝脏染料摄取和排泄

功能检查

（一）磺溴酞钠滞留率试验

参考值：正常人注射 BSP 后 45min 血中几乎全部消失，其滞留量<5%。

（二）靛青绿滞留率试验

靛青绿（ICG）注入体内后，90%与白蛋白结合后贮存于肝细胞内，由肝脏排泄。肝功能障碍时 ICGR 增加。参考值：正常人注射 ICG 后 15min 靛青绿滞留率（indocyanine green retention rate，ICGR）为 0%~10.0%，平均为 5.9%。临床意义：ICG 试验与肝间质系统变化关系大，另外也受肝血流量的影响。急性黄疸性肝炎病人 ICG 明显升高，病情恢复后 ICG 滞留逐渐下降至正常。慢性肝炎的 ICGR 多在 15%~20%，肝硬化者平均为 35%，与肝炎的病变程度与病期及黄疸程度有关。ICG 滞留率可提示预后，凡大于 50%者均为重症肝炎，预后不良。脂肪肝本试验多正常。

六、糖代谢功能检查

（一）葡萄糖耐量试验

葡萄糖耐量试验（glucose tolerance test，GTT）参考值：正常人空腹血糖 3.9~6.2mmol/L（70~110mg/d1）（葡萄糖氧化酶法）；福林一吴法为 6.72mmol/L（120 mg/d1）以下。服糖半小时至 1h 血糖迅速升高，达 8.96 mmol/L（160 mg/d1），2h 后恢复正常，各次尿糖均阴性。

（二）泼尼松糖耐量试验

泼尼松糖耐量试验（prednisone g1ucose to1eranee test，PGTT）参考值：同 GTT，但各次检测数据均较 GTT 为高。

临床意义 GTT、PGTT 不是肝脏功能的一项特异检查，某些巨块性肝癌、重症肝炎及某些肝硬化患者可见到自发性低血糖或餐后尿糖。一般肝脏病变时 GTT、PGTT 曲线峰时后延，多在 1h 达最高峰，2h 后才恢复正常，PGTT 曲线在各种肝病患者均稍高于 GTT 曲线。

（三）半乳糖耐量试验

当肝脏受损时，合成肝糖原的能力下降，因此，血中半乳糖含量增高，据此可判断肝脏功能。半乳糖耐量试验（galactose tolerance test）参考值：正常人口服半乳糖后 5h 尿内排出的半乳糖应少于 3g；静脉法其血中半衰期小于 14.5min。

临床意义：各种原因所致的肝细胞损害、肝脏合成糖原的能力减低时，口服法尿中排出半乳糖量可大于 3.5g。静脉法急性肝炎时血中半乳糖半衰期约为 21.9min；慢性活动型肝炎约为 16.5min；脂肪肝约为 12min；胆石症约为 16min；Dubin-Johnson 综合征约为 10min。

第四节 胰腺外分泌功能检查

目前临床上胰腺外分泌功能测定采用两种不同的方法进行。直接测定法，即直接测定胰腺的分泌功能如促胰液素试验、促胰液素—胆囊收缩素刺激试验，其优点是与胰腺分泌功能有很好的相关性，但与胰腺的受损程度无关；间接测定法，是通过胰腺的消化功能推断出胰腺的分泌功能如 Lundh 试餐试验、BT-PABA 试验、胰月桂基试验、淀粉酶同工酶测定等。

一、直接试验

（一）促胰液素试验

促胰液素试验（secretin test）是较为可靠的判定胰腺外分泌功能的检查方法，已成为诊断慢性胰腺炎的一个标准，特别是对慢性胰腺疾病的诊断意义较大。外源性给予胰酶后，测定十二指肠引流液的容量、重碳酸盐浓度和排泌量以及各种酶的活力，可反映胰腺外分泌功能的状态与胰液流出道是否通畅等。对不能行十二指肠插管、严重心肺疾病、急性胰腺炎、慢性胰腺炎复发期及激素过敏等应视为本试验的禁忌证。

1.操作方法 先行促胰液素皮肤过敏试验为阴性。测定前禁食 12h，测试当日晨测体重，肌肉注射胃复安和安定各 10mg。患者取卧位，经口插入胃十二指肠双腔引流管，末端达十二指肠乳头处。此时该双腔引流管的胃引流管的开口正好在胃窦部，插管位置应准确，可在 X 线下定位。抽尽胃液后继续持续负压吸引，防止胃内容物进入十二指肠影响测定结果。以 1.3~2.7kPa 的负压抽吸十二指肠液，每 10min 一管，共 3 管，作为基础对照。静脉缓缓注入 1U/kg 体重促胰液素，注射后每隔 20min 收集十二指肠引流液 1 次，共 4 次，置冰浴中，抽液结束后立即送检。每个标本分别测胰液量、胰酶（淀粉酶、脂肪酶及胰蛋白酶活力）及重碳酸盐浓度。

试验中应注意预防休克等副作用的发生，严密观察吸液中液体的状况。当流出液体不畅时，用注射器输入空气再进行吸引，或者变换体位使之相适应；如从胃吸引的液体发现是胆汁色，从十二指肠吸引液中发现浑浊，说明是导管的位置不恰当；另外，患者出现呕吐反射等异常运动常会导致十二指肠液逆流入胃内，均会影响试验结果。

2.诊断及鉴别诊断意义 多数文献报道正常人胰液排量>2.0ml/kg，最大碳酸氢盐浓度>90mmol/L，淀粉酶排出量>6U/kg。慢性胰腺炎、晚期胰腺癌等广泛性胰腺病变可见胰液排量、最大碳酸氢盐浓度及胰酶量三者完全低下。而胰腺癌等病压迫胰管引起梗死时可主要表现为胰液排量明显降低。慢性胰腺炎胰管部分梗阻时胰液瘀滞，主要为碳酸氢盐浓度降低，而慢性胰腺炎病变主要为胰腺纤维化者，可见胰酶分泌量明显减少。促胰液素刺激试验对慢性胰腺炎诊断的敏感性为75%~90%，特异性为80%~90%，仍是经典的胰腺外分泌功能试验。但轻度胰腺功能障碍时促胰液素试验仍可正常。

（二）增大促胰液素试验

增大促胰液素试验（augmented secretin test）是将促胰液素量增至4U/kg体重，以测定胰腺的最大分泌功能，其胰腺分泌类型与标准促胰液素试验不同，多用于促胰液素试验结果不明确或轻度异常，而临床上又怀疑存在胰腺外分泌功能障碍时。正常人在增大促胰液素试验时，胰液分泌量比一般试验增加1倍，碳酸氢盐浓度则仅轻度增加，约为15%，淀粉酶排量增加30%；慢性胰腺炎患者碳酸氢盐浓度减少或不变，胰液量有一定程度增加；胰腺癌患者则表现为固定性胰液和碳酸氢盐分泌；在高胰腺分泌患者，胰液、碳酸氢盐和胰酶分泌均明显增加。

（三）促胰液素—胆囊收缩素刺激试验胆囊收缩素（cholecystokinin，CCK）除刺激胆囊收缩外，还有刺激胰腺腺泡分泌消化酶的生物活性，据此可了解胰腺外分泌功能。

二、间接试验

（一）Lundh试餐试验

本试验采用标准试餐而无须外源性消化道激素，生理性地刺激胰腺分泌。标准试餐中含有的脂肪酸和氨基酸可刺激十二指肠及空肠上段黏膜的I细胞，释放出内源性胆囊收缩素胰酶泌素（CCK-PZ），CCK-PZ可促使胰腺分泌胰酶。Lundh制定的标准试餐组成为：植物油18g、脱脂奶粉或酪蛋白15g、葡萄糖40g及调味糖浆15g，加水至300ml。

1.操作方法　受试者空腹12h以上，经口插入十二指肠引流管至十二指肠（距门齿约110cm），在3~5min内受试者饮下试餐300ml，然后平卧位，在虹吸或5.3kPa负压下从引流管中连续吸引收集十二指肠液，每30min为1份，共2h，收集4份，冰浴下送检。以N-苯甲酰-L-精氨酸-β萘酰胺为基质，用比色法测定胰蛋白酶活性，结果可用每公斤体重每小时胰蛋白酶分泌量表示，也有用胰蛋白酶高峰浓度表示。

2.诊断及鉴别诊断意义　国外文献报道正常值为每小时60u/kg左右。国内资料报告，正常值为（36.97±14.28）U/（kg·h），而胰腺疾病组明显降低，为（11.21±6.94）U/（kg·h）。本试验在慢性胰腺炎病人中阳性率80%~90%，胰腺癌中阳性率为70%~80%。试验结果可大致反映胰腺外分泌功能损害程度，但不能鉴别慢性胰腺炎和胰腺癌。试验失败率约为10%，原因有插管不顺利、病人呕吐及脱出引流管等。Lundh试餐试验对诊断胰腺外分泌功能不全具有较高的敏感性，其优点为采用了生理性进餐刺激内源性激素产生，避免使用昂贵的外源性激素，既经济又无副作用，故更易于临床推广使用。但本试验不能测定胰液分泌总量及碳酸氢盐分泌浓度，而且要求受试者有正常的胃肠功能，在胃切除术后、迷走神经切断术后、小肠吸收不良、壶腹部梗阻等患者中此试验还会出现假阳性，这些均是试验的不足之处。另外，急性胰腺炎或怀疑慢性胰腺炎急性发作的患者，因试验餐会加重病情，故亦不宜做此试验。

（二）尿 BT-PABA 试验

BT-PABA 试验全称为苯甲酰—酪氨酰—对氨基苯甲酸试验。BT-PABA 是一种人工合成的短链多肽，其中含有芳香族氨基酸酪氨酸。试验原理是基于肠内胰腺分泌的糜蛋白酶对 BT-PABA 羧基侧肽链水解的高度特异性。口服一定量的 BT-PABA后，在小肠内被糜蛋白酶特异水解为苯甲酰酪氨酸和对氨基苯甲酸（PABA），PABA 作为示踪基团，被小肠吸收，经肾由尿中排出，测定服药后一定时间内尿中PABA 的回收率可间接反映肠腔内糜蛋白酶活性，亦即是胰腺外分泌功能状况。

1.试验方法　检查前 3d 禁用胰酶制剂、磺胺类、维生素 B2 等对试验有影响药物。检查当天禁食，排空膀胱，口服 BT-PABA500mg（内含 PABAl69.5mg）同时饮水 300ml，收集 6h 全部尿液，混合后记录尿量，同时取 10ml 尿测定尿中 PABA 含量。尿中 PABA 用比色法测定。BT-PABA 试验结果以尿中 PABA 回收率表示。计算公式如下：

$$\text{尿 PABA 回收率（\%）} = \frac{6h \text{ 尿 PABA 总量}}{\text{口服 PABA 总量（169.5mg）}} \times 100\%$$

一般临床上 BT-PABA 试验，6h 内尿中 PABA 回收率在 60% 以上为正常，国内资料报告正常范围在 63%~74%0，50%~60% 为可疑异常，小于 50% 为异常。为排除肠道疾病和肝肾疾病对 BT-PABA 试验的干扰，提高诊断胰腺外分泌功能障碍的特异性，Mitchell 等提出计算 PABA 排泄指数（PEI），方法是在 BT-PABA 试验的基础上于第二天再给患者口服相应量的 PABA，两个 PABA 回收率的比值即为 PEI。

2.诊断及鉴别诊断意义　国内外的文献资料表明，BT-PABA 试验在慢性胰腺炎和胰腺癌等胰腺外分泌功能障碍疾病中明显降低，Chung 等报告慢性胰腺炎患者尿中 PABA 回收率为（55.8±24.2）%，而正常对照组为（82.0±10.0）%，在慢性胃炎、胆道疾病和慢性肝病中则均无明显异常。BT-PABA 试验与促胰液素试验或 Lundh试餐试验有显著相关性，Kataoka 等认为同时测定粪便糜蛋白酶对诊断慢性胰腺炎更为可靠。在患有弥漫性胰腺疾病的患者中，BT-PABA 试验的敏感性 80%~90%，特异性 80%~92%。在进展的慢性胰腺炎和胰腺外分泌功能严重损害的患者可达90%，而在轻、中度损害的患者中仅为 16%~46%。Sato 等报道在壶腹周围癌患者，手术前 PABA 回收率明显下降，而良性胰腺疾病则无下降。BT-PABA 试验不失为一种诊断胰腺外分泌功能不全的简便有效方法。但 BT-PABA 试验亦有其局限性，对轻度胰腺外分泌功能障碍诊断灵敏度差，临床应用中，应注意胃手术后、小肠疾病、肾功能障碍、严重肝病、糖尿病引发胃轻瘫及某些药物均会对试验结果产生影响，使试验出现假阳性。在老年患者，因收集尿液困难，也会影响试验结果。虽有报道 PEI 可提高胰腺外分泌功能障碍诊断的特异性，但 chaloner 等比较三种胰腺外分泌功能检查方法，认为 PEI 的敏感性较差，仅为 64%。有作者在给患者 BT-PABA 的同时，加服 14C-PABA，然后计算尿中 PABA 与 14C-PABA 回收率之比值，可将 BT-PABA 试验的时间缩短至 1d。Hoek 等用对氨基水杨酸代替 14C-PABA，试验结果可靠，从而解决了放射性问题，提高了试验的安全性并扩大了适应证，也使 BT-PABA 试验的特异性得到提高。

（三）血 BT-PABA 试验

测定血清或血浆中 PABA 浓度可避免受肾功能的影响，尤适用于老年肾功能不全及收集尿液困难的患者，并且测试时间亦有缩短。方法：口服 BT-PABA1g，同时服用含脱脂奶粉及糖的试餐，2h 后抽血，测定血中 PABA 含量。血浆 PABA 正常值为（36.9±8.1）μmol/L。血清 PABA 测定的敏感性及特异性分别为 70% 和 88%，比尿 PABA 回收率测定更特异，其特异性和 PEI 相同，敏感性优于粪便脂肪定量而低于 Lundh 试餐试验。

（四）胰月桂基试验（pancreolauryl test，PLT）

口服人工合成的月桂酸荧光素，其在肠道内被胰腺分泌的芳香脂酶（arylesterase）特异水解，生成游离的荧光素，经小肠吸收及肝内结合后，从尿中排泄，因此测定尿中游离的荧光素可判断出胰腺的外分泌功能。但此试验并不是单纯对胰腺功能进行评价，而要涉及全部的消化吸收过程。

1.试验方法　试验前 5d 停服干扰荧光素测定的胰酶、维生素 B2 等药物，试验晨进食试验餐（面包 50g，奶油 20g，茶一杯），并吞服含月桂酸荧光素试验胶囊 2 粒，10h 后收集尿样送检。为提高试验的特异性，纠正个体在吸收、结合及分泌方面的可变性，可在第 3 天用定量游离荧光素钠重复试验 1 次。计算两次尿样中游离荧光素的比值。

2.诊断及鉴别诊断意义　正常人该比值>30。本试验与 BT-PABA 试验有相似的特异性与敏感性。在慢性胰腺炎伴严重外分泌功能不全时，PLT 阳性率较高，可达 93%~95%，该试验能可靠诊断中到重度胰腺功能不全，但对轻到中度慢性胰腺炎病例有一定的漏诊。Lankisch 等报告在胰泌素—胰酶泌素试验正常时，BT-PABA 试验的假阳性率为 12%，本试验仅 5%。假阳性见于胆道旁路手术、胆囊切除术后、胆囊无功能、胃切除术、炎症性肠病、成人乳糜泻等疾病，与 BT-PABA 试验一样，全胰切除术的患者做本试验时，尿中也可有荧光素排泄。已知肠内某些菌（如链球菌）能水解荧光素月桂酸，因此全胰切除术后，本试验的假阳性可能与肠内菌群增多有关。对脂肪泻患者行胰月桂基试验，结果表明此试验能区别胰腺脂肪泻、腹腔疾病和小肠细菌过度繁殖。由于血清胰月桂基试验具有较高的阴性预测价值，故认为它是一种对脂肪泻患者进行早期测定的手段。

（五）放射性核素试验

1.131I-三油酸酯和 131I-油酸对比吸收试验　131I-三油酸酯在十二指肠及空肠被胰脂肪酶水解为带核素的 131I-甘油和游离脂肪酸，如胰腺外分泌功能障碍，胰酶分泌少，131I-三油酸酯不能被充分消化裂解，从大便中排出增多，粪中 131I 核素含量升高。

方法是口服一定量 131I–三油酸酯后，测定 3d 中粪便 131I 的核素含量。正常人 3d 内从粪便中排出的 131I–三油酸酯含量不超过摄人总量的 5%。如粪便中核素含量大于 5%，提示有消化不良或吸收障碍，此时可给患者口服大量胰酶制剂，同时作 131I–三油酸酯试验，粪便中 131I–排量明显减少，说明是胰腺外分泌胰酶不足引起的消化不良。

131I–油酸试验用于鉴别是否存在小肠吸收不良。131I–甘油不经胰酶消化即可被小肠吸收，口服已知量的 131I–油酸，测定血和粪便中 131I–油酸核素含量，计算血和粪便中。核素含量占摄入总核素量的百分比即可了解小肠吸收功能。正常人 72h 粪便 131I–油酸核素排出率应小于 3%。如 72h 粪便中 131I–油酸排出率增高，提示有小肠吸收功能不良。如同时作以上二种试验，可以提高胰腺外分泌功能不全的诊断率。

2.$^{14}CO_2$ 呼气试验 是一种测定胰脂酶活性的间接方法。患者口服带有 ^{14}C 标记的三棕榈酸酯后，胰腺分泌的胰脂酶将其分解为 ^{14}C–棕榈酸，在胆盐作用下被吸收，在肝中代谢，经肝、肺循环形成 $^{14}CO_2$，收集及测定呼气中 $^{14}CO_2$ 放射活性可间接反映胰腺外分泌功能状态。

诊断及鉴别诊断意义：有报告认为本试验敏感性和特异性都较高，敏感性可达 89%，特异性为 81%。Bruno 等同时对一组慢性胰腺炎患者行 $^{14}CO_2$ 呼吸试验及血 BT–PABA 试验，结果表明两种试验对诊断胰腺外分泌功能不足具有相同的敏感性，仅 $^{14}CO_2$ 呼吸试验的测定时间较血 BT–PABA 试验稍长。本试验代谢环节较多，影响因素多，如发热、甲状腺功能亢进、高脂血症、糖尿病等可出现假阳性结果。由于 ^{14}C 有一定的放射性，VentrLmci 等提出应用 ^{13}C 呼吸试验 ^{13}C 标记胆固醇辛烷，测定胰腺外分泌功能状态，与胰月桂基试验具有良好的一致性，敏感性及特异性分别为 68.2% 和 75.0%，其价值与胰月桂基试验及粪便糜蛋白酶测定相当。

3.双标记 Schilling 试验 正常人食物中维生素 B_{12} 只有同胃分泌的内因子（IF）结合成复合物（IF–B_{12}），才能通过小肠壁被吸收，而维生素 B_{12} 在酸性胃液中几乎全部与内源性 R 蛋白结合（R–B_{12}），当 R–B_{12} 在小肠被胰蛋白酶分解后，维生素 B_{12} 才能被转到内因子上，经结合后被吸收。如胰腺外分泌功能不全，胰蛋白酶分泌减少，R–B_{12} 不能被分解，B_{12} 与内因子结合（IF–B_{12}）减少，故可出现维生素 B_{12} 吸收不良。基于此原理，本试验是以 ^{57}Co 标记 IF–B_{12}，以 ^{57}Co 标记 R–B_{12}，根据 R–B_{12} 与 IF–B_{12} 的相对吸收率，测定 24h 尿内两者比值（R–B_{12}/IF–B_{12}），即可间接反应胰腺外分泌功能状况。

诊断及鉴别诊断意义：Brugge 等报告正常对照组 ^{58}Co–R–B_{12}/^{57}Co–IF–B_{12} 比值为 0.5~1.0 或 0.45~0.86。胰腺外分泌功能障碍时，^{67}Co–R–B_{12}/^{57}Co–IF–B_{12} 比值下降至 0.02~0.15，其他胃肠疾病比值大多在正常范围。但此试验敏感性不高，大致相当于胰蛋白酶排量试验。如加用必需氨基酸刺激胰腺，可能会提高本试验的灵敏度。本试验可用于鉴别胰源性或小肠疾病引起的脂肪泻。

（六）粪便试验

1.粪便苏丹Ⅲ染色试验和肌纤维检查 胰腺功能正常时，进餐中脂肪及动物横纹肌被脂肪酶和胰蛋白酶消化后吸收,粪便中很少有脂肪滴与横纹肌。正常时脂肪滴少于 100 个小滴/HP;肌纤维一张盖片范围内不超过 10 个。胰腺外分泌功能障碍时,粪便中脂肪及肌纤维量增多,经苏丹Ⅲ染色后在显微镜下可见粪便中脂肪滴被染成黄色或棕黄色反光小滴,脂肪滴量明显增多。中度至重度胰腺功能障碍者常可阳性,若出现大量泡沫状有光泽恶臭的油性大便称为脂肪泻。此试验常用于胰腺外分泌功能的初筛检查。但苏丹Ⅲ染色试验敏感性较差,影响因素较多,小肠吸收不良及肠蠕动亢进时本试验也可阳性,故不能鉴别胰源性抑或肠源性吸收不良。

2.粪便脂肪定量分析 正常人每日粪便中脂肪含量最多不超过进食脂肪量的 6%,如粪便中脂肪含量超过总脂肪摄入量的 30%~40% 即可有诊断意义。慢性胰腺炎患者阳性率为 42%,胰腺癌患者的阳性率为 25%。测定方法为先服洋红染料作为留粪便时标记物,每日进餐含 100g 脂肪的食物,连续 3d,收集 3d 全部粪便,测定其脂肪含量,计算 3d 粪便脂肪含量的平均值即为 24h 粪便脂肪含量。24h 粪便脂肪定量应小于 6g,否则提示可能有胰腺外分泌功能不全。但应注意伴有小肠吸收功能障碍及胃肠运动异常的肠道疾病患者及一些梗阻性黄疸患者也会出现粪便中脂肪含量增加。所以此试验尚缺乏特异性,不能鉴别消化不良抑或吸收不良。Lembcke 等报道 ^{13}C 呼吸试验(^{13}C 标记长链甘油三酯)诊断胰源性脂肪泻的敏感性及特异性分别为 91.7% 及 85.7%,认为该试验可替代粪便脂肪分析。

3.粪便酶测定 测定粪便中糜蛋白酶及胰弹性蛋白酶含量也可反映胰腺外分泌功能状态。粪便糜蛋白酶较稳定,测定粪便糜蛋白酶是诊断慢性胰腺炎的标准之一。若粪便糜蛋白酶含量大于 17U/g 粪便,胰弹力蛋白含量低于 100mg/g 粪便,提示胰腺功能不全。

诊断及鉴别诊断意义:粪便糜蛋白酶测定在重度胰腺功能不全患者中阳性率为 70%~90%,在轻度胰腺功能障碍患者中阳性率为 40%~60%,说明其对严重疾病的诊断是可靠的。Stein 等建立了测定粪便中胰弹力蛋白酶免疫活性的方法,与促胰液素试验相比较,认为这是一种新的非侵袭性无须插管的胰腺外分泌功能检查;有作者认为测定粪便中胰弹力蛋白对评价慢性胰腺炎的胰外分泌功能既简便又实用,且与促胰液素一胆囊收缩素刺激试验有良好的相关性,对中度及重度胰外分泌功能不全具有高度特异性及敏感性。但 Amann 等对不同程度的慢性胰腺炎患者、吸收障碍者及健康人行粪便糜蛋白酶测定,结果大多数非胰源性吸收不良患者均出现假阳性,且轻一中度慢性胰腺炎患者与健康人无差别,认为该试验对诊断慢性胰腺炎欠准确。Glasbrenner 等测定了 63 例慢性胰腺炎患者粪便胰弹力蛋白酶,其诊断慢性胰腺炎的敏感性为 79%,而粪便糜蛋白酶及胰月桂基试验的敏感性分别为 48% 及 71%,表明粪便胰弹力蛋白酶测定对慢性胰腺炎的论断优于粪便糜蛋白酶,其价值与胰月桂基试验相当。临床上,影响粪便酶测定的因素有腹泻、进食过少及梗阻性黄疸等。

(七)胰酶测定

1.血清淀粉酶 是目前临床广泛应用于诊断急性胰腺炎的实验室指标,其敏感性及特异性为 75%~92% 及 20%~60%。临床上测定的血清淀粉酶是胰腺型和唾液型二种总和，Somogyi 法正常值范围在 40~180U，Winslow 法为 8~64U。

诊断及鉴别诊断意义：临床上当炎性病变或其他疾病影响到胰腺时，可引起胰腺腺泡大量坏死或细胞膜通透性增高，所以血淀粉酶升高常反应胰腺有急性炎症，最多见于急性胰腺炎，一般常在发病后 2~12h 开始上升，12~72h 达至高峰，急性胰腺炎血淀粉酶超过正常 3~6 倍，Somogyi 法达 500U/L 以上可以诊断，300U/L 临床怀疑。血淀粉酶升高程度与急性胰腺炎病情不一定平行，有些重症胰腺炎或出血坏死性胰腺炎患者血淀粉酶不一定很高；而血淀粉酶正常并不能完全除外胰腺炎诊断，如血淀粉酶从原很高水平突然下降至很低水平，而临床症状明显加重者，应警惕是否存在出血坏死性胰腺炎。一般血淀粉酶半衰期仅 2h 左右，如急性胰腺炎后血淀粉酶长期升高说明有淀粉酶持续从胰腺中渗出，提示仍有炎症存在或有胰腺假性囊肿等并发症；有报道血淀粉酶测定与脂肪酶相结合可将诊断急性胰腺炎的敏感性提高至 94%。其他许多疾病也可引起血淀粉酶升高，如胆道疾病、消化性溃疡穿孔、肠梗阻、外伤性休克、肾功能不全、腮腺炎及肿瘤等，临床上可进一步测定淀粉酶同工酶予以鉴别。

2.尿淀粉酶 正常值 Somogyi 法为 80~300U，Winslow 法为 8~32U，急性胰腺炎发病约 12~24h 后尿淀粉酶开始升高，可持续升高 1 周左右，尿淀粉酶测定比血淀粉酶稍敏感，尿中淀粉酶如高于正常值 1 倍，即有诊断意义。

诊断及鉴别诊断意义：临床上测定尿淀粉酶主要可补充测血淀粉酶的不足，因尿中淀粉酶升高时间稍晚和持续时间比血淀粉酶长，如急性胰腺炎发病 3~5d 后当血淀粉酶已下降，此时测尿淀粉酶仍可升高，对诊断有意义。此外，尿淀粉酶测定对诊断巨淀粉酶血症有重要意义。巨球蛋白血症因淀粉酶与球蛋白组成大分子复合物，不能从肾小球滤过而造成持续高淀粉酶血症，此时测尿淀粉酶反可正常或降低。

3.淀粉酶同工酶 测定淀粉酶同工酶对诊断一些疾病有参考价值。用聚丙烯酰胺凝胶或琼脂糖凝胶电泳分离后可见两条主要区带，胰型同工酶和唾液型分别位于原 γ 球蛋白和前 γ 球蛋白部分，是一种半定量的检测方法。正常人血清中 Pam 占 40%~45%，sam 占 55%~60%；Pam 分子量比 sam 小，Pam 肾清除率较高，正常人尿淀粉酶中 Pare 占 65%~68%，而 Sam 占 32%~35%。

诊断及鉴别诊断意义：临床上淀粉酶同工酶测定对诊断急性胰腺炎较总淀粉酶更具敏感性及特异性。Pam 升高常早于总淀粉酶增高，持续时间也长，故当血清淀粉酶升高前或基本消失后，测 Pam 仍明显升高，对诊断有参考意义。此外如血淀粉酶仅轻度升高，而其中主要是 Pam 比例明显升高有助于证实是胰腺疾病。对原因不明的高淀粉酶血症，淀粉酶同工酶可区别淀粉酶的来源；如 Sam 明显升高而 Pam 不高应考虑是腮腺疾病、颌面部手术后或肺癌等所致。可通过测定血 Pam 来估计胰腺外分泌功能，临床研究表明 Pam 降低程度与胰腺外分泌功能有相关性，严重胰腺外分泌功能障碍者中 74%~100%有 Pam 降低，而轻中度胰腺外分泌功能障碍中仅 12%~42%病人有 Pam 降低；此外 Pam 在重症糖尿病胰功能损伤病人中常降低；巨淀粉酶血症是血中存在一种特殊淀粉酶，其多为唾液型与球蛋白结合成大分子，不能从肾脏排出，血淀粉酶持续升高，尿淀粉酶正常或降低，此时在淀粉酶同工酶电泳谱上可见异常图形，主要是 Sam 升高，有利于疾病的诊断。

4.淀粉酶清除率和淀粉酶肌酐清除率比值　将淀粉酶和肌酐清除率之比，称为淀粉酶清除率和淀粉酶肌酐清除率比例（amy ase creatinine clearance ratio，ACCR），在急性胰腺炎和慢性胰腺炎急性复发时增加。ACCR 是一项新的诊断急性胰腺炎的精确试验，应用淀粉酶清除率鉴别诊断急性胰腺炎和高淀粉酶血症。

$$淀粉酶肌酐清除率（\%）=\frac{尿淀粉酶}{血淀粉酶}\times\frac{血肌酐}{尿肌酐}\times100$$

诊断及鉴别诊断意义：AccR 的正常值平均为 3.1%（1%~5%），大于 6% 有诊断意义。高淀粉酶血中所致的肾潴留，必须排除胰腺疾病，可用 ACCR 鉴别。即使肾功能不全，淀粉酶清除率与肌酐清除率是平行关系，巨淀粉酶血症的淀粉酶清除率表现低下，而肌酐清除率原则上保持正常。在急性胰腺炎，淀粉酶清除率升高是由于肾小管吸收的可逆性降低之故。然而，在急性胰腺炎初期，不一定引起 ACCR 增加。临床上，除急性胰腺炎外，糖尿病酮症酸中毒、烧伤、胸腔部手术后、肾功能不全等均可见 ACCR 升高。

5.血清脂肪酶　早在 1932 年 Cherry 和 Crandall 就将血清脂肪酶测定作为诊断急性胰腺炎的一项指标，但由于技术复杂限制了其临床应用。胰腺急性炎症时细胞坏死或细胞膜通透性增高，胰腺分泌的脂肪酶进入血液中增多，测定血清脂肪酶对诊断急性胰腺炎等病有参考价值，正常值为 1~1.5U。

诊断及鉴别诊断意义：急性胰腺炎时，血清脂肪酶常在症状出现后 4~8h 升高，24h 达高峰，可持续 8~14d。在急性胰腺炎的第一天，其诊断敏感性与血淀粉酶相似，但从第二天后，其临床诊断价值逐渐增加，血清脂肪酶可升高至正常上限的 50 倍，故临床测定血清脂肪酶的主要优越性是可用于急性胰腺炎发作后期的诊断，当急性胰腺炎发作后期血及尿淀粉酶已恢复正常时，测定血清脂肪酶对确诊急性胰腺炎有较大价值；此外因脂肪酶都是由胰腺分泌的，故对诊断胰腺病变有一定特异性，不受腮腺疾病影响。急性胰腺炎病人如同时测定淀粉酶和脂肪酶可提高诊断准确性。但在胆囊炎、溃疡病穿孔、肠梗阻、脂肪组织坏死等病中血清脂肪酶也可升高。测定血清脂肪酶方法较复杂，一些作者对反应底物做了改进，其敏感性和特异性与测定的方法与技术有关，Melzi 等报道血清脂肪酶的临床敏感性及特异性为100%及 91%。

6.弹力蛋白酶　胰弹力蛋白酶（pancreatic elastase）是胰腺腺泡分泌的一种外分泌酶，具有分解弹力纤维的作用，此酶稳定性好，不受外源性胰酶的影响，与促胰液素试验具有良好的相关性。目前临床主要采用放射免疫法及酶联免疫吸附法测定血清及粪便中的弹力蛋白酶。

诊断及鉴别诊断意义：在急性胰腺炎和复发性慢性胰腺炎时血清弹力蛋白酶浓度增高。急性出血坏死性胰腺炎中胰弹力蛋白酶起重要作用，故出血坏死性胰腺炎时血清中该酶明显升高，且较水肿性胰腺炎升高更甚，表明其与急性胰腺炎病情的轻重程度具有良好的相关性，且持续时间更长，对诊断急性胰腺炎特异性较高，在一些原因如腮腺炎、肾功能不全、肿瘤等致使血中淀粉酶升高时，血清弹力蛋白酶可正常。由于急性胰腺炎时弹力蛋白酶升高持续时间可达 10d~2 周，更有助于急性胰腺炎的后期诊断及病程变化的观察。

第五节　消化道激素检查

消化道激素在化学上均为多肽，因此又称胃肠肽类激素，其分子量大多介于 2 000~5 000U 之间。1902 年 Bayliss 和 Starling 发现的第一个被确定的内分泌激素即是消化道激素—促胰液素 (secretin)，20 世纪 60 年代以后，由于现代生物化学技术的发展和应用，新的胃肠道激素不断被发现，功能越来越清楚，才使胃肠肽类激素的研究进入一个新时期。

消化道激素的分泌细胞主要为 APUD 细胞 (amine precursor uptake and decarboxylation cell，胺前体摄取及脱羧细胞)，分布于胃肠胰处，十二指肠黏膜是胃肠道不同类型 APUD 细胞密集之处。胃肠道激素的作用方式多种多样，一般分为：

1.内分泌　是经典的内分泌 (endocrine secretion) 激素的作用方式，由胃肠内分泌细胞释放肽类激素后进入毛细血管，通过血液循环传递至靶器官而发挥作用，以这种方式起作用的消化道激素有胃泌素、胆囊收缩素、促胰液素、肠抑胃肽、胰高糖素、胰多肽以及胃动素等。

2.旁分泌　激素释放后，不是进入血循环，而是通过细胞外液间隙，弥散至邻近的靶细胞，起局部调节的作用，为旁分泌 (paracrine secretion)。胰岛内的几种激素通过这种方式发挥作用，如分泌生长抑素的 D 细胞，其基底有很多胞质突起，伸向邻近的 G 细胞或泌酸细胞，通过旁分泌抑制这些细胞的生物活性。旁分泌使其能达到对机体精确的调节。所谓的自分泌是旁分泌的一种特殊形式，即激素作用于该肽自身的分泌细胞。

3.神经分泌途径　由于中枢神经系统以及消化道管壁内的神经细胞合成的肽类激素受到适宜刺激，经轴浆转运至神经末梢释放入毛细血管或通过突触间隙作用于接受神经冲动的细胞。前者称为神经内分泌，后者称为神经分泌。能够释放肽类递质的神经称肽能神经。P 物质、血管活性肠肽、神经降压素、胆囊收缩素、脑啡肽等以这种方式作用。

4.外分泌　肽类激素由开放型细胞释放至胃肠腔，而发挥其对靶细胞的作用。

一种消化道激素可以具备一种以上的作用方式，如胃泌素既可通过内分泌发挥作用，也可由外分泌作用。生长抑素既可旁分泌，也可内分泌还可通过神经分泌发挥作用。许多胃肠道激素同时分布于中枢神经系统与消化道 (如脑肠肽)，它们既可在中枢神经水平发挥作用，又可在胃肠道调节其分泌与运动功能。胃肠道激素的生理功能非常复杂，它包括：①消化道外分泌的调节；②调节其他激素的释放；③

黏膜保护作用；④免疫调节作用；⑤血流的调节；⑥血糖的调节；⑦摄食的调节；⑧细胞、增殖分化的调控；⑨胃肠运动的调节等。

一、胃肠道激素的检查方法

1.放射免疫分析法（RIA） 由于肽类激素含量甚微（一般为 $10-9\sim10-12g$），用一般的物理化学方法测定如此微量的物质是不可能的，因此，需要高灵敏度的示踪物。放射免疫分析正是利用放射性同位素高度敏感的特点来标记抗原，并用这种标记抗原与待测样品中非标记抗原竞争性地与给定的有限量的抗体相结合，如标记和非标记抗原对抗体的亲和力是相等的，可通过对两者结合比例的分析计算出非标记抗原的含量。

2.先进的生物化学纯化技术 应用凝胶过滤、免疫亲和色谱、高压液相色谱、快速蛋白液相色谱，以及放射免疫测定和肽类微量测序技术，可使纯化过程大大简化。

3.DNA 重组技术 由于 DNA 重组技术的发展和有效应用，肽类激素的研究从根据功能寻找物质，发展到根据物质寻找功能的新时期。以往肽类的发现总是首先发现某一组织中某种未知物质的生物活性，然后用组织提纯这种物质，再分析其化学结构，最后人工合成。而利用 DNA 重组技术可以 mRNA 序列为探针对与其互补的 cDNA 文库进行筛选并分离，从 cDNA 的核苷酸序列可知这种激素的结构。cGRP 是第一个通过分子生物学技术先认识其结构再认识其生物活性的肽类激素。人们首先发现 CT 基因除 CT 以外还可表达一种多肽 mRNA，将此 mRNA 加入无细胞翻译系统，合成一种新的多肽，再制备抗体，用免疫组化的方法证明其分布及生物效应。利用 DNA 重组技术，人们还可对肽类激素的基因的不同片段分别进行切割、重组和功能表达，从而对肽类激素结构功能的关系有更深刻、更精确的理解。

二、胃泌素

（一）结构与生物合成

胃泌素（gastrin，G）是继促胰液素在 20 世纪初发现后所发现的第二个胃肠道激素，也是首先确定了结构并得到广泛研究的胃肠道激素，它是由胃窦及小肠上段黏膜内 G 细胞释放的一种多肽，具有多种分子形式，但根据研究结果 G_{34} 和 G_{17} 是主要的分子形式，在基础状态下，G_{34} 占比例较大，是外周循环存在的主要形式，其生理作用较 G_{17} 弱。而在餐后，G_{17} 有更明显的增加。它是胃窦胃泌素提取物中的主要形式。但不论胃泌素以何种形式存在，其全部生物作用均来自位于肽链 C 末端的四肽酰胺，包括色氨酸—甲硫氨酰—天门冬氨酰—苯丙氨酰胺，这一序列的任何改变都可使胃泌素的生理功能降低或消失。

（二）胃泌素的生理作用

1.刺激胃酸分泌 胃泌素能最大限度地促进壁细胞分泌盐酸。同时胃泌素还作用于含组胺的 ECL 细胞，是胃泌素引起胃酸分泌的另一机制。

2.刺激黏膜生长 胃泌素刺激非胃窦部胃黏膜的生长，这一作用可能是胃泌素瘤患者壁细胞过度增生的主要原因之一。胃泌素对分泌组胺的 ECL 细胞也具有营养作用。

（三）胃泌素的正常值

胃泌素的正常范围大多在 60~120Pg/ml 之间，进食后浓度升高，升高的程度随个体的不同及进食的质与量而不同。在进富含蛋白的膳食后，典型的浓度变化是较基础水平升高 3~5 倍。激素的浓度可以用多种形式表达，如 pg/ml、pmol/L 等。

（四）胃泌素测定的临床意义

1.胃泌素瘤的诊断　血清胃泌素增高是胃泌素瘤特异性诊断指标，血清中胃泌素水平可高达 300~3 500pg/ml。因此，当空腹血清胃泌素浓度增高>150pg/ml，又具有相应的临床症状，应高度怀疑本病，而当血清胃泌素水平>1 000pg/m1 时，即可确诊。

2.鉴别诊断　许多胃泌素瘤患者胃泌素水平达不到确诊的水平，而临床还有其他伴有胃泌素增高的情况，因此鉴别诊断也是很重要的。引起胃泌素增高的其他临床情况有：

（1）萎缩性胃炎：伴有或不伴恶性贫血或胃酸缺乏。胃酸是胃泌素释放的主要抑制物，萎缩性胃炎当伴有胃酸缺乏时可导致胃泌素的过度分泌。恶性贫血伴有 G 细胞增生，胃泌素水平可增高。

（2）药物引起的高胃泌素血症，如长期使用 H2 受体拮抗剂或质子泵抑制剂，抑制了胃酸分泌，反馈性地引起高胃泌素血症。

（3）胃窦旷置：是指 Billroth Ⅱ 式次全胃切除术后，胃窦切除不完全，而残窦组织隔绝于十二指肠盲端，在碱性环境下分泌大量胃泌素，刺激残胃，分泌过量胃酸，引起吻合口溃疡。血清胃泌素可>300pg/ml。与胃泌素瘤不同的是，试餐试验、钙刺激试验及胰泌素激发试验均为阴性。

（4）G 细胞增生：胃窦 G 细胞增生症，也有人称之为 I 型卓—艾综合征，常伴有十二指肠球溃疡。其胃酸分泌的特点及空腹血清胃泌素升高与胃泌素瘤相似，但胰泌素激发试验是阴性。另一可用于胃窦 G 细胞增生与胃泌素瘤鉴别诊断的是标准蛋白餐试验。胃泌素瘤患者在服试餐后血清胃泌素水平不升高，而 G 细胞增生或一般的消化性溃疡可有升高。这是由于胃窦 G 细胞受蛋白刺激所致。

（5）肾功能不全：20%~25%循环中的胃泌素在。肾脏灭活。因此当肾功不全时可能伴有高胃泌素血症。

3.鉴别高胃泌素血症的临床实验

（1）胰泌素激发试验：胰泌素有直接刺激胃泌素瘤释放胃泌素的作用，但对培养的 G 细胞则无刺激作用，故胰泌素可诱导卓—艾综合征患者的血浆胃泌素急剧增高，并促使胃酸大量分泌，实验方法是：按每公斤体重 2 个临床单位胰泌素快速静脉注射，在注射前 10min、1min 和注射后 2、5、10、15、20 和 30min 时，分别抽血检测血清胃泌素浓度，90%以上的胃泌素瘤患者在注射胰泌素后 15min 内即有血清胃泌素的升高。血清胃泌素增高 200pg/ml 或以上为诊断标准。

（2）钙输注试验：每小时每公斤体重 5-mg 葡萄糖酸钙连续静脉注射 3h，同时每 30min 抽血测定血清胃泌素含量，在 3h 内 80%卓-艾综合征患者的血清胃泌素水平可增高 400pg/ml，本实验的敏感性、特异性较胰泌素试验低。

（3）标准餐试验：用于胃窦 G 细胞增生和卓一艾综合征的鉴别诊断.

（4）胃液分析：胃泌素瘤胃液分泌的特点是胃液和胃酸分泌增加，夜间 12h 胃液分泌>1 000ml；BAO>15mol/h；对外源性刺激不能再有成倍的反应，故 BAO/MAO>60%。这些结果与少数正常人和十二指肠溃疡患者有部分重叠。

4.此外胃泌素还可作为临床实验的工具用于诊断 如五肽胃泌素试验用于胃泌素瘤的诊断，五肽胃泌素降钙素刺激实验用于甲状腺髓质癌的诊断等。

三、胆囊收缩素

（一）结构与生物合成

胆囊收缩素（cholecystokinin，CCK）在体内显示其生物活性的主要是 CCK_8 和 CCK_4。

CCK 分子结构的 C 端 4 肽酰胺（CCK_4）与胃泌素 C 端相同，是其生物活性的最小功能片段，这种结构的相似性说明它们的同源性，属于同一激素家族，称为胃泌素—胆囊收缩素族。分泌 CCK 的细胞为 I 细胞，主要分布在小肠上段，此外，脑组织也是产生 CCK 的主要部位，并且是各种脑肠肽中含量最高的。在海马、杏仁核、下丘脑和脊髓背角中，CCK 的含量都很丰富。支配结肠和回肠的外周及膀胱肌层、子宫中也有 CCK 能神经。此外，支配胰腺的 CCK_4 能神经具有很强的刺激胰岛素和胰高糖素释放的作用，而 CCK_8 的作用相反。但所有的血浆 CCK 均来自小肠的 I 细胞。因此，CCK 还是中枢和外周神经系统的神经递质。神经系统中存在的主要是 CCK_8 和 CCK_4。

蛋白质、脂肪及氨基酸是 CCK 释放的刺激剂，游离长链脂肪酸、芳香族氨基酸（如：Phe，Trp，val，Met）具有最强的促释放作用，蛋白质消化过程中产生的 L-氨基酸可使 CCK 的释放明显增加，而葡萄糖以及十二指肠内盐酸仅使血浆 CCK 的浓度轻度增高。此外，小肠神经元内胃泌素释放肽（GRP）以及胆碱能神经的刺激对 CCK 的释放也具有促进作用。

（二）胆囊收缩素的正常值

CCK 虽然是一个较早期发现并阐明了结构的经典的肽类激素，但直到 20 世纪 70 年代末才建立起放射免疫测定法。这是因为 CCK 与胃泌素结构上的同源性，使抗体具有交叉反应；氨基端的不稳定性而不易碘化标记；以及血清中的低含量，纯品较难获得。经过许多学者的逐步改进才使测定方法变得灵敏可靠。基础状态下，血浆中 CCK 的浓度 0.5~1pmol/L，餐后 10~30min 浓度可升至 3~10pmol/L，经数小时回落到基础水平。在十二指肠和空肠组织中 CCK 最高浓度可达 50~250pmol/g。末段回肠和胰腺组织中的含量为 1~5 pmol/g。

（三）胆囊收缩素的生理作用

1.对胆囊的作用 CCK 是调节进餐后胆囊收缩的主要体液因子，它可以促进胆囊内基础压力增高，胆囊排空增加，胆总管胆汁的流量增加。一般认为 CCK 通过平滑肌的 CCK8 受体引起胆囊收缩，通过促进肝脏胆小管细胞的分泌使胆汁流量增加。

2.对胰腺的作用 松弛 Oddi 括约肌，促进胰外分泌及内分泌功能。

CCK 有很强的促进胰酶分泌的作用，进食引起释放的 CCK 的浓度，足以引起几乎所有酶的分泌，如碱性磷酸酶、双糖酶、肠激酶等，大多数研究认为 CCK 还可引起胰淀粉酶、糜蛋白酶及胰蛋白酶原的合成，生理浓度的 ccK 还可引发胰腺碳酸氢盐和液体的分泌。

3.对胃肠的影响 CCK 降低 LES 压力，延缓胃排空，却增加十二指肠、小肠的转运，使直肠、乙状结肠内压力升高。

通过生长抑素抑制（somatostatin，SS）胃酸分泌。

4.对多种肽类激素的促释放作用 CCK 可刺激胃窦、胃底及胰岛等部位的 SS 的释放。还可促进胰岛素（insulin）、胰多肽（pancreatic：polypeptide，PP）、gastric inhibitoty protein 等激素的释放。

5.中枢神经系统的作用 减少摄食，引起饱胀感，引起焦虑。部分拮抗鸦片的镇痛作用。

（四）胆囊收缩素的临床意义

1.胰泌素–CCK 试验（seeretin–cholecys–tokinin test）。胰泌素主要刺激胰腺导管细胞分泌碳酸氢盐和水，而 CCK 主要刺激胰酶分泌，因此这两种试剂同时应用可较全面反映胰腺外分泌功能。

2.用于无石性胆道疾病的造影检查。

3.对囊性胆道综合征（cystic dust syndrome）、胆道阿米巴病及胆囊癌的诊断有一定的价值。

4.作者认为，对胰腺功能低下的患者如慢性胰腺炎、长期肠道外营养等输注 CCK 有一定的治疗价值。

5.CCK 对精神分裂症的治疗作用正在研究之中。

四、胰高糖素

（一）结构与生物合成

胰高糖素（glucagon）是由胰岛 α 细胞分泌的 29 个氨基酸组成的多肽类激素，除了胰腺之外，肠也产生胰高糖素样物质，称胰高糖素样肽（glIacagonlike peptide，GLP），由 69 个氨基酸组成，其中含有胰高糖素的 29 个氨基酸，产生肠高糖素的细胞称 L 细胞，是开放型的内分泌细胞，即其顶部细胞膜的微绒毛可到达肠腔，主要分布在小肠下段和结肠、直肠。

胰高糖素基因编码一个 160 个氨基酸的多肽即胰高糖素原（proglLlcagon，PG），PG 存在于胰岛 a 细胞和肠 L 细胞。PG 由三个主要区域组成，但在胰腺和肠这三个部分的剪切是不同的。在胰腺 PG 被剪切成由 1~30 位氨基酸编码的 GRPP（glicentin–related panereatic polypeptide），33~61 位氨基酸编码的胰高糖素以及 72~158 位氨基酸编码的胰高糖素原主要片段。在肠道 PG 被剪切成由 1~69 位氨基酸编码的 G1icentin，72~108 位氨基酸编码的 GLP–l 和 126~159 位氨基酸编码的 GLP–2。也就是在胰腺，编码 GLP-1 和 GLP-2 的氨基酸被合并为一个大分子胰高糖素原主要片段；在肠道编码胰高糖素的氨基酸被裹在 Glicentin 里面了。

（二）胰高血糖素的正常值

用放射免疫测定法测定正常成人血浆胰高糖素含量为 75pg/ml（25pmoL/L）。胰腺 α 细胞每日分泌胰高糖素约 1mg，血循环中胰高血糖素半衰期为 3~6min，肝、肾是其灭活的主要场所。

（三）胰高血糖素的生理作用

1.胰高糖素促进糖原分解，尤其对肝糖原的分解作用很强，而对肌糖原无影响；促进糖异生作用，胰高糖素通过诱导磷酸烯醇式丙酮酸羧激酶的活性，从而促进乳酸、丙酮酸及氨基酸生成葡萄糖。而血糖浓度的升高又可抑制 a 细胞分泌胰高糖素。

2.胰高糖素加速脂肪的分解，使血浆游离脂肪酸增高，而后者又可抑制胰高糖素的分泌。

3.促进蛋白质分解，使机体呈负氮平衡。

4.抑制胃酸和胰腺分泌抑制小肠运动。

5.氨基酸可以刺激胰高糖素的释放，尤其精氨酸、丙氨酸作用最强。

6.其他激素对胰高糖素的释放也有调节作用，如生长激素、ACTH 和皮质醇、β-肾上腺素受体激动剂对胰高糖素的分泌均有刺激作用；而胰岛素、生长抑素、α-肾上腺素能受体激动剂均为胰高糖素分泌的抑制剂。

（四）胰高糖素检测的临床意义

1.胰高糖素瘤的诊断与鉴别诊断 胰高糖素瘤（g1Lmagonoma）是发生在胰腺 α 细胞的一种十分少见的内分泌肿瘤。（解放军总医院自 1990 年以来共诊治 3 例）该肿瘤自主性地分泌胰高糖素，引起游走性坏死性红斑性皮炎、糖尿病、口腔炎、贫血、消瘦等一系列临床表现，称胰高糖素瘤综合征。此外，还可出现低氨基酸血症、腹泻、低血钾、静脉血栓形成，其中血栓脱落发生肺栓塞是本病最严重的并发症。

血浆胰高糖素水平对胰高糖素瘤的诊断是特异性的（一般认为，当血胰高糖素>1 000pg/ml，可以确定诊断），用放射免疫分析的方法测定血浆胰高糖素水平，正常值上限为 150Pg/ml。但是，有的胰高糖素瘤患者不是每一次血标本的血浆胰高糖素水平均保持在较高的水平，而可以有波动，因此，对临床有特异性的皮肤病变、糖尿病、消瘦、血浆氨基酸水平降低等胰高糖素瘤综合征表现的患者以及肝转移瘤、胰腺占位性病变者，即使血浆胰高糖素水平轻度增高，也不应放弃诊断，而应反复多次测定血浆胰高糖素。

胰高糖素瘤除可分泌过量胰高糖素外，还可分泌其他肽类激素，如胃泌素、降钙素、生长抑素和 5-羟色胺等。胰高糖素瘤患者常伴有血清钙降低与降钙素的过量分泌有关。

2.其他 血清胰高糖素增高的情况还可见于慢性肾功能不全、糖尿病酮症酸中毒、长期饥饿状态、急性胰腺炎、肢端肥大症、高皮质醇血症、脓毒症、严重烧伤、应激状态、家族性高胰高糖素血症、肝功能不全等，但在这些情况下，胰高糖素水平小于 500pg/ml。

五、胰泌素

（一）结构与生物合成

胰泌素（secretin）是科学史上发现的第一个激素，由 27 个氨基酸组成的碱性多肽，分子量 3055ku。其 N 端 6 个氨基酸残基对其活性是必需的。胰泌素在结构上与胰高糖素具有很大同源性，因此共同成为胰泌素及胰高糖素家族。

促胰液素是由分布在小肠黏膜的 S 细胞分泌，其中十二指肠和上段空肠含量最高，而回肠含量较低，脑组织中也发现促胰液素的免疫反应物，因而它也是一种脑—肠肽。

（二）正常值

人空腹血浆胰泌素的浓度 0~15.9Pg/ml（0~5.3 {mol/L）。半衰期 2~3min，代谢清除率 13~15ml/（min·kg）体重，主要在肾脏排除。

HCl、脂肪、胆酸、某些神经肽如 GRP、vIP、PACAP（垂体腺苷酸环化酶活化肽）等均有刺激胰泌素释放的作用。而生长抑素、甲啡肽（MEK）为胰泌素释放的抑制剂。

（三）胰泌素的生理作用

1.对胰液分泌的调节 刺激胰液和碳酸氢盐的分泌。

2.对胆汁分泌的调节作用 胰泌素可诱导胆汁分泌，增加胆红素排量，因而具有利胆作用。

3.对胃液分泌的抑制作用 生理剂量的外源性胰泌素，或十二指肠酸化后分泌的内源性胰泌素，均可抑制五肽胃泌素或进餐引起的酸分泌。用抗胰泌素抗体中和血浆胰泌素后，可使餐后胃酸分泌增多。这可能与胰泌素抑制餐后胃泌素的释放，并可促使 D 细胞释放生长抑素有关。

生理剂量的胰泌素可使人血清胃蛋白酶原 I 和胃蛋白酶排量增高。胰泌素刺激胃蛋白酶释放的机制尚不清楚，动物实验发现豚鼠主细胞上有胰泌素受体，提示胰泌素可能是胃蛋白酶分泌的直接生理刺激剂。

4.对胃动力的调节 胰泌素不仅抑制胃酸分泌，对胃肠动力也有抑制作用，生理浓度的胰泌素可延缓胃的液体和固体排空，因此，胰泌素是一种肠抑胃素。

5.胰泌素对小肠的调节 药理剂量的胰泌素可增高小肠刷状缘的酶的浓度。胰泌素对小肠的运动具有抑制作用。生理剂量的胰泌素可使 Oddi 括约肌松弛。

（四）胰泌素的临床意义

1.高胰泌素血症

（1）卓一艾综合征：卓一艾综合征的患者常伴有血浆胰泌素浓度异常增高，空腹血浆胰泌素浓度常>15pg/ml，餐后胰泌素一般<50pg/ml。

（2）十二指肠球溃疡：伴有胃酸增高的十二指肠球溃疡血清胰泌素水平增高。但空腹血浆胰泌素水平较卓一艾综合征低。

（3）晚期肾功能衰竭：患者血浆胰泌素异常增高，这是由于肾脏对胰泌素的清除率下降所致。

（4）胰岛细胞癌：1975 年美国曾报道 1 例胰岛细胞癌广泛肝转移的患者，其血浆胰泌素浓度大于 5 000pg/ml，临床表现为：水样泻、低血钾、脱水、十二指肠内大量液体分泌，每小时达 557ml，其中碳酸氢盐排量高达 54.9mmol/L，持续胃、十二指肠吸引可缓解水样泻，说明水样泻是由于十二指肠内大量分泌所致。免疫组织化学检测显示肿瘤组织含有大量胰泌素细胞而确诊为胰腺的胰泌素细胞瘤。

2.胰泌素在消化系疾病诊断中的应用

（1）胰泌素试验（seeretin test）：由于胰泌素具有刺激胰腺分泌的功能，因此，于注射胰泌素前后分别收集并测定十二指肠液的流量及碳酸氢盐含量，可反映胰外分泌功能。

（2）胰泌素—胆囊收缩素联合试验：详见第十五节胰腺外分泌功能检查。

（3）胰泌素试验用于胃泌素瘤的诊断：胰泌素可使胃泌素增高，因为 G 细胞上有胰泌素受体，激发后可致胃泌素升高，但对正常人影响轻微，而胃泌素瘤时 G 细胞增生，可使胃泌素超过其基础量 200pg/m1，而具有诊断价值。胃泌素瘤患者超过基础值 200pg/ml 时可确立诊断。

本试验较钙刺激试验和蛋白餐试验阳性率高，假阳性少，操作简便，无副作用，是目前诊断胃泌素瘤最有价值的试验，但由于胰泌素较昂贵而影响了其普及。

（4）胰泌素超声扫描对胰腺疾病的诊断（sonographic sectetin test）：用超声扫描技术观测静脉注射胰泌素前后胰管的直径，用以诊断慢性胰腺炎或其他胰腺疾病，Glasser 等人用超声内镜观察注射胰泌素前后胰管的直径，发现正常人基础胰管直径平均约为 1mm，注射胰泌素后，胰管最大扩张为 2mm，10min 以内恢复原状态，而 88%的慢性胰腺炎患者在注射胰泌素后胰管无明显扩张；慢性胰腺炎伴有局限性狭窄者，在注射胰泌素之后，狭窄段胰管明显扩张，为基础胰管直径的 156%，且持续时间较长，本实验对慢性胰腺炎诊断的敏感性为 92.5%，特异性 93%。

（5）胰泌素辅助胰血管造影：胰泌素可提高胰腺血管造影的效果，在血管造影前腹腔动脉或肠系膜动脉内注射胰泌素，可使胰腺血流量增加，从而使胰腺血管分支显影更好。

（6）胰泌素试验对胰腺癌的辅助诊断作用：胰泌素可提高胰液细胞学检查的效果，胰泌素刺激后，通过十二指肠引流或逆行胰胆管插管收集胰液，行胰腺癌细胞学检查，其阳性率可达 50%~90%，是胰腺癌早期诊断的辅助方法。

六、血管活性肠肽

血管活性肠肽（vasoactive intestinal polypeptide，VIP）是肠神经系统中研究最深入的神经肽，也是作用最广泛的调节肽。在消化系统，VIP 对于胃肠运动、胰腺分泌、小肠分泌、血流等生理活动均有重要的调节作用，在某些疾病的病理中也有重要意义。

（一）结构与生物合成

VIP 是由 28 个氨基酸组成的多肽，其 N 末端的 5 肽是分子的活性部位。VIP 广泛分布于全身各个系统，包括中枢神经系统，如皮质、下丘脑、视交叉上核等部位，心血管系统、呼吸系统、泌尿生殖系统等。在消化系统，VIP 主要分布于整个肠神经系统，如肌间神经丛和黏膜下神经丛。在肌间神经丛中，VIP 主要分布于环形肌，在肛周的纤维中也有 VIP 的活性。对迷走神经运动背核注射神经示踪剂的研究表明，上胃肠道的迷走神经传出纤维中含有 VIP 纤维，人的膈下迷走神经分支中也含有 VIP 纤维。后来还发现，在直肠、回肠和空肠等处的内分泌细胞 H 和 D1 细胞也能分泌 VIP。

VIP 和 PHI/PHM 来自同一个基因和前体。VIP/PHI 基因长约 9kb，含有 7 个外显子，编码一个由 170 个氨基酸组成的前体肽。这个前体肽包括信号肽、PHM-27 和 VIP。

食物对胃肠道机械性和化学性刺激，迷走神经兴奋和体液性因素，如缩宫素等，可促进 VIP 释放。

（二）血管活性肠肽的正常值

VIP 的正常血浆浓度约为<75pg/ml，半衰期 1min 左右，肝脏可能是 VIP 清除的主要器官。

（三）血管活性肠肽的生理作用

1.对胃肠道平滑肌的松弛作用 VIP 是介导 LES 松弛的主要递质之一，可直接作用于平滑肌，在体实验中，VIP 能降低基础 LES 压力，抑制胆碱能药物、P 物质、铃蟾肽等刺激因子引起的 LES 的升压作用。VIP 还介导由食管扩张所引起的上端胃的容纳性松弛。Oddi 括约肌的松弛也与 VIP 的作用有关；所有这些作用均可被 VIP 抗体所拮抗。VIP 还可引起剂量相关性的肛门内括约肌压力下降，VIP 拮抗剂可拮抗直肠肛门反射性或其他神经刺激所引起的肛门内括约肌的松弛。

2.VIP 对血管的扩张作用 VIP 是强效血管扩张剂，可以扩张肠系膜血管，增加肠道血流，有实验表明小肠黏膜刺激所引起的反射性血管扩张是由 VIP 所介导的。

3.对小肠和胰腺分泌的刺激作用 在小肠黏膜分布有众多 VIP 神经，VIP 神经元位于黏膜下神经丛的左右，因而是一类主要的小肠促分泌神经元，在 VIP 瘤综合征时所引起的肠过度分泌正说明了这一点。肠细胞富含 VIP 受体，因此认为 VIP 对肠细胞是直接作用。VIP 通过肠绒毛上皮顶端的 C1-通道刺激 Cl-的分泌，对侧基底膜的 K^+、Na^+/Cl^-共转运也有促进作用。动物实验表明，电刺激迷走神经可促进胰腺分泌。但 VIP 对人胰腺分泌的作用，尚有待进一步证明。

（四）血管活性肠肽的临床意义

1.VIP 瘤综合征 又称 Verner-Morrison 综合征，水泻—低血钾—低胃酸综合征（watery diarrhea hypokalemia achlorhydria-hypoohlor-hydria，WDHH）。

该综合征患者空腹血浆 VIP 水平高于 200pg/ml 对 VIP 瘤的诊断具有重要意义，但目前缺乏确诊本病的激发试验。另外，需注意能引起血浆 VIP 增高的其他情况如某些慢性腹泻的患者可伴有血浆 VIP 增高，但不伴有 VIP 瘤，肝功能衰竭时，血浆 VIP 水平可增高。

2.VIP 减少 由于 VIP 是肠神经系统中介导平滑肌松弛的重要的神经递质，因此，VIP 的减少与消化道的某些运动障碍性疾病的发生有关。

贲门失弛缓症的发生可能是食管下括约肌内 VIP 神经元或神经纤维的缺失。VIP 分泌下降使食管下括约肌的抑制神经反射受损，导致张力性收缩和 LES 高压。

结肠某些肠段 VIP 神经元或神经纤维缺失或发育不良可能参与先天性巨结肠（Hirschsprung 病）的发病机制。

3.可能引起 VIP 增高的其他疾病　某些慢性腹泻的患者可伴有血浆 VIP 水平增高，但不伴有 VIP 瘤。

肝硬化时血浆 VIP 增高，可能与肝脏对肽类激素降解减少有关。

炎性肠病时，肠黏膜内 VIP 水平增高，并认为可能是肠黏膜分泌增加的原因。

4.VIP 受体显像诊断　消化道癌及内分泌瘤 VIP 在人体内相对含量较大，其受体在机体组织中广泛存在，癌组织的体外结合实验证实胃肠道肿瘤中存在 VIP 受体，并较其他组织含量高，与 VIP 有较高的亲和力。将 123I-VIP 静脉注射后，以 γ 照相，即可显示出大肠癌及内分泌肿瘤的位置。

第六节　消化系统疾病免疫功能检查

消化道是外界物质进入机体最主要的途径，与各种物质包括食物、微生物、病毒等有着广泛的接触。在消化系统疾病的发病机制中，黏膜免疫系统发挥了调节宿主与肠道微生物和食物抗原之间的相互作用。消化道局部黏膜免疫以及机体全身免疫功能共同构成的屏障是保持机体正常状态的重要环节。

一、消化道免疫特点

消化道先天性和抗原特异性免疫的主要功能是保护宿主免受各种黏膜抗原的攻击。T、B 淋巴细胞通过受体介导的特异抗原识别完成不同的功能。T 淋巴细胞在胸腺发生，B 淋巴细胞在胎肝和骨髓发育。T 和 B 淋巴细胞从这些淋巴中枢器官排出，分布于周围淋巴组织，包括胃肠道淋巴样组织，称为肠道相关淋巴组织（gut associated lymphoid tissue，GALT）肠系膜淋巴结和其他黏膜相关淋巴组织（MALT）。

1.T 淋巴细胞特性　T 淋巴细胞是一组异源细胞群。通过细胞表面表达的各种分子和介导的各种效应功能进行分类。外周淋巴器官中大约 95% 的 T 细胞表达 αβTCR，而 5% 左右的 T 细胞表达 γδT 细胞。αβT 细胞分别表达 CD4 受体分子（50%~60%），或 CD8 受体分子。CD4T 细胞具调节免疫反应功能，根据产生细胞因子的种类又分为 Th1、Th2 细胞。CD8T 细胞介导细胞毒反应。αβT 细胞经人类白细胞抗原分子（HLA）识别结合到细胞表面的抗原。因为 CD4αβT 细胞识别结合到 HLA Ⅱ 类分子肽，称之为 HLA Ⅱ 限制。反之，CD8αβT 细胞识别结合至 HLA Ⅰ 类分子，称之为 HLA Ⅰ类限制。αβT 细胞存在于固有膜和黏膜的上皮组织，γδT 细胞主要位于上皮组织。肠道内 γδT 细胞多数表达 CD8 分子，但此种 CD8 分子不同于外周多数 CD8 分子。如同在其他外周组织的 T 细胞一样，消化道的 T 细胞表达多种与

T细胞信号、活化、生长、发育和黏附有关的多种细胞表面分子。他们也表达消化道激素和神经肽受体（如血管活性肠肽，生长抑素），这些激素有刺激和抑制效应。通过与其他细胞的直接细胞接触，分泌可溶性介质—细胞因子，T细胞介导调节和细胞毒功能，在细胞毒T细胞，释放细胞毒素或蛋白毒素（TNF-β）。

2.B淋巴细胞特性 B淋巴细胞产生免疫球蛋白。免疫球蛋白A是产生于肠道的主要免疫球蛋白。B细胞表面的免疫球蛋白对于细胞外和体液中的各种抗原起到了B细胞识别分子的作用。依据种类和亚群，免疫球蛋白介导和参与广泛和不同的免疫反应。在免疫反应中，B细胞也充当了抗原提呈作用。分泌多量免疫球蛋白的B细胞称为浆细胞。作为基本结构单位，每一种免疫球蛋白分子含有两条轻链和两条重链。重链和轻链的可变区决定抗原的识别。而稳定区决定免疫球蛋白的种类（IgG和IgA）和亚类（例IgGl，IgG4），以及他们的效应功能。免疫球蛋白有五种，即IgM（μ），IgG（γ），IgE（ε），IgA（α），IgD（δ）。IgG由4种亚类构成（IgGl，IgG2，IgG3，IgG4），IgA由两种亚类构成（IgAl，IgA2）。人血清中的IgA主要是IgAl，而且绝大多数是单聚体（两条重链和两条轻链）。相比较而言，分泌型IgA为多聚体，多数为双聚体（由两条单聚体组成）。根据消化道部位的不同IgA亦不同。结肠、小肠为IgAl而胃为IgA2。IgM为多聚体（由五个单聚体组成的五聚体），所有的IgG和IgE为单聚体。IgD是一种不分泌的膜免疫球蛋白。

3.肠道相关淋巴组织 肠道相关淋巴组织（GALT）是宿主对消化道内病原物质的第一道防线，根据其解剖位置、形态及功能分为三个部分：①聚集形成组织结构的GALT，包括Peyer淋巴集结、扁桃体、肠系膜淋巴结、阑尾，基本结构相同。以Peyer淋巴集结为代表。其组织结构中有T、B淋巴细胞区域，B细胞60%~70%为分泌型IgA（sIgA），其中还有抗原呈递细胞（巨噬细胞、树突状细胞和MHcⅡ类抗原阳性的B细胞）。主要分布在淋巴滤泡，接触抗原后成为生发中心；生发中心之间为T细胞区。覆盖在Peyer结表面的一层特殊的上皮细胞称为M细胞（microfold cell），肠腔内某些抗原通过M细胞的内吞作用进入胞质，由胞质内空泡将抗原运送到上皮细胞下的T、B淋巴细胞，M细胞仅起抗原运输作用。此处的淋巴细胞特点是一旦活化后迅速离开肠道，进入肠系膜淋巴结后再进入血循环，最后又回归到肠道淋巴结，具有归巢能力。②黏膜固有层（LP）的淋巴细胞，从咽喉至大肠末端整个消化道的LP内散在分布各种淋巴样细胞，其中浆细胞中80%以上分泌IgA，15%~20%为分泌IgM，而外周血和脾脏的浆细胞以分泌IgG为主，因此sIgA抗体是消化道局部的主要抗体，这种sIgA是多聚体或二聚体抗体；T细胞约60%是辅助性T细胞（Th），大多数表达CD45，也可表达CD58、CD2分子，与外周血T细胞相比，LP内CD45（T细胞表达Fas分子，Fas和配体交联后可引发T细胞凋亡），这是一条对T细胞进行反馈调节的重要途径。其余是抑制性和细胞毒性T细胞（Ts/Tc）。此外还有多量的巨噬细胞，对来自肠腔的抗原进行加工。③上皮细胞间淋巴细胞（intraepithelia lymphocyte，IEI。），指位于肠黏膜柱状上皮间的淋巴细胞，其80%~90%为T细胞，主要是Ts/Tc细胞。近年的研究表明GALT中的淋巴细胞功能是免疫反应中的传入功能；固有层中的淋巴细胞是免疫反应中的效应细胞；上皮细胞间的淋巴细胞功能尚不确定，可能具有细胞毒作用。另外 GALT 淋巴细胞还具有游动、循环和返家特点，但也可落户于呼吸道、泌尿生殖道、乳腺等的黏膜层，分泌 slgA、介导细胞免疫，此称为共同黏膜免疫系统（common mucosal immune system）。

4.肝脏的免疫功能　肝脏是消化系统的第二道防线，其对维持全身免疫系统功能的正常起相当重要的作用。首先肝细胞合成大多数血浆蛋白，其中补体 C3、C1 脂酶抑制剂、花环形成抑制因子、极低密度脂蛋白等均参与免疫或免疫调节。其次，肝细胞能主动地将血浆内的多聚 IgA 转运人胆汁，并与肝细胞膜上的 IgA 受体（分泌成分 Sc）结合，形成分泌型的 IgA（Sc-IgA 或 SIgA），通过出胞作用而分泌到胆汁内，进入肠道，约占?肖化道每日 SIgA 总分泌量的 10%~15%，其生物学意义：①清除循环内的有害或外来抗原以及 IgA 免疫复合物；②加强胆道和肠道的免疫防御机制，特别对于防御肠内致病性病原体有显著作用。第三，肝脏对全身性免疫反应有调节作用，肝脏一方面能阻止有害的抗原物质从肠道侵入全身，同时也避免机体对外来抗原的异常免疫应答，不至于造成超敏反应和组织损伤。最后，肝血窦壁含有丰富的 Kupffer 细胞，具有过滤和清除异物和调节免疫反应的作用。现已明确 Kupffer 细胞是肝脏免疫的最重要细胞，其功能也是肝脏免疫中最为重要的，主要有：①吞噬来自门静脉和体循环内的大分子物质，如微生物、内毒素、异种抗原和免疫复合物。②某些 Ia 阳性的 Kupffer 细胞可将抗原呈递给 T 细胞。③产生某些补体，如 C2、C4 及造血细胞的集落形成刺激因子 GM-CSF、G-CSF、M-CSF 等。

GALT 与肝脏的免疫细胞产生的各种细胞因子如介导炎症反应和抗病毒作用的 IL-1、IL-6、TNF、IFN，CD4+细胞产生的 IL-2、IL-4、TGF-β，Kupffer 产生的 GM-CSF、G-CSF、M-CSF 等对保护机体、调节功能有重要作用。

此外消化道免疫功能中，细胞免疫包括 T 细胞、K 细胞、NK 细胞的作用，T 细胞在消化道特异性免疫 SIgA 的产生、口服耐受性（oral to1eranee）的形成中均有重要作用。其机制可能为黏膜局部诱发 T 抑制细胞，产生 TGF-β 等抑制性细胞因子，并激活 TH2 亚群，分泌 IL-4 和 IL-10，使细胞免疫应答受抑制。

二、消化系统免疫功能检查

消化系免疫是全身免疫的一部分，当消化系统出现疾病时，机体的免疫功能往往出现异常，因此消化系统的免疫功能检查必须与全身免疫功能的检查结合起来综合分析。

（一）免疫细胞的功能测定

免疫细胞是泛指参与免疫应答或与免疫应答有关的细胞，包括淋巴细胞、单核/巨噬细胞及其他辅佐细胞、各种红细胞、肥大细胞等。各种免疫细胞既有分工，又有协作，共同完成免疫应答及其调控。因此对机体各种参与免疫应答的细胞进行记数和功能测定，不仅了解机体的免疫状态，并且对某些临床疾病的诊断、疗效观察及预后判断也有一定意义。

淋巴细胞功能测定可分为体内试验和体外试验。体内主要是进行迟发型超敏反应，以间接了解淋巴细胞对抗原、半抗原或有丝分裂原的反应；体外试验包括淋巴细胞对抗原或有丝分裂原的增殖试验、细胞毒试验以及其分泌产物功能的测定。

1.T 细胞亚群的检测 不同的 T 细胞亚群细胞它们在功能和表面标志（T 细胞表面抗原分化簇：cluster of differentiation，CD）上各不相同。鉴定人类 T 细胞表面分化抗原的商品化单克隆抗体（McAb）有 oKT 系列和 Leu 系列。根据 MeAb 针对 T 细胞表面的分化抗原和功能不同，可将 T 细胞分为四个主要亚群：杀伤性 T 细胞（CTL 或 Tc）、抑制性 T 细胞（Ts）、迟发型超敏反应性 T 细胞（TDTH）、诱导一辅助性 T 细胞（Ti 或 TH）。其中 TH（CD4）和 Ts（CD8）细胞在免疫应答中起着十分重要的作用。临床上检测患者外周血中 T 细胞亚群或 TH/Ts 比值，有助于了解机体的免疫状态和某些疾病的辅助诊断或发病机制。目前检测 T 细胞亚群的技术主要有免疫荧光技术、流式细胞术、细胞毒技术、免疫酶染色技术等。

2.T 细胞表面受体的检测 T 细胞表面有独特的绵羊红细胞（SRBc）受体（E 受体）和抗体 Fc 段受体（FCR）。E 受体与 SRBC 结合形成 E 花环，故可作为 E 受体的检测。FCR 的检测常用 EA 玫瑰花试验、ELISA 等方法。E 花环阳性细胞正常>60%，<50%为低下，EA 花环正常>25%。T 细胞数目低下常表示免疫功能低下，且与疾病转归、预后有一定相关性。研究表明 60%肿瘤患者 EA 花环计数降低而 E 花环正常，且 EA 计数变化早于临床症状和其他指标。

3.淋巴细胞毒试验 活化的细胞毒性 T 细胞（CTL）、自然杀伤细胞（NK）、杀伤细胞（K）均可杀伤相应的靶细胞，其活性测定基本方法大致相同，以 51Cr 释放试验和 MTT 比色法最为常用。

CTL 细胞（或 Tc 细胞）活化后直接杀伤靶细胞，其杀伤受 MHC 限制，有很高的特异性，常用自体肿瘤细胞、淋巴细胞为靶细胞。可用于 CTL 抗肿瘤的活性，也用于临床移植试验的组织配型。

NK 细胞是一种异质性、多功能的细胞群，它具有抗肿瘤、抗感染和免疫调节功能，也参与移植排斥反应和某些自身免疫疾病的发生。尤其在抗肿瘤免疫监视作用中处于第一道防线，受到人们的高度重视。目前国内外多采用检测 NK 细胞活性来研究不同疾病状态下 NK 性别的杀伤功能。体外 NK 细胞活性测定的方法较多，常用的有 51Cr 释放法、形态学法、特异性荧光染料释放法及流式细胞术等。NK 细胞不需激活即可杀伤靶细胞，测定的靶细胞常用 K562、Raji、YAC-1 等，一般认为 51Cr 标记率>0.1cpm/细胞，51Cr 利用率 6.5%~47.8%，自然释放率<10%~15%，NK 细胞杀伤率正常值为 47.6%~76.8%。

K 细胞的杀伤作用依赖于抗体，称为抗体依赖的细胞的细胞毒作用（ADCC），其杀伤特异性由抗体决定。测定以鸡红细胞为靶细胞时正常值为 28%~44%。通常甲亢病人 K 细胞杀伤作用增加，肝癌、慢性肝炎、肝硬化则功能降低。

4.淋巴细胞增殖反应试验 测定淋巴细胞体外增殖反应是检测细胞免疫功能的常用方法。刺激淋巴细胞增殖的物质可分为两大类：①非特异性刺激物：如植物血凝素（phytohemagglutinin，PHA）、刀豆蛋白 A（concanavalin A，ConA）、美洲商陆（pokeweed mitogen，PWM）、佛波酯（PWA）等有丝分裂原；能产生 A 蛋白的葡萄球菌（SAC）、EB 病毒、链球菌溶血毒素 S、细菌脂多糖（LPS）等微生物及代谢产物；胃蛋白酶、胰蛋白酶等蛋白物质；抗 CD3、CD2、IgM 等细胞表面标志的抗体以及某些淋巴因子等；②特异性刺激物：主要是特异性抗原物质，包括各种可溶性抗原和细胞表面抗原。不同的刺激因子可刺激不同的淋巴细胞分化增殖，因而可反映不同淋巴细胞群体的免疫功能。体外测定淋巴细胞增殖反应可采用同位素掺入法、形态学法和 MTT 比色法。

（1）丝裂原刺激的淋巴细胞增殖反应：3H-TdR 掺入试验即淋巴细胞受特异性抗原或有丝分裂原刺激后，在转化为淋巴母细胞的过程中，DNA 的合成明显增加，且其转化程度与 DNA 的合成呈正相关，此时将合成 DNA 的前体物质胸腺嘧啶核苷用放射性同位素（3H-TdR）标记，加入到培养体系中，即被转化的淋巴细胞摄取而掺入 DNA 分子内。培养终止后，测定淋巴细胞内掺入的 3H-TdR 的放射量，就能判断淋巴细胞的转化程度。此方法较客观、精确。

（2）形态学记数法：淋巴细胞受丝裂原刺激后，在转化为淋巴母细胞的过程中，细胞的形态和结构发生明显的改变，通过染色镜检，即可计算出淋巴细胞的转化率。

（3）MTT 比色法：四甲基偶氮唑盐（MTT）在活细胞线粒体的琥珀酸脱氢酶作用下，被还原成蓝黑色的 MTT-甲，形成 MTT-甲的量与细胞增殖程度呈正相关。故通过测定细胞形成 MTT-甲的量，可间接定量分析细胞的增殖情况。

临床一般用 PHA 刺激 T 细胞的转化试验，形态学方法的正常值为 50%~60%，低于 50% 为细胞免疫功能低下。免疫缺陷病、自身免疫病、肝炎、肿瘤患者转化率可降低，但应动态观察变化趋势才更有临床意义。

5.B 细胞表面受体的检测　B 细胞表面受体有多种，其中最主要有抗原受体（表面膜免疫球蛋白，surface membrane immLmoglobin，SmIg）和 C3 受体。SmIg 的测定可用免疫荧光法或免疫酶法，C3 受体可用结合有抗体和补体的致敏红细胞（erythrocyte sensitized with antibody and complement，EAC）作 EAC：花环试验来检测。EAC 花环形成试验正常值为 10%~15% 阳性，荧光抗体法测 SmIg 正常值：外周血 SmIg 阳性细胞 8%~15%，骨髓 60%，淋巴结 20%~25%，记数低下表示 B 细胞减少。

（二）体液免疫及其他免疫相关蛋白的测定

1.免疫球蛋白　是指一类在抗原刺激下机体所产生的具有抗体活性的球蛋白，其与抗原发生特异性结合反应——体液免疫的效应因子。Ig 普遍存在于血液、组织液和外分泌液中，已发现人体有 5 类免疫球蛋白（Immunoglobin，Ig），即 IgG、IgA、IgM、IgD 和 IgE。Ig 有极为重要的生理功能，肝脏疾病时 Ig 含量有明显的变化。目前测定 Ig 含量方法主要有：单向环状免疫扩散法、火箭免疫电泳法、超微量免疫比浊法、速率散射比浊法、酶联免疫吸附法等来测定。

（1）单向环状免疫扩散法：单向环状免疫扩散法（single radialimmune difflasion test，SRID）将抗体加入 56℃琼脂内，充分混匀，倾倒于玻片上，凝固后在琼脂板上打孔，将待检抗原（待测血清样品）滴加于小孔中，静置 24h 待标本扩散后，形成乳白色的沉淀环，在一定浓度范围内，抗原（Ig）的含量与沉淀环直径呈正比，与用标准抗原的沉淀环直径所制成的标准曲线比较，可达到定量目的。本法可检测出血清中 1.25μg/ml 的 Ig。

（2）火箭免疫电泳法：抗原（Ig）在电场力的作用下通过含有抗体的琼脂凝胶，由阴极向阳极泳动，途中与相应的抗体形成抗原抗体复合物，在两者比例适宜的部位形成状如火箭的沉淀峰。峰的高度与 Ig 含量成正比，抗原越多，沉淀峰越高。

（3）超微量免疫比浊法：将标本稀释成不同浓度梯度，抗血清用方阵法筛选合适的稀释度，标本与抗血清混合后检测 450nm 波长的 OD 值，与标准品对照后计算 Ig 含量。本法较 SRID 快速、敏感。

（4）速率散射比浊法：速率散射比浊法是 1977 年 Stemberg 首先用于免疫测定。速率的含义是指在单位时间内抗原抗体结合形成免疫复合物的速度。用 Beckman 生产的 ARRAY360 系统是特种蛋白测定仪，除能测定免疫球蛋白外，还能测定前白蛋白、转铁蛋白、铜蓝蛋白、C-反应蛋白等 20 余种特种蛋白，只将标本加入样品杯中，仪器自动进行稀释、加样、速率散射比浊、计算并打印结果。此法是一种快速、敏感、准确的蛋白定量检测方法。

（5）：IgD 和 IgE 的测定：由于血清中 IgD 和 IgE 含量较少，需用双抗体夹心 EUSA 法或放射免疫测定法（RIA）。方法见后。

（6）临床意义：血清中 IgG、IgA、IgM 含量均增高，常见于慢性感染、慢性肝病、淋巴瘤、某些自身免疫性疾病，如系统性红斑狼疮、类风湿性关节炎等。单一 Ig 的增高，主要见于免疫增殖性疾病，如多发性骨髓瘤，原发性巨球蛋白血症。血清中 Ig 降低常见于各类先天性或获得性免疫缺陷病，联合免疫缺陷病或长期使用免疫抑制剂的病人。新生儿、婴幼儿由于体液免疫功能尚不成熟，Ig 的含量较成人低，需按年龄组参考值进行分析；IgD（0.6~2mg/L）增高见于 IgD 型多发性骨髓瘤，流行性出血热、过敏性哮喘、特发性皮炎患者亦可见 IgD 升高。妊娠末期，吸烟者 IgD 可出现生理性升高；IgE（0.13~0.92）升高常见于超敏反应性疾病，如各类过敏性疾病、寄生虫感染、急慢性肝炎和 IgE 型多发性骨髓瘤。

2.补体的测定　补体（complement）是机体免疫防御系统的重要组成部分，是机体免疫功能的一个独立系统，其不属于体液免疫，但因两者的检测方法类似，故归此叙述。补体系统具有介导细胞溶解、调理吞噬、免疫黏附、引起炎症反应等作用，因此某些补体成分及调节因子的缺乏可导致一些疾病的发生。对补体含量和活性的测定，对某些疾病的诊断、鉴别、疗效观察和发病机制的研究具有重要的意义。补体的测定主要包括三方面：补体总活性的测定、补体各成分的测定、补体裂解产物的测定。

（1）血清补体总活性的测定：补体能使抗体致敏的羊红细胞（sheep red blood cell，SRBC）发生溶血反应，根据溶血程度可测定补体总活性。一般用 50%溶血试验（50%complement hemolysis，CH50）。即在被检血清反应液（补体+生理盐水+钙离子、镁离子）中加一定量抗体致敏的 RBC，凡能溶解其中 50%RBC 的补体量为一个溶解单位（CH50）。血清补体的正常值为 30~40CH50U/ml。

$$血清总补体活性（CH50）=\frac{1}{血清用量}×稀释倍数$$

（2）补体各成分的测定：根据世界卫生组织和国际免疫学会报告，30 多种补体成分中通常只需检测 C3、C4、C1 q、B 因子 C1 酯酶抑制物等 5 种成分。测定方法可分为免疫溶血法和免疫化学法。①溶血法：如 C4 溶血活性测定：将豚鼠血清用氨水处理去除其中 C4，这种 C4 缺乏的血清不能使致敏的 SRBC 溶解，当加入含有 C4 的受检血清后，酶联反应发生可导致致敏 SRBC 溶解，溶解程度与待测血清中 C4 的活性相关。正常范围为（8 270±2 087）U/ml。②免疫化学法：分为单向免疫扩散法、透射比浊法和火箭电泳法（方法同前）。单向免疫扩散法 C3 正常值为 0.6~1.5g/L，C4 为 0.13~0.6g/L；透射比浊法 C3 正常值为（1.147±0.239）g/L。

（3）补体裂解产物的测定：补体成分经经典和旁路激活后，产生一系列裂解产物，如 C3a、C3b、C3d、C5a、C5b~9 等。C3a、C5a 为过敏毒素和趋化因子，参与机体的炎症和变态反应。不同成分检测方法不同，有免疫电泳法、放射免疫、酶联免疫吸附试验（ELISA）、交叉免疫电泳等。由于临床不常应用，因而不进一步说明。

在许多病理情况下，血清补体含量可以发生变化。如炎症时，补体值可增高，但多种自身免疫性疾病和变态反应性疾患，补体值下降，临床应动态观察补体值的变化。血清补体值升高可见于阻塞性黄疸、急性心肌梗死、溃疡性结肠炎、糖尿病、痛风、甲状腺炎、急性风湿热、皮肌炎等。血清补体值降低则见于遗传性疾病，过敏性疾病，结缔组织疾患（系统性红斑狼疮、类风湿性关节炎），肾脏疾病（急慢性肾炎），血液病（自身免疫性溶血性贫血、阵发性睡眠性夜间血红蛋白尿），皮肤病（天疱疮样大疱、皮肤坏死性血管炎），传染性疾病（急慢性肝炎）。

3.免疫复合物的测定　免疫复合物（immune complex，IC）或抗原抗体复合物是抗原与其对应抗体相结合的产物。沉积在机体的某一局部者称为局部免疫复合物，游离于体液中的称为可溶性免疫复合物，血液中的 IC 称为循环免疫复合物（circulating immunocomplex，CIC）。正常情况下，IC 可被机体防御系统清除，IC 是机体清除抗原的方式之一，对机体有利。疾病时 IC 不能及时清除，可在局部沉积，通过激活补体并在血小板、中性粒细胞等参与下，引起一系列连锁反应导致组织损伤，出现临床症状，成为免疫复合病（immunocomplex disease，ICD）。

（1）局部免疫复合物的检测：均采用免疫组化技术，被检组织作冷冻切片，如组织中 IC 存在，就会有被结合的补体：加荧光素或抗人 C3 血清，即可形成 IC-补体—荧光素（或酶）标记的抗 C3 复合物，在荧光显微镜下表达或加酶底物后显色。

（2）CIC 的测定：检测 CIC 的方法繁多，大致归纳为：①物理方法：根据 IC 分子量大小，表面电荷和溶解度等特性设计。如 PEG 测定法、冷沉淀法、选择性超滤、超速离心法等。PEG 测定法灵敏性差。②分子受体法：根据某些活性分子上的补体和 Fc 受体能与 Ic 结合的原理设计。如 C1q 结合试验、C1q 偏离试验、固相 C1q 结合试验、PEG-C1q 免疫扩散试验、C1q 溶解性试验、抗补体试验和胶固素结合试验等。抗补体试验敏感性较高，能测出 IC 限度为 0.5ng，但试验易受干扰能引起假阳性。③细胞受体法：根据某些细胞上具有补体受体和（或）Fc 受体能与 IC

结合的原理设计。如 Raji 细胞技术、巨噬细胞法、血小板凝聚试验等。Raji 细胞技术只能检测补体依赖的 CIC，且对大分子 CIC 较好，特异性较高，灵敏度在 μg 水平。④其他方法：如葡萄球菌 A 蛋白试验、抗球蛋白试验。

目前国内外研究发现没有一种方法适用于临床实验室，认为多种方法检测比较现实。因此 CIC 的检测要根据各单位检测方法确定正常值，并判断其临床意义。在消化系统疾病中，慢性肝炎、原发性胆汁性肝硬化、乳糜泻、克罗恩病、溃疡性结肠炎均可检出免疫复合物的存在。

（3）特异性 CIC 的测定：特异性 CIC 分为单特异性 CIC 和双特异性 C1C 两类。前者适应于检测已知抗原及其相应抗体组成的 CIC。后者是指对组成的 CIC 的抗原、抗体和补体中某两种成分组合明确的 CIC，检测方法为 ELISA 和 RIA 技术，需要两种特异性各异的抗体。现将消化系统用于单特异性 CIC 和双特异性 CIC 检测方法简单介绍：①胰蛋白酶解离法检测 HbsAg-CIC：用 3.5%PEG 选择性地沉淀血清中 CIC，随后用胰蛋白酶消化沉淀物中的抗体蛋白，分离出抗原部分，用反向间接血凝法测定 HbsAg 滴度。与不加胰蛋白酶的对照管比较，如 HbsAg 滴度升高，则说明有 HbsAg-CIC 的存在。胰蛋白酶解离法检测 HbsAg-CIC 简便而敏感，有助于确定乙肝病程中有无抗原特异性复合物形成，估计是否有可能形成肝外系统病变。②捕获法 ELISA 检测 HbsAg/C3-CIC：抗原/C3 是所有激活补体的抗原类 cIC 的总和。如以抗 C3 的羊 IgG 为包被抗体，4℃作用 24h，洗涤后加入生理盐水 1：10 稀释的待测血清，同时设阴、阳性对照，置 4℃24h，洗涤后加 HRP-抗，HBs，室温 4h，洗涤后加底物，终止后酶标仪 492nm 测 OD 值，以 P/N≥2.1 者为 HbsAg/C3-CIC 阳性。临床 HbsAg/C3-CIC 阳性率与肝损伤严重程度明显相关，表明其可能在 HBV 引起慢性活动性肝炎、重症肝炎和肝炎后肝硬化的发病过程中起重要作用。在慢性肝病患者中，HbsAg 阳性者，HbsAg/C3-CIC 的检出率显著高于 HbsAg 阴性者；在聚合人白蛋白受体（PHSAR）阳性者中检出率亦显著高于 PHSAR 阴性者。而急性乙肝的 HbsAg/C3-CIc 在 HBV 感染的急、慢性肝病中具有不同的病理生理意义。③捕获法

ELISA 检测甲型肝炎 Ig/C3-CIC：IgG/C3-CIC 与谷丙转氨酶（ALT）、黄疸指数（BT）和 IgG 含量增高有关；IgA/C3-CIC 与病程、ALT、BT 和 IgA 增高有关；IgM/C3-CIC 与这些指标均无相关性。提示不同免疫球蛋白类型的激活补体类 CIC 在甲肝中的病理生理意义不同，其中 IgG/C3-CIC 和 IgA/C3-CIC 可能参与肝脏损害过程。

4.自身抗体的检测 机体免疫系统对自身成分产生免疫应答并由此引起组织损伤或出现临床症状，称为自身免疫病（autoimmune disease，AID）。AID 约 30 余种，大多为原发性，少数为继发性。前者与遗传因素密切相关，多数预后不良，常呈慢性迁延。后者与用药、外伤、感染等有关，预后一般良好。

（1）AID 的基本特征有以下几种：①病人血清中可测出高滴度自身抗体，或出现与自身抗原反应的致敏淋巴细胞。②出现与免疫反应有关的病理变化，病变部位呈现以淋巴细胞、浆细胞浸润为主的慢性炎症。③在动物中可复制出相似疾病模

型，并能通过血清或淋巴细胞被动转移。④大多数 AID 是自发性的或特发性的，感染、药物等外因可有一定影响。⑤病程一般长，除少数自限性外，多发作与缓解交替出现。⑥有遗传倾向，大多为非单一遗传位点，MHC 基因和 Ig 基因可能是主要的。⑦女性多于男性，老年多于青少年。

AID 免疫学变化是多方面的，因此其诊断除病史、家族史、临床表现外，主要检测血清中的抗体和特定抗原的致敏淋巴细胞。AID 检测常用方法有 ELISA、RIA、间接免疫荧光技术（IFT）、补体结合试验、凝集反应、沉淀反应等，现代 PCR、核酸探针杂交和内切酶片段多态性分析等已广泛用于 AID 的研究工作。在消化系统疾病中，如自身免疫性肝炎、炎症性肠病等均可出现自身抗体，故自身抗体检查在消化系统疾病诊治中有一定的意义。

（2）与消化系统疾病有关的自身抗体检测：①抗心磷脂抗体检测：抗（antica：rdiolipin antibody，ACA）磷脂抗体是一组针对各种带负电荷磷脂的自身抗体，包括抗心磷脂抗体、抗磷脂酰丝氨酸、抗磷脂酰胺醇、抗磷脂酰甘油、抗磷脂酸等。对 SLE、习惯性流产、神经系统疾病、急慢性白血病、肾脏疾病、消化系统疾病等研究发现，ACA 与这些疾病的凝血系统改变、血栓形成、血小板减少等密切相关，与疾病的发病机制也有关联。ACA 较其他四种负电荷磷脂抗体阳性率高，且敏感，故 ACA 检测日益受重视并建立了 RIA 和 ELISA 等方法，国内商品化 ACA-ELISA 检测试剂盒可作为常规检查。②抗肝特异性脂蛋白抗体测定：肝特异性脂蛋白（livet specific lipopr-otein，LsP）为一种大分子脂质相关复合物，含大量肝细胞浆膜抗原，其中大多为器官非特异性的，部分是肝特异性的。LSP 抗原还存在于种属非特异性的抗原决定簇。由于 LSP 可能是活体内免疫病理反应的靶抗原，抗 LSP 可以通过抗体依赖性细胞介导的细胞毒（ADCC）途径杀伤自身肝细胞，由此可能导致肝细胞持续性损伤。抗 LSP 检测一般用 ELISA 法。抗 LSP-IgG 检测与肝炎病型的轻重有关，且滴度随病情变化而波动，动态观察可估计病情变化。抗 LSP-IgM 主要见于重症肝炎和急性肝炎，出现早，持续时间短，似可作为肝细胞损伤的早期指标。抗 LSP-IgA 可能主要出现于自身免疫反应持续时间较长的病例，对区别急性肝炎和慢性肝炎急性波动有一定意义。在慢性肾病中可出现一些交叉反应，应予鉴别。③抗平滑肌抗体检测：抗平滑肌抗体（smooth muscle antibody，SMA）是肝细胞膜上的一种肌动球蛋白，由于病毒繁殖，此蛋白变性，成为抗原，因抗原的交叉性，其抗体又抗平滑肌。SMA 用间接免疫荧光法、RIA、酶免疫技术检测。临床上，SMA 主要见于自身免疫性（狼疮样）肝炎，可同 SLE 鉴别。原发性胆汁性肝硬化和慢性活动性肝炎时，此抗体检出率也高，但后者 SMA 效价很低。急性病毒性肝炎时，SMA 阳性率可达 80%，早于 HbsAg 出现，发病第 1 周出现，但很快下降。正常人 SMA 为阴性，中、老年人群中阳性率可达 5%左右。④抗线粒体抗体检测：抗线粒体抗体 l（anti-mitocondrial antibody，AMA）是一种非器官特异性、非种属特异性的自身抗体，是抗细胞质中的线粒体膜的脂蛋白成分，属 IgG，可用间接免疫荧光法检测。由于此抗体是补体结合抗体，当患者血清和底物作用时加入补体，形成抗原一抗体一补体复合物，再用抗 C3 荧光抗体作间接免疫荧光染色则更有特异性。原发胆汁性肝硬化该抗体 90%以上阳性，且半数患者滴度高，肝外胆道阻塞则为阴性，故 AMA 在二者鉴别上有价值。⑤类风湿因子测定：类风湿因子（rheumatold factor，RF）是类风湿性关节炎（rhetimatic arthritis，RA）和其他疾病患者血清中出现的一种自身抗体，RF 有 IgG、IgA、IgM、IgD、IgE 五种类型。测定 RF 的方法有十余种，但 ELISA 法具有较高的特异性、敏感性及重复性，简便易行，可定量测定不同类别的 RF。ELISA 法检测结果多以血清稀释度表示，正常 1:8 以下，RA 的 RF 阳性率为 52%~92%，平均在 70%左右，SLE 为 53%，硬皮病 80%，慢性活动性肝炎为 60%，正常人<5%，因此 RF 特异性较差。⑥抗核抗体检测：抗核抗体（anti-nucleic antibody，ANA）是以真核细胞的核成分为靶抗原的自身抗体的总称。ANA 大约有 20 多种，检测方法很多，最广泛应用的是间接免疫荧光法（IFT），其以血清稀释度表示，血清稀释度<1:80 为弱阳性，1:80~1:320 为中等阳性，>320 为强阳性，效价可作为反映病情的参考指标，通常 ANA 效价高低与病情好转、恶化平行。检验过程中还可对 ANA 的核型进行分析。ANA 对 SLE 等自身免疫性疾病有重要诊断价值，如 SLE、硬皮病、RA、干燥综合征等，滴度常>1：80，其中 SLE 阳性率最高，可达 86%~100%。消化道疾病中慢性活动性肝炎、肝硬化、溃疡性结肠炎、克罗恩病可有一定比例阳性率，但滴度较低。正常人，特别是老年人，也有 2%~4%的阳性率。⑦抗中性粒细胞胞浆抗体测定：抗中性粒细胞胞浆抗体（anti-neutrophilcvtoplasmic antibody，ANCA）是存在于血管炎患者血清中的自身抗体，是诊断血管炎的一种特异性指标。IFT 可将 ANCA 分为胞质型（C-ANCA）、核周型（P-ANCA）和不典型 ANCA（X-ANCA）。检测 ANCA 有许多种，包括 IFT、RIA、ELISA、Western-blot、ELISA-POT 及免疫沉淀法等，首选方法 IFT。临床上 C-ANcA 是诊断多发性肉芽肿非常敏感的指标，也少见于微小多动脉炎、Churg-StraUSS 综合征、经典的结节性多发性动脉炎。P-ANCA 见于肾性血管炎、急性进行性肾小球炎、风湿性和胶原性血管疾病。X-ANCA 或 P-ANCA 见于溃疡性结肠炎、自身免疫性肝炎、原发性硬化性胆管炎。⑧抗胃壁细胞抗体的检测：抗胃壁细胞抗体（anti-parietal cell antibody，PCA），其抗原存在于胃壁细胞质内的微粒体部分和胞质膜上，PCA 有器官特异性，不与胃以外其他脏器反应，但无种属特异性，PCA 可在多种疾病中检出，恶性贫血病人的阳性率可达 80%，慢性萎缩性胃炎阳性率为 24%~42%，并可根据 PCA 阳性与否将慢性萎缩性胃炎分为 A、B 两型。胃溃疡、肝炎、肝癌等也可有不同程度的 PCA 阳性率，正常人也有部分阳性率，30~60 岁以上者为 6%~8%，60 岁以上者为 16%，PCA 检测以 IFT 法为主，亦可用酶标抗体染色法。

5.消化系统其他免疫相关蛋白的测定

（1）纤维连接蛋白测定（fibronectin，Fn）：是一组高分子糖蛋白，广泛存在于细胞表面、细胞膜外液及结缔组织有关的基底膜上。Fn 具有细胞粘连与扩散，促进细胞与纤维、基质间的连接；促发巨噬细胞的吞噬功能等广泛生物活性作用；并与机体创伤组织愈合、组织炎症、纤维化及硬化过程等密切相关。因此，Fn 的含量变化与临床多种疾病的严重程度和归转密切相关。检测 Fn 的方法常用单向免疫扩散法、间接血凝法、激光免疫比浊法、ELISA 法等，后者较精确。

ELISA 法正常参考值：血清 Fn（235.5±44.6）mg/L，尿 Fn<0.47 mg/L。血清 Fn 低于血浆，约为血浆含量的 67%。

临床意义：血浆（血清）Fn 降低见于许多疾病，尤其是在危重疾病，若持续低值预后不良，回升者预后较好。急性肝炎、慢性活动性肝炎、重症肝炎、失代偿的肝硬化病人、肝癌病人尤其是广泛肝转移者，Fn 含量显著降低。类风湿性关节炎时血中 Fn 正常，但病变关节液中 Fn 常数倍于血中浓度，提示滑膜受炎症刺激后 Fn 的合成增加。恶性肿瘤腹水 Fn 值显著高于肝硬化腹水。结核、结缔组织病、间皮瘤患者胸液 Fn 含量显著高于肿瘤患者。肾病患者尿液中 Fn 含量增高，且多为 IgA 型肾病。

（2）层粘连蛋白测定（1aininin，LN）：属结构性糖蛋白，存在于基底膜的透明层中。实际研究发现其与肝纤维化形成有重要关系，是门脉高压发生的主要基础。血清 LN 水平常与Ⅳ型胶原、透明质酸等相平行，在肝纤维化尤其门脉高压诊断方面有重要价值。此外还发现 LN 与肿瘤浸润转移、糖尿病等有关。常用 RIA 法，国内有 "LN-RIA-Kit"。

RIA 正常值：血清正常人 LN 参考浓度（115.7±17.3）ng/ml。

临床意义：中度慢性肝炎 LN 常>140ng/ml，肝硬化>160 ng/ml。

（3）人血清 PⅢP 胶原测定：肝脏结缔组织中主要胶原成分是 I 型、Ⅲ型胶原，此外尚有少量Ⅳ胶原。PⅢP 胶原是肝脏结缔组织中的主要胶原之一，病理情况下，肝脏结缔组织纤维化增生活跃，使 PⅢP 含量增加。测定血清中 PⅢP 含量可测出肝组织功能性转变成结缔组织，因而是一种良好的肝纤维化指标。国内已售有双抗夹心酶联免疫 PⅢP 检测试剂盒。

正常参考值：<12ng/ml。

临床意义：各种不同的慢性肝病最终导致纤维化。肝纤维化是因肝损坏而引起死亡的主要原因。我国病毒性肝炎发病率较高，由慢性肝炎进展为肝纤维化的危害性亦较大。目前对晚期肝纤维化尚无有效疗法，因此对肝纤维化的早期诊断及预防尤为重要。病毒性、酒精性引起的肝纤维化和肝硬化时，血清中 PⅢP 含量增加。其他一些疾病，如肺纤维化，心肌梗死，多发性创伤等疾病时Ⅲ型前胶原肽增高，但肝脏没有变化。因此 PⅢP 的测定能有效地反映肝中结缔组织增生动态及程序，在急性转为慢性肝炎、肝硬化及药物疗效观察等方面均有良好的指示作用。

（4）Ⅳ型胶原测定（typeⅣcollagen，Ⅳ·C）：Ⅳ·C 是基底膜网状结构的主要成分，分别由主三螺旋区、7s 端和 NCI 端组成，在细胞内合成后直接以前胶原形式参与细胞外基质的构成。正常肝小叶 Disse 间隙缺乏基底膜，Ⅳ·C 含量极微，且可能独立分布，肝脏发生纤维化时，早期即见其增生，且转化率较快，最后与持续沉积的层粘连蛋白形成完整的基底膜，即 "肝窦毛细血管化" 特征性表现。目前Ⅳ·C 被认为反映胶原合成，与纤维化程度正相关。国内售有Ⅳ·CRIA Kit。

RIA 法血清正常参考值：（49.77±15.0）μg/L。与日本 Panassay ELISA Kit 测定值正相关。

（5）a2 巨球蛋白测定（a2-macroglobulin，a2M）：a2M 是血清中有重要生物学活性的大分子糖蛋白，分子量 725ku。主要由肝脏合成，骨骼肌也能合成，半寿期 10d。a2M 是一种广谱蛋白酶抑制剂，可与多种肽链内切酶形成不可逆性复合物，是纤溶酶的主要抑制物，在维持凝血平衡上具有重要作用。除具有抗放射损伤作用外，参与免疫调控作用。a2M 在体内外能抑制多种免疫反应，与慢性肝、肾疾病关系较为密切。血中 a2M 含量较高，单向免疫扩散法、火箭电泳法、速率散射浊度法等即可检测。制备 a2MmcAb 及 ELISA 法可检测含量很低的尿液中的 a2M。

正常值：免疫扩散法血清男性 1.5~3.5g/L，女性 1.35~4.2g/。2~4 岁儿童血清 a2M 为成人的 2~3 倍。更年期妇女血清 a2M 含量也较高。ELISA 法检测正常人尿液中 a2M 含量均低于 0.026mg/L。

临床意义：慢性活动性肝炎，肝硬化，急、慢性肾炎，肾病综合征，糖尿病，恶性肿瘤，活动性结缔组织病等患者血清 a2M 含量升高。妊娠、服用避孕药物时 a2M 含量也升高。在流行性出血热和肝炎全过程中，疾病进展时 a2M 升高，进入恢复阶段降至正常水平，动态观察 a2M 变化可作为病情判断的指标。直接测定尿中 a2M 含量，可对肾脏的早期损害提供有价值的辅助诊断。

第七节 消化系统疾病病理检查

一、概述

消化系统疾病是一个发展迅速的临床学科。一方面是细致的临床观察取得的进展，一方面是高度精密的科学方法取得的进展。两者在此结合促进了学科的发展。消化系统疾病是一类严重威胁人类健康的常见病。目前国内外有关消化系统的临床专著比比皆是，但缺乏消化系统疾病病理检查的专门论述。

病理学是研究疾病的病源、发病机制及转归的医学基础学科，它又是临床医学与基础医学之间的桥梁。在医院的 I 临床各科医疗实践中，病理科则成了医院中的基础科室。病理科的常规工作有三项：活检、尸检、脱落细胞检查。活检是最多最主要的诊断工作。

目前在现代医院中所遵循的原则是：①任何从病人身体上采取的组织标本都必须有病理组织学检查报告；②病理科从接受标本后 48h 要发出诊断报告（大标本及特殊标本可适当延长时间）；③活检报告的诊断准确率应在 99% 以上（冷冻切片在 98% 以上）；④任何组织标本只有在病理医生检查后允许的情况下才能用作其他用途（如教学、研究），这样才能使活检充分发挥在疾病诊断中的重要作用。

脱落细胞学检查方便、经济而又可靠、实用。痰、尿、胸腹水及针吸细胞，都能在简单的操作中做出明确的诊断。花费几千元、耗时几个月做不了诊断时，针吸细胞解决问题的病例时常可见。作为消化科医师，如能充分认识到病理检查工作的范围，充分利用病理检查的优势，无疑会明显提高临床的诊治水平。

二、消化系各脏器常见疾病的

病理诊断及鉴别诊断

（一）食管

1.解剖概要

食管是连接咽和胃之间的直管，成人食管长约 25cm，分为颈、胸、腹三段。其中颈段和腹段甚短，胸段最长，自胸上口到膈的食管裂孔。食管的口径并非全长均等，下半部分较上半部分粗大。正常食管有三个生理性狭窄处，第一个狭窄为环状软骨食管起始处；第二个狭窄在其与左支气管交叉处；第三个狭窄恰在食管进入食管裂孔之前。以上三个狭窄处为癌瘤好发部位。食管壁因黏膜下组织发育良好，黏膜于静止态下皱成数目有限的纵襞，故管腔横切面上呈星形，当食物经过时，纵襞展平，管腔则明显扩张。

2.食管癌淋巴流向及淋巴结分群

（1）颈部淋巴结：颈食管旁淋巴结；颈深淋巴结；颈气管旁淋巴结；锁骨上淋巴结；颈外淋巴结。

（2）纵隔淋巴结：胸气管旁淋巴结；隆突下淋巴结；胸骨上食管旁淋巴结；肺门淋巴结；后纵隔淋巴结；胸下食管旁淋巴结；膈肌淋巴结。

（3）腹部淋巴结：贲门旁淋巴结；胃左动脉旁淋巴结；小弯淋巴结；大弯淋巴结；脾门淋巴结；脾动脉干淋巴结。

3.食管疾病的诊断及鉴别诊断

（1）Barrett 食管与食管腺癌的鉴别：Barrett 食管（Barrett esophagtls，BE）是首先由 Barrett（1950）报道的食管下段距贲门 2cm 以上复层鳞状上皮化生成柱状上皮及腺体的一种良性病变。后来 Morsoll 等报告在 BE 基础上发生 Barrett 腺癌（BA）。BE 的形成认为是因长期胃食管反流致反流性食管炎，食管鳞状上皮被破坏，继由胃或肠上皮代替而成。BE 组织学方面分 3 型：①胃底腺型：与胃底腺相似，有少数壁细胞及主细胞；②交界型：即与贲门黏膜相似；③特殊型：为肠型黏膜，有杯状细胞和潘氏细胞。三型均可出现不典型性增生和癌变。其表面可以出现颗粒状增生、糜烂或溃疡。内镜观察很像早期肿瘤改变。用碘液涂抹后病变区不着色，而鳞状上皮区着深棕色。如果不认识 BE 的存在，临床怀疑有肿瘤变可能时，活检病理检验易误诊为肿瘤；或是遇到了由 BE 演变来的食管腺癌而感到意外，易延误诊断。

（2）食管梭形细胞鳞癌与癌肉瘤的鉴别：在免疫组化没有普遍应用于肿瘤标记以前，主要靠 HE 切片和一般特殊染色。易出现许多假性癌肉瘤。例如食管鳞癌部分区可呈现梭形细胞或巨细胞化，或是间质纤维细胞增生活跃。最常见为梭形细胞鳞癌或巨细胞性鳞癌。当免疫组化及电镜广为应用以后就能比较容易把假性癌肉瘤识别出来。因此目前癌肉瘤的诊断要求严格，要将鳞癌并纤维肉瘤以外的其他组织的肉瘤明确出来。常见的应为平滑肌、横纹肌、脂肪及骨肉瘤等，对标本要多取材，全面观察。

（3）早期食管鳞状细胞癌与慢性溃疡上皮增生的鉴别：食管下段可因胃液反流

和机械损伤引起食管慢性溃疡，边缘上皮增生，甚至有假上皮瘤样增生。X线检查常易与癌性溃疡相混淆，在食管纤维镜活检时要注意与早期鳞癌相鉴别。

（4）食管恶性淋巴瘤与小细胞癌的鉴别：二者原发性很少见，但有报告。小细胞癌多属APUDoma，亦可由肺扩散而来，常规切片鉴别较困难。采用免疫组化较易区别，即用LCA与APUDoma标记即可（详见小细胞肿瘤鉴别）。

（5）食管基底细胞样鳞癌与恶性黑色素瘤的鉴别：食管基底细胞样鳞癌是鳞癌的一种特殊类型（Cancer，1989，63:2528），其细胞如基底细胞，细胞较圆，无角化，与无色素性恶性黑色素瘤相似，应注意鉴别。

（二）胃

1.解剖概要 胃是消化管的膨大部分，上端接食管处为贲门，下端与十二指肠相连处为幽门中间为胃。胃的形态和大小随充盈程度、身体姿势和其他多种条件不同而有很大变动。中等充盈的胃呈曲颈瓶状。胃分前、后两面和大小两弯。右上缘是一个较小的弧线，即胃小弯，长12~15cm，左下缘的弯度和长度远远超过胃小弯，即胃大弯，长25~30cm。从贲门向左上方有一甚为广阔的膨隆部称胃底。胃的内部可分为贲门部、胃体部（包括胃底在内）、移行部与胃窦部四个区域。

（1）贲门部：指食管下口以下的胃开始部分，以其中轴为中心，直径2cm的范围。其黏膜腺体为贲门腺。

（2）胃体：指贲门部以下到移行部的范围。这部分的胃黏膜腺体为胃体腺。

（3）移行部：指胃体与胃窦之间的狭窄区，移行部的小弯侧一般相当于胃角，胃角至幽门间距约7cm，如果将胃由大弯侧剪开铺开，移行部呈弧形，宽为2cm。移行带可能上移（如慢性萎缩胃炎时），黏膜腺体由胃体腺及幽门腺交错构成。

（4）胃窦部：指移行部至幽门间的区域，胃窦部小弯侧的间距约7cm，此处黏膜由幽门腺构成。胃黏膜在静止情况下黏膜皱起成皱襞，邻近大、小弯处皱襞纵行，胃体前、后面可呈网状。在多处黏膜表面可看到若干小凹，这里是胃腺的开口。

2.胃的淋巴流向及淋巴结分群 胃的淋巴结基本上与供应胃的动脉相伴，并以之命名，此外，胃与邻近器官如食管、十二指肠、肝、胰、脾、横结肠大网膜等之间均有直接或间接的淋巴联系。胃周的淋巴结通常分为：

（1）贲门旁组：包括贲门右及贲门左，3~6枚。收集食管胸下段、腹段和胃贲门部淋巴液。

（2）胃小弯组：沿胃小弯侧上段分布，相当于胃左动脉供应区，收纳胃小弯侧的大部淋巴液，最后注入腹腔动脉周围淋巴结。

（3）幽门上组：分布在胃小弯侧下段（幽门管、胃窦部）相当于胃右动脉供应区。通常有2~3枚，接受胃幽门部的一部分淋巴液，汇流到幽门上淋巴结组，进而汇集到肝动脉周围淋巴结。

（4）胃大弯组：分布在胃大弯侧上段，相当于胃短动脉和胃网膜动脉的供应区，可分右组和左组。右组5~8枚，接纳大弯右半的大部分淋巴液；左组1~2枚，收纳胃大弯侧左半部的淋巴液。

（5）幽门下组：分布在胃大弯侧下段（幽门管，胃窦部）。相当于胃网膜右动脉供应区，收纳来自胃幽门部大弯侧、十二指肠第一段以及胃大弯淋巴结的淋巴液。

3.胃疾病的诊断及鉴别诊断

（1）胃肠道胰腺组织异位与高分化管状腺癌的鉴别：胃壁与十二指肠易见到胰腺组织异位，可见以腺管为主或腺泡为主及有胰岛者，形成局部结节性肿块，有时黏膜面可发生溃疡。如果对此缺乏认识，尤其以腺管为主者在术中冷冻切片诊断时易误诊为腺癌，行不必要的根治手术。

（2）胃、肠肌腺病（或瘤）与高分化腺癌的鉴别：胃、肠黏膜腺肌瘤（adenomyosis 或 adenomyoma）虽然少见，但是如果对此缺乏认识，遇上此病变，特别是术中冷冻切片诊断会误诊为高分化腺癌。前者实质上是黏膜错构病变。

（3）结肠壁子宫内膜异位与管状腺癌的鉴别：女性结肠壁可有子宫内膜异位，有的可产生与月经期相称的腹痛，有的可产生与月经周期相符的便血，肠局部可见结节状突起，表面可有破溃，易被误认为结肠肿瘤，病理检验，尤其在术中冷冻切片诊断，可误认为管状腺癌。

（4）胃溃疡癌变与溃疡型胃癌的鉴别：已往对慢性胃溃疡能否癌变存在不同看法，至今已肯定是存在的，大约有 1%~5% 的癌变率，且均为早期癌，预后好，故其鉴别具有实际意义。溃疡癌变与溃疡型胃癌二者区别的标准不一，目前比较肯定的鉴别标准如表。

（5）胃肝样腺癌与胃腺癌的鉴别：胃肝样腺癌是胃腺癌并有肝细胞癌分化区，其生物学行为与单纯胃癌不同，因此应予以鉴别。

（6）胃、肠原位癌与黏膜内癌的鉴别：胃、肠原位癌是腺上皮异型变，上皮细胞极性混乱，呈假复层，层次不一，但其基底膜未突破。如癌变上皮突破基底膜进入黏膜固有层但未超过黏膜肌层者，称之黏膜内癌。黏膜内癌可有少数发生转移。

（7）胃、肠道黏膜泡沫细胞浸润与低分化黏液细胞癌的鉴别：有时胃、肠道黏膜固有层泡沫细胞弥漫性浸润，易与低分化黏液细胞癌相混淆，尤其在冷冻切片诊断时要注意鉴别。

（8）印戒细胞类癌与印戒细胞淋巴瘤的鉴别：印戒细胞类癌特别是低分化者浸润较弥漫，易与印戒细胞淋巴瘤混淆而发生误诊。

4.胃的区域淋巴结　胃的区域淋巴结包括胃旁淋巴结，沿胃左、腹腔、脾动脉周围淋巴结，肝十二指肠韧带淋巴结，腹主动脉旁及腹腔内淋巴结。日本学者按其不同解剖部位分 16 组，此 16 组淋巴结分别为：①贲门右；②贲门左；③胃小弯；④胃大弯；⑤幽门上；⑥幽门下；⑦胃左动脉；⑧肝总动脉；⑨腹腔动脉；⑩脾门；⑪脾动脉；⑫肝十二指肠韧带；⑬胰十二指肠；⑭肠系膜根部；⑮结肠中动脉；⑯腹主动脉。在此基础上又根据原发肿瘤的不同部位，而将 1~14 组淋巴结分为 3 站，超出 14 组定为第 4 站。

5.特殊类型胃癌

（1）表浅播散型癌：肿瘤范围大，但主要在黏膜或黏膜下层浸润，仅小范围浸至肌层或更深。

(2) 多发癌：必须具备①多个病灶均系癌；②多癌灶间有非癌黏膜间隔；③副癌灶并非由主癌灶浸润漫延而来。

(3) 残胃癌：因胃的良性或恶性疾患行部分胃切除后，在胃的残端发生的癌。因良性上皮性疾患或非上皮性胃肿瘤行第一次手术后隔 5 年以上，或因胃癌行第一次手术隔 10 年以上在残胃发生的癌列入残胃癌。

(三) 小肠

1.解剖概要　小肠近端连接胃幽门环，远端经回盲瓣与盲肠相接，小肠分十二指肠、空肠、回肠。成人平均长度为 6~7m。十二指肠长约 30cm，呈马蹄形，可分球部、降部、水平部及升部。胆总管和胰管汇合成一膨大梭形管腔（Vater 壶腹），最后开口于十二指肠乳头。小肠的绝大部分为空肠和回肠，空肠和回肠之间无明显解剖标志，一般将近端的 2/5 的肠管归为空肠，远端 3/5 的肠管为回肠。肠管由上而下，逐渐变细，肠壁渐变薄。环形皱襞逐渐变稀，空肠黏膜内有散在孤立淋巴结。回肠黏膜内除孤立淋巴结外，还有集合淋巴结。

2.淋巴流向　十二指肠上半的集合淋巴管，注入幽门上淋巴结或肝淋巴结，甚至腹腔淋巴结。十二指肠下半的集合淋巴管注入幽门下淋巴结，最后可至腹腔淋巴结及肠系膜上淋巴结。空肠和回肠的淋巴管起源于小肠绒毛中心的乳糜管，在黏膜、黏膜下及浆膜下层有许多淋巴管丛沿小肠壁血管弓及肠系膜动脉周围淋巴结，最后流入腹主动脉前的腹腔淋巴结而至乳糜池。

小肠系膜的淋巴结根据其位置和收纳关系，可分为三站：第一站为肠管旁群：沿小肠肠管系膜缘排列。第二站为中央群：在肠系膜中份，血管弓之间。第三站为肠系膜上淋巴结群：在肠系膜根部，沿肠系膜上血管分布。回肠末端的淋巴管可经盲肠前淋巴结，回结肠淋巴结而注入肠系膜上淋巴结。

3.小肠疾病的诊断及鉴别诊断

(1) 增生性（化生性）、幼年性息肉与腺瘤性息肉的鉴别：目前认为增生性息肉是一种不发生癌变的化生性息肉，幼年性息肉是少有恶变的息肉，与易于癌变的腺瘤性息肉应做出正确的鉴别诊断，具有实际意义。

(2) 克罗恩病与白塞病的鉴别：肠克罗恩病（节段性回肠炎）与白塞病均有肠多发性溃疡的特点，虽然病因均不清楚，但二者的病理改变特点不一，预后也不一样，故应鉴别诊断。

(3) 类癌与中分化腺癌的鉴别：早期直径少于 1cm 的类癌，作局部切除可以治愈。其组织学表现呈巢状、索状或腺管状，与中分化腺癌易于混淆，二者治疗方法和预后不同，应注意鉴别诊断。

(4) 间质瘤与平滑肌瘤及神经鞘瘤的鉴别：胃、肠道间质瘤（gast rointestinal stromaltumor，GIST）是新近从胃肠道间叶性肿瘤中分出而建立的一种间叶性肿瘤。由于它的生物学习性与胃、肠平滑肌瘤和神经鞘瘤不同，故被列为一单独的肿瘤。Miettinell（1995）提出 GIST 是指既不是典型的平滑肌瘤也不是神经鞘瘤的一类间叶性肿瘤。更明确地说，GIST 是不包括平滑肌瘤和神经鞘瘤的一种不完全分化或未分化的间叶肿瘤。其组织学特点是由梭形细胞及上皮样（过去称平滑肌母细胞瘤）细胞组成，其瘤细胞排列形式多样，可为编织状、漩涡状、网状、上皮样实性区等。这类肿瘤具有较强的侵袭

性和远处转移性。其免疫标记中 CD34 70%~85%阳性，故具有相对特异性，而平滑肌与神经鞘标记多为阴性，波形蛋白表达于分化差的 GIST。

（5）GIST 的良性、恶性鉴别：目前认为 GIST 具有较强的侵袭性和转移能力。它尚存在相对良、恶性区别，但不是绝对的，多数认为核分裂象的多少十分重要。Meistlinen 提出，核分裂象（MF）<2/10HPF 为良性，MF2~5/10HPF 为交界性，MF>5/10HPF 为恶性。再结合肿瘤大小，有无坏死及有无黏膜侵犯等多方面综合评定。Goldblum 报告 20 例十二指肠间质瘤，良、恶性各 10 例。发现良性多位于第二段（9/10），恶性 3 例位于第三段，余位于第二段。Hurlimann 提出 GIST 良、恶性特征。

（6）平滑肌瘤与平滑肌肉瘤的鉴别：胃、肠道平滑肌肿瘤比较多见。其良、恶性的预后显然不同。研究表明，胃、肠道平滑肿瘤比子宫平滑肌肿瘤的恶性复发、转移率要高。而胃、肠道平滑肌瘤与肉瘤的鉴别，目前尚缺乏绝对的鉴别标准。文献报告有的平滑肌瘤 MFl/50HPF 发生了转移。目前仍认为以核分裂数为主，并参考肿瘤大小，有无坏死，细胞异型，黏膜侵犯等综合评价。其具体鉴别内容与良恶性GIST 鉴别相似，无须另列鉴别表。

（四）大肠

1.解剖概要成人大肠长 150cm，由回盲瓣开始直到肛门，起始部为盲肠（包括阑尾），依次为升结肠、横结肠、降结肠、乙状结肠及直肠。大肠在形态上具有沿大肠纵轴排列的三条平行的结肠带、囊状结肠袋和许多大小不等的肠脂垂，直肠无此特点。

从肛门直肠环向上可将直肠分为上、下两部，上部称固有直肠，下部称肛管，肛管的下端即为肛门。肛管长 3~4cm，近端黏膜形成 5~10 个纵行皱襞，称肛柱和直肠柱。肛柱下端形成半月形的横行黏膜皱襞，称肛瓣。肛瓣上有一些由纤维组织形成向表面突起物，称肛乳头。肛瓣与肛管黏膜间形成向上开口的袋状小窝，称肛隐窝（直肠窝）。直肠黏膜伸展至肛柱区域的终点形成一条不规则的线，称齿状线。

2.结肠的淋巴流向 右半结肠（盲肠、升结肠、横结肠的右半大部）的淋巴流至肠系膜上动脉根部淋巴结，并与小肠的淋巴相沟通；左半结肠（横结肠的左半小部、降结肠、乙状结肠）的淋巴流至肠系膜下动脉根部的淋巴结，然后，再汇入腹主动脉淋巴结。

直肠的淋巴分为上、下两组，在齿状线以上者称上组，包括直肠黏膜下层，肌层和直肠腹膜下的淋巴网，此淋巴网在直肠外相互交通成丛，淋巴可流向 3 个方向：①向上至直肠旁淋巴结，再至乙状结肠系膜根部淋巴结，沿直肠动脉最后入腹主动脉周围淋巴结；②向两侧至肛提肌上淋巴结，再至闭孔淋巴结，最后至髂内淋巴结；③向下穿过坐骨直肠窝及肛提肌入髂内淋巴结。齿状线以下者为下组（包括肛管、肛门外括约肌周围及肛门皮下的淋巴网）经会阴汇入腹股沟淋巴结。上、下

两组淋巴网可经吻合支彼此相交通。

3.大肠疾病的诊断及鉴别诊断

（1）大肠多发性腺瘤与腺瘤病的鉴别：以大肠为主的多发性腺瘤一般在100个以内者称多发性腺瘤，多于100个以上的称为腺瘤病，常见的有：①家族性腺瘤性息肉病有家庭遗传性，兄弟姐妹先后从青少年起可出现以大肠为主的成千上万的腺瘤，逐步100%癌变，早期发现治疗者预后较好；②Gardnei综合征：大肠多发性腺瘤伴骨瘤和多发性软组织肿瘤；③Turcot综合征：大肠多发性腺瘤伴脑肿瘤。

（2）幼年性息肉病与P-J息肉综合征及Cronkhite-Canada综合征的鉴别。

（3）肠病相关性T淋巴瘤与肠伤寒、克罗恩病、白塞病的鉴别：上述四种病变均有一共同特点是好发肠溃疡和穿孔。但其中肠病相关性T淋巴瘤是恶性肿瘤，预后很差。已往被称为肠型恶性组织细胞增生症，后来Isaacson应用免疫表型与基因重排证实其为肠黏膜相关性T细胞淋巴瘤，患者表现为肠吸收不良，肠多发性溃疡伴出血、穿孔，病变区主要在坏死周边，有许多形态不规则的异型性T细胞，同时伴有多形核白细胞、组织细胞浸润。这与肠伤寒、克罗恩病、白塞病相似，要注意鉴别，以使患者得到正确的治疗。

（4）肠黏膜、腺瘤性息肉不典型增生与早期黏膜内癌变的鉴别：肠道黏膜、腺瘤性息肉发生癌变有一个发展过程。先是不同程度的不典型性增生，在此基础上进一步发展成腺癌。不典型增生一般分为I级、Ⅱ级、Ⅲ级，Ⅲ级即为原位癌。在原位癌之前作切除术，可能治愈。不典型增生一般不转移。一旦异型细胞突破基底膜浸润固有层成为早期黏膜内癌，可有少数发生转移。因此应予鉴别。

（5）一穴肛癌与直肠腺癌的鉴别：一穴肛癌起源于胚胎性残余组织，常位于齿状线上下，多数向腔内生长，预后较一般直肠癌好，组织学亦有些特殊。故应予以鉴别。

（五）肝脏

1.解剖概要 肝脏是人体内最大的腺体，成人肝脏约为（25~35）cm×（18~20）cm×（6~9）cm，平均重量1 200~1 500g，占体重的2.7%，新生儿相对较大，占体重的4%~5%。肝脏色红褐，质地柔软而脆。共分四叶。即右叶、左叶、方叶和尾叶。而外科以肝内格利森（Glisson）系统为依据，将肝脏按三级进行划分，各区逐级分别称"半肝"、"叶"和"段"。肝门部有门静脉、肝固有动脉、肝管、肝的神经及淋巴管出入。通常肝管左、右支在前，肝固有动脉左、右支居中，门静脉左、右支在后。

肝的主要淋巴引流及淋巴结分群：肝脏的淋巴管分深、浅两种。

（1）肝的浅淋巴管：位于包围在整个肝实质表面的结缔组织内，形成淋巴管网。可分为肝膈面和肝脏面两部分。肝膈面的浅淋巴管可分为左、右、后三组。后组中间部的淋巴管沿下腔静脉经膈的静腔孔入胸腔，注入膈上及纵隔后淋巴结。后组的左侧部的淋巴管注入胃上淋巴结。后组右侧部的淋巴管注入主动脉前淋巴结。肝膈面的前部按肝的左、右叶分为左、右两组，收集左、右肝叶的表面淋巴，其淋巴管形成两个干，一个干伴随下腔静脉注入纵隔后淋巴结，另一个干向前下方，绕过肝的前缘，循肝圆韧带上端注入肝淋巴结。肝脏面的淋巴管，多走向肝门，然后与深淋巴管伴行注入肝淋巴结。仅有右叶后部及尾叶的淋巴管与下腔静脉伴行，经膈注入纵隔后淋巴结。

（2）肝的深淋巴管：形成升、降两干，升干与肝静脉伴行，再沿下腔静脉经膈注入纵隔后淋巴结。

（3）肝门淋巴结：肝门淋巴结3~6枚，位于肝十二指肠韧带内，沿肝动脉分布，其中位于胆囊管与胆总管交界处的淋巴结，称胆囊颈淋巴结。位于胆总管上端的淋巴结，称网膜孔前缘淋巴结。

2.肝脏疾病的诊断及鉴别诊断

（1）肝细胞腺瘤与高分化肝细胞癌的鉴别诊断：肝细胞腺瘤虽然不多见，但为良性。在组织学方面与高分化肝细胞癌十分相似。故要认真进行鉴别诊断。

（2）肝局灶性结节状增生和高分化肝细胞癌的鉴别：肝局灶性结节状增生一般无临床症状，在体检时才被影像学发现。常为单发，大小不定，多位于肝被膜下。组织学特点为肝小叶正常结构保存。特殊的是结节中央可见放射性纤维组织块，并炎细胞浸润。它应与肝炎后再生性肝细胞结节和高分化肝细胞癌鉴别。后二者均可发生在肝硬化基础上，缺乏正常肝小叶结构。肝癌细胞更有异型性和血窦相间的特点。

（3）肝母细胞瘤与肝细胞癌的鉴别：肝母细胞瘤较少见，好发于儿童，也有甲胎蛋白升高，临床很难与肝细胞癌区别。组织学方面分上皮型与混合型，后者除有不成熟的肝母细胞以外，尚可见到未分化间叶成分或骨与软骨肿瘤，比较易于识别。而上皮型肝母细胞瘤与肝细胞肝癌不易区别。

（4）肝内胆管错构与胆管癌的鉴别：肝内胆管错构为肝胆管发育异常所致的肝管、小胆管与纤维组织杂乱组成的结节，体积小，多发性，分化正常。与胆管癌易于识别。

（5）肝转移性腺癌与胆管癌的鉴别：肝转移性癌来自胃、肠道腺癌比较多见，如果胃、肠道原发癌不明显，易与胆管癌相混，但前者腺腔黏液染色阳性，而无胆汁，AFP（-），后者腺管内可见胆汁而无黏液，AFP（+）。

（六）胆囊

1.解剖概要　胆囊位于肝后下方的胆囊窝中，长8~12cm，宽3~5cm，容积约50ml，呈鸭梨状。胆囊分胆囊底、胆囊体和胆囊颈三部。由胆囊颈延续成胆囊管，最后与肝管汇合构成胆总管。胆囊管长3~4cm，直径2~3mm。胆囊壁由黏膜、肌层、外膜三层构成。黏膜近底体部形成许多网状的纤细皱襞，而衬在颈部和胆囊管内面的黏膜，其皱襞呈螺旋状突入腔内，形成螺旋瓣。外膜比肌层厚，与肝接触部分为纤维膜，其余部分为浆膜。

胆囊的淋巴结流到胆囊颈部的淋巴结，胆囊颈部的淋巴结在胆总管和胆囊管交界处，胃和胰腺的淋巴管相吻合，胆囊与肝脏紧贴，彼此间的淋巴结也互相交通。

2.胆囊疾病的诊断及鉴别诊断

（1）胆管腺瘤与胆管癌的鉴别：二者具有本质性不同，前者为良性，后者为恶性。均为腺管状结构，故应注意鉴别诊断。

（2）肝外胆管腺瘤与腺癌的鉴别：肝外胆管腺瘤有管状、乳头状或混合型，有恶变倾向，与腺癌的区别在于腺上皮有无异型性和管壁浸润。

（3）胆囊 Rokitansky-Aschoff（R-A）窦形成与胆囊管状腺癌浸润的鉴别：R-A 窦是因慢性胆囊炎炎症的刺激及纤维增生导致胆囊腺体增生并深入肌层，甚至浆膜下。在组织切片上可见肌层或浆膜下有腺管结构。这是一种假性浸润，绝不能误认为是腺癌浸润。其特点是：①有慢性胆囊炎；②腺体分化正常；③黏膜层无腺癌改变。

（4）胆囊肌腺瘤与管状腺癌的鉴别：胆囊底部腺体可侵入黏膜肌层，同时伴有黏膜肌层增生成局限性结节病灶，即称之为肌腺病。如对此认识不清，易误为早期腺癌。其鉴别要点参见胃肌腺病鉴别诊断。

（七）胰腺

1.解剖概要　胰是人体仅次于肝的大腺体，其外形细长，长轴稍变曲略呈三棱柱状。胰质软而致密，呈细分叶状，浅灰红色，长 12~15cm，宽 3~4cm，厚 1.5~2.5cm，重 60~100g。胰分头、体、尾三部。胰腺导管分支渐次汇合，从尾部起通过体部及部分头部，形成最大排泄总导管，出口于十二指肠降部内后方，多与胆总管一起形成壶腹部（Vater），通过十二指肠黏膜内三组环形肌纤维所形成的 Oddi 括约肌，共同出口于十二指肠乳头部，即主导管，其直径 2~3mm。约 1/2 正常人，除主导管外还有副导管，其管较窄，位于主导管前上方，开口于十二指肠黏膜主导管开口处上方约 2cm 处，称小乳头部，副导管是由背侧胰胚基远端管的残余所形成。胰腺只有前面和下面被以腹膜，后面借结缔组织固定于腹后壁。

胰腺剖面呈实体状，灰红，由表面的纤维外膜向腺内伸展而将胰腺组织分隔成很多小叶状，近中心可见胰腺外分泌管。

胰腺的淋巴流向：淋巴先流向胰周的淋巴结，然后至肠系膜上动脉根部和腹腔动脉旁淋巴结群。

2.胰腺疾病的诊断及鉴别诊断

（1）慢性胰腺炎导管增生与胰腺分化型导管癌的鉴别：慢性炎由于炎细胞浸润及纤维增生，可致腺泡萎缩，而导管及胰岛残留，导管且可有些增生改变，可混淆为分化型导管癌，尤其在术中冷冻切片诊断要十分慎重。慢性胰腺炎可分为节段性、局灶性及弥漫性 3 种，可局部变硬，有的有黄疸出现，临床亦与胰腺癌相似。

（2）胰腺囊腺瘤与囊腺癌的鉴别：胰腺囊腺瘤分类与间质反应类似于卵巢上皮性囊肿。上皮类型可为浆液、黏液性，也可有肠吸收性上皮及杯状细胞或潘氏细胞及神经内分泌细胞。

（3）胰腺真性囊肿与假性囊肿的鉴别：前者是肿瘤性，后者是继发性病变，非肿瘤性，应予以鉴别。

（4）胰腺腺泡细胞腺瘤与腺癌的鉴别：二者总的发生率很低，但仍有良恶性之别。前者是由分化良好的胰腺腺泡细胞构成，周界清楚，无浸润；而后者癌细胞构成腺泡样以外，还有实性腺管状等结构，形态多样，向周围浸润生长。

第八节 消化系统恶性肿瘤标志物

肿瘤标志物是指肿瘤组织和细胞由于癌基因及其产物异常表达所产生的抗原或其他活性物质。这类物质在正常组织或良性病变中不产生或产量极微，而在肿瘤组织、患者体液及排泄物中可以检出，它表示肿瘤存在并反映其一定的生物学特性。现已发现有肿瘤抗原、激素、受体、酶与同工酶、癌基因与抗癌基因及其产物等100余种肿瘤标志物。临床上肿瘤标志物在肿瘤的诊断和鉴别诊断、复发和转移的监测、判断疗效和预后以及高危人群普查等方面具有较大的实用价值。肿瘤标志物不仅可作为一种有意义的指标用于肿瘤诊断及疗效监测等，还可以其为靶，进行肿瘤的靶向治疗及免疫治疗。

早在1848年，Henry Bence Jones在多发性骨髓瘤患者尿中发现一种特殊的蛋白质，以后称之为Bence-Jones蛋白，可作为诊断多发性骨髓瘤的一种标志物，这是肿瘤标志物的起始。在以后一段较长的时期内，肿瘤标志物的研究处于停滞阶段。直到1963年苏联学者Abelev发现甲胎蛋白（AFP）可用于肝细胞癌的诊断，1965年加拿大学者Gold和Freedman从结肠癌组织中发现癌胚抗原（CEA），开创了肿瘤标志物研究的新纪元。AFP和CEA的发现可视为肿瘤标志物发展的第一阶段。1975年Kohler和Milstein成功地创建了淋巴瘤杂交技术，开创了体外定向地制造单克隆抗体的新时期，利用此生物高技术研制了多种抗肿瘤单克隆抗体，并发现了一系列特异性较强的肿瘤标志物。单克隆抗体制备技术的问世，开辟了肿瘤标志物研究第二阶段的起点。1976年Bishop发现鸡细胞中存在与病毒V-src同源基因，并发现这种基因与肿瘤发生有关，是肿瘤的基因标志，称之为原癌基因。自此以后，大量的癌基因和抑癌基因以及转移基因的发现，开始了第三阶段肿瘤标志物的研究，并将肿瘤标志物的研究从分子水平进入到基因水平。

消化系统恶性肿瘤是我国最常见的恶性肿瘤，也是威胁人类健康的主要疾病之一。其早期发现和诊断对治疗及预后至关重要。用于诊断消化系恶性肿瘤的实验室标志甚多，通过连续动态测定肿瘤标志有助于肿瘤的诊断、良恶性疾病鉴别及预后和疗效的判断。但单一标志很难达到既有很高的敏感性，又有很高的特异性，临床上常需采用多种标志联合检测，以提高诊断的阳性率和特异性。

1.癌胚抗原（CEA） 是一种肿瘤胚胎性抗原，1965年Gold和Freedman首次从结肠癌组织中提取，为细胞表面糖蛋白家族中的一员，由胎儿早期的胃肠道及肝、胰合成，而在正常成年人的结肠及其他组织中没有这种成分。CEA在多种恶性肿瘤如结直肠癌、胃癌、胰腺癌、乳腺癌及支气管癌等患者血清中都有升高，具有一定的临床意义。以放射免疫分析方法检测大肠癌患者血清CEA，阳性率为40%~70%。有报道血清CEA值升高与大肠癌病期及转移相关。进展期大肠癌（Dukes分期C、D期）的阳性率可达74.4%，但对Dukes A、B期的敏感性只有32%，且特异性差，无早期诊断价值。而大肠癌术后复发时，CEA的敏感性很高，可78.2%。胃癌患者血清中 CEA 的阳性率为 21%~61%，肿瘤分期越晚，CEA 水平越高，病人预后越差，并与淋巴、血运及腹腔转移相关。CEA 水平与胃癌组织类型有关，在不同组织类型中，CEA 呈不均一分布。在胃黏液腺癌、印戒细胞癌及乳头状腺癌的 CEA 阳性率高于其他组织类型。CEA 与胃癌的组织分化程度相关，其随分化程度的增加阳性率有增高趋势。另外胃液中 CEA 含量高于血清，通过对胃液 CEA 检测，对胃癌有明显的诊断的价值。有学者认为胃液 CEA 浓度升高可作为胃癌的特异指标，尤其是早期胃癌。有肝转移、腹膜转移时 CEA 升高也较为明显。对肝转移的胃肠道癌 CEA 阳性率可高达 99% 以上。动态观测血清 CEA 水平的变化，是临床判断疗效及监测复发和转移的有效手段。

CEA 对胰腺癌的诊断缺乏特异性。有 83%~90% 的胰腺癌患者血清 CEA 增高，但其敏感性只有 36%~80%，特异性在 56%~95%。在尚未排除其他消化道肿瘤的情况下，CEA 诊断胰腺癌的敏感性和特异性则更低。且 CEA 不能作为胰腺癌早期诊断的指标，也不能用以判断预后，追踪患者术后病情有无复发。而检测胰腺囊性病变穿刺液中 CEA，有较高的诊断意义。

2.甲胎蛋白（AFP） AFP 是由卵黄囊及胚胎肝细胞所合成的胚胎性血清蛋白，是胎儿血清蛋白质的主要成分，出生时含量急骤下降，一年之内降至正常人水平。AFP 仍是诊断肝癌的主要指标。如果病人无活动性肝病证据，可除外妊娠和生殖腺胚胎癌，血清 AFP≥500μg/L 持续 1 个月，或 AFP>200μg/L 持续 8 周，即可诊断肝癌。阳性率大约 60%~70%。肝细胞癌病人 AFP 可在症状出现前 6 个月即显示异常，手术切除癌瘤或化学栓塞治疗后，AFP 常下降，复发时再升高，因此 AFP 测定具有早期诊断意义，也是监测病情严重程度的有用指标。血清 AFP 含量与肿瘤大小及分化程度有关，中分化者多能合成 AFP，高、低分化者很少或不合成 AFP。然而部分良性疾病及生殖、胃肠道的某些恶性肿瘤 AFP 也可升高，在部分肝细胞癌 AFP 也可持续低浓度阳性。目前利用各种疾病时血清 AFP 糖链结构的不同，通过各种凝集素对 AFP 异质体进行检测，进一步提高了 AFP 的临床价值。应用单克隆抗体直接测定扁豆凝集素结合性 AFP（AFP-R-LCA），可使 AFP 阳性及小肝癌的检出率达 86.7%，而非肝癌病例中仅有 1.45% 升高，其临界值为 10μg/L。其根据 AFP 与各种凝素的亲和性不同，将 AFP 划分为结合型与非结合型。用伴刀豆球蛋白（ConA）分型，可用于区分原发或继发性肝癌及生殖系肿瘤。原发性肝癌以结合型 ConA 为主，继发性肝癌及生殖系肿瘤则相反。由于结合型 AFP 与血清 AFP 含量无相关性，检测结合型 AFP 有助于发现 AFP 持续低浓度阳性型肝癌及处于亚临床期的小肝癌。用抗人 AFP 单克隆抗体（AFP McAb）检测血清 AFP，对于识别不同脏器或疾病来源的 AFP、早期诊断肝癌及与其他产生或分泌 AFP 肿瘤、良性肝病的鉴别具有重要意义。AFP 异质体 AFP-N-L 的比率在肝硬化组、急性肝炎组或慢性肝炎组均显著高于原发性肝癌组。表明 AFP 异质体是比 AFP 更具有特异性的肝癌标志物，对原发性肝癌以及与其他良性肝病的鉴别诊断具有重要意义。在胃癌患者中亦可见到 AFP 升高。胃癌患者 AFP 的升高与癌的原发部位是否属于内胚层衍生组织有关。胃癌中 AFP 增高主要见于三种类型，即肝样型、卵黄囊瘤样型、胎儿胃肠型，其中肝样型是最常见的产 AFP 胃癌，并且恶性程度较高。有人将此类胃癌称之为产 AFP 胃癌（AFPGC）。AFPGC 主要分布于乳头状或管状腺癌和髓样癌两种组织成分，而后者更为常见。胃肠道肿瘤产生的 AFP 不同于肝癌和卵黄囊肿瘤产生的 AFP，具有胃肠道特异性，其与凝集素反应的特征是 AFP-Cl、AFP-L3、AFP~P4 和 AFP-P5 增高。AFPGC 多见于老年男性，血清 AFP 增高程度不一。胃癌患者血清 AFP 升高者肝脏转移率高。另据报道胃液 AFP 检测对胃癌的诊断很有价值，甚至高于其血清中的阳性率。

3.糖抗原 19-9（CA19-9） 是一种胃肠道肿瘤相关抗原。CA19-9 是用结肠癌细胞系 SW116 为免疫原制备的单抗 NS19-9。所识别的抗原。其结构为唾液酸化的 Lewisa 血型抗原，在组织中表达为唾液酸神经节苷脂，在血清中表达为黏蛋白糖脂。常见于胰腺癌、胃癌、结直肠癌等消化道恶性肿瘤。是迄今为止诊断胰腺癌敏感性最高的标志物。正常胰、胆管细胞，胃唾液腺上皮细胞均可表达。在 Lewis 抗原阴性（Iea-b-）的人群中，CA19-9。不表达，因而在 Lea-b-血型人群，即使是胰腺癌患者，也不能检测到 CA19-9。以>37U/ml 为临界值，其诊断胰腺癌的敏感性和特异性分别为 81%、90%。CA19-9 与胰腺癌的病情进展有一定关系。早期或较小的胰腺癌 CA19-9 水平较低或者正常；肿瘤体积较大、病情较晚者，CA19-9 水平逐渐增高。许多胆胰良性疾病、胃肠道良恶性病变时 CA19-9 也可升高。故将 CA19-9 用作胰腺癌早期诊断极不可靠。当其浓度超过 120U/ml 时能满意地区分胰腺癌和慢性胰腺炎；当临床或放射学检查胃可疑胰腺癌时，CA19-9 值超过 200U/ml 则诊断基本确立。CA19-9 值大于 300U/ml 时常表示肿瘤已达晚期，至少 80%患者的胰腺癌手术不能切除。CA19-9 值<120U/ml 时，大约有 44%的患者的胰腺癌属于可切除性肿瘤。CA19-9 也是反映病人预后的一个重要指标。术前 CA19-9 水平很高，肿瘤常难以切除，术后预后也差。术后 CA19-9 上升提示存活期短，如果维持在 400U/ml 以上通常提示生存期低于 7 个月；如果肿瘤切除后 CA19-9 明显下降至正常，提示预后较好。肿瘤复发时，CA19-9 会再度升高，因此 CA19-9 可用于胰腺癌的术后监测。胃癌 CA19-9 的阳性率为 26%~72 %，并与病期相关。在胃癌术后复发病人中，CA19-9 升高早于临床复发的诊断。对胃癌术后局部和远处转移诊断的特异性可达 81.8%，如将 CA19-9 的诊断标准提高到 88μg/ml，则特异性为 100 %。CA19-9 在结肠癌的阳性率为 27%~65%，也与病期相联系，反映临床阶段。在 CA19-9 阳性的 54 例结肠癌患者中，处于进展期的有 43 例，占 79.6%，且进展期癌肿 CA19-9 升高的程度也显著。结肠癌无转移者 CA19-9 阳性率为 24%，而伴有肝转移者 CA19-9 明显升高，阳性率达 61%。对于结肠癌复发，CA19-9 的诊断敏感性为 52.2%，特异性为 100%。在进展期结肠癌病人 CA19-9 升高是一重要的预后因素，与病人生存期呈负相关。

4.糖抗原 72-4（CA72-4） 是一种肿瘤相关糖蛋白抗原 72，也被称为 TAG-72。1981 年 Colcher 等以人乳腺癌肝转移细胞的胞膜富集成分为免疫原制备的单克隆抗体 B72.3，它的相应抗原是 TAG-72，为一种高分子糖蛋白。TAG-72 主要存在于人体腺癌组织以及胚胎中，而非上皮性的恶性肿瘤及良性增生性病变均无该抗原表达，特异性较好。CA72-4 对胃癌诊断的特异性高达 99%，敏感性为 33%~59%。在早期胃癌 CA72-4 水平可明显升高，与良性病变对照组相比差异显著，而两组间 CEA 与 CA19-9 水平则无显著差异。CA72-4 的表达在一些病人可先于临床症状出现 3~10 个月，可作为一种胃癌标志物用于胃癌的早期诊断。胃癌病人血清中 CA72-4 的含量与其肿瘤分期明显相关，进展期癌肿较之早期 CA72-4 水平升高更显著。不同病理类型的胃癌患者，其阳性率不同，其中以未、低分化胃癌患者最高，为 72%，浸润伴转移癌 71.4%，中、高分化癌 63%，其他胃癌如残胃癌、印戒细胞癌等 14.3%。在诊断原发和术后复发性胃癌以及术后病情监测方面，CA72-4 都是一个较好的标志物，如果再与其他肿瘤标志物联合应用则其敏感性会进一步提高，如联合检测 CEA、CA19-9、CA50 胃癌阳性率可达 95%，但特异性则有不同程度的下降。CA72-4 对结肠癌的敏感性为 40%~50%，特异性为 98%。在进展期癌肿较之早期 CA72-4 水平升高更显著。对胰腺癌，血清 CA72-4 的敏感性为 44.8%。低分化胰腺癌血清 CA72-4 的阳性率高于高分化者。测定胰腺囊性肿瘤液体中 CA72-4 水平对于良恶性的鉴别有一定价值。若囊液中 CA72-4 含量 ≥150U/ml，基本上可确诊为黏液性囊腺瘤，敏感性和特异性均达 100%。

第九节　幽门螺杆菌检测

幽门螺杆菌（helicobacter pylori，H.Pyzori）是一种寄居在胃黏膜上皮的微需氧的革兰阴性螺旋形杆菌。越来越多的研究表明，H.pylori 是慢性活动性胃炎的主要病因，在消化性溃疡、黏膜相关组织淋巴瘤（MALT）的发病中起重要作用，与胃癌的发生可能存在一定关联。临床上常用的 H.pylori 检测方法包括尿素呼气试验、快呋塞米素酶试验、血清学试验、组织学检查及细菌培养等。

一、尿素呼气试验

是一种通过检测尿素酶来诊断 H.pylori 感染的无创性非侵入性诊断方法。其原理是用核素标记尿素，由于 H.Pylori 是人体胃内唯一能产生大量尿素酶的细菌，口服的核素标记尿素在胃内经尿素酶的作用分解成标记的 CO_2，经胃肠道吸收后随呼吸呼出，故通过测定呼气中标记的 CO_2 量，可间接反映 H.pylori 产生的尿素酶的量。由于口服的核素标记尿素随试餐均匀地分布于胃内，因此尿素呼气试验可以避免胃镜活检的取样误差，从而能更准确地反映整个胃黏膜的 H.pylori 感染状况。根据标记物的不同，又将呼气试验分为 13C-尿素呼气试验和 14C-尿素呼气试验两种。

（一）13C-尿素呼气试验

13C-尿素呼气试验（13C-UBT）是在空腹状态下口服含 75mg13C-尿素（成人 75~125mg，12 岁以下儿童 60mg）的试验餐，收集试验餐前零时及后 30min 的呼气于样品管内，将此两个样品用质谱仪进行分析检测，计算 $^{13}CO_2$ 含量。患者在接受 13C-UBT 前一周应停用抗生素及抑制酸分泌药物。如果患者胃内存在 H.pylori 感染，口

服的 ^{13}C-尿素溶液在尿素酶的作用下分解成 $^{13}CO_2$，一般在口服试剂 20min 后呼气中 $^{13}CO_2$ 开始升高，虽然 $^{13}CO_2$ 含量在 100min 内持续升高，但对服药后不同时间段的呼气样品进行测定比较表明，采集给药后 30min 的呼气样品不但能准确反应 H.pylori 的感染情况，且可缩短检查时间，更适于临床推广应用。^{13}C-UBT 通常以 DOB (delta over baseline) 值（即第 30min 呼气测得的 $^{13}CO_2$ 的 δ 值减去

零时呼气的 δ 值）判断是否存在 H.pylori 感染，DOB 值<3.6 为阴性，3.6~4.4 为可疑，>4.4 为阳性。胃内无 H.pylori 感染的患者无 $^{13}CO_2$ 呼出。由于 ^{13}C 为稳定性核素，故受检者不会发生放射性损伤，可反复接受检查。国内外报道该方法的灵敏度和特异性均在 95%左右，临床上多主张将 ^{13}C-UBT 应用于 H.pylori 治疗 1 个月后的复查，是抗 H.pylori 感染药物治疗疗效判定的"金标准"。Malaty 等比较了 ^{13}C-UBT 与检测 IgG 抗体对筛查无症状儿童 H.pylori 感染的敏感性及特异性，认为 ^{13}C-UBT 更适用于无症状儿童 H.pylori 感染的筛查，但 IgG 检测的费用明显低于 ^{13}C-UBT。Kato 等对 ^{13}C-UBT 进行改良，将口服 ^{13}C 的剂量增至 100mg，检测时间缩短至 10min，结果显示其检测 H.pylori 的敏感性为 99.4 %，特异性为 100%，而在 H.pylori 根除治疗后的患者中其敏感性及特异性分别为 86.7% 及 99.1%，认为 10min ^{13}C-UBT 适用于 H.pylori 根除治疗前后的检测。^{13}C-UBT 的缺点是需用高精度气体同位素比值质谱仪，费用较昂贵，故在一些经济欠发达地区进行临床推广应用仍有一定困难。

（二） ^{14}C-尿素呼气试验

1988 年 Marshall 等用 ^{14}C-尿素取代 ^{13}C-尿素，建立了无创性 ^{14}C-尿素呼气试验（^{14}C-UBT），检测 H.pylori 感染同样具有高度的敏感性及特异性，而且大大降低了尿素呼气试验的费用，检测 ^{14}C 采用液体闪烁计数仪，操作简便，更宜普及至基层医院。但 ^{14}C 有一定的放射性，使其在孕妇和儿童患者中的应用受到限制。近年，国内外推出微量 ^{14}C-尿素呼气试验，其检测 H.pylori 的敏感性和特异性与传统检查方法相似，但可大大减少患者服用放射性核素的剂量及环境污染，其辐射量仅为一次胃肠钡餐量的 1/500，相当于自然环境 24h 的暴露量，极大地提高了 ^{14}C-UBT 的安全性。

二、尿素酶试验

胃内仅有 H.pylori 能大量产生尿素酶，且活性很高，约为变形杆菌产量的 20~70 倍，最适 pH 为 8.2，尿素酶对 H.pylori 自身具有保护作用。在胃内，尿素酶水解尿素生成氨和二氧化碳，氨在 H.pylori 菌周围形成一层保护性"氨云"，可以抵御胃酸的杀菌作用，而且氨还能使上皮细胞损伤，代谢快，从而大量消耗 ATP，Na-K-ATP 酶活性降低，引起氢离子扩散，使胃黏膜屏障遭到破坏。临床上可以通过尿素酶的测定，诊断是否存在 H.pylori 感染。该方法的基本原理是通过尿素酶分解尿素，生成氨和二氧化碳，从而改变反应体系中的 pH 值，使指示试剂发生颜色变化进行判断。快呋塞米素酶试验包括 pH 指示剂法和分析化学法，它是一种简便实用、快速敏感、较为准确的 H.pylori 感染诊断方法，也是临床上观察抗菌疗效的一项重要指标。

（一）pH 指示剂法

是目前应用最广泛的一种方法。试剂中含有尿素与 pH 指示剂，最常用的指示剂为酚红，由胃镜获取的黏膜标本一般呈酸性，当患者存在 H.pylori 感染时，将黏膜标本放入检测试剂中，H.pylori 产生的尿素酶会迅速分解尿素，产生的氨使反应体系的 pH 值升高。当指示剂变为红色提示为阳性反应；若无 H.pylori 感染，试剂不变色。观察阳性反应的时间文献报道各有不同，从半小时到 24h 不等。尿素酶反应的时间与标本中 H.pylori 菌量及细菌污染程度均有关系。有报道认为诊断 H.pylori 感染的阳性反应时间应限于 3h 以内。此时间内 H.pylori 菌量多，敏感性与特异性均较高。为避免污染细菌如变形杆菌产生尿素酶所致的假阳性结果，Arvind 等报道将试剂中尿素与指示剂量加大，并以去离子水代替磷酸缓冲液，在 1min 内即可观察检测结果，大大缩短了观察时间。国内也有人研制成功 10min 尿素酶试剂盒，其敏感性达 90%，特异性达 100%，其中 90% 阳性病例可在 1~3min 内显示颜色的改变。当细菌量少于 1 000cfu/ml 时，快呋塞米素酶试验可为阴性，但能培养出细菌。

（二）分析化学法

是采用分析化学原理检测 H.pylori 尿素酶的最终产物，由于阳性显色反应不是取决于试剂中 pH 改变，可避免一些影响 pH 的因素所致的假阳性。国内已有厂家生产此类尿素酶试剂，并能对 H.pylori 的感染程度进行半定量。

三、血清学检测

通过测定血清中的 H.pylori 抗体来检测 H.pylori 感染。目前已知 H.pylori 感染者血清中有 H.pylori-IgG、IgA、IgM 抗体，但仅有血清 IgG 与 IgA 明显升高，而血清 IgM 水平在 H.pylori 感染与未感染者中无显著性差异。H.pylori 免疫检查技术有补体结合试验、凝集试验、被动血凝测定、酶联免疫吸附测定（ELISA）及免疫印迹技术等。临床上最常用的血清学检测方法是 ELISA 法，它可以同时处理大宗标本，其较高的敏感性与特异性可与免疫印迹技术媲美，操作上也更为简便易行，并且可以获得定量结果。为克服 H.pylori 与其他弯曲菌如空肠弯曲菌的血清交叉反应所致的 H.pylori 抗体假阳性，已有学者建立了 H.pylori 的单克隆抗体 ELISA 法，使 H.pylori 的检测更加特异。血清 H.pylori 抗体测定特别适用于 H.pylori 感染的流行病学调查，对胃、十二指肠疾病中 H.pylori 感染的诊断及慢性胃病的筛查有一定意义，国外报道 H.pylori-IgG 抗体在慢性胃炎、胃溃疡、十二指肠溃疡中的检出率分别为 87%、70% 及 96%，国内也达到了 84%、86% 及 90%。有研究表明对年轻的消化不良患者采用 H.pylori 血清学检测筛选方案较症状学筛选方案更为敏感有效，可显著减少不必要的胃镜检查次数，若排除血清学检测阴性患者，胃镜检查次数将减少近 22%。但血清学检测不能提示患者已获感染的时限，也无法证明检测当时是否存在活动的 H.pylori 感染。抗生素治疗有效的 H.pylori 感染患者，体内抗 H.pylori-IgG 水平抗体水平下降缓慢，因此尚难以将其常规用于抗 H.pylori 治疗的疗效观察。

四、组织学检查

胃镜钳取的胃黏膜组织经固定、包埋、切片及染色等处理，显微镜下根据 H.pyloi 的形态特点及组织学分布特征可做出正确诊断。染色方法有多种，包括 HE 染色、Gram 染色、Waythin-Starry 银染色、改良 Giemsa 染色、Genta 染色 PAP（过氧化物酶-抗过氧化物酶）免疫组化法及原位杂交法等，其敏感性在 66%~98%，特异性可达 88%~100%。其中以 waythin-Starry 银染色法效果最好，敏感性及特异性可高达 95%，但操作复杂价格较贵，技术要求高且耗费时间。

五、细菌培养

细菌培养是目前诊断 H.pylori 感染最可靠的方法，也是验证其他诊断性试验的标准方法，其特异性很高，敏感性可达 95%以上，对培养出的细菌做药敏试验可指导临床治疗。但如果标本取材、接种及培养基等任一培养环节出问题均会影响结果，而出现假阴性。

同时采用细菌培养、组织切片染色和尿素酶试验三种方法检测 H.pylori 感染被认为是诊断 H.pylori 感染的"金标准"。但临床上多仅采用上述方法中的一种进行 H.pylori 感染的测定，进行 H.pylori 研究时则主张同时采用细菌培养、组织切片染色和尿素酶试验三种方法或其中两种进行诊断。由于 H.pylori 在胃中分布不均匀，而多数情况下炎症越重的部位 H.pylori 感染的阳性率也越高，故采集胃黏膜标本时不但需要准确的胃镜下活检技术，而且钳取标本应至少在两块以上，以提高诊断的阳性率。为避免胃镜、采血等有创性检查，Forne 等采用酶联免疫法测定粪便中 H.pylori 特异抗原，对 188 例患者的研究结果表明，其对 H.pylori 感染诊断的敏感性及特异性分别为 89.5%和 77.8%，认为该方法可用于 H.pylori 感染的初步诊断。

第十节　内镜检查

近年，内镜诊疗技术越来越多地应用于消化道疾病的诊断与治疗，使许多消化道疾病尤其是恶性肿瘤得到了早期诊断、早期治疗，大大提高了胃肠疾病的临床诊治水平，推动了胃肠病学1临床实践的进步。临床上常用的内镜检查技术包括上消化道内镜检查术、全结肠镜检查术、内镜下逆行胰胆管造影术、胆道镜检查术及超声内镜检查术等。

一、上消化道内镜检查术

1.适应证　①上腹不适，怀疑有上消化道病变，包括炎症（化学性和反流性）、溃疡、肿瘤、狭窄、裂孔疝、食管静脉曲张症及上消化道异物等，临床确诊困难者；②原因不明的上消化道出血者，应进行急诊胃镜检查；③X 线钡餐检查不能确诊或疑有病变者；④对癌前损害及癌前病变的随访；⑤老年无症状人群的肿瘤普查；⑥需要进行内镜治疗的上消化道病变。

2.禁忌证 下列情况应视为内镜检查的绝对禁忌证：①严重的心、肺疾病，如严重心律失常、急性心肌梗死、重度心力衰竭、哮喘及呼吸衰竭不能平卧的患者；②食管、胃、十二指肠穿孔的急性期；③急性重症咽喉部疾患内镜不能插入者；④腐蚀性食管损伤的急性期；⑤精神失常不能合作的患者。在年高多病的老年患者进行内镜检查时应谨慎，必要时可同时施行心电监护，以策安全。

3.术前准备 ①检查前 1d 晚餐后禁食，检查当日晨空腹。患者如有幽门梗阻等影响排空的疾病，应禁食 1~2d，并予以洗胃，排空胃内存积食物。同时应了解 X 线检查结果及以往内镜检查情况；②询问是否有普鲁卡因等局麻药物过敏史，并嘱患者取下活动假牙；③口服一小勺二甲硅油去泡剂，使胃内带泡沫的黏液消失，有利于黏膜病变的观察；④咽部局麻：先将 2%丁卡因胶浆 3~5ml，经注射管涂于咽部，并含服 3~5min 后咽下，然后再用 2%利多卡因喷雾咽部 1~2 次；⑤老年人应用镇静剂应慎重，解放军总医院老年消化科进行了 1 万余例次老年患者胃镜检查均未使用镇静剂，检查结果令人满意，无严重并发症发生。另外，对青光眼、前列腺肥大等患者，尽量避免使用解痉剂。

4.操作方法 患者左侧卧位于检查床上，嘱其松开领扣及腰带，并轻轻咬住牙垫。术者将内镜前端通过牙垫沿舌面送入口腔达舌根，至咽喉部正中食管开口处，轻轻推进，即可进入食管。亦可沿左右梨状窝方向向正中轻轻滑进，但要注意不可盲目用力。应尽量减少患者的吞咽动作，避免口腔内分泌物进入气管引起呛咳。内镜进入食管后，即可循腔进镜，边进镜边注入少量气体。进镜约 40cm 时，可见食管黏膜与胃黏膜交界而形成的齿状线，齿状线向下约 2cm 即进入贲门区，通过贲门后，向左上打角度钮，即可进入胃体腔，沿胃体腔向前推进进入胃窦部，此时可见幽门开口。当胃窦环形蠕动推进至幽门前区时，幽门开启，内镜即可进入十二指肠球部，术者边进镜边向右旋转内镜 90°~180°，并打上下角度钮即进入十二指肠降部。进镜中要轻柔，并适量注气、注水，以保持内镜视野清晰。进入十二指肠后即可缓慢退镜，并依次观察十二指肠、幽门、胃窦、胃角、胃体、胃底、贲门及食管等部位，可疑病变应取活检送病理检查，另外，可经内镜开展止血、息肉切除、药物注射、黏膜等治疗。上消化道内镜检查结束后，嘱患者 1h 左右方可进食、饮水，1h 内亦不可吞咽口水。

5.临床意义 临床上已广泛应用上消化道内镜检查技术诊断消化道各种疾病，对上消化道疾病诊断的准确性可达 90%以上，大大提高了疾病的检出率。内镜检查技术介入胃癌的普查使早期胃癌的检出率大幅提高就是一个范例。在胃癌普查开展较好的日本，内镜的介入使早期胃癌的检出率达到 50%以上。解放军总医院老年消化科开展老年人直接胃镜的临床普查，3 048 例 60 岁以上老年查体患者检出胃癌 92 例，其中早期胃癌 58 例，早期胃癌检出率为 63.0%，表明内镜临床普查对老年人胃癌的早期诊断具有重要意义。总之，上消化道内镜检查的广泛开展有利于上消化道疾病的早期诊断及早期治疗，可大大提高患者胃癌根治术后 5 年生存率及生活质量。

6.并发症 上消化道内镜检查安全性较高，一般并发症的发生率不超过 0.2%。并发症主要包括出血、穿孔、喉头痉挛、癔症、心脏骤停、心律失常、术后感染及麻醉意外等，在老年患者更应注意预防发生吸入性肺炎。解放军总医院老年消化科对老年陈旧性心肌梗死患者胃镜检查时心电变化的观察表明，在准备充分的情况下，患者对内镜检查有较好的耐受性。11 334 例次的胃镜普查及随访检查，并发症的发生率仅为 0.097%。但对患有多脏器疾病的患者，尤其是严重的心、脑、肺等疾病合并存在时，进行上消化道内镜检查时更应重视并发症的预防。

二、全结肠镜检查术

1.适应证　原因不明的下消化道出血、大便潜血阳性、慢性腹泻、腹部包块及中、下腹痛；钡剂灌肠发现的病灶须明确性质及范围；大肠癌、腺瘤、息肉切除术后复查、不明原因消瘦伴血 CEA 增高等。

2.禁忌证　除严重的心、肺疾病，如严重心律失常、急性心肌梗死、重度心力衰竭、哮喘及呼吸衰竭不能平卧的患者外；肠道严重狭窄及放射治疗引起的肠道放射性坏死患者，伴有下消化道出血的急性肠炎以及肛裂、肛周脓肿患者，月经期妇女等均为结肠镜检查的禁忌证。另外，肠道清洁差而无法观察的患者也不宜行结肠镜检查。

3.术前准备　术前应查阅患者的 X 线片及以往肠镜检查结果。肠道准备应根据不同人群的胃肠运动及排便情况选择合适的方案，并注意保证患者夜间得到较充足的睡眠休息。解放军总医院老年消化科采用检查前 2d 进易消化少渣半流质饮食，多饮水，检查前晚 9 时服果导二片，如有便秘者果导片需连服 2d，检查当日晨空腹并口服 50%硫酸镁 50~80ml，继而饮水 1 000~1 500ml 进行肠道准备，完成肠镜检查 9000 余例次，效果满意。如患者服用甘露醇准备肠道，则在电凝术前应使用 CO_2 或 N_2O 等惰性气体置换甘露醇被肠道细菌分解时产生的氢气等。伴有青光眼、前列腺肥大等疾病患者应尽量避免使用解痉剂，以免加重伴随疾病的症状，另外，使用解痉剂可使肠管松弛，肠襻冗长纡曲，增加了肠镜检查进镜的难度，被检者的不适及疼痛感亦加重。对合并有心、脑、肺等重要脏器病变的患者，行肠镜检查时应进行术中心电监护，以利早期发现心电异常，及时处理。

4.操作方法　患者先取左侧卧位，进镜中根据需要变换体位如平卧位或右侧卧位等，以改变肠管的走向加大弯曲部角度，便于缩短肠襻有助进镜。插镜前先用少许 2%丁卡因麻胶涂抹肛门口，以减轻镜身反复插入产生的不适及疼痛，保护肠黏膜。助手用左手分开肛周皮肤暴露肛门，右手握持弯角部距镜头 1~2cm 处，将镜头侧向轻轻压入肛门，镜头插入 5~10cm 后术者可略注气，观察肠腔并循腔进镜，使用勾拉、旋镜方法可通过 N 型、P 型及 α 型走行之乙状结肠，对部分因降乙移行部形成急弯，镜头不易前进的 N 型或 P 型乙状结肠，可采用 α 翻转法使急弯变成钝角慢弯，此时再循腔进镜即可抵达脾曲。到达脾曲后，如进镜困难，可让患者改变体位，多采用仰卧位进镜。通过肝曲，术者主要采用拉镜法或顺钟向旋退镜身法，必要时助手可稍托横结肠下垂角。进镜中，在通过较锐的弯角或折叠时，可采用滑进技术。术者将内镜推进至皱襞突然转折处，观察肠黏膜皱襞走向，使内镜头方向与肠腔走向一致，在助手缓慢送镜的同时，调节角度钮紧跟肠腔走向，此时可见到贴镜黏膜移动相，继续进镜即可重新见到肠腔。总之，结肠镜检查宜操作轻柔，进镜不可过快过猛，术中少注气，进镜至横结肠以上肠段要注意抽气，多采用拉镜法及拉镜旋转法进镜，尽量取直镜身少结襻，并少用手法辅助，以减少患者的不适及疼痛。

5.临床意义　结肠镜检查主要应用于全大肠疾病的诊断与治疗，对于早期发现大肠癌、息肉、出血及炎性肠病等具有重要意义，并可通过结肠镜进行早期大肠癌、息肉及出血等疾病的治疗。近年，越来越多的学者呼吁开展大肠癌的直接结肠镜普查，并指出在老年人中开展直接结肠镜检查更为经济有效。解放军总医院老年消化科从1985年即开始了老年人直接结肠镜的临床普查，通过对2 196例老年人的临床普查，检出大肠癌52例，检出率为2.37%，早期大肠癌19例，检出率达36.54%，其中无症状老年受检者中检出大肠癌24例，占检出大肠癌的46.15%，本组大肠癌的手术切除率为97.73%，术后5年存活率为78.57%。国外文献报道，结肠镜下切除腺瘤性息肉，并在结肠镜随访中切除复发及再生腺瘤，可将结直癌的发病降低76%~90%。

6.并发症　在严格掌握适应证与禁忌证的情况下，结肠镜检查是较安全的一项检查。文献报道诊断性结肠镜检查的并发症发生率在0.09%~0.4%，而在治疗性结肠镜检查中，其并发症发生率可达0.83%~2.49%。解放军总医院老年消化科对2 196例老年人进行了8 298例次结肠镜检查，尽管受检者中87.02%患有心、脑、肺、肾等多脏器疾病，且24.32%同时合并3个以上重要脏器疾病，但总的并发症发生率仅为0.048%，并发症包括出血及虚脱等，未发生穿孔及心搏骤停等严重并发症。

三、内镜下逆行胰胆管造影术

自1968年Mecune等报道内镜下逆行胰胆管造影术（endoscopic retrograde cholangiopancreatography，ERCP）在临床诊断中的应用以来，它已成为临床诊断胰胆疾病最为重要的方法之一。

（一）适应证

ERCP适用于胆道和胰腺疾病的诊断，包括原因不明的梗阻性黄疸、怀疑胆结石而常规胆管检查不能确诊者、胆管或胆囊术后症状反复发作而常规检查不能确诊者，另外，肝、胆、胰的恶性肿瘤及囊肿、胰腺的先天性畸形、慢性胰腺炎或复发性胰腺炎的缓解期及上腹部肿块疑为胰、胆疾病者，均为ERCP的适应证。ERCP前应进行腹部B超检查，以便对可能的胰、胆疾病有大致的了解。

（二）禁忌证

ERCP的禁忌证应包括胃镜检查的禁忌证、碘造影剂过敏、严重的胆道感染、急性非胆源性胰腺炎及慢性炎急性发作的患者等，尤其对有心肺功能不全的患者行ERCP检查应慎重。另外，在不具备胆管引流条件或技术时，患者存在胆管狭窄、梗阻或可能出现梗阻，不应行该项检查。

（三）术前准备

应向患者说明进行ERCP检查的必要性及检查过程，以取得患者的配合。按内镜常规局部麻醉咽部，进镜前肌内注射地西泮（安定）10mg，丁溴东莨菪碱（解痉灵）20mg 或阿托品 0.5mg，如肠蠕动活跃可追加解痉药物剂量。在老年人应用解痉药物要慎重，伴青光眼或前列腺肥大的患者可改用胰高糖素。

（四）操作方法

一般先取左侧卧位，内镜进入十二指肠降部，发现乳头后可换为俯卧位。当侧视镜通过食管、贲门、胃腔和幽门至十二指肠球部后，直达十二指肠上行角，采用推进法前进至十二指肠降部见环形皱襞之肠腔，再边进镜边旋转镜身，寻找十二指肠乳头，或者采用提拉法，即内镜向上、向右，顺时针旋转越过上行角后，向外提拉，内镜前端即可前进至十二指肠降部，再操纵内镜向下或转动或操纵左右旋钮，推拉寻找乳头，此时镜身刻度多在 60~70cm。插管前应先将造影剂充满导管，以避免将气体注入导管。插管时，首先应明确乳头开口再行插管，避免反复试插。在做选择性胆管插管及胰管插管时，应注意导管的插入方向及深度，前者导管应从十二指肠乳头开口的右下方，即从 5 点向 11 点方向插入，而后者导管应沿十二指肠壁垂直方向插入，或于 12 点处稍微向上翘起即可。导管插入胰管不必过深，注入造影剂的速度宜慢，压力不可过高，造影剂注入量不能太多，一般 2~5ml 可使主胰管全部充盈，胰管无狭窄梗阻时，造影剂通常在 1~4min 排空，故当胰管尾部充盈后应立即摄片。另外，为解决胆管插入相对较难的问题，一种新型的用于 ERCP 的导管已经问世，这种导管伸出十二指肠镜后较直，而不同于有一定弧度的标准导管，故可提高胆管造影的成功率。

ERCP 一般选用标准的水溶性造影剂，稀释浓度为 25%~50%。一般 20ml 造影剂中加入庆大霉素 8 万 U，注入造影剂时，应注意造影剂的注射速度及压力。胰管造影摄片应令患者仰卧位，由于造影剂从胰管排出较快，多主张在注入造影剂的过程中拍摄 X 线片。胆管造影摄片则不必着急，应将造影剂充满整个胆道系统，并充分变换体位摄片。

（五）ERCP 的 X 线像

1.正常胰管的 X 线像　ERCP 时胰管显影率较高，除了主胰管显影外，副胰管、分支胰管甚至胰腺泡也可显影。主胰管位于胸 12~腰 2 水平，分头、体、尾三部分，管腔内径由头部至尾部逐渐变细，管壁光滑、稍弯曲，一般胰头管腔直径小于5mm，体部小于 3mm，尾部小于 2mm，正常最高限分别应不大于 6mm、4 和 3mm。主胰管两侧整齐排列 15~30 个小分支，但头部分支并不对称，大部分时间仅有部分分支显影。管腔直径随年龄增长而增加，大约每 10 年增长 1mm，但其分支随年龄增长而减少。主胰管走行通常分为上升型、水平型、下降型及 S 型等多种形态，其中以上升型最多见。主胰管有二个生理狭窄，一个在主副胰管汇合的头、体交界处，另一个在胰体中部，为肠系膜上动脉经过处。老年人胰管分支出现小囊状扩张属正常现象。有时在胰头部可见一大分支向下走行，称钩突支，其内径和主胰管相等。部分人有副胰管，开口于副乳头，其远端在胰头、胰体交界处与主胰管汇合，但仅有半数副胰管在胰管显影时同时显影。

2.常见胰腺疾病的 X 线像

（1）胰腺癌：胰腺癌的 ERCP 像可表现为多种形态，主要表现为主胰管狭窄、梗阻、双管征，侧支破坏、稀疏、移位等。梗阻端的形态各异，有锥形、杯口形、充盈缺损等。如有偏心性改变则为胰腺癌的特征，梗阻狭窄的近端胰管多正常，远端胰管多扩张。狭窄者表现为主胰管单发局限的狭窄，管壁僵硬不规则，可伴有狭窄段周围及远端不规则斑点状影，说明主胰管及其分支有侵袭破坏，如有癌性囊肿形成，可见不规则囊状造影剂充盈区。肿瘤位于胰头部时胆总管可以受压移位或由于肿瘤侵犯引起狭窄梗阻并伴有梗阻平面以上胆管扩张等表现。少数肿瘤因未侵及主胰管而表现为正常胰管，这在肿瘤早期尤为多见，此时可加压注射使胰腺泡显影，在胰实质中可发现有充盈缺损。ERCP通过观察胰管及胆管形态的改变、癌组织有无侵犯十二指肠乳头区等征象，甚至做胰管梗阻部位的活检，直接吸取胰液进行细胞学或糖抗原的检查等，使胰腺癌的确诊率达85%~95%。但ERCP不能直接显示胰腺癌的浸润范围，当胰管外小肿瘤或钩突部肿瘤尚未造成主胰管形态改变时会出现假阴性。一些慢性胰腺炎的胰管改变有时难以与胰腺癌区分。

（2）慢性胰腺炎：ERCP的主要征象为胰管不规则增粗、扭曲、狭窄及梗阻等，可呈"串珠状"改变，有时可合并结石、囊肿形成等。应注意的是慢性胰腺炎的早期，ERCP显示的胰管可以完全正常，上述胰管的形态学表现仅发生于胰实质出现纤维化与瘢痕收缩等改变后。日本胰腺病学会将慢性胰腺炎的ERCP诊断标准分为轻、中、重3型，轻度表现为主胰管基本正常，仅有分支不均匀增粗或狭窄；中度为主胰管及分支扭曲、扩张和狭窄相间，呈串珠状改变；重度则伴有主胰管的高度梗阻、囊肿形成或有胰管结石。虽然慢性胰腺炎与胰腺癌在ERCP的X线表现上有许多共同征象，但胰腺癌的不同点在于主胰管改变呈局限性、节段性，非病变段胰管多正常，而慢性胰腺炎时病变较广泛。有报道ERCP对慢性胰腺炎的诊断准确率为84.8%。

（3）胰腺囊肿：胰腺囊肿在ERCP的X线像上可有3种表现，其一为囊肿与胰管相通，充盈后的囊腔呈边缘光滑的圆形阴影，此类囊肿多是由胰腺癌或胰腺炎引起的假性囊肿，伴有主胰管的扭曲、扩张和狭窄等，真性囊肿也可与胰管相通，表现为囊壁光滑，胰管多正常；其二为囊肿压迫主胰管与主胰管不通，囊肿不显影，但可出现主胰管受压、移位等表现，此类囊肿多为独立存在的真性囊肿；其三为囊肿远离胰管，主胰管正常。由于胰腺囊肿内造影剂排泄缓慢，故造影后有并发胰腺脓肿、出血坏死性胰腺炎、腹膜炎等的可能，术后应注意观察病情变化。

3.正常胆管的X线像

正常胆管影像可显示整个胆管树和胆囊，根据胆总管与十二指肠及胰腺的解剖关系可将胆总管分为十二指肠上部、十二指肠后部、胰部及十二指肠壁内部。X线片显示胆总管向右弯曲，此为胆总管的胰部。ERCP时胆管多为充盈像，通常为4~8mm，一般不超过8mm，总肝管一般不超过7mm，左右肝管平均3mm，胆囊体长5~8cm，宽2~3cm，胆囊管长2~4cm，直径0.2~0.3cm。

4.常见胆系疾病的X线像

（1）胆管结石：ERCP可提示肝内胆管结石的位置、大小及分布情况以及胆管有无狭窄与扩张。胆管内可见一个或多个透亮区，呈圆形、卵圆形或不规则形，造影剂会绕结石上行，结石亦可在胆管内上、下移动，据此可与肿瘤鉴别。若呈蜂窝状改变，提示胆总管内充满结石，如结石嵌顿于胆总管下端或在肝胆管内，可出现杯口状改变，肝内胆管存在大量结石堆积可表现为多环或卷发状阴影，结石造成完全性胆管梗阻很少见。胆管结石常伴胆管与肝总管及肝内胆管扩张，肝内胆管由于反复炎症而呈枯树枝样。

（2）胆囊结石：胆囊内可见单个或多个，或呈蜂窝状的边缘清晰的圆形及（或）多边形透亮区，可随体位变化而移动，若胆囊被较大的单一结石完全填充，胆囊颈部可出现"新月形"改变，ERCP或PCT均可因胆囊管阻塞而使胆囊不显影，此时胆囊病变的性质不易确定。

（3）壶腹癌：ERCP对壶腹癌的诊断率可达95%~98%。内镜下可见乳头部明显隆起、充血，糜烂易出血或溃疡形成，或呈结节状菜花样改变，局部病灶常导致乳头开口处堵塞或无法辨认，也可表现为乳头表面光滑，呈息肉状向十二指肠腔内隆起，有学者将乳头改变分为5型，即菜花型、溃疡型、糜烂型、息肉型及隆起型等。X线像可表现为乳头部狭窄，有不规则充盈缺损，梗阻上方的肝内外胆管及胰管扩张、屈曲、延长，胆总管末端呈锥形突然中断。

（4）胆管癌：ERCP显示胆管癌有3种改变，即狭窄型、充盈缺损型及梗阻型。表现为胆管局限性狭窄、梗阻、充盈缺损，梗阻上段胆管扩张，肝内胆管扩张、延长，如软藤状。病变部位以上胆管扩张，病变部位以下的胆管不扩张，可与胆管结石所致普遍胆管扩张相区别。由于肿物多由管壁的一侧开始生长，在该部形成不规则之充盈缺损。肿物占据整段胆管时，可见胆管影中断，断端不规则，如鼠咬状。肿瘤位于总肝管时，常见胆囊提前显影。

（5）胆囊癌：ERCP常表现为偏向一侧胆囊壁的不规则透亮影，如肿瘤侵及胆囊管，胆囊常不显影或胆囊管呈鼠咬状、不规则线状改变。

（6）原发性硬化性胆管炎：常表现为弥漫性狭窄及串珠样改变，与硬化性胆管癌鉴别困难。临床上根据其病变分布情况分为三型，①弥漫狭窄型：由于病变累及全部胆管系统，ERCP表现为肝内外胆管均匀一致的狭窄，外观硬而细呈枯树枝样改变；②局限狭窄型：病变仅累及部分胆管，常以肝外胆管为著，表现为细条状僵硬的狭窄区，可达3cm以上，其近端胆管可扩张；③节段型：病变呈跳跃式分布，狭窄外观呈串珠样改变。

（7）胆总管下段良性狭窄：胆总管下段变细，重者如线状，透视下见造影剂排泄缓慢，狭窄段以上胆管扩张。炎症引起的狭窄可表现为多处狭窄；胆囊术后的狭窄一般为单一狭窄，多发生在胆总管、胆囊管和肝总管汇合处。

（8）先天性胆总管囊肿：胆总管呈囊性扩张，常伴有胆总管与胰腺汇合异常。ERCP可有多种表现，Todani等将其分为5型：Ⅰ型为胆总管呈囊性扩张，此型临床最多见；Ⅱ型为先天性胆总管憩室，囊肿突向胆总管一侧；Ⅲ型病变表现为胆总管末端呈球形膨出于十二指肠内，故又称十二指肠内胆总管囊肿；Ⅳ型又分为Ⅳa型及Ⅳb型，前者为多发的肝内外胆管囊性扩张，后者则仅表现为肝外胆管的多发囊性扩张；Ⅴ型为肝内胆管单发或多发的囊性扩张，又称caroli病。

（六）并发症

由于 ERCP 技术日臻成熟，其检查安全性大为提高，并发症的发生率较低。临床上以一过性血清淀粉酶升高最为常见，术后胰腺炎的发生率为 1%~3%，多发生于反复高压注入造影剂后。污染器械带入细菌，可致脓毒血症，此类假单胞菌属的细菌感染多发生于有胆管或胰腺狭窄和（或）假性囊肿时，故胰腺假性囊肿被视为ERCP 的相对禁忌证。化脓性胆管炎及败血症多发生于梗阻性黄疸患者，由于胆管狭窄造影剂强行通过狭窄段后又不能及时引流所致，国内报告其发生率为 0.7%~0.89%，国外为 0.57%~3.1l%，此类患者 ERCP 后应置人内引流管或鼻胆引流管，如果不具备治疗性 ERCP 技术，则应先做 PTCD，并在操作前后用抗生素。其他并发症尚有药物引起的呼吸抑制、心脏意外、吸入性肺炎、十二指肠乳头创伤出血及穿孔等。ERCP 的死亡率为 0.2% 左右。ERCP 术后应低脂饮食 3d，并全身应用抗生素2~3d。

四、胆道镜检查术

1.适应证 术中需要胆道镜探查的病灶，包括：①术中造影有异常发现或胆管内压力测定明显异常者；②胆道内疑有结石或肿瘤者；③胆囊管扩张或胆囊内有许多小结石，或胆囊萎缩者；④胆总管扩张或壁厚，胆汁内混有沉淀物或呈黑绿色者；⑤胰头、十二指肠乳头部触及块者。手术后疑有胆管及肝内胆管残余结石未清除者。对腹部手术后发生的脓肿及瘘进行诊断与治疗。

2.禁忌证 一般无特殊禁忌证。有明显出、凝血时间异常者慎用，心功能不全患者亦慎用，胆道以外原因所致高热应暂缓检查。

3.操作方法

（1）术中胆道镜：在胆囊管分叉处下方 2~3mm 处切开胆总管，放入胆道镜，通过灌注系统间断向胆管内滴注生理盐水，以保持视野清晰，于直视下行胆道检查或取石，一般顺序为先查肝内胆管系统而后检查胆总管下端直达壶腹部，如发现肿物、息肉、溃疡及糜烂等病变可取活检送病理检查。

（2）术后胆道镜：取石时间一般于胆道术后 6 周进行，检查前需先拔除"T"形引流管，然后消毒窦道口周围并铺巾，经"T"形管窦道或空肠造瘘管等放人胆道镜至胆道内进行检查及取石，其方法与术中胆道镜相同。

4.注意事项 ①术前不需禁食，术中一般不需麻醉，术后不用抗生素；②首次检查和取石后，仍需再放一引流管开放引流以保留下次取石之通道；③注意勿使引流管脱落，术后常规开放引流管 24h，如有发热，适当延长开放时间，直到热退为止；④两次取石间隔时间约为 7d；⑤严格无菌操作，切忌粗暴盲插，以免发生并发症。

五、超声内镜检查术

超声内镜检查术（endoscopic ultrasonography，EUS）是将内镜与高频超声波结合，在观察病变内镜图像的同时进行超声图像观察，可以提供食管及胃肠壁及其邻近结构和器官如纵隔淋巴结、胰腺等的高清晰图像，为诊断黏膜层以下的深层病变、腔外压迫以及肿瘤浸润深度等提供了手段，同时也为外科提供了有用的术前资料。

超声扫描分为辐射式——360°超声图形视域与内镜长轴垂直，及线型——与内镜长轴平行二种，因此基于不同类型的超声内镜可以得到90°~270°不等的超声视域。近年推出了微型化的小探头超声（miniprobe sonography，MPS）其外径仅1.7~3.4mm，不但可通过内镜活检管道送入食管及胃肠腔内，而且可进入胰管、胆管进行管道内超声扫描（introductive ultrasound，IDUS）。目前，临床应用最广泛的为扇形扫描超声内镜。超声内镜的探头频率分为7.5MHz、12MHz及20MHz等3种，7.5MHz的穿透深度为10cm，其探头适用于观察消化道以外的脏器如胰腺、淋巴结等，而12MHz、20MHz的穿透深度分别为5cm及1cm，故此频率探头更适合于观察消化道的管壁病变，并能清晰地显示管壁各层的组织结构。近年，开发了具有超声波引导下穿刺功能的超声内镜，能开展细针针吸活检（fine needle aspiration，FNA）及细针注射治疗（fine needle i njection，FNI），使内镜的诊断及治疗有了进一步发展。

1.操作方法 与一般内镜检查的术前准备一样，超声内镜检查术前也应常规进行咽部的局部麻醉，必要时可肌内注射解痉剂及镇静剂。患者取左侧卧位进镜，检查中可根据需要变换体位至平卧位或仰卧位等。一般先对胃内进行常规内镜检查，尔后可对上消化道进行全面扫描，但耗时较长，患者也感痛苦，现临床多采用可疑病变部位的重点扫描。EUS探头置于消化道不同部位可发现相应的邻近脏器病变，如十二指肠乳头及幽门前区是发现胰头病变的最佳位置，而胃体底则是显示胰体及胰尾的最佳区域。

（1）常用的操作方法有：①直接接触法：是将内镜顶端的超声探头直接接触管腔黏膜进行扫描，应用此方法时应注意抽吸腔内气体，使管腔黏膜与超声探头紧密接触，临床上多用于胃肠壁外病变及黏膜下肿物等的诊断；②水囊法：在超声探头的周围固定有橡皮囊，注入脱气水10ml左右，水囊与管腔黏膜接触，此方法适用于食管、十二指肠球部和降部的超声扫描，可较清晰地显示管腔壁及壁外结构；③无气水充盈法：向胃腔或其他检查部位的腔内注入脱气水300~600ml，使胃腔膨胀黏膜皱襞较充分地展开，并保证超声探头完全侵入水中。适用于观察胃壁的各层结构及肝、胆、胰、脾脏及门静脉等胃周邻近脏器。

（2）常用的超声内镜检查部位有：①食管；②胃底部；③胃体部；④胃窦部；⑤十二指肠球部；⑥十二指肠降段。超声探头置于以上各部位可分别显示心脏及邻近大血管、脾脏及胰尾、脾静脉及肝脏、门静脉及胰体、胆囊及胰头、胆总管以及腹主动脉等邻近脏器。

正常消化管管壁的超声图像为5层结构：第一层强回声带为黏液及黏膜层，第二层为弱回声带，为部分黏膜层及黏膜肌层，第三层强回声带相当于黏膜下层，第四层弱回声带相当于固有肌层，第五层强回声带相当于浆膜层；正常胆囊及胆管的超声图像为3层结构：第一层强回声带为黏膜层，第二层弱回声带为固有肌层，第三层强回声带相当于浆膜层；正常胰腺为均匀中等回声，边缘光滑。

2.常见疾病的超声内镜表现

(1) 黏膜下肿瘤：EUS 不仅能准确地鉴别黏膜下肿物与胃壁外压性隆起，而且可明确黏膜下肿物的起源及形态。消化道黏膜下肿瘤以平滑肌瘤最为多见，多起源于管壁的第四层即固有肌层，表现为境界清晰均匀一致的低回声；脂肪瘤及异位胰腺多位于黏膜下层，表现为分界清晰的强回声占位。

(2) 食管或胃类癌：也表现为境界清晰的弱回声肿块，位于黏膜下层或固有肌层内。

(3) 食管静脉曲张：表现为低回声影像，硬化剂注射后则呈强回声。超声内镜不仅能诊断黏膜内和黏膜下的静脉曲张，而且食管壁周围及胃底的曲张静脉也能清晰显示，尚能早期发现静脉曲张复发和再沟通现象，对于判断硬化疗法的效果更为可靠。

(4) 消化性溃疡：表现为低回声的局限性病灶，但处于活动期、治愈期和瘢痕期等阶段的溃疡病变的超声内镜表现并不相同。由于超声内镜能够清晰地识别胃壁的结构层次，因此它能够客观判断溃疡的深度及其治愈的难易性。

各期消化性溃疡的 EUS 表现：①急性活动期：超声扫描表现为低回声，溃疡基底的表层为强回声白苔回波，深部为弱回声溃疡回波。②治愈期：第二层黏膜肌层与第四层固有肌层出现融合现象；基底的溃疡回波更明显可见。③瘢痕期：基底的溃疡回波缩小而逐渐消失。超声内镜尚能估价胃溃疡治愈的难易性及预测其复发的可能性

(5) 早期胃癌：采用脱气水充盈法进行扫描，可清晰显示第一层胃壁结构，有利于诊断。凹陷型早期胃癌表现为病变部胃壁第一层强回声带不规整，第二层弱回声带增宽，回声不均匀，但无中断现象。但由于此型胃癌经常合并消化性溃疡，受消化性溃疡及其愈合后的纤维化和瘢痕的影响，EUS 往往显示癌肿浸润超过实际深度，应注意识别癌浸润引起的第三层中断像，表现为突然中断，末端肥大或不规整。

(6) 进展期胃癌：EUS 对进展期胃癌主要是客观诊断病变的浸润深度。EUS 下癌肿病灶部呈现为低回声，其强度介于胃壁第四层的固有肌层及第三层黏膜下层之间，与周围正常的胃壁结构对照可判断病灶的相应层次是否出现了破坏，据此能较为准确客观地确定癌肿侵及胃壁的深度。

(7) 十二指肠乳头癌：十二指肠乳头癌通常表现为乳头区的低回声占位，对比其与肠壁 5 层结构的关系可判断癌肿浸润肠壁的深度。超声内镜能够清晰显示十二指肠乳头部的断层结构及癌肿，除能早期发现病变外尚能判断病变的进展程度和范围。

(8) 炎性肠病：EUS 可显示炎性病变对结肠肠壁的侵袭深度，溃疡性结肠炎的 EUS 表现可分 3 型。Ⅰ型：肠壁无肥厚，肠壁各层次清晰，肠壁平均厚度为 2.95mm（正常 2.75mm）；Ⅱ型：肠壁各层次的境界仍清晰，但第一层回声变低，第二层增厚，肠壁平均厚度为 3.68mm；Ⅲ型：第一层至第三层的境界不清晰且回声均变低，肠壁平均厚度增至 4.25mm。

(9) 胆石症：超声内镜可发现腹部 B 超不易辨认的胆总管末端结石，表现为局

部的强回声，并伴有声影。

（10）胆囊息肉：常为多发性，大小多在 10ram 以下；EUS 显示为强回声，但无声影，病变内部结构呈颗粒状，隆起的基底常有变细的颈部。但在胆囊隆起性病变的基底部出现层次结构破坏时应警惕浸润性胆囊癌。

（11）胆总管癌：EUS 显示正常胆管结构为 3 层，若第 2 层清晰可见且第 3 层无不规整时，提示病变未超越外膜层，若病变浸润深度达浆膜下层以上则显示第 3 层不规整或中断，若第 3 层完全破坏并消失说明病变已超越浆膜面甚至浸润周围脏器。

（12）慢性胰腺炎：胰腺实质有炎性病变时表现为：腺体增大，胰腺出现中粗光点，回声不均，胰管可表现增粗，管腔不规则，严重时胰管可出现狭窄和扩张，管腔内出现结石及蛋白栓等回声增强的团块以及囊肿形成等。

（13）胰腺癌：EUS 通常表现为类圆形或不规整形态、境界不明确的低回声实质性肿块，有时内部可见不规整斑点，呈圆形或结节状，边缘粗糙，典型的病变其边缘呈火焰状，伴胰管扩张。胰腺癌浸润周围大血管时可表现为血管边缘粗糙及被肿瘤压迫等现象。

3.临床意义　EUS 主要用于局部肿瘤分期，其对食管癌、胃癌、结直肠癌的 T 分期准确率平约为 86%，N 分期（主要是局部淋巴结）准确率达 75%，明显较其他影像学检查如 CT 等优越。EUs 诊断早期胃癌和进展期胃癌的正确率可达 90%；进一步判断癌肿与胃壁各具体层次关系的正确率也可达 80%，判断癌肿与胃壁各具体层次相互关系的病理符合率约为 85.7%；其鉴别结肠早期癌与进行期癌的准确率达 89%，判断癌肿浸润肠壁各层次的正确率为 76%。准确的肿瘤分期为一些不能耐受手术的老年早、中期肿瘤患者治疗模式的合理选择，提供了依据。EUS 还可有效地鉴别黏膜下肿瘤与腔外压迫征象，能判断黏膜下肿瘤的起源部位和发育形式，检出及测定直径 0.5~6cm 大小的黏膜下肿瘤。MPS 由于其频率相对较高，有较强的分辨能力，故对黏膜下病变及肿瘤浸润消化道壁的深度判断更具优势，但对周围淋巴结的转移及邻近脏器受累情况的诊断则显不足。EUS 可显示胰胆管区域中清晰的局部病变图像，按照 TNM 分期法，其对胰腺癌局部病变范围判断的准确率为 T1100%、T292%，总准确率为 94%，尤其对小癌肿，其检出率可达 98%，故在诊断胰腺占位病变方面 EUS 优于 B 型超声、CT；甚至于 ERCP。另外，应用 MPS 进行胰胆管内超声检查，有助于诊断胰胆道良恶性肿瘤。Eus 亦可应用于食管静脉瘤、消化道恶性肿瘤进展度及消化系炎症、溃疡的诊断，如 EUS 若发现胰腺结石、胰管不规则扩张、胰实质粗大不规则点状高回声等征象则可确诊为慢性胰腺炎。

FNA 可弥补 EUS 不能有效地辨别肿瘤组织和炎性组织的缺陷，其提供的细胞学标本为从组织学上分辨病变的性质奠定了基础，FNAB 对纵隔淋巴结和其他肿瘤敏感度为 90%，胃周淋巴结为 80%，胰腺肿瘤为 84%。FNAB 并发症发生率较低，胰腺假性囊肿感染是最为主要的并发症。

六、胶囊内镜

胶囊内镜（capsule endoscopy）系统由胶囊状内镜、无线接收记录仪、工作站三部分组成。胶囊内镜重约 4g，外形似药用胶囊，约为 10mm×7mm 大小，外壳由防水、抗腐蚀的特殊材料制成；其内部结构分为三部分，前端光学部分包括短焦镜头、发白光二极管、CMOS 芯片照相机，中部为电池，尾部为发射器和天线。胶囊被吞下后，借助消化道的蠕动在消化道内移动，获取并传输视频信号至接收装置。无线记录仪通过紧贴于腹部的电极接收信号并储存。发射器发射的视频图像的频率为每秒 2 帧，电池寿命为 6~10h。对每例检查中获得的约 55 000 张图像及相关定位数据使用 "RAPID" 专用软件进行数据处理。

空腹状态下，消化液为透明状，故对图像不会产生影响，即使有污物黏附于镜头前端，也会在胶囊与肠壁的挤压摩擦中被清除，因而胶囊内镜的图像较清晰，但由于胃肠道蠕动致胶囊在移动过程中不可避免地会产生振动，部分图像质量会受到影响。胶囊在胃停留的时间平均为 30min，小肠平均为 240min。胶囊为一次性，可从粪便中回收。

1.适应证、禁忌证及并发症　胶囊内镜检查主要适用于消化道隐性失血和其他小肠疾病。由于胶囊内镜检查仍属于无创性侵入性诊断方法，因而凡属能妨碍胶囊正常通过消化道的疾病均属本检查的禁忌证，如：胃肠道狭窄、梗阻、穿孔，肠瘘，消化道大憩室等。虽然胶囊内镜有引发胃肠道梗阻的可能，但目前文献中尚未见行此项检查而致急性或延迟性并发症的报道。胶囊内镜本身安全性好，不会对人体产生直接损伤，Meron 报道 20 位健康志愿者，吞下胶囊后无任何不适。Appleyard 的动物实验报告也未发现大体和显微镜下损伤。

2.检查方法　检查前 12h 禁食，将接收天线贴于病人腹部皮肤，并系好带有记录仪的皮带。胶囊一旦开封即开始工作，咽下胶囊后，病人可进行正常的日常活动，但 2h 内不饮水，4h 内不进食。检查结束后，将记录仪中的数据传输入 RAPID 工作站处理，胶囊可在病人自然排出后回收。

3.临床评价　目前胶囊内镜的运用研究主要限于小肠疾病，对食管和胃肠疾病的诊断价值的研究甚少。Appleyard 等以手术预置入狗小肠的不同颜色的不透 X 线放射条为观察对象，比较插入式小肠镜和胶囊内镜的检测状况。发现胶囊内镜放射条检出数目明显高于小肠镜，胶囊内镜的敏感性可达 64%，远高于小肠镜的 37%，若除外实验技术因素的影响，胶囊内镜的敏感性可达 79%，尤其在小肠镜不能到达的肠段，胶囊内镜的优越性是小肠镜不可比的。在特异性方面，胶囊内镜也可达 92%（小肠镜为 97%）。同时，胶囊内镜对肠腔内的溃疡、黏膜下隆起、寄生虫、异物（毛发、塑料）等均能清楚显示。Scapa 等对 8 例 22~77 岁疑有 Crohn 病、隐性失血、或其他小肠疾病，且 X 线和插入式小肠镜均未获得诊断的病人进行了胶囊内镜检查，发现 2 例有动静脉畸形，2 例有类似 Crohn 病的溃疡，1 例有多发性红斑、线状溃疡、黏膜水肿、绒毛异常，3 例正常，说明胶囊内镜对小肠疾病的诊断较 X 线及小肠镜优越。Appleyard 等对 4 例 16~78 岁复发性小肠出血者进行胶囊内镜检查，2 例遗传性出血性毛细血管扩张症，1 例多发性消化道血管发育不良均较好地显示了病变。可以相信，随着临床研究的不断深入，胶囊内镜在检查中的敏感性、特异性以及在消化道憩室等疾病中的风险会得到进一步确认，它将以其良好的安全性、无创性及可耐受性而被广泛运用于小肠疾病的诊断。

近来，日本 RF 公司研制出第三代胶囊内镜 NORIKA3 已应用于临床。它包括微型 CCD 胶囊照相机、外部控制器及嵌入线圈的背心。微型 CCD 胶囊照相机直径 9mm，长 23mm，外壳材质为树脂材料，内部主要结构由镜头及围绕其周围用于聚焦调节的磁线圈和 4 个 LED，以及一个储存电能的电容器和微波视像讯号发射器构成，NORIKA3 采用体外供电，节省了电池的空间，因此，其中部多了两个带阀门的仓，分别用于组织活检及喷药，其后部装有用于姿态控制的三个转子线圈。

由于应用了微波技术进行体外无线电能传送，使得采用电能消耗大的 CCD 成为可能，CCD 在采集图像的质量上，特别是色彩生成率、亮度、视野及动态范围等方面远优于第一代胶囊内镜采用的 CMOS 芯片照相机，图像的解析度可达 40 万像素；并且也避免了电池可能对人体造成的危害。全新的镜头驱动技术使得镜头可自动调焦，克服了检查中常见的镜头贴壁现象。另外，新一代胶囊内镜还增加了旋转功能，可在体外精确地判断胶囊内镜的位置及倾斜度。总之，与第一代胶囊内镜比较，MoRIKA3 不仅在图像质量上大为改善，并且具备了多项功能，如体外实时控制胶囊内镜的亮度及方向、遥控进行组织标本的采集及局部喷洒药物等，使其在临床使用上更接近传统内窥镜的功能。我们要指出的是，在新一代胶囊内镜的功能越来越接近传统内镜时，它也不再是一种简单的无创性检查，相信会有更多的基于胶囊内镜的检查及治疗手段被开发出来，如 pH 分析及激光治疗等，因此，它的并发症更要引起临床医生的足够重视。

第十一节　食管癌

【概述】

食管癌是一些国家与地区常见的恶性肿瘤。患者发病年龄主要在 40 岁以上，男性多见，发生部位以食管中段多见，下段次之，上段最少。其病因尚未完全明了。主要临床表现为进行性吞咽困难、咽下疼痛、食物反流、慢性脱水、营养不良、消瘦、恶病质及肿瘤转移而引起的其他表现。本病的根治关键在于早发性、早诊断、早治疗。主要治疗手段是手术为主，辅以放疗、化疗、中医中药治疗。

【病因】

食管癌发病的确切机制尚不清楚，但与下列因素有关：

1.饮食结构

（1）摄入含亚硝胺化合物及被真菌污染的食物，如酸菜、萝卜干、豆酱、霉变的花生等。

（2）缺乏营养和微量元素，如摄入动物蛋白、维生素 C、维生素 B2（核黄素）和新鲜蔬菜较少，缺乏钼、锌、硒等微量元素。

2.饮食习惯　常喝烈酒、浓茶，喜食粗硬、辛辣等刺激性食物，进食过烫、过快及吸烟等。

3.食管病变 对食管造成慢性刺激或食管黏膜损伤也是发生食管癌的易感因素，如反流性食管炎、食管裂孔疝、食管憩室、贲门失迟缓症等。

4.遗传 有本病的阳性家族史。

【临床表现】

1.早期症状 早期症状常不明显，多在仔细体检或普查时才被发现。常见的有胸骨后疼痛、进食哽噎感、咽部异物感，剑突下或上腹部饱胀不适、疼痛。

2.典型症状 为进行性吞咽困难或伴有胸骨后疼痛、饱胀不适。

3.晚期症状

(1) 癌肿侵犯气管可引起咳嗽、呛咳、肺炎等。

(2) 侵犯喉返神经可引起声嘶。

(3) 侵犯膈神经可引起膈肌麻痹。

(4) 远处转移的相应部位表现。

(5) 晚期患者极度消瘦、衰竭。

【特殊检查】

1.食管吞钡 X 线片 可见食管狭窄，管壁不光滑，黏膜破坏。

2.CT 主要了解肿瘤外侵（纵隔）程度，确定纵隔是否有转移病变。

3.纤维胃镜或食管镜检查 可见到食管内黏膜破坏、溃疡、菜花状新生物。

4.细胞学检查食管拉网法收集食管脱落细胞镜检，阳性率各家报道不一，可高达 90%。用于普查，大大提高食管癌的早期发现。如出现颈部淋巴结肿大，可行肿块穿刺细胞学检查。

5.活检纤维胃镜检查取组织送病理检查，可得到明确的病理诊断。目前诊断食管癌常规进行此项检查。

【鉴别诊断】

1.食管良性肿瘤 以食管平滑肌瘤占多数，一般病程较长，吞咽困难多为间歇性，食管吞钡检查显示食管有圆形、卵圆形或分叶状充盈缺损，边缘整齐，周围黏膜纹理正常。内镜检型显示食管腔内有隆起肿物，黏膜完整无溃疡。

2.食管良性狭窄各种原因所致的瘢痕收缩。详细询问病史和吞钡检查或内镜检查可以鉴别。

3.食管痉挛 可表现为吞咽困难和消瘦。食管吞钡检查可见食管狭窄，边缘光滑，黏膜完整。用解痉药治疗可收到良好效果。

4.食管憩室或憩室炎 可因食物进入憩室内储留与刺激面继发炎症、溃疡，甚至发生出血。食管憩室行 X 线检查和食管镜检查可明确诊断。

5.食管受压病变 纵隔肿瘤、先天性纵隔血管畸形、主动脉瘤、纵隔肿大淋巴结有时压迫食管，引起吞咽困难。吞钡检查见食管为外来性压迫改变，边缘光滑，黏膜正常。

【治疗】

食管癌早期的治疗应该是应该采用手术、放化疗、中医药治疗相结合的综合治疗方式，中晚期就要采用中医保守治疗。

一、手术治疗

1.大型手术治疗:外科手术是治疗早期食管癌的首选方法。食管癌患者一经确诊，身体条件允许即应采取手术治疗。根据病情可分姑息手术和根治手术两种。姑息手术主要对晚期不能根治或放疗后的病人，为解决进食困难而采用食管胃转流术、胃造瘘术、食管腔内置管术等。根治性手术根据病变部位和病人具体情况而定。原则上应切除食管大部分，食管切除范围至少应距肿瘤5cm以上。下段癌肿手术切除率在90%，中段癌在50%，上段癌手术切除率平均在56.3%~92.9%。

手术的禁忌证为 ①临床 x 线等检查证实食管病变广泛并累及邻近器官，如气管、肺、纵隔、主动脉等。②有严重心肺或肝肾功能不全或恶病质不能耐受手术者。

2.小型手术治疗：一般临床建议晚期患者（几乎不能下咽的患者）进行放支架，这是一个小型手术，把一个很小的支架放入病灶部位，撑开，扩充食管（ps：瞬间撑开会很疼），以达到能让病人可以进食，不过这个只能短期的延续生命，适合已经不能做手术切除的患者，价钱大概在1W左右，地方不一样价钱也不一样，如果家里经济条件允许，这种方法能延长一定的生命期。

二、放射治疗

食管癌放射治疗的适应证较宽，除了食管穿孔形成食管瘘，远处转移，明显恶病质，严重的心、肺、肝等疾病外，均可行放射治疗。

1）适应证：

（1）病人一般情况在中等以上；

（2）病变长度不超过 8cm 为宜；

（3）无锁骨上淋巴结转移，无声带麻痹，无远处转移；

（4）可进半流食或普食；

（5）无穿孔前征象，无显著胸背痛；

（6）应有细胞学或病理学诊断，特别是表浅型食管癌。

※ 注：食管癌穿孔前征象：①尖刺突出：病变处尖刺状突出，小者如毛刺，大者如楔形；②龛影形成：为一较大溃疡；③憩室样变：形成与一般食管憩室相似，多发生在放疗后；④扭曲成角：食管壁失去正常走行，似长骨骨折后错位一样；⑤纵隔炎：纵隔阴影加宽，病人体温升高，脉搏加快，胸背痛。穿孔后预后很差，大部病人于数月内死亡。

2）照射剂量及时间：通常照射肿瘤量为 60Gy~70Gy/6~7 周。

3）外照射的反应。

（1）食管反应：照射肿瘤量达 10~20Gy/1~2 周时，食管黏膜水肿，可以加重咽下困难，一般可不作处理，照射量达 30~40Gy/3~4 周后，可产生咽下痛及胸骨后痛，宜对症处理。

（2）气管反应：咳嗽，多为干咳，痰少。

4）合并症。

（1）出血：发生率约为 1%。应在选择病人时，对那些有明显溃疡，尤其是有毛刺状突出的较深溃疡者，应特别谨慎，减少每次照射剂量，延长总治疗时间，在放疗过程中，应经常 X 线钡餐观察。

（2）穿孔：发生率约为 3%，可穿入气管，形成食管气管瘘或穿入纵隔，造成纵隔炎症。

（3）放射性脊髓病：放射性脊髓病是头、颈、胸部恶性肿瘤放射治疗的严重并发症之一。潜伏期多在照射后 1~2 年。

【护理】

1.合理饮食

（1）少吃腌制、熏制、霉变及刺激性食物，戒烟，少饮酒，多吃新鲜蔬菜、水果。

（2）加强营养，少量多餐，宜进高蛋白、高热量、高维生素、易消化食物。

2.不能卧位进食，餐后应半卧位 30min，防止反流，裤带不宜系太紧，进食后避免有低头弯腰的动作。

3.保持心情舒畅，积极治疗各种食管疾病，防止癌症复发。

4.定期随访，症状复发时可即时就医。

5.遵医嘱定期行化疗或放疗，适当辅以中医中药治疗。

第十二节　消化性溃疡

【概述】

消化性溃疡是一种常见的慢性胃肠疾病，其发病与胃酸、胃蛋白酶的刺激、消化作用有关，可发生于酸性胃液接触的任何部位，其中以胃及十二指肠部位最常见。男性多于女性。临床上以慢性反复发作性上腹痛为主要表现。消化性溃疡单纯依靠病史难以做出可靠的诊断。确诊须行内镜检查或 X 线检查，必要时进行组织病理学检查以鉴别良恶性溃疡。治疗原则为消除病因，控制症状，促进溃疡愈合，预防复发和避免并发症的发生。

【临床表现】

1.长期性 由于溃疡发生后可自行愈合，但每于愈合后又好复发，故常有上腹疼痛长期反复发作的特点。整个病程平均 6~7 年，有的可长达一、二十年，甚至更长。

2.周期性 上腹疼痛呈反复周期性发作，乃为此种溃疡的特征之一，尤以十二指肠溃疡更为突出。中上腹疼痛发作可持续几天、几周或更长，继以较长时间的缓解。全年都可发作，但以春、秋季节发作者多见。

3.节律性 溃疡疼痛与饮食之间的关系具有明显的相关性和节律性。在一天中，凌晨3点至早餐的一段时间，胃酸分泌最低，故在此时间内很少发生疼痛。十二指肠溃疡的疼痛好在二餐之间发生，持续不减直至下餐进食或服制酸药物后缓解。一部分十二指肠溃疡病人，由于夜间的胃酸较高，尤其在睡前曾进餐者，可发生半夜疼痛。胃溃疡疼痛的发生较不规则，常在餐后1小时内发生，经1~2小时后逐渐缓解，直至下餐进食后再复出现上述节律。

4.疼痛部位 十二指肠溃疡的疼痛多出现于中上腹部，或在脐上方，或在脐上方偏右处；胃溃疡疼痛的位置也多在中上腹，但稍偏高处，或在剑突下和剑突下偏左处。疼痛范围约数厘米直径大小。因为空腔内脏的疼痛在体表上的定位一般不十分确切，所以，疼痛的部位也不一定准确反映溃疡所在解剖位置。

5.疼痛性质 多呈钝痛、灼痛或饥饿样痛，一般较轻而能耐受，持续性剧痛提示溃疡穿透或穿孔。

6.影响因素 疼痛常因精神刺激、过度疲劳、饮食不慎、药物影响、气候变化等因素诱发或加重；可因休息、进食、服制酸药、以手按压疼痛部位、呕吐等方法而减轻或缓解。

【实验室检查】

（1）X线钡餐检查是重要方法之一。特别是钡气双重对比造影及十二指肠低张造影术的应用，进一步提高了诊断的准确性。

（2）内镜检查。对消化性溃疡可做出准确诊断及良性恶性溃疡的鉴别诊断。

（3）胃液分析。

（4）粪便隐血检查。溃疡活动期，粪隐血试验阳性，经积极治疗，多在1-2周内阴转。

【诊断依据】

1.有慢性、节律性、周期性中上腹部疼痛。2.可有返酸、嗳气、恶心、呕吐及其他消化不良的症状。3.胃镜或上消化道钡餐检查（GI）可发现龛影。

【治疗】

治疗原则 1.消除症状，促进溃疡愈合；2.预防复发和避免并发症；3.整体治疗与局部治疗相结合，要强调治疗的长期性和持续性；4.选择药物要效果好、价廉、使用方便和个体化；5.必要时手术治疗。

用药原则 1.胃溃疡与十二指肠溃疡在治疗上既有相同之外，亦有异处。相同点在应用制酸药物（包括H2受体阻滞剂或质子泵抑制剂及一般碱性药物）杀灭HP；不同点是胃溃疡的治疗需用促进胃排空药物如吗丁啉、西沙比利等，而十二指肠溃疡则不宜应用，而多用抗胆碱药物如阿托品、普鲁苯辛等。2.溃疡的治疗在初治或病情较轻者，可先采用 H2 受体阻滞剂，无效或顽固性溃疡或有并发症者改用质子泵抑制剂。3.可辨证加用中药或中成药。

【预防常识】

消化性溃疡的形成和发展与胃液中的胃酸和胃蛋白酶的消化作用有关，故切忌空腹上班和空腹就寝。在短时间内（2~4 周）使溃疡愈合达疤痕期并不困难，而关键是防止溃疡复发。由于治疗不当，溃疡反复发作，严重时可出现出血、穿孔、幽门梗阻及胃溃疡癌变等严重并发症、危害更大。一般人认为溃疡病难治，主要是未能正确、合理用药，往往是采用"临痛抱佛脚"的办法，痛时随便用药，不痛便不去理会，这种办法虽能暂时奏效，也只能是治标不治本。应正确采取治疗剂量药物达一定的时间后再减量改服维持剂量进行维持治疗，维持治疗可分为长期维持及间歇维持两种。前者要连续用药半年至一年或更长；后者平时可不服药，当感上腹部不适或于溃疡好发季节前一个月服药。治疗时间 2~4 周。如能坚持上述方法用药者，一般复发较少。无论采用何种维持疗法，须根据各人具体情况而定。另外，戒除不良生活习惯，减少烟、酒、辛辣、浓茶、咖啡及某些药物的刺激，对溃疡的愈合及预防复发亦有重要意义。

【护理】

（1）合理饮食，定时定量进餐。

（2）进食时细嚼慢咽，避免暴饮暴食。

（3）避免浓茶、咖啡、可可及辛辣、过咸、过酸、油炸食物。

（4）急性活动期应少量多餐，每天进餐 4~5 次，戒烟、酒，症状得到控制后可恢复正常饮食。

（5）餐间避免零食，睡前不宜进食。

（6）少进甜食，新鲜水果应饭后吃，不宜空腹吃，减少胃酸对溃疡的刺激，有利于溃疡的愈合。

5.按医嘱服药。保证足够的疗程，坚持服药，不要随便停药，以利治愈溃疡及防止疾病复发。

6.加强观察，如发现有上腹部痛、恶心呕吐、黑粪等，应及时就诊。

7.冬春季节要注意保暖，避免胃部受凉，必要时可连续服药 2 周以预防溃疡的复发。

第十三节 胃癌

【概述】

胃癌是人体最常见的恶性肿瘤之一。据统计，其发病率约占我国全部肿瘤的 1/

4，居第一位，早期胃癌多无明显症状，待患者自行就诊时多已属中晚期。胃癌总的5年生存率为8%~11%，目前早期胃癌术后5年生存率达90%~99%。所以有必要健康教育和普查（包括胃镜、钡餐等）早期发现胃癌，以期早期治疗。

【各期症状】

1.早期胃癌70%以上无明显症状，随着病情的发展，可逐渐出现非特异性的、类同于胃炎或胃溃疡的症状，包括上腹部饱胀不适或隐痛、泛酸、嗳气、恶心、偶有呕吐、食欲减退、消化不良、黑便等。

2.进展期胃癌（即中晚期胃癌）症状见胃区疼痛，常为咬啮性，与进食无明显关系，也有类似消化性溃疡疼痛，进食后可以缓解。上腹部饱胀感、沉重感、厌食、腹痛、恶心、呕吐、腹泻、消瘦、贫血、水肿、发热等。贲门癌主要表现为剑突下不适，疼痛或胸骨后疼痛，伴进食梗阻感或吞咽困难；胃底及贲门下区癌常无明显症状，直至肿瘤巨大而发生坏死溃破引起上消化道出血时才引起注意，或因肿瘤浸润延伸到贲门口引起吞咽困难后始予重视；胃体部癌以膨胀型较多见，疼痛不适出现较晚；胃窦小弯侧以溃疡型癌最多见，故上腹部疼痛的症状出现较早，当肿瘤延及幽门口时，则可引起恶心、呕吐等幽门梗阻症状。癌肿扩散转移可引起腹水、肝大、黄疸及肺、脑、心、前列腺、卵巢、骨髓等的转移而出现相应症状

【体征】

绝大多数胃癌病人无明显体征，部分病人有上腹部轻度压痛。位于幽门窦或胃体的进展期胃癌有时可扪及肿块，肿块常呈结节状、质硬，当肿瘤向邻近脏器或组织浸润时，肿块常固定而不能推动，女性病员在中下腹扪及肿块，常提示为krukenbe瘤可能。当胃癌发生肝转移时，可在肿大的肝脏触及结节状块物。当腹腔转移肿块压迫胆总管时可发生梗阻性黄疸。有幽门梗阻者上腹部可见扩张之胃型，并可闻及震水声，癌肿通过胸导管转移可出现左锁骨上淋巴结肿大。晚期胃癌有盆腔种植时，直肠指检于膀胱（子宫）直肠窝内可扪及结节。有腹膜转移时可出现腹水。小肠或系膜转移使肠腔缩窄可导致部分或完全性肠梗阻。癌肿穿孔导致弥漫性腹膜炎时出现腹肌板样僵硬、腹部压痛等腹膜刺激症状，亦可浸润邻近腔道脏器而形成内瘘。

一位被诊断为胃溃疡的年轻人，因反复发生胃出血被推到了手术台上，医生打开他的腹部一看，溃疡发生了癌变，腹腔广泛转移。虽经医生极力救治，还是于二个月后全身衰竭而死亡。人们传统认为胃癌多见中老年人，青壮年少见。但近年来的临床观察表明，青壮年胃癌并不少见，特别是在19岁至35岁的青年人中胃癌的发病率比70年代增加了一倍。由于青年人患的胃癌恶性程度高，发展迅速，加之容易误诊，使得预后往往不良。

【常见并发症】

1.当并发消化道出血，可出现头晕、心悸、柏油样大便、呕吐咖啡色物。

2.胃癌腹腔转移使胆总管受压时,可出现黄疸,大便陶土色。

3.合并幽门梗阻,可出现呕吐,上腹部见扩张之胃型、闻及震水声。

4.癌肿穿孔致弥漫性腹膜炎,可出现腹肌板样僵硬、腹部压痛等腹膜刺激征。

5.形成胃肠胆管,见排出不消化食物。

【辅助检查】

(一)胃肠 X 线检查

为胃癌的主要检查方法,包括不同充盈度的投照以显示黏膜纹,如加压投照力双重对比等方法,尤其是钡剂、空气双重对比方法,对于检出胃壁微小病变很有价值。

1.早期胃癌的 X 线表现 在适当加压或双重对比下,隆起型常显示小的充盈缺损,表面多不光整,基部稍宽,附近黏膜增粗、紊乱,可与良性息肉鉴别。

浅表型:黏膜平坦,表面可见颗粒状增生或轻微盘状隆起。部分患者可见小片钡剂积聚,或于充盈相对呈微小的突出。病变部位一般蠕动仍存在,但胃壁较正常略僵。

凹陷型:可见浅龛影,底部大多毛糙不齐,胃壁可较正常略僵,但蠕动及收缩仍存在。加压或双重对比时,可见凹陷区有钡剂积聚,影较淡,形态不规则,邻近的黏膜纹常呈杵状中断。

2.中晚期胃癌的 X 线表现 蕈伞型:为突出于胃腔内的充盈缺损,一般较大,轮廓不规则或呈分叶状,基底广阔,表面常因溃疡而在充盈缺损中有不规则龛影。充盈缺损周围的胃黏膜纹中断或消失。胃壁稍僵硬。

溃疡型:主要表现为龛影,溃疡口不规则,有指压迹征与环堤征,周围皱襞呈结节状增生,有时至环堤处突然中断。混合型者常见以溃疡为主,伴有增生、浸润性改变。

浸润型:局限性者表现为黏膜纹异常增粗或消失,局限性胃壁僵硬,胃腔固定狭窄,在同一位置不同时期摄片,胃壁可出现双重阴影,说明正常蠕动的胃壁和僵硬胃壁轮廓相重。广泛浸润型的黏膜皱襞平坦或消失,胃腔明显缩小,整个胃壁僵硬,无蠕动波可见。

(二)内镜检查

可直接观察胃内各部位,对胃癌,尤其对早期胃癌的诊断价值很大。

1.早期胃癌 隆起型主要表现为局部黏膜隆起,突向胃腔,有蒂或广基,表面粗糙,有的呈乳头状或结节状,表面可有糜烂。表浅型表现为边界不整齐,界限不明显的局部黏膜粗糙,略为隆起或凹陷,表面颜色变淡或发红,可有糜烂,此类病变最易遗漏。凹陷型有较为明显的溃疡,凹陷多超过黏膜层。上述各型可合并存在而形成混合型早期胃癌。

2.中晚期胃癌 常具有胃癌典型表现,内镜诊断不难。隆起型的病变直径较大,形态不规则,呈菜花或菊花状。

(三)胃液检查

约半数胃癌患者胃酸缺乏。基础胃酸中乳酸含量可超过正常（100μg/ml）。但胃液分析对胃癌的诊断意义不大。

（四）生物学与生物化学检查

包括癌的免疫学反应、本内特殊化学成分的测定及酶反应等。血如血清胃蛋白酶原Ⅰ及胃蛋白酶原Ⅰ/Ⅱ之比；CEA，CA19-9，CA125等癌胚抗原及单克隆抗体的检测等，但这些检查假阳性与假阴性均较高，特异性不强。

（五）大便隐血试验 持续性大便隐血阳性,对胃癌的诊断有参考价值,可以为发现胃癌提供线索，大便隐血试验在早期表浅型胃癌的阳性率可达20%，随着病程的进展，其阳性率可达80%以上，其中以胃体癌的阳性率最高，贲门癌次之。

胃癌须与胃溃疡、胃内单纯性息肉、良性肿瘤、肉瘤、胃内慢性炎症相鉴别。有时尚需与胃皱襞肥厚、巨大皱襞症、胃黏膜脱垂症、幽门肌肥厚和严重胃底静脉曲张等相鉴别。鉴别诊断主要依靠X线钡餐造影、胃镜和活组织病理检查。

（一）实验室检查 早期可疑胃癌，游离胃酸低度或缺，如红细胞压积、血红蛋白、红细胞下降，大便潜血（+）。血红蛋白总数低，白/球倒置等。水电解质紊乱，酸碱平衡失调等化验异常。

（二）X线表现气钡双重造影可清楚显示胃轮廓、蠕动情况、黏膜形态、排空时间，有无充盈缺损、龛影等。检查准确率近80%。

（三）纤维内窥镜检查 是诊断胃癌最直接准确有效的诊断方法。

（四）脱落细胞学检查 有的学者主张临床和x线检查可疑胃癌时行此检查。

（五）B超 可了解周围实质性脏器有无转移。

（六）CT检查 了解胃肿瘤侵犯情况，与周围脏器关系，有无切除可能。

【胃癌与其他恶性肿瘤相鉴别】

（1）胃原发性恶性淋巴瘤：胃原发性恶性淋巴瘤占胃恶性肿瘤0.5%~8%，多见于青壮年，好发胃窦部，临床表现与胃癌相似，约30%~50%的Hodgkin病患者呈持续性或间歇性发热，X线钡餐检查病灶的发现率可达93%~100%，但能诊断为胃恶性淋巴瘤仅占10%。X线征为弥漫胃黏膜皱襞不规则增厚，有不规则地图形多发性溃疡，溃疡边缘黏膜形成大皱襞，单个或多发的圆形充盈缺损，呈"鹅蛋石样"改变。胃镜见到巨大的胃黏膜皱襞，单个或多发息肉样结节，表面溃疡或糜烂时应首先考虑为胃淋巴瘤。

（2）胃平滑肌肉瘤：胃平滑肌肉瘤占胃恶性肿瘤0.25%~3%，占胃肉瘤20%，多见于老年人，好发胃底胃体部，肿瘤常>10cm，呈球形或半球形，可因缺血出现大溃疡。按部位可分为：①胃内型（黏膜下型），肿瘤突入胃腔内；②胃外型（浆膜下型），肿瘤向胃外生长；③胃壁型（哑铃型），肿瘤同时向胃内外生长。

【治疗】

一、手术治疗

由于胃癌诊断和治疗水平的提高，手术适应证较前相应扩大。目前除了原发灶巨大，固定，腹内脏器广泛转移，伴血性腹水呈恶病质者外，只要患者全身情况许可，即使锁骨上淋巴结转移，肝脏有转移结节等，均应争取剖腹探查，切除原发病灶，减轻症状。根据国内 11734 例胃癌手术的统计，手术率为 81.8%，总切除率为 49.7%。近年来癌瘤切除率已提高至 75%左右，主要是Ⅱ、Ⅲ期胃癌切除率的提高。

胃癌手术种类有：

1.根治性切除术：根治性切除手术有根治性切除和扩大根治性切除两种术式。

（1）根治性切除范围应包括原发病灶，连同胃远端的 2/3 或 4/5，全部大、小网膜，十二指肠第一部分和区域淋巴结以及局部受浸润的脏器整块切除，胃或十二指肠断端无癌细胞残癌。

（2）扩大根治性切除范围除了上述内容外，还要切除全胃或邻近受侵犯的横结肠、肝左叶、脾脏，胰体尾和贲门左、脾脉管旁的淋巴结等。以上两种手术方式的选择直至目前尚无统一意见，主要分歧点是胃切除范围和淋巴结清除的范围。

为了提高胃癌治愈率，应根据具体病情来选择手术式，不能硬性规定。如癌瘤位于胃窦部及远端小弯侧，行根治性胃切除为宜；当病期晚伴有深部淋巴结转移或胃体部癌，弥漫浸润性癌时应考虑行扩大根治术。扩大根治性手术虽然能提高一定的疗效，但手术死亡率，术后并发症仍较根治术为高。此术式不能取代根治术。

2.姑息性切除术：凡胃癌已有腹膜或淋巴结广泛转移时，而原发肿瘤可以切除，病人一般情况能耐受手术者，可以放阴姑息性胃切除术。这种手术可以减轻病人中毒症状，消除因癌瘤引起的梗阻、出血或穿孔等并发症。术后再辅以化疗、中药治疗，可以延长病人的生存期。

3.短路手术：适用于晚期胃癌不能手术切除，同时伴有梗阻的病人。

如幽门窦部癌合并幽门梗阻者可作结肠前或结肠后胃空肠吻合术。胃贲门癌伴有梗阻时可作空肠食管侧侧吻合术，后者常需开胸才能完成手术，手术适应证应严于前者。一般捷径手术不能提高疗效，但能减轻病人痛苦，提高其生存质量。

手术固然能切除癌肿，但还有残癌或区域淋巴结转移或血管中癌栓存在等，复发转移概率非常高。运用中药术后长期治疗，可以防止复发和转移。

二、放射治疗

放射并发症较多，甚至引起部分功能丧失；对于晚期肿瘤患者，放射治疗效果并不完好。同时体质较差，年龄偏大的患者，继续放疗只能导致虚弱的生命更加垂危，加速了患者死亡。胃腺癌放射敏感性低，单独放疗或与化疗综合治疗后肿瘤缩小 50%以上的只占 60%，肿瘤完全消失者仅 10%，因此，胃癌不能单独用放疗来根治，放疗在胃癌治疗中的作用主要是辅助性的或姑息性的。多用于综合治疗，放疗的主要形式有术前放疗、术中放疗、术后放疗和姑息性放疗等四种。据文献报道术前放疗可使根治手术切除率提高 2%左右，使中晚期胃癌 5 年生存率提高 1%~2.5%。

三、化学治疗

胃癌切除术后除少数病人外，大多需行术后化疗。其原因系术后可能残存有癌细胞，或者有的胃癌手术难以完全清除，或者通过淋巴或血液系统存在转移病灶。实践证明胃癌术后配合化疗与单纯性手术比较，前者生存期要长，术后复发较少。这就是医生为什么常常在术前给病人安排化疗的道理。

胃癌化疗方案有好多，现提供以下方案，供参考。

（1）紫松醇 210mg/m² i.v.（3 小时输注）

（2）ECF 表柔地星 50mg/m² i.v.（3 小时 输注） d1* 顺铂 60mg/m² i.v. d1* 5-Fu 200mg/m²/d（连续输注）21 天 * 每 21 天重复

（3）FAMTX 甲氨蝶呤 1000-1500mg/m² i.v. d1,1 小时后 5-Fu 1500mg/m² i.v. d1 阿霉素 30mg/m² i.v. d15 亚叶酸 15mg/m² p.o. 每 6 小时一次，共服 12 次，在甲氨蝶呤给药后 24h 后开始 。4 周后重复

（4）ELF 依托泊苷 20mg/m² i.v.（50 分钟输注） d1-3 四氢叶酸 300mg/m² i.v.（10 分钟输注） d1-3 5-Fu 500mg/m² i.v.（10 分钟输注） d1-3 每 3-4 周重复

（5）TAXOL+5-Fu+DDP 紫松醇 175mg/m² i.v.（3h） d1 5-Fu 750mg/m² i.v.（24h 连续输注） d1-5 DDP 20mg/m² i.v.（2h） d1-5 每 4 周重复

四、西医治疗

胃癌的治疗原则是：早期发现、早期诊断、早期治疗。

胃癌治疗方案的选择：

①I 期胃癌可视为早期癌，以根治性手术切除为主。一般不主张辅助化疗。

②Ⅱ期胃癌可视为中期，根治性手术切除为主，术后常规辅以化疗、生物治疗。

③Ⅲ期胃癌已是进展期，手术以扩大根治性切除为主，术后更应强调化疗、放疗、中西医结合疗法等综合性疗法。

④Ⅳ期胃癌属晚期，多数病例已不能切除原发或转移灶，以非手术治疗为主。

五、免疫治疗

免疫治疗的适应证包括：

①早期胃癌根治术后适合全身应用免疫刺激剂；

②不能切除的或姑息切除的病例可在残留癌内直接注射免疫刺激剂；

③晚期病人伴有腹水者适于腹腔内注射免疫增强药物。

【护理】

（一）术前护理

1.正确饮食

（1）应多吃富于营养、易消化、无刺激性的少渣饮食少食多餐。

（2）梗阻严重者应禁食，根据医嘱静脉补充高能量营养或要素饮食。

2.胃肠道的准备

（1）在手术前 1d 嘱患者进流质饮食。

（2）术前晚清洁灌肠、禁食。

（3）术日晨留置胃管抽尽胃内容物。

（4）合并有幽门梗阻者，术前 3d 内每晚用 300~500ml 温生理盐水洗胃，以利于手术的顺利进行。

3.指导患者术前 1 周练习床上排尿，学会有效咳嗽。给患者讲解术前准备的内容、目的及注意事项。

（二）术后护理

1.体位 麻醉清醒取半卧位。

2.活动 术后 1d 可坐起，进行床上活动，3~4d 可下地室内活动，7~10d 拆线后可在走廊内活动，有利于胃肠功能的恢复。

3.胃管护理

（1）严密灌肠一两页的色、质、量。正常时术后 24h 内可从胃管流出少量暗黄色或咖啡色胃液，一般不超过 300~600ml，之后量逐渐减少，且可自行停止。若术后 24h 内胃管流出大量鲜血，可能有吻合口出血，应立即报告医生及时处理。

（2）妥善固定，保持引流通畅，每日更换胃肠减压器，抽尽胃内容物，使胃内空虚，减轻腹胀。

（3）术后 24~48h 若胃液减少，色正常，肠蠕动恢复肛门排气时则拔除胃管。

4.其他护理 做好口腔护理，会阴护理，皮肤护理，伤口护理，预防各类感染。

5.饮食指导

（1）术后禁食。

（2）拔除胃管后，当日可给少量饮料，每次 4~5 汤匙，2h 一次，如无不适反应，刺入可给适量流质饮食，每次 50~80ml；第 3 天给全量流质饮食，每次 100~150ml。若术后恢复正常，第 4 天科进稀粥及其他低糖半流质饮食，2 周后进食软食，主食与配菜宜选营养丰富，易消化的食物。

（3）如进食后患者出现恶心、腹胀等症状，仍应暂停进食。

（三）术后并发症的观察及护理

1.吻合口出血

（1）一般在术后 24h 内，从胃管内吸出少量暗黄色血液属正常情况。

（2）如果术后从胃管内持续流出血液或呕吐多量鲜红血液，则为吻合口出血。

（3）多数患者经药物止血、输血等措施后，症状可控制。若无效，需再次手术止血。

2.吻合口梗阻

（1）症状为进食后呕吐，呕吐物不含胆汁。

（2）经禁食、胃肠减压、补液等治疗，症状可缓解消失。

3.输出段梗阻

（1）表现为上腹饱胀，呕吐食物和胆汁。

（2）经禁食、胃肠减压、补液等治疗可好转，若无效，则手术治疗。

4.空肠输入段梗阻

（1）梗阻如为不完全性，患者进食后数分钟到 1h 出现上腹发胀和呕吐，呕吐物主要为胆汁，可用非手术治疗使症状改善或消失，少数患者需再次手术。

（2）如为完全性梗阻，表现为突发剧烈腹痛，呕吐频繁，呕吐物量少，不含胆汁，上腹部有压痛及可疑包块，可出现脉搏增快、血压下降与休克症状，应及时手术治疗。

5.十二指肠残端瘘

（1）多在术后 5~7d 发生，表现为右上腹突然发生剧烈疼痛和腹膜刺激征。

（2）因局部炎症、水肿不能做修补缝合，宜做残端造口和腹腔引流，十二指肠管放入十二指肠内持续吸引，硅胶管经口或鼻放入空肠输出襻供给营养。

（3）术后注意补充水、电解质，并用全胃肠外营养疗法（TPN）。造口周围皮肤氧化锌油保护，以免发生糜烂。

6.倾倒综合征

（1）患者进食后，尤其是在吃甜食后 10~20min，出现上腹胀、心慌、出汗、头晕、乏力、呕吐以致虚脱、腹泻等症状。

（2）嘱患者卧床进食或进食后平卧 20~30min，可预防或减轻上述症状。

（3）若术后 1d 仍感腹痛，持续发热，并可见自切口流出较多液体和胃内容物，则提示发生了吻合口瘘，此时应持续负压吸引流出的胃肠液，并保持瘘口周围皮肤清洁。

第十四节　上消化道出血

【概述】

上消化道出血是指屈氏韧带以上的消化道，包括食管、胃、十二指肠、胰、胆道等部位疾病引起的出血，以及胃-空肠吻合口出血。上消化道出血的症状和严重程度差别较大，轻者仅表现为间断、少量的隐性出血，临床以粪隐血阳性和缺铁性贫血为特征，重者则发生大出血，表现为呕血和（或）黑粪，常伴血容量减少，导致急性周围循环改变，是内科的常见急症。引起上消化道出血病因中最常见的有消化性溃疡、食管-胃底静脉曲张破裂、急性胃黏膜病变和胃肿瘤。

【临床表现】

上消化道出血可通过粪隐血试验、内镜检查、血液学检查、影像学检查等确诊。治疗原则：补充血容量，纠正水、电解质失衡，预防和治疗失血性休克，给予止血治疗等。

呕血和黑便是上消化道出血的特征表现。一般在上消化道大量出血后，均有黑便，但不一定有呕血。出血部位在幽门以下者只表现为黑便，幽门以上者常有呕血。黑便呈柏油样，有时出血量大，粪便可呈暗红色至鲜红色，酷似下消化道出血。上消化道大量出血时，可表现出急性衰竭的症状。病人可有血压下降，皮肤湿冷，呈灰白色或紫灰花斑，常感乏力，进一步再现精神萎靡，烦躁不安，重者反应迟钝，意识模糊。多数病人在休克被控制后出现低热

【诊断】

1.有引起上消化道出血的原发病，如消化性溃疡、肝硬化、慢性胃炎及应激性病变等；

2.呕血和（或）黑便；

3.出血不同程度时可出现相应的表现，轻者可无症状，严重者可发生出血性休克；

4.发热；

5.氮质血症；

6.急诊内镜可发现出血源。

【出血量的判断】

出血量的估计粪便隐血试验阳性者提示每日出血量在 5ml 以上。黑粪的出现一般须每日出血量在 50~70ml 以上。胃内储积血量在 250~300ml 可引起呕血。一次出血量不超过 400ml 时，因轻度的血容量减少可由组织液与脾贮血所补充，并不引起全身症状。凡上消化道大量出血，特别是出血较快者有头昏、乏力、心悸、心动过速和血压偏低等表现。随出血量增多，症状更为明显，引起出血性休克。

【出血是否停止的判断】

一次出血后黑粪持续天数受患者排便次数的影响，如每日排便一次，约 3 天后粪便色泽恢复正常。

有下列迹象者，应认为有继续出血或再出血，须予及时处理：

①反复呕血，或黑粪次数增多、粪质稀薄，甚至呕血转为鲜红色、黑粪变成暗红色，伴有肠鸣音亢进；

②周围循环衰竭的表现经补液输血而血容量未见明显改善，或虽暂时好转而又恶化，经快速补液输血，中心静脉压仍有波动，稍有稳定又再下降；

③红细胞计数、血红蛋白测定与红细胞压积继续下降，网织细胞计数持续增高；

④补液与尿量足够的情况下，血尿素氮持续或再次增高。

【辅助检查】

1.上消化道出血治疗成功的关键是明确出血部位及病因，根据出血情况采取相应的措施，因此检查专案以框限"A"为主，尤其及早进行急诊内镜检查；

2.当出血严重且出血部位难以确定，特别是内镜检查未发现明显出血源，检查专案则包括框限"A"、"B"、"C"。

【治疗】

（一）一般治疗

大出血宜取平卧位并将下肢抬高、头侧位，以免大量呕血时血液反流引起窒息，必要时吸氧、禁食。少量出血可适当进流食，对肝病患者忌用吗啡、巴比妥类药物。应加强护理，记录血压、脉搏、出血量及每小时尿量，保持静脉通路，必要时进行中心静脉压测定和心电图监护。

（二）补充血容量

当血红蛋白低于90g/L，收缩压低于90mmHg时，应立即输入足够量全血。肝硬化患者应输入新鲜血，因库血含氨量高而易诱发肝性脑病。开始输液应快，但老年人及心功能不全者输血输液不宜过多过快，否则可导致肺水肿，最好进行中心静脉压监测。如血源困难可给右旋糖酐或其他血浆代用品，但右旋糖酐24小时内不宜超过1000ml，以免抑制网状内皮系统，加重出血倾向。

（三）止血措施

一般先采用内科保守治疗，如果无效再考虑外科手术。

1.药物治疗

① 近年来对消化性溃疡疗效最好的药物是质子泵抑制剂奥美拉唑，每日40mg~80mg静注或静滴。常用H2受体拮抗剂西咪替丁每日3~4次，每次400mg静滴，或雷尼替丁每日3~4次，每次400mg静滴，或雷尼替丁每日3~4次，每次50mg静滴。上述三种药物用药3~5日血止后皆改为口服。对消化性溃疡和糜烂性胃炎出血，可用去甲肾上腺素8mg加入冰盐水100ml中口服或作鼻胃管滴注，也可使用凝血酶，经纤维内镜或口服应用，口服每次用量一般为2000u~20000u，1~6小时可重复。凝血酶需临床用时新鲜配制，且服药同时给予H2受体拮抗剂或奥美拉唑以便使药物得以发挥作用。

② 食管、胃底静脉曲张破裂出血时垂体后叶素是首选药物，但作用时间短，以往主张小剂量用药，垂体后叶素20u溶于5%葡萄糖200ml中，于20分内缓慢静滴，必要时每3~4小时可重复应用，但每日不超过3次为宜。近年来有采用大剂量，但如浓度过大、滴速过快，可使全身小动脉和平滑肌收缩，副作用较多，可出现面色苍白、恶心、呕吐、排便及肠绞痛等症状，并可引起高血压、心律失常、心绞痛甚至心肌梗死，因此患高血压病、冠心病或孕妇不宜使用。有主张同时舌下含硝酸甘油或硝酸异山梨醇酯。

80年代以来有采用生长抑素，可减少内脏血流量30%~40%，对上消化道出血的止血效果较好。一般用奥曲肽，可用0.1mg加入10%葡萄糖静脉推注，继以每小时25~50μg加入10%葡萄糖1000ml中滴注24小时。

2.三腔气囊管压迫止血，适用于食管、胃底静脉曲张破裂出血。即时止血效果明显，但必须严格遵守技术操作规程以保证止血效果，并防止窒息、吸入性肺炎等并发症发生。

3.纤维内镜直视下止血。目前常用的有：

① 局部喷洒 5%碱式硫酸铁溶液。

② 组织黏合剂如国产 TH 胶，有遇水、血液、组织液立即固化的特性。或用凝血酶 30000u 溶于生理盐水 30ml 中喷洒。

③ 经内镜注射硬化剂至曲张的静脉，对食管静脉曲张效果好。硬化剂有乙氧硬化醇、鱼肝酸油钠等。一般多主张注射后用 H2 受体拮抗剂或奥美拉唑，以减少硬化剂注射后因胃酸引起溃疡与出血。

④ 经内镜作高频电凝止血或激光止血，成功率可达 90%以上，适用于不宜手术的高危患者。特别是血管硬化不宜止血的老年患者。

4.经皮肝胃冠状静脉栓塞术（PTO）

PTO 用于胃底静脉曲张破裂出血经垂体后叶素或三腔气囊管压迫治疗失败的患者。

5.手术治疗

经上述处理后，大多数上消化道大出血可停止。如仍无效可考虑手术治疗。食管、胃底静脉曲张破裂可考虑口腔或脾肾静脉吻合等手术。胃、十二指肠溃疡大出血患者早期手术可降低死亡率，尤其是老年人不宜止血又易复发，更宜及早手术，如并发溃疡穿孔、幽门梗阻或疑有恶变者宜及时手术。

【护理】

1.使用特殊药物的护理。

（1）使用施他宁、善宁、垂体后叶素时应严格掌握滴速，不宜过快，输液不宜外渗，尤其是垂体后叶素，一旦发生外渗，用 50%硫酸镁湿热敷，以防尤其组织坏死。必要时可用输液泵监测。

（2）使用垂体后叶素时，如患者出现头痛、血压升高、频繁便意，腹痛时，应及时调慢滴速并报告医生。

（3）静脉注射施他宁后，表现很短的半衰期，一般在 1.1 至 3min。故两次输液给药间隔不得大于 3min。

2.关心、安慰患者，消除其紧张、恐惧心理。

3.大量出血者禁食，少量出血者可适当进流食。

4.备好各种急救物品和药品。如吸引器、三腔管、输血器、升压药、止血药等。

5.观察与判断出血的情况，严密监测患者的血压脉搏、尿量、出血量等，并做好记录。

第十五节　急性阑尾炎

【概述】

性阑尾炎是外科常见病，居各种急腹症的首位。转移性右下腹痛及阑尾点压痛、反跳痛为其常见临床表现，但是急性阑尾炎的病情变化多端。其临床表现为持续伴阵发性加剧的右下腹痛，恶心呕吐，多数病人白细胞和嗜中性白细胞计数增高。而右下腹阑尾区（麦氏点）压痛，则是该病重要的一个体征。急性阑尾炎一般分四种类型：急性单纯性阑尾炎，急性化脓性阑尾炎，坏疽及穿孔性阑尾炎和阑尾周围脓肿。

【临床表现】

1.症状

（1）腹痛：疼痛特点：常突然发生，开始于脐周或上腹部，呈阵发性，程度不重，数小时后疼痛转移并固定于右下腹部，呈持续性疼痛并加重。

不同病理类型阑尾炎疼痛也有所不同：①单纯性阑尾炎表现为轻度隐痛；②化脓性阑尾炎为阵发性胀痛、剧痛；③坏疽性阑尾炎为持续剧痛，穿孔后疼痛可暂时减轻，之后又加剧。

（2）胃肠道症状：可有恶心、呕吐，发生较早。开始为反射性，程度不重，后因弥漫性腹膜炎导致麻痹性肠梗阻而症状加重。

（3）全身反应：早期体温正常或稍高，炎症加重可出现口渴、出汗、脉率加快、寒战高热等全身感染中毒症状发生。腹膜炎时可出现畏寒高热。

2.体征

（1）压痛：常位于麦氏点，固定，压痛点可随阑尾位置改变而变化。随着阑尾炎进展，压痛区域随之扩大，但仍以阑尾部位压痛最为明显。

（2）腹膜刺激征：表现为腹肌紧张、反跳痛、肠鸣音减弱或消失，表明壁腹膜已受炎症侵犯，提示阑尾炎已至化脓、坏疽或穿孔阶段。

（3）其他：结肠充气试验（Rovsing征）阳性，腰大肌试验阳性，闭孔内肌试验阳性。

【辅助检查】

一、血常规

急性阑尾炎病人白细胞计数增多，约占病人的90%，是临床诊断中重要依据。一般在（10~15）×10⁹/L。随着炎症加重，白细胞数随之增加，甚至可超过20×10⁹/L。但年老体弱或免疫功能受抑制的病人，白细胞数不一定增多。与白细胞数增多的同时，中性多形核细胞数也有增高（约80%）。二者往往同时出现，但也仅有中性多形核细胞比数明显增高，具有同样重要意义。当病情正在发展，症状恶化，已经增多的白细胞数突然降低，往往是脓毒血症的表现，属于危象，应予重视

二、

急性阑尾炎病人的尿液检查并无特殊，但为排除类似阑尾炎症状的泌尿系统疾病，如输尿管结石，常规检查尿液仍属必要。偶有阑尾远端炎症并与输尿管或膀胱

相粘连，尿中也可出现少量红、白细胞，不应与结石相混淆。

三、超声检查

该检查于 20 世纪 80 年代始应用于诊断急性阑尾炎，采用加压探测法，将四围肠内气体驱开而阑尾形态不变。阑尾充血水肿渗出在超声显示中呈低回声管状结构，较僵硬，其横切面呈同心圆似的靶样显影，直径≥7mm，是急性阑尾炎的典型图像。准确率高达 90%~96%，敏感性和特异性也均在 90% 左右。但坏疽性阑尾炎或炎症已扩散为腹膜炎时，大量腹腔渗液和肠麻痹胀气影响超声的显示率。超声检查可显示盲肠后阑尾炎，因为痉挛的盲肠作为透声窗而使阑尾显示。超声检查也可在鉴别诊断中起重要作用，因为它可显示输尿管结石、卵巢囊肿、异位妊娠、肠系膜淋巴结肿大等，因此对女性急性阑尾炎的诊断和鉴别诊断特别有用。

四、腹腔镜检查

该项检查是急性阑尾炎诊断手段中能得到最肯定结果的一种方法。因为通过下腹部插入腹腔镜可以直接观察阑尾有无炎症，也能分辨与阑尾炎有相似症状的邻近其他疾病，不但对确定诊断可起决定作用，并可同时进行治疗。

【治疗】

一、一般治疗

主要为卧床休息、禁食，给予水、电解质和热量的静脉输入等。

二、抗生素应用

在非手术治疗中抗生素的应用颇为重要。关于其选择与用量，应根据具体情况而定。阑尾炎绝大多数属混合感染，以往采用青、链霉素联合应用，效果满意，以后发现耐药菌株增多且厌氧菌感染率增高，随即改用"金三联"即氨苄西林（氨苄青霉素）、庆大霉素与甲硝唑联合，其抗菌覆盖面大，价格也不贵，甚受推崇。

三、止痛药应用

止痛有时非常必要。强烈的疼痛可以增加精神上的恐怖，降低体内免疫功能，从而减弱病人抗病的能力。一般止痛药有时不能止住较强的疼痛，吗啡类药的应用可以考虑但必须谨慎，可适用于已决定手术的病人，但禁用于一般情况，尤其是体弱者。

四、对症处理

如镇静、止吐、必要时放置胃减压管等。

五、手术治疗

原则上急性阑尾炎，除黏膜水肿型可以保守后痊愈外，都应采用阑尾切除手术治疗，去除病灶以达到：①迅速恢复；②防止并发症的发生；③对已出现并发症的阑尾炎也可以得到良好治疗效果；④去除以后有可能反复发作的病灶；⑤得到正确的病理结果。但是急性阑尾炎由于病情轻重、来院迟早、病人年龄及体质强弱等等原因，情况极为复杂，更因很多疾病与阑尾炎有时难以鉴别，因此处理上应因病而异，决不应因"阑尾炎"手术小而草率从事。因手术操作不当而出现的各种并发症为 5%~30%，死亡率也在 1%左右，如果再加上因错误诊断误行阑尾手术，加重原发疾病，则危险性更大，所以阑尾虽小，必须认真对待，不容丝毫疏忽。

阑尾切除术为腹部外科中经常进行的手术。一般说来，并不复杂，但有时也较困难。

（1）手术适应证：①临床上诊断明确的急性阑尾炎、反复性阑尾炎和慢性阑尾炎；②非手术治疗失败的早期阑尾炎；③急性阑尾炎非手术治疗后形成的回盲部肿块；④阑尾周围脓肿切开引流愈合后；⑤其他阑尾不可逆性病变。对病人体质极差、有重度心肺等伴发症者，则不宜行手术治疗。

（2）术前准备：即使无并发症的急性阑尾炎，也应有必要的术前准备，包括对病人生命器官功能的一般了解，常规化验和较短时间的补液、胃肠减压、止痛、抗生素应用和术前用药等，以保证麻醉顺利，手术安全。对有并发症的重型阑尾炎情况则有所不同，因为阑尾炎症状严重，甚至化脓坏疽，并且同时有局限性或弥漫性腹膜炎，以致合并有不同程度的脓毒血症表现，或出现早期多器官功能衰竭（MOF）现象，术前准备应随病情加重而加强。输液量要大，有时还需一定量的胶体液以补充血容量；抗生素要选效力强、毒性小、抗菌谱广、对耐药菌株有效并联合应用;对症处理也要积极，包括对各生命器官的保护和调整，其目的在于使病情可以在短时间内趋于平稳，以便及早进行病灶切除，使病人能及早得到良好的治疗效果。

（3）切口选择：一般采用右下腹斜切口。标准麦氏（阑尾点）斜形切口是在右髂前上棘与脐部连接线的外 1/3 与中 1/3 交接点上，作与连接线垂直的 4~5cm 小切口。切口也可随估计阑尾部位略予移动，以直接暴露出阑尾。斜行切口优点是按肌纤维方向分开肌肉，对腹壁血管和神经无损伤，发生切口疝机会小。切口也可呈横形，与皮肤褶皱相吻合，其瘢痕不显。横切口开始时应用于儿童，目前也应用于成人。切口长度应随腹壁厚度而加以调整，肥胖病人的切口往往要长。任何过小的切口，必然增加手术难度，甚至会产生不必要的意外，得不偿失，不值得采取。严格保护切口，是预防术后切口感染的重要措施。显露阑尾是手术重要步骤，应在直视下找到盲肠，再沿结肠带找到阑尾根部，用环钳和（或）长无齿镊夹出阑尾，如阑尾显露不清，应果断延长切口。最好在直视下切除阑尾，当阑尾基底易暴露，而阑尾其余部位暴露不清或与周围组织紧密粘连固定，可采用阑尾逆行切除法。必须确定已将阑尾全部切除，没有残留。如阑尾基底部坏死，盲肠壁亦有坏死，可将阑尾全切，坏死的盲肠壁亦切除，然后将切口内翻缝合。

（4）寻找和切除阑尾方法：阑尾根部与盲肠顶端的解剖关系恒定，沿结肠带追踪到盲肠顶端即为阑尾根部，此方法亦适用于寻找异位阑尾。如未见到阑尾，应考虑阑尾位于腹膜外的可能，须剪开侧腹膜，将盲肠与升结肠向内侧翻转寻找阑尾。也可循回肠末端寻找盲肠和阑尾。顺位法切除阑尾，操作方便，污染少。如炎症严重，阑尾尖端与深部组织粘连而无法提出，或逆行切除，如有困难，可行黏膜下阑尾切除术：先将阑尾根部切断，残端按常规结扎荷包埋入盲肠，再完整剥除阑尾黏膜，仅留下阑尾的浆肌套筒。如根部坏疽，盲肠壁水肿、脆弱，则不宜勉强行荷包埋入缝合，以免放腹腔引流。

(5) 阑尾残端的处理：一般采用结扎断端，用苯酚（石炭酸）、酒精、盐水涂残端，荷包缝合，内翻埋入盲肠的方法。这样处理止血有保证，创面腹膜化防止粘连，断端烧灼可灭活腺体，使残端埋入盲肠后不致形成黏液囊肿。但对盲肠壁炎症显著，肠壁水肿脆弱或阑尾残端肿胀增粗时，可单纯结扎。

(6) 腹腔探查：术中见阑尾炎症明显，不必探查腹腔其他部位。如术中发现阑尾正常或炎症轻，则应系统探查寻找病因。先检查盲肠有无病变，然后从回肠末端开始探查小肠，观察有无克罗恩病或梅克尔憩室炎，继之探查盆腔内器官、乙状结肠等。最后再探查胆囊、十二指肠和胃等腔内其他脏器。

(7) 腹腔冲洗与引流：一般不宜冲洗腹腔，以避免炎症扩散。尽量吸尽脓液，除非脓液不能吸尽或坏死组织较多时。一般不需引流，连续缝合腹膜，切口冲洗后一期缝合。腹腔引流适用于：①阑尾炎症较重，粘连广泛，阑尾切除后局部仍有少量渗血者；②阑尾附近有较多脓性渗液者；③阑尾位置较深，或盲肠后阑尾，阑尾坏疽，切除不很顺利者；④阑尾根部结扎不很可靠，又不能埋入盲肠者；⑤阑尾周围已成脓肿者。 [6]

【护理】

1.卧床休息，取半卧位。

2.四禁四抗。

(1) 禁饮食、禁灌肠、禁腹泻药、禁滥用止痛剂（适当应用解痉剂以缓解症状，但禁用吗啡或哌替啶，以免掩盖病情）。

(2) 抗感染（应用抗生素控制感染）、抗休克、抗水电解质紊乱、抗腹胀。

3.严密观察病情，注意患者体温、脉搏、神志、腹部体征的变化以及实验室检查结果。据此判断病情的轻重，如病情加重，应急诊手术，切除阑尾。

(五) 阑尾炎手术前后护理

1.术前护理 按急诊腹部手术前常规准备，术前忌灌肠，以免引起阑尾穿孔。

2.术后护理

(1) 体位：患者回病房后按不同的麻醉，给予适当体温。血压平稳后，采用半卧位。

(2) 饮食：轻症患者手术当天禁食，术后第 1 天流食，勿进食过多甜食及牛奶，以免引起腹胀。术后第 2 天半流食，第 3~4 天后普食。重症患者需禁食、输液，待肛门排气后，方可进流食。

(3) 早期活动：应鼓励患者早期下床活动，以促进肠蠕动恢复，防止肠粘连发生。轻症患者手术当天即可下地活动，重症患者应在床上活动，待病情稳定后，及早下地活动。

（4）密切观察病情，及时发现术后并发症并报告医生处理。

（六）阑尾炎手术后常见并发症及处理

1.切口感染

（1）是阑尾炎术后最常见的并发症，表现为术后2~3d体温上升，切口局部红肿、胀痛或跳痛。

（2）处理为拆去缝线、清创、引流，定期换药至伤口愈合。

2.出血

（1）常发生在术后24~48h，表现为腹痛、腹胀、出血性休克。

（2）一旦发现出血征象，应立即输血、补液，纠正休克，必要时再次手术止血。

3.腹腔感染

（1）表现为体温持续升高，腹痛、腹胀、压痛、肌紧张，同时伴有全身中毒症。

（2）按腹膜炎治疗原则处理。

4.腹腔脓肿

（1）常发生于术后5~7d，表现为体温升高或下降后又升高，并有腹痛、腹胀、腹部包块及直肠膀胱刺激症状等。

（2）按腹腔脓肿相应治疗原则处理。

5.粪瘘

（1）一般经费手术治疗可自行闭合痊愈。

（2）经久不愈者，应查明病变性质及范围，行相应手术治疗。

6.阑尾残株炎

（1）由于切除阑尾时残端太长，术后复发炎症，出现阑尾炎症状。可采用X线钡剂检查，以明确诊断。

（2）症状严重时，须行手术切除阑尾残株。

第十六节　肠梗阻

【概述】

肠梗阻（intestinal obstruction，ileus）指肠内容物在肠道中通过受阻。为常见急腹症，可因多种因素引起。起病初，梗阻肠段先有解剖和功能性改变，继则发生体液和电解质的丢失、肠壁循环障碍、坏死和继发感染，最后可致毒血症、休克、死亡。当然，如能及时诊断、积极治疗大多能逆转病情的发展，以致治愈。

【临床表现】

1.腹痛：单纯性机械性肠梗阻一般为阵发性剧烈绞痛。

2.呕吐：呕吐在梗阻后很快即可发生，然后即进入一段静止期，再发呕吐时间视梗阻部位而定。

3.腹胀：腹胀一般在梗阻发生一段时间以后开始出现。

4.排便排气停止：在完全性梗阻发生后排便排气即停止。

5.休克：早期单纯性肠梗阻病员，全身情况无明显变化，后可出现脉搏细速、血压下降、面色苍白、眼球凹陷、皮肤弹性减退，四肢发凉等征象。

【病因及分类】

1.按肠梗阻发生的基本原因分类

（1）机械性肠梗阻：最常见。由于某种原因引起肠腔狭窄，肠内容物通过发生障碍。

（2）动力性肠梗阻：肠壁本身无病变，梗阻是由于神经反射或毒素刺激引起肠壁肌肉功能紊乱失调所致。可分为麻痹性肠梗阻和痉挛性肠梗阻。

（3）血运性肠梗阻：较少见。由于肠管血运障碍，继而发生肠麻痹而使肠管失去运动能力。如肠系膜血管栓塞或血栓形成。

2.按肠壁有无血运障碍分类

（1）单纯性肠梗阻：无血运障碍，只有肠管内容物通过受阻。

（2）绞窄性肠梗阻：不仅有肠管内容物通过受阻，同时有肠管血运障碍。

3.按梗阻部位分类　高位肠梗阻（空肠上段）及低位肠梗阻（回肠末段和结肠）。

4.按梗阻程度分类　完全性肠梗阻和不完全性肠梗阻。

5.按病情缓急分类　急性肠梗阻和慢性肠梗阻。

肠梗阻在不断变化的病理过程中，上述各种类型在一定条件下可以相互转化。

【肠梗阻病理生理变化】

1.肠管病理生理变化

（1）肠蠕动增强。

（2）肠腔积气、积液、肠膨胀。

（3）肠壁充血、水肿随病情的进展，出现动脉血运障碍，静脉血栓形成，肠管缺血、坏死或穿孔。

2.全身性病理生理变化

（1）体液大量丢失，甚至引起低血容量性休克。

（2）电解质紊乱，酸碱失衡。

（3）毒素吸收，易引起腹膜炎、毒血症或败血症，甚至感染性休克。

【辅助检查】

血常规

单纯性肠梗阻早期明显改变。随病情发展可出 现白细胞↑、中性粒细胞比例↑（多见于绞窄性梗阻性肠梗阻）

血生化

缺水：血红蛋白值、血细胞比容升高。水、电 解质钾和酸碱失衡

尿常规

血液浓缩可尿比重增高

呕吐物及粪便

肠血运障碍时，可含大量红细胞或潜血 阳性

小肠梗阻

X 线站立位时见小肠"阶梯样"液平。平卧位时见积气肠管进入盆腔。

【诊断】

自我诊断

老年人有进行性腹胀和便秘是典型的结肠癌梗阻。正常人有 10%~20%回盲瓣功能不全，部分结肠内容物可返流入回肠致小肠扩张、积气、结液，易误诊为低位小肠梗阻。

若回盲瓣功能良好，回盲部与梗阻部位之间形成闭襻肠段;此时，回肠内气、液不断进入结肠，使结肠膨胀，腹胀明显，完全停止排气及排便，但仍可无呕吐。检查时除腹胀外，可见肠型或扪及肿块，应行直肠指诊及 X 线检查。在腹部透视或腹部平片可见梗阻近端肠襻有明显扩张，远端肠襻则无气体，立位可见结肠内有液平。钡灌肠有助于鉴别，同时能确立梗阻部位及病因有重要作用。

腹部 X 线平片和钡灌肠的诊断率分别为 97%和 94%。

乙状结肠扭转常有便秘史或以往有多次腹痛发作，经排便、排气后症状缓解。临床表现除腹部绞痛外，有明显腹胀，而呕吐一般不明显。腹部 X 线平片可见"异常胀气的双襻肠曲，呈马蹄状，几乎占满整个腹腔"。有疑问时，可作钡灌肠，在梗阻部位呈"鸟嘴状"。

胆石梗阻的诊断：

①有肠梗阻症状；

②在胆囊炎、胆石症基础上发病；

③多见于老年肥胖女性；

④X 线平片表现：

a.机械性肠梗阻；

b.异位结石（肠内有迷走钙化结石）；

c.胆道内有气体

【鉴别诊断】

慢性肠假性梗阻

肠假性梗阻（chronic intestinal pseudo-obstruction）是一种有肠梗阻的症状和体征但无机械性梗阻证据的综合征。麻痹性肠梗阻即为急性肠假性梗阻，已如前述。此处介绍慢性肠假性梗阻。

一般认为本征是肠壁神经变性的结果，因在病理检查中有些病例表现为肠神经

丛的节细胞病变。但亦有认为是肠平滑肌病变。因有的病例有家族性内脏肌病的表现，如小肠和膀胱平滑肌变性和纤维化。由于30%的患者有家族史，提示本征与遗传有关。

患者的症状多始于儿童或青春期，少数在30~40岁时才出现。病程通常是急性发作与缓解反复交替。发作时的症状和机械性梗阻相似，为程度不等的恶心、呕吐、肠绞痛、腹痛、腹泻或脂肪泻，以及腹部压痛；缓解期可无或只有较轻的症状，如腹胀等。

肠假性梗阻可影响到全消化道，或某一孤立的器官，如食管、胃、小肠或结肠等。其中以小肠梗阻的症状表现最为明显。如单纯累及十二指肠，可表现为巨十二指肠，常有大量呕吐和体重减轻，易被误诊为肠系膜上动脉综合征。如只累及结肠则主要表现为慢性便秘和反复粪块塞。有的病例有膀胱空障碍。

X线检查可见受累的食管、胃、小肠和结肠显著扩张、运行迟缓。

肠假性梗阻可继发于结缔组织病（如硬皮病、皮肌炎、系统性红斑狼疮）、淀粉样变性、原发性肌病（肌强直性营养不良、进行性肌营养不良）、内分泌病（黏液性水肿、糖尿病、嗜铬细胞瘤）、神经系统疾病（帕金森病、家族性自主神经功能障碍）以及药物因素（如酚噻嗪类、三环类抗忧郁药、抗帕金森病药等）手术因素（如空回肠旁路术等）等。原发性肠假性梗阻只有在排除了上述可能引起继发性肠假性梗阻的病因后才能考虑。

治疗多采用对症支持疗法，除非对仅累及一小段消化道的病例外，应尽量避免外科手术。

此征的主要死因为吸入性肺炎等并发症。

【治疗】

（一）纠正脱水、电解质丢失和酸碱平衡失调 脱水与电解质的丢失与病情与病类有关。应根据临床经验与血化验结果予以估计。一般成人症状较轻的约需补液1500ml，有明显呕吐的则需补3000ml，而伴周围循环虚脱和低血压时则需补液4000ml以上。若病情一时不能缓解则尚需补给从胃肠减压及尿中排泄的量以及正常的每日需要量。当尿量排泄正常时，尚需补给钾盐。低位肠梗阻多因碱性肠液丢失易有酸中毒，而高位肠梗阻则因胃液和钾的丢失易发生碱中毒，皆应予相应的纠正。在绞窄性肠梗阻和机械性肠梗阻的晚期，可有血浆和全血的丢失，产生血液浓缩或血容量的不足，故尚应补给全血或血浆、白蛋白等方能有效地纠正循环障碍。

在制定或修改此项计划时，必须根据患者的呕吐情况，脱水体征，每小时尿量和尿比重，血钠、钾、氯离子、二氧化碳结合力、血肌酐以及血细胞压积、中心静脉压的测定结果，加以调整。由于酸中毒、血浓缩、钾离子从细胞内逸出，血钾测定有时不能真实地反映细胞缺钾情况。而应进行心电图检查作为补充。补充体液和电解质、纠正酸碱平衡失调的目的在于维持机体内环境的相对稳定，保持机体的抗病能力，使患者在肠梗阻解除之前能渡过难关，能在有利的条件下经受外科手术治疗。

（二）胃所减压

通过胃肠插管减压可引出吞入的气体和滞留的液体，解除肠膨胀，避免吸入性肺炎，减轻呕吐，改善由于腹胀引起的循环和呼吸窘迫症状，在一定程度上能改善梗阻以上肠管的瘀血、水肿和血液循环。少数轻型单纯性肠梗阻经有效的减压后肠腔可恢复通畅。胃肠减压可减少手术操作困难，增加手术的安全性。减压管一般有两种：较短的一种（Levin管）可放置在胃或十二指肠内，操作方便，对高位小肠梗阻减压有效;另一种减压管长数来（Miller-Abbott管），适用于较低位小肠梗阻和麻痹性肠梗阻的减压，但操作费时，放置时需要 X 线透视以确定管端的位置。结肠梗阻发生肠膨胀时，插管减压无效，常需手术减压。

（三）控制感染和毒血症肠梗阻时间过长或发生绞窄时，肠壁和腹膜常有多种细菌感染（如大肠杆菌、梭形芽孢杆菌、链球菌等），积极地采用以抗革兰氏阴性杆菌为重点的广谱抗生素静脉滴注治疗十分重要，动物实验和临床实践都证实应用抗生素可以显著降低肠梗阻的死亡率。

（四）解除梗阻、恢复肠道功能 对一般单纯性机械性肠梗阻，尤其是早期不完全性肠梗阻，如由蛔虫、粪块堵塞或炎症粘连所致的肠梗阻等可作非手术治疗。早期肠套叠、肠扭转引起的肠梗阻亦可在严密的观察下先行非手术治疗。动力性肠梗阻除非伴有外科情况，不需手术治疗。

非手术治疗除前述各项治疗外尚可加用下列措施：

中药：见中医辨证治疗

油类 可用液状石蜡生豆油或菜油~ml 分次口服或由胃肠减压管注入适用于病情较重体质较弱者

麻痹性肠梗阻如无外科情况可用新斯的明注射腹部芒硝热敷等治疗

针刺足里中脘天枢内关合谷内庭等穴位可作为辅助治疗

绝大多数机械性肠梗阻需作外科手术治疗缺血性肠梗阻和绞窄性肠梗阻更宜及时手术处理

外科手术的主要内容为：①松解粘连或嵌顿性疝整复扭转或套叠的肠管等以消除梗阻的局部原因；②切除坏死的或有肿瘤的肠段引流脓肿等以清除局部病变；③肠造瘘术可解除肠膨胀便利肠段切除肠吻合术可绕过病变肠段恢复肠道的通畅

【一般护理】

1.禁食。待病情好转，梗阻缓解后 12h 方可试进少量流食，但忌甜食和牛奶，以免引起肠胀气，48h 后试进半流食。

2.胃肠减压。

（1）注意保持胃肠减压的通畅、有效，做好口腔护理，减轻好转的不适感。

（2）观察引流液的性质以判断梗阻部位、程度，并记录引流量作为补液的参考，使好转保持体液平衡。

3.呕吐的护理。

（1）重症好转应将其头转向一侧，以防其呕吐物吸入气管，导致窒息或吸入性肺炎。

（2）呕吐物应及时清除，给予温水漱口保持口腔清洁。

（3）注意观察呕吐次数、性质、量并及时记录。

4.无休克者采取半卧位。

5.根据病情、年龄以及出入量补充体液及电解质，必要时输血。

6.注意观察抗生素用药后不良反应及疗效。

7.确定无肠绞窄后，可使用阿托品类药物，但禁止吗啡类止痛类药物，以免掩盖病情而延误治疗。

8.病情观察。

（1）注意生命体征及全身症状，了解是否存在口渴、尿少等脱水症状及其呼吸急促、脉搏增快、脉压减小、烦躁不安、面色苍白等休克前期症状。

（2）观察和准确记录出入量，包括呕吐物量、胃肠减压量、尿量，以及输液总量。

（3）定时观察血象、血电解质及血气分析结果，及时发现绞窄性肠梗阻。

（六）手术前后护理

1.术前准备　除一般护理外，按腹部外科常规术前准备。

2.术后护理

（1）患者麻醉清醒后，取半卧位。

（2）鼓励患者早期活动，以利肠功能的恢复，防止肠粘连。

（3）术后禁食，肠蠕动恢复前仍需胃肠减压，通过静脉补充营养。待排气后，可拔除胃管，逐步恢复饮食，应提供易消化的高蛋白、高热量、高维生素的食物。

（4）应记录出入量，注意水电解质平衡。

（5）遵医嘱营养抗生素，防止感染。

（6）观察生命体征、伤口敷料以引流液情况。

第十七节　溃疡性结肠炎

【概述】

溃疡性结肠炎是一种发生于结肠黏膜的弥漫性慢性炎性疾病，主要病变位于直肠和乙状结肠，亦可上升累及降结肠或整个结肠。主要症状有腹泻、腹痛、脓血便和里急后重，常反复发作。本病可见于任何年龄，但以青壮年多见，男性略多于女性。溃疡性结肠炎可根据临床表现、粪检、内镜及 X 线结肠等确诊。治疗原则为控制急性发作，减少复发，防止和积极处理各种并发症。

【临床表现】

1.起病缓慢，多呈慢性、迁延性，反复发作性。

2.消化系统表现：腹痛和腹泻最为常见，腹痛位于左下腹，隐痛、绞痛。

3.全身症状：贫血，消瘦，低蛋白血症，水电解质紊乱，精神焦虑。

4.肠外表现：常有关节炎，结节性红斑，慢性活动性肝炎，口腔溃疡等。

5.左下腹压痛

6.并发症相应表现。

【辅助检查】

血常规示小细胞性贫血，中性粒细胞增高。血沉增快。人血白蛋白降低球蛋白升高。严重者电解质紊乱，低血钾。大便外观有黏液脓血，镜下见红白细胞及脓细胞。结肠检查见病变部位肠管弥漫性充血、水肿糜烂、浅小溃疡，附有脓苔，或可见肠管增厚、狭窄、假息肉。钡灌肠可见黏膜皱襞粗乱或细颗粒改变，多发性浅龛影或小的充盈缺损，肠管缩短，结肠袋消失可呈管状。

【诊断】

一、诊断依据

1.腹痛、腹泻，排黏液血便。

2.全身表现及肠外表现。

3.多次粪便常规检查及培养未发现病原体。

4.X线钡灌肠显示肠黏膜颗粒样或结节样，皱襞粗大、紊乱。

二、诊断标准

①有结肠镜或X线的特征性改变中的一项；②临床表现不典型，但有典型结肠镜或x线表现或病理活检证实；③排除细菌性痢疾、阿米巴痢疾、血吸虫病、肠结核及Crohn病、放射性肠炎等结肠炎症。

【治疗】

一般治疗

休息、进柔软、易消化富营养饮食，补充多种维生素。贫血严重者可输血，腹泻严重者应补液，纠正电解质紊乱。

药物治疗

柳氮磺胺吡啶，1.0g，口服，4次/d；十六角蒙脱石思密达，3.0g，口服，3次/d；比特诺尔165mg，口服，3次/d，部位低者可用上述口服药物加氢化可的松50-100mg，保留灌肠，1-2次/d，出血严重者可加用止血药物。中重型者可口服泼尼松40mg/d，或静滴氢化可的松琥珀酸钠300mg/d，症状好转后逐步减量。有时需加用广谱抗生素以控制继发感染。

外科治疗

肠穿孔、严重出血、肠梗阻、癌变、多发性息肉、中毒性巨结肠、结肠周围脓肿或瘘管形成可手术治疗。

溃疡性结肠炎又称非特异性溃疡性结肠炎，是一种直肠和结肠疾病。临床表现为每日多次不明原因的腹泻，伴有便血或黏液便及腹痛，多呈反复发作，受饮食、精神的诱发。

溃疡性结肠炎的手术治疗：

溃疡性结肠炎的手术治疗适应证是：①结肠穿孔或将及穿孔。②大量便血。③中毒性巨结肠。④暴发性发作，病情重，经内科治疗1周后效果不满意。⑤慢性病程或反复发作，经内科长期治疗，营养情况很差，难以维持正常工作及生活。⑥结肠已成为纤维狭窄管状物，失去其正常功能以致持续腹泻。⑦已发生或可疑发生癌并发症。⑧肠外并发症，特别是关节炎，不断加重。对有前三项适应证的病人，需行急症手术，手术目的是控制病情恶化，挽救病人生命。此类病人多是病变广、病情重、全身情况差者，因此不能期望一次手术达到根治目的。可供选用的急症手术方法包括：①结肠大部切除，回肠及乙状结肠造口。结肠大部切除后，中毒、出血症状即可显著缓解，穿孔可能性也不复存在。不切除直肠、不缝闭乙状结肠断端可以减轻病人的手术负担，并可防止断端缝合后因愈合不良而引起的腹腔内感染。②单纯回肠断端造口。手术固然较为简单，但因病变结肠仍在，中毒、出血、穿孔等问题不能得到较满意地解决，因此这种手术只适用于因全身或局部原因不可能行结肠大部切除的病人。③回肠断端造口及横结肠或乙状结肠造口，适用于急性中毒性结肠扩张病人而又不能耐受结肠大部切除者，结肠造口后可达到减压防止穿孔的目的。经急症手术，待病人情况稳定好转后，根据需要再行择期性第二期手术。

治疗溃疡性结肠炎的最有效手术是结、直肠全部切除、永久性末端回肠造口。虽然病人对永久性回肠造口感到不快，对生活和工作也确实有些不便，但顽固性溃疡性结肠炎严重损害健康，在缺乏较有效的非手术治疗方法时，采用这种手术可以达到"根治"目的，疗效满意。权衡得失，还是值得接受的。手术后90%以上病人可获良好远期效果，健康恢复，生活及工作仍可保持或接近正常。为了使末端回肠口排便次数减少或有一定程度的控制能力，在手术方法上有多种不同的设计，如在造口近侧移置短段逆蠕动肠拌，或对造口近侧肠袢做长侧侧吻合使之形成大回肠袋以蓄存较多的肠内容，或在造口处以套叠方式形成唇样瓣以控制排便等。

（一）配合医生正确实施药物治疗

1.选药应得当。

（1）急性期治疗：包括①轻型患者一般可先用柳氮磺吡啶（SASP）或5-氨基水杨酸制剂（5-ASA）。直肠炎者可用栓剂，如治疗无效，可改用皮质激素保留灌肠；②中型患者可以皮质激素或SASP或5-ASA或联合；③重型患者一般使用大剂量皮质激素，如氢化可的松静滴，以迅速控制症状。

（2）缓解期治疗：以SASP或5-ASA药物维持治疗为主。

2.疗程要足够。

（1）急性期：①轻型患者先用SASP4~6g/d或5-ASA2~4g/d，分3~4次口服，或以相同剂量保留灌肠，如治疗无效，改用皮质激素保留灌肠，每晚1次，15d为1个疗程，间隔15d再灌肠1个疗程；②中型患者口服泼尼松40mg/d，用药2~3周，症状控制后逐渐减量，减量或停用激素后加用 SASP 或 5-ASA 维持治疗；③重型患者一般使用较大剂量的激素，如氢化可的松 300 mg/d，静脉滴注，或泼尼松 60 mg/d，分 3 次口服。静脉用激素者 2 周后改用口服。症状控制后逐渐减量，减量后加用 SASP 或 5-ASA 维持治疗。

（2）缓解期：用 SASP 火 5-ASA 药物维持，剂量减半，维持时间为半年到 1 年。

3.重症患者静脉补充能量，纠正水电解质紊乱，必要时行全胃肠外营养疗法（TPN），出血者适当输血，发热及中毒症状较重者静滴广谱抗生素。

4.注意避免药物引起的不良反应。

（1）SASP 可引起恶心、厌食、头痛、体温上升、红斑、皮疹、肝细胞损伤、血尿、白细胞减少、再生障碍性贫血、自身免疫性溶血等。

（2）对磺胺及水杨酸盐过敏者、肠梗阻或泌尿系梗阻者、急性间歇性卟啉者及孕妇禁用此药。对葡萄糖-6-磷酸脱氢酶缺乏、肝肾功能不全、血小板和粒细胞减少等患者慎用。

（3）服本药期间多饮水，保持高尿流量，以防结晶尿的发生，必要时服碱化尿液的药液，如碳酸氢钠。

（4）定期检查血常规、肝功能、尿常规。

（5）出现胃肠道刺激症状，应餐后服药，也可分成小量多次服用，甚至每小时 1 次，使症状减轻。

（二）对症护理

1.严密观察腹痛的特点及生命体征的变化，如毒血症明显，高热伴腹胀，腹部压痛，肠鸣音减弱或消失，或出现腹膜刺激征，提示有并发症，应立即与医师联系。

2.腹痛应用解痉药，剂量宜小，避免诱发中毒性结肠扩张。

3.观察腹泻的频率和大便性状。

4.须行结肠镜或钡灌肠检查时宜低压盐水灌肠作好肠道准备，避免压力过高导致肠穿孔。

5.保留灌肠的注意事项：

（1）宜在晚睡前执行，先嘱患者排尽大便，取左侧卧位，臀部垫高 10cm，使药液不易溢出。

（2）肛管要细，压力要低（液面距肛门小于 30cm 或直接用空针灌入），灌入速度缓慢，以使药液保留。

6.加强肛周护理。

（1）保护肛门及周围皮肤清洁和干燥。

（2）手纸要柔软，擦拭动作要轻柔。

（3）排便后用碱性肥皂与温水清洗肛门及周围皮肤，清洗后轻轻擦干，必要时局部可涂擦鞣酸软膏以保护皮肤。

第十八节 结肠、直肠癌

【概述】

结肠癌和直肠癌简称为结直肠癌（colorectal carcinoma）或大肠癌（large bowel carcinoma），发病率有逐年上升的趋势。在经济发达国家发病率更高，在美国是第二位常见的恶性肿瘤。在我国，结直肠癌是最常见的恶性肿瘤之一，发病年龄多在中年以上。可依据症状、体征及辅助检查做出诊断。治疗是以手术为主的综合治疗。

【病因】

结直肠癌的确切病因尚不清楚，据流行病学调查和临床现象观察，发现与下述因素有关：

1.饮食习惯。高脂肪、高蛋白饮食的摄入，食物中纤维素和维生素的缺乏。

2.缺少适度的体力活动。

3.遗传因素。约 1/4 的患者有癌肿家族史。目前家族性肠息肉病变，是已被公认的癌前病变。

4.结肠腺癌、溃疡性结肠炎及结肠血吸虫病肉芽肿。

5.结肠慢性炎性疾病。如溃疡性结肠炎。

【症状】

早期结直肠癌多无症状或症状轻微，易被忽视，随着病程的发展与病灶的增大，产生一系列的症状。

1.排便习惯和粪便性质的改变 最早出现，多表现为大便次数增多、腹泻、便秘，粪便带血、脓或黏液。

2.腹痛 常为定位不确切的持续隐痛，或仅为腹部不适或腹胀感，出现肠梗阻时则腹痛加重或为阵发性腹痛。

3.肠梗阻症状 属结直肠癌外企症状，主要表现是腹胀和便秘，腹部胀痛或阵发性绞痛。当发生完全性梗阻时，症状加剧。

4.全身症状 由于慢性失血、癌肿溃烂、感染、毒素吸收等，患者可出现贫血、消瘦、乏力、低热等，晚期可出现恶病质。

【不同部位肿瘤的特征性表现】

1.右半结肠癌 粪便稀薄，可有腹泻、便秘交替出现，有便血，血与大便混合。患者往往由明显的贫血、消瘦、腹部包块；肠梗阻较少见。

2.左半结肠癌 主要表现为肠梗阻，排便困难。当肿瘤破溃时，粪便表面可染有鲜血或黏液。由于症状出现较早，患者往往就诊早，无明显的贫血、消瘦等。

3.直肠癌　主要临床表现为便血及大便习惯改变，如患者大便次数增多，里急后重，粪便变细。直肠癌晚期，肿瘤侵犯前列腺、膀胱，可发生尿频、尿痛，侵犯骶前神经则发生持续性剧烈疼痛。

【辅助检查】

1.病理学检查　是直肠癌确诊的主要依据。由于直肠癌手术常涉及改道问题，影响患者生存质量，为避免误诊误治，术前或术中一定要取得病理学检查的结果，以指导治疗。绝对不要轻易挖除肛门。

2.癌胚抗原测定　癌胚抗原（CEA）测定已普遍开展，一般认为对评价治疗效果和预后有价值，连续测定血清 CEA 可用于观察手术或化学治疗效果。手术或化学治疗后 CEA 明显降低，表示治疗效果良好。如手术不彻底或化学治疗无效，血清 CEA 常维持在高水平。如手术后 CEA 下降至正常复又升高，常提示肿瘤复发。

1.直肠指诊

（1）体位：一般采用胸膝位或截石位，体质虚弱者用左侧卧位。这些体位可触及距肛门 7~8cm 的病变。必要时使用蹲位，可扪及 10~12cm 以内的直肠病变。

（2）视诊：观察肛门有无畸形，有无肿块脱出，皮肤有无结节、溃疡、红肿、瘘管等情况。

（3）进指：手指指套上涂足润滑油，用示指轻轻揉肛门以使肛门括约肌松弛，在患者肛门放松状态下使手指轻轻进入肛门，并尽量进入最深处。

（4）了解直肠肛管黏膜：进指后依次检查直肠肛管四周壁，并逐渐退指。注意有无结节、溃疡、僵硬、肿块及触痛。

（5）肿块触诊：如触及肿块，应了解肿块大小、质地、活动度、表面情况、在肠壁上的所占方位、距肛门的距离等情况。如因肿瘤致直肠肛管狭窄，手指不能通过时不应强行突破。一般来说，来自直肠外的肿块，其表面黏膜较光滑，这是区别直肠肿瘤和直肠外肿瘤的重要特征。同时应注意鉴别正常的组织器官如子宫颈、前列腺等。

（6）退指：退指应检查指套有无脓血、坏死组织。

通过直肠指诊作脱落细胞检查是简单易行的诊断方法。对有可疑病变者，可常规行此检查。方法是在指诊完毕后，将指套上的粪便或脓血、黏液直接涂在玻璃片上做细胞学检查，阳性率可在 80% 以上。

2.乙状结肠镜检查　对直肠指诊未能触及肿块，而有可疑临床症状者或不能排除肿瘤者，必须进一步作乙状结肠镜检查。对直肠癌来说，一般硬质乙状结肠镜已足够，在镜下可直接看到病变的大体形态，并借以取得活组织标本。

3.气钡灌肠对比造影　有助于了解和排除大肠的多发癌灶，直肠癌的影像表现为：①结节状充盈缺损，多在直肠的内侧壁，圆形光滑或轻度分叶，局部肠壁僵硬，凹入。②菜花状肿块，较大，表面不平，分叶明显，其底宽，肠壁僵硬。③不规则的环状狭窄，管壁僵硬，黏膜中断，分界截然。④不规则的腔内龛影，三角形、长条形等，较浅，周围环堤宽窄不均。⑤完全性肠梗阻，或肠套叠征象，阻塞近段有时难以显示（图4）。应该注意的是，钡灌肠的X线检查有时无法显示直肠病变，易让人们产生无病变的错觉。

【鉴别诊断】

1.结肠癌的鉴别诊断主要是结肠炎性疾病，如肠结核、血吸虫病、肉芽肿、阿米巴肉芽肿、溃疡性结肠炎以及结肠息肉病等。临床上鉴别要点是病期的长短，粪便检查寄生虫，钡灌肠检查所见病变形态和范围等，最可靠的鉴别是通过结肠镜取活组织检查。

阑尾周围脓肿可被误诊为盲肠癌（结肠癌），但本病血象中白细肠及中性粒细胞增高，无贫血、消瘦等恶病质，作钡灌肠检查可明确诊断。

2.直肠癌往往被误诊为痔、细菌性痢疾、慢性结肠炎等。误诊率高达60%~80%，其主要原因是没有进行必要的检查，特别是肛门指诊和直肠镜检查。

3.结肠其他肿瘤如结肠直肠类癌，瘤体小时无症状，瘤体长大时可破溃，出现极似结肠腺癌的症状；原发于结肠的恶性淋巴瘤，病变形态呈多样性，与结肠癌常不易区别。均应作组织涂片活检来鉴别之。

在肛肠科诊疗过程中，通过指诊发现直肠黏膜外肿块是比较常见的事。由于黏膜外肿块不像直肠癌那样直观，良恶性一时也难于鉴别，因此常易误诊。直肠黏膜外肿块其起源复杂，可来自于黏膜外肠壁组织或肠外组织。根据病变性质这些肿块可分为3类：①良性肿瘤，如平滑肌瘤、纤维瘤等；②恶性肿瘤（包括原发和转移），如平滑肌肉瘤、恶性淋巴瘤、畸胎瘤、胃癌种植转移等；③炎性肿块或其他良性增生，如痔疮注射治疗后组织反应性增生或机化，结核性病性肉芽肿等。

以直肠黏膜外肿块为首发症状者较少，多数是以直肠会阴部症状而发现的，这些症状与直肠癌症状又极为相似，所以如果是单纯凭指诊结果往往与直肠癌相混淆，尤其是肿瘤突破直肠黏膜者。全面地询问病史，对诊断有一定帮助，腔内B超可确定肿块大小及范围，对判别肿块来源也有帮助。对于较大的肿块或来自骶骨的肿瘤，CT或MRI可了解肿瘤的占位情况及破坏情况。有一部分肿瘤来自于胃肠肿瘤的转移，应注意寻找原发病灶，如胃镜、钡餐等。肿块活检是唯一的确诊手段，活检应在良好的麻醉下进行，松弛肛门括约肌，切开黏膜层，在明视下切取肿块组织。一次活检失败后可多次重复，多数病例可获得确诊。

【治疗】

1.手术治疗的方式 手术治疗是直肠癌获得根治的唯一方法。目前常用于直肠癌的手术方式有以下几种。

（1）腹会阴直肠癌联合切除术（abdominoperineal resection）：即A-P切除术，又称Miles手术，这是治疗直肠癌的经典术式，1908年Miles首先详细描述了这种手术的操作过程，手术要求将肛门、肛管、直肠及其周围的提肛肌和脂肪组织及部分乙状结肠予以切除，还要切除盆腔内结直肠系膜以及系膜内的淋巴组织、盆底腹膜等，并需做永久性乙状结肠造口以使粪便改道。现在人们所作的Miles手术已有别于 Miles 本人所作的手术，在诸多方面有所改良，这主要表现在：①适应证的改变，许多病例已由后来的一些保肛手术所替代，此种改变的理论基础是对直肠癌淋巴转移规律和逆行直肠壁内扩散的认识；②骶前间隙及会阴部伤口的处理，Miles 只用敷料填充伤口，任其开放等待二期愈合，而现在一般将会阴部伤口一期缝合，骶前间隙内放置胶管引流；③淋巴结廓清范围的扩大及相应的自主神经保留的功能性扩大淋巴结廓清；④与 Miles 手术相结合的联合盆腔内脏器切除；⑤腹壁造口技术，在这方面有了许多的研究和改进。

(2) 低位前切除术（Dixon 手术）：是 Dixon 于 1939 年倡导的保肛手术。手术时将直肠病变根治性切除后作乙状结肠与直肠的端端吻合，该式式最突出的优点是符合生理要求，最大缺点是吻合操作较为困难，尤其是肥胖、骨盆狭小等不利因素时更甚。其指征一般限于距肛缘 8cm 以上的直肠癌或其他恶性肿瘤，在使用吻合器的条件下，可使距肛缘 5cm 以上的直肠癌获得切除并完成低位或超低位吻合。

(3) 结肠经肛管拖出术（Bacon 手术）：这种手术由 Babcock（1932）首创，后由 Bacon（1945）推广，现在进行的多为改良的 Bacon 手术。适应于距肛缘 6~10cm 的直肠癌。如乙状结肠系膜太短。切除肿瘤后无足够长度的结肠拖出肛门，或游离直肠和乙状结肠后血供不良，则不适应做这种手术。腹部操作基本同 Dixon 手术，会阴部操作是经肛在齿状线上方切断直肠，将乙状结肠从肛门拉下固定于肛门。10~14 天后切除肛门外多余结肠，这种手术由于操作比较烦琐，目前多由 Dixon 手术取代。

(4) 经腹直肠切除结肠肛管吻合术（Parks 手术）：又称为肛管袖套内结肠肛管吻合术，Parks 于 1972 年提出这一手术方法，他在 Bacon 手术的基础上进行了改良，同时保留了肛门内外括约肌。这要求保留一定长度的直肠，并将保留之直肠残端黏膜自齿状线上剥除（仅保留内括约肌），然后将结肠自保留之肛管袖套内拖出与肛管行单层缝合。这一手术方法适用于距肛缘 5~7cm 以上的直肠癌，癌肿远侧直肠切除不少于 2cm。经过长期观察，Parks 手术的长期效果是良好的，其 5 年生存率与术后复发率均与 Dixon 手术差不多。但并发症较多，处理困难。

(5) 直肠切除乙状结肠造口术（Hartman 手术）：经腹将直肠癌病灶切除后，将远侧直肠残端关闭，并将乙状结肠造口于左下腹部。适用于直肠肿瘤姑息性切除术后或病灶切除后的全身或局部情况不允许行结肠直肠吻合的病例。经过观察如果病人生存超过 2 年以上而无复发征象者，还可考虑行结肠直肠吻合，消除造口以改善生存质量。

(6) 其他：除了以上几种比较常用的术式之外，还有一些术式可供选择：①经肛门直肠肿瘤局部切除术；②后盆腔清除术；③全盆腔清除术；④经骶尾直肠肿瘤局部切除术；⑤经腹骶直肠切除术；⑥经耻骨径路直肠癌低位切除术；⑦腹会阴切除、肛门成形术；⑧腹会阴切除、原位肛门重建术；⑨腹腔镜下直肠癌切除术；⑩姑息性手术：如乙状结肠造口，姑息性局部切除等。这些术式各有其相应的指征，可根据病情需要、医者技术而选择。

2.手术方式的选择 直肠癌手术所面临的关键问题仍是保肛问题，众多的术式也是围绕此问题而产生。如何根据病情选用好最适宜的术式，使患者达到既根治了疾病又有良好生活质量，则是专科医师所经常面临的抉择。

（1）直肠的外科分段与术式选择：直肠解剖学上的上中下段分界尚无统一标准，多数学者认为肛管长约 3.5cm，距肛管 3.5~8.0cm 为直肠下段，8.0~12.0cm 为直肠中段，12.0~16.0cm 为直肠上段。尽管直肠的长度相对恒定，但个体之间仍有较大差异，因此规定这样一个国际公认的标准似乎不切实际。而从外科学角度提出直肠的外科分段应该更符合实际需要，有人认为其分段的大致标准是：肛管-齿状线以下到肛缘的距离，为 2.0~3.0cm；直肠下段-距肛缘 6.0cm 以下；直肠中段-距肛缘 6.0~8.0cm 范围内的直肠，上界为腹膜反折水平以下；直肠上段-距肛缘 8.0cm 以上的直肠，即腹膜反折水平以上的直肠。

根据这样的直肠分段标准，在单一考虑肿瘤所在部位因素的情况下，术式选择宜遵循：①直肠上段癌原则上都可选作直肠前切除术，但对癌肿已浸透肠壁向周围浸润者，为了切除的彻底性，可考虑行 Hartmann 手术或 Miles 手术等术式；②直肠中段癌，腹膜反折以下的癌肿，在直肠得以从盆底充分游离后，并保证肿瘤远侧肠管能被足够切除（一般为 2~3cm）的情况下，肛提肌以上残留的直肠长度是决定手术方式的重要因素。残留直肠大于 2cm 者考虑作 Dixon 手术，小于 2cm 者可用吻合器作超低吻合术或 Bacon 手术或 Parks 手术；紧贴肛提肌者作 Miles 手术；③直肠下段癌主要采用 Miles 手术，近年来对早期病例也行局部切除。

（2）肿瘤病变特点与术式选择：①当癌肿已侵犯肛管直肠环时，Miles 手术是唯一可供选择的术式；②当癌肿位于直肠前壁，侵犯女性阴道或子宫者可选作后盆腔清除术；侵犯男性前列腺或膀胱而无其他组织结构受累可作全盆腔清除术；③病灶位于腹膜反折线以下，局限于黏膜或黏膜下层，分化程度高，肿瘤直径<3cm 者，可作经肛门或经骶或经会阴局部肿瘤切除术；④对原发病灶能切除伴有孤立可切除性转移灶者，可争取一期切除原发灶和转移灶；对转移灶不能切除者，宜将原发灶切除，术后给予其他辅助治疗；⑤癌肿局部浸润、固定，经分离后虽能切除，但对局部切除的彻底性有怀疑，估计局部复发的可能性较大，而肛提肌又可保留者，可选用 Hartmann 手术，局部标上银夹，术后辅以放射治疗，2 年后如局部无复发，而患者有恢复肠道连续性的要求，可再次剖腹探查，如确无异常情况，可行结肠直肠吻合术；⑥癌肿局部浸润、固定，分离切除困难而又无远处转移，可先作乙状结肠襻式造口，同时经直肠上动脉插管作区域性化学治疗或作放射治疗，如治疗后肿瘤缩小，则可考虑作二期肿瘤切除；如肿瘤变化不大或进一步发展，则继续保持乙状结肠造口状态，以防止梗阻；⑦癌肿浸润、固定，伴有远处转移或腹腔内广泛播散，宜作横结肠襻式造口，防止梗阻。笔者根据以上的原则，对某些病例采用了下列的选择：A.为了改善患者术后的生活质量，对 8 例直肠中下段癌并肝转移患者，因原发灶能切除，而肝脏转移灶又不能切除，所以采用了 Dixon 手术；B.对 16 例直肠癌并肝转移患者，因原发灶能切除，而对肝脏的转移灶采用了不同方式处理：6 例行肝叶切除；4 例行肝肿瘤局部切除；6 例行肝动脉结扎、栓塞、化疗，均取得良好效果。

（3）患者特点与术式选择：①某些高龄或有重要脏器功能障碍者，无法耐受经腹部的直肠切除术，肿瘤≤3cm时可作经肛肿瘤局部切除，手术前、后应加做放射治疗。晚期有梗阻者作为姑息处理，用电灼、液氮冷冻或激光部分去除肿瘤组织以疏通肠道。②患者心理状态：这主要涉及保肛问题，原则上应在最大可能达到治愈的前提下才考虑患者的生存质量。但如患者一味追求保肛，就要考虑患者的意见，在有可能牺牲根治的情况下保留肛门。然而这种做法应是在患者具有强烈书面要求的情况下作为不得已的选择。③患者的经济情况：如患者仅有勉强进行手术治疗的经济条件，而无法保证后续的综合治疗，手术则以根治性切除为主。④患者的肥胖程度和盆腔大小：有些病例尽管直肠肿瘤位置不很低，但如果患者肥胖或骨盆狭窄，使得作结肠直肠手术吻合十分困难，这样很难保证吻合严密性，在无吻合器的情况下不妨改行其他术式。

（4）双吻合技术的应用：自20世纪70年代开始管状吻合器在我国逐渐得到应用。吻合器的问世尽管解决了手工缝合的困难，但由于在盆腔深部进行直肠残端的荷包缝合仍十分困难，即使后来有了荷包缝合器，也未真正解决超低位吻合问题。双吻合器的出现则改变了这种困境，使得结直肠低位或超低位吻合变得容易而从容，从而使原本切除后无法进行对端吻合的病例完成了低位或超低位吻合，不但提高了保肛率，而且吻合口漏的发生率有了显著降低。目前结直肠双吻合器吻合和结肠J形袋肛管吻合已成为当前保肛手术中两个主要术式，手术方法。

上海瑞金医院（1993~1996）报告了183例直肠癌手术，其中124例为低位直肠癌，占同期直肠癌的71.26%，其中有61例属超低位前切除术（即吻合口距肛缘≤3cm），占全部直肠癌病例的35.06%。全组吻合口漏发生率为4.03%，局部复发率为6.45%。湖南医科大学附属第二医院外科自1998年以来采用双吻合器为低位直肠癌病人行低位前切除术30例，吻合口最低者距肛门仅3cm或小于3cm，除了在短期内排便功能有一定影响外，未见其他并发症。为了确保疗效，选择病例时以病变属早、中期为好（Dukes A和B期），中晚期病例酌情选用，但要求术前、术后采用综合治疗。

有资料显示双吻合器吻合术后排便功能要优于Parks手术，一般认为在距肛门7cm以上的吻合，其功能良好；在距肛门5cm的吻合口常有排便功能不良，特别是吻合口距肛门仅3cm者症状更重，主要表现为排便次数增多、里急后重。但这种排便功能不良随着时间的推移一般均可恢复，通常不超过1年。近年国外为了改善术后的排便功能，有学者将结肠J形袋肛管吻合术取代结肠肛管直接吻合术，资料表明结肠J袋肛管吻合术后的控便功能至少在术后1~2年内明显优于结肠肛管直接吻合术，但长远来说两者差异并不明显。应用吻合器吻合的病例其吻合口狭窄的发生率高于手工吻合，因此要求吻合器管径宜在33mm左右。

（5）直肠癌的局部切除：直肠癌局部切除术实际上也是保肛手术。由于手术创伤小、恢复快，它在低位直肠癌中的应用有所增多，然而这种手术只切除了肿瘤和邻近有限的正常组织，作为根治性手术，它的适用范围有限，仅适用于黏膜或黏膜下层、≤3cm、低恶性或中等恶性、隆起型、早期低位的直肠癌，临床检查及腔内

B超扫描需无可疑的肿大淋巴结。对于某些癌肿已浸润或穿透肌层，但患者年迈、体弱，伴心、肺、肝、肾等功能不全，不能耐受剖腹手术的病员，可选作姑息性局部切除术，术后辅以放疗和化疗。严格选择病例是手术取得成功的保证。肌层受侵或高度恶性癌肿原则上是不宜采用局部切除术治疗的。笔者认为直肠癌局部切除，必需严格遵守上述原则，选择合适的病例，同时要与患者及其家属反复交代局部复发率高，术后要进行正规的化疗与放疗。笔者已行直肠癌局部切除 14 例，其中 2 例在 1~2 年内复发，而行 Miles 手术，1 例术后 2 月，患者及家属坚决要求改行 Miles 手术。其余 11 例已经观察 1~4 年尚未见局部复发。

局部切除术的另一个进展就是经肛门内镜微手术（transanal endoscopic microsurgery，TEM），这使原来限于低位直肠的局部切除术扩展到直肠上段，甚至乙状结肠。Buess 等在总结他们 113 例直肠、乙状结肠癌采用 TEM 的结果时指出，虽无手术死亡，但术后发生严重并发症需再次手术者 8 例，占 7%。因此他们强调局部切除术不应超越黏膜下病变。

（6）腹腔镜直肠切除术：腹腔镜手术是一种微创伤手术技术，它具有创伤小，安全性高，并发症少，康复快，住院时间短等优点，近年来越来越多地被应用到直肠癌手术。既往所担心的是否能达到根治要求和开窗部位复发问题，随着技术的熟练已同开腹手术相差无几，在淋巴结清除数目上亦无差异。在开窗部位复发的发生率最近的一些报道已为 0%。为了保证腹腔镜直肠切除术的疗效，应遵循下列原则：①初起时应固定一组人员操作，以便较快地掌握手术要点，有利于降低手术病死率和并发症发生率；②严格选择病例，目前仅适用于良性病变、早期癌肿和局限于肠壁的癌肿，并要求体形不胖者；③手术如感困难，应及时中转剖腹，切勿犹豫以免发生并发症及意外。

3.根治性切除的新认识

（1）直肠系膜全切除：直肠癌根治性切除的范围应包括癌肿和其两端足够长度的肠段及其系膜、血管和引流淋巴结，以及受侵的邻近组织。1986 年 Heald 等首先报道并强调直肠系膜全切除（total mesorectal excision，TME）在直肠根治性切除术中的重要性，但并未引起人们的重视。1992 年他们报道一组 152 例直肠癌按直肠系膜全切除的要求行根治性切除术，结果显示其中 42 例肿瘤远切端≤1cm 的病例中，术后未见复发；另 110 例远切端>1cm 组中术后 4 例复发（3.6%），全组局部复发率为 2.6%，创造出大组病例复发率最低的纪录。他们再次指出直肠系膜全切除是降低局部复发的重要因素。在解剖学上认为直肠是没有系膜的，而 Hteald 等提出的直肠系膜全切除究竟指的是什么呢?实际上是指由盆筋膜脏层包裹的直肠背侧的脂肪、血管和淋巴组织。直肠系膜全切除的手术要求是在直视下在骶前间隙中进行锐性分离，保持包裹直肠系膜的盆筋膜脏层的完整无损，以防癌细胞播散、种植和残留。他们指出即使直肠系膜内无淋巴结转移，亦常隐藏着腺癌细胞巢。以往人们采用钝性分离，不但直肠系膜切除不全，而且可引起癌细胞的播散和残留，可能这就是导致直肠癌根治术后局部复发率居高不下的主要原因。为了保证直肠系膜内转移的癌细胞被彻底清除，对行保肛手术的病例，肿瘤远端的直肠系膜切除应不少于 5cm。

按照这一原则，Aitken 报道了 64 例直肠根治性切除术，其中 52 例为低位前切除，12 例为腹会阴联合切除，平均随访 33 个月，结果并无 1 例单纯局部复发。Carvalho 等报道了 51 例直肠切除术，其中 46 例为根治性切除，平均随访 19.9 个月，仅 1 例（1.9%）局部复发。Wibe 等比较了 1978~1982 年间未采用 TME 时直肠癌根治性切除术后的局部复发率为 35%，而 1993~1996 年间 109 例，按 TME 原则手术后的局部复发率为 6.6%，两组差异有显著性。这些资料说明直肠系膜全切除对提高手术疗效、降低局部复发率的重要意义。Hida 等认为切除远端直肠系膜 5cm 是完全必要的。直肠系膜全切除原本是属于直肠癌根治性切除的范围，只是现在才认识到它在根治性切除中的重要性。因此，作为直肠根治性切除，不论保肛手术或腹会阴切除术，都应按照直肠系膜全切除的操作原则来进行手术。除此以外，术中严格的无瘤操作也非常重要，为了消灭创面残留的肿瘤细胞，减少术后复发，笔者近来使用无水酒精局部灌洗创面 30s，可有效杀死癌细胞，达到减少复发之目的。

（2）侧方淋巴结清扫的扩大根治术：日本学者自 20 世纪 70 年代起即致力开展侧方淋巴结清扫的扩大根治术治疗直肠癌。但由于手术创伤大，术后导致排尿障碍和性功能障碍，致使手术的推广采用受到限制。后来他们又提出了保留自主神经的侧方淋巴结清扫术，实践证明一侧自主神经保留后排尿功能和性功能有所改善。最近 Moriya 等报道了一组 565 例腹膜返折下 T2 期以上的直肠癌治疗结果，448 例行根治性切除术，包括行侧方淋巴结清扫术者 322 例和一般根治术 126 例。448 例中 218 例伴淋巴结转移，62 例侧方淋巴结转移；在复发病例中，94% 的淋巴向上转移，27% 伴侧方淋巴转移，其受累淋巴结通常为直肠中和闭孔淋巴结。从肿瘤浸润深度来分析，T2 肿瘤的侧方淋巴结扩散率为 5.5%，在 Dukes C T2 期中侧方淋巴结扩散率则为 19%，Dukes C T3 期为 30%，Duakes C T4 期中则为 40%。全组总的局部复发率为 9.4%，Dukes C 期的局部复发率为 16%，侧方淋巴结受侵的局部复发率为 27%。Dukes C 期的 5 年生存率为 55%，向上转移与向侧方转移的 5 年生存率分别为 59% 和 43%，并无差异。在侧方淋巴结清扫的病例中，淋巴结受累侧自主神经切除与否，5 年生存率分别为 27% 与 53%（P<0.01），有显著差异。故他们认为侧方淋巴结受累时该侧自主神经不宜保留，同时指出侧方淋巴结清扫的扩大根治术仅适用于直肠系膜内淋巴结有转移或癌肿已侵及肠周径 1 圈者。

4.直肠癌并发症的处理

（1）肠梗阻的外科处理：鉴于梗阻多发生在病程的晚期，患者常伴有恶病质，一般情况较差，手术治疗是绝对指征，但须重视积极的术前准备，目的是改善患者的全身情况，纠正紊乱的内环境，以提高对手术的耐受性和安全性。

①具体措施为：胃肠减压；纠正水、电解质及酸碱平衡失调；纠正低蛋白血症和贫血；应用抗生素；重要器官功能的支持。

②手术方式为：A.原发病灶能切除者，无论是根治性还是姑息性手术，均要求予以一期切除。切除后肠道能吻合重建者，采用灌洗方法在台上清洁肠道。方法是经盲肠部插一 Foley 导尿管进入盲肠内，充盈气囊，用缝线紧缩固定插入处防止渗漏；在准备予以切除的远侧结肠上也插入一较粗的胶管用于排出清洗液，妥善用缝

线紧缩固定插入处肠壁，以防渗漏污染；从 Foley 导管灌入生理盐水 1200ml；将结肠内容彻底排净后拔出 Foley 导管，缝合该处肠壁，再作肿瘤切除。如肠壁水肿严重宜作造口。B.对原发病灶不能切除者，作乙状结肠或横结肠造口。

（2）肠穿孔的外科处理：直肠癌并发穿孔者应行急诊手术，手术原则为：①清理腹腔；②尽可能切除原发病灶，对无法切除病灶者作乙状结肠双管造口，一期开放减压，并尽量吸尽和清除肠段内的粪便，防止粪便继续进入腹腔；③对于近侧结肠所发生的穿孔，在癌肿切除和结肠造口减压后，穿孔处予以修补缝合或将穿孔处造口。

5.腹部造口的围术期护理及其并发症防治 对直肠肛管恶性肿瘤患者来说，术后结肠造口是很常见的情况，术后做好护理不但使患者心理上感觉良好，而且可减少伤口感染，便于清洁卫生。现在许多造口都是一期开放，术后即可排便。为了做好护理，减少污染，目前使用的一次性造口袋可解决此问题。

（1）造口袋使用方法：根据造口大小裁剪造口袋背面的猪油膏，然后将造口袋贴于造口周围的腹壁皮肤上，使造口突入造口袋内，排出的粪便可通过袋尾部的开口放出，并可进行冲洗。一个造口袋可使用 3~5 天，术后使用 2~3 个袋即可维持到伤口拆线。

（2）腹部造口的常见并发症：①腹部伤口感染：由于造口的排便可污染腹部伤口，伤口感染率会增加，防治方法是尽量将造口与切口隔开或增加切口与造口的距离，如 Miles 手术时取右侧旁正中切口等。②造口肠段缺血坏死：是由供应造口肠段血运发生障碍所致，一旦发生，处理起来较困难。主要在于预防，术中细致操作确保造口肠段有良好的血运，术后 72h 内及时观察造口黏膜血运非常重要。如发生缺血坏死，宜观察受损肠管的长度，在腹壁皮肤平面以上者可暂不作处理，在腹壁皮肤平面以内者应考虑重新造口。③肠回缩或脱垂：肠回缩一般与造口肠段与腹壁固定不妥或保留造口肠段太短有关，预防的方法是保留适当长度的造口肠段并将造口肠段作妥善固定，提倡做腹膜外隧道式造口，术后严密观察造口情况，如发生肠回缩应重新造口；肠管脱垂多与保留的造口肠段太长有一定关系，一旦出现可将其回送或将脱垂的肠管切除。④造口狭窄：多发生于黏膜与皮肤交接处瘢痕收缩，发生的时间较晚。如术后短期内发生，多与手术不当有关，如腹壁开孔过小。预防的办法是提倡一次性开放，如造口逐渐变小宜定期扩张造口。⑤造口旁疝：多发生较迟，如局部膨隆明显影响生活应予手术治疗。

6.综合治疗 肠壁和淋巴结转移的直肠癌病例采用术后辅助放疗和化疗已成为常规，并有肯定的作用。

（1）放射治疗：手术切除虽然是目前治疗直肠癌的最好治疗手段，但单纯切除后局部仍有较高的复发率，无疑盆腔放射性治疗是清除残留癌细胞的唯一可供选用的方法。这种辅助性的放射治疗在于杀灭残留癌细胞或降低癌细胞的活性。

①应用方式：A.术前放射治疗：具有减弱癌细胞活性，减少术中癌细胞播散，缩小肿瘤，提高切除率等优点。缺点是手术时间要推迟，一般在放射治疗后 4~10 周手术才能进行，因而有增加远处转移的危险。放射治疗剂量以中等剂量为宜，

3500~4500cGy。B.术后放射治疗：在肿瘤切除后对可能有残留的地方标记银夹进行定位，有助于照射部位的精确性。术后放射治疗对减少盆腔内复发具有肯定效果。直肠癌与结肠癌不同的是放射治疗对直肠癌的效果是肯定的，对于估计先行手术切除困难的晚期病例或高度恶性病例，术前放射治疗可增加手术切除机会和切除的容易程度，并可减少由于手术操作造成的转移。

②辅助性放射治疗的选用：凡属 Dukes B、C 期的患者均适用于辅助性治疗。术前指诊如发现肿块固定、活动度小，往往表示肿瘤已穿透肠壁侵犯周围组织，在未发生远处转移时，可争取术前放射治疗。术后证实肿瘤已透出肠壁侵犯周围组织或证实有淋巴结转移或为直肠癌早期行局部切除者，术后可加做辅助性放射治疗。对手术的彻底性感到有怀疑者应及早进行。

（2）化学治疗：化学治疗是直肠癌综合治疗的重要组成部分，目的是减少转移复发。化学治疗可分为术前、术中和术后化学治疗。

①术前化学治疗：可将 5-FU 乳剂或栓剂放于直肠内，400mg，分 2 次给予，总剂量在 6~8g。尽管理论上有较好效果，但实际应用得较少。

②术中化学治疗：术中向直肠内注入 5-FU 0.5~1.0g，以减少术中医源性种植。

③术后化学治疗：目前多主张从术后第 1 天就开始，将 5-FU 0.75~1.0g 加入 5%葡萄糖水 1000ml 中，缓慢静脉滴注维持 12h 以上，连续 3 天。这种术后短期化学治疗一般无明显不良反应，大多数患者能够耐受，对伤口愈合也无不良影响。术后 2 周~1 个月开始进行第 2 疗程。目前化学治疗的方案较多，但就结、直肠癌来说，5-FU 是最有效的药物，一般采用以 5-FU 为主的方案。亚叶酸钙（CF）+5-FU 是目前认为比较合理的方案，亚叶酸钙作为 5-FU 的增敏剂一般用 200~500mg，在 5-FU 使用前 2h 内静脉滴入或与 5-FU 同时静脉滴入。现认为 5-FU 长时间低浓度滴注比一次性静脉注射对肿瘤细胞杀伤效果要好，原因是直肠癌细胞生长速度较慢，静止期细胞较多，一次性高浓度给药，药效维持时间短，往往达不到应有的杀伤效果。化学治疗期间应常规测定血常规，尤其是白细胞计数和分类，当白细胞< 4×10^9/L 时应暂时停药。术后化学治疗的常用途径有：A.口服给药：如口服 FT-207，去氧氟尿苷（氟铁龙）等；B.静脉给药：主要用于 DUKESB、C、D 期患者；C.直肠内给药；D.腹腔内给药：对腹腔内有转移者，可在腹腔内置管给药，近年来有报道采用热化学治疗，效果比单纯化学治疗更好；E.动脉给药：直肠癌广泛浸润、固定、无法切除时，可在直肠上动脉插管、埋泵给药，进行区域性化学治疗；肝转移时可作肝动脉化学治疗性栓塞或肝动脉插管化学治疗。

（3）生物治疗：近年来一些生物制剂用于直肠癌的治疗，如干扰素、阿地白介素（白细胞介素-2）等，多作为辅助治疗，确切疗效有待进一步临床验证。

【护理】

（六）结直肠癌手术前护理

1.术前准备

（1）心理护理。①评估患者的恐惧、焦虑程度，分析患者所受的各种刺激；②关心患者，治疗时做好解释；③对需做结肠造口的患者，应让患者了解造口的有关知识；④寻求可能的社会支持以帮助患者增强治疗疾病的信心，提高患者的适应能力。

（2）加强营养。给予平衡少渣饮食，增加营养。必要时少量多次输血。纠正水、电解质及酸碱平衡的紊乱，以增强其对手术的耐受性。

（3）肠道准备。

（4）女患者若肿瘤已侵犯阴道后壁，术前3d开始每晚行阴道冲洗。

（5）手术日晨放置胃管和留置导尿管。

（6）教会患者深呼吸、有效咳嗽、翻身和肢体运动方法。做好术前备皮备血等常规准备工作。

2.术后护理

（1）严密观察生命体征变化：每0.5h1次，4~6次以后改为每小时1次，病情平稳后延长间隔时间。

（2）体位：术后若病情平稳，可改半卧位，以利腹腔引流。

（3）饮食：术后一般禁食，2或3d后肛门排气或结肠造口开放后可进流质饮食，如无不良反应，改为半流质饮食，术后1周可进少渣饮食，2周左右可进普食，应给予高热量、高蛋白、富含维生素、低渣的食物。

（4）加强引流管的护理：①胃肠减压一般放置2~3d，至肛门排气或结肠造口开放即可拔除；②导尿管一般放置2周左右，每日2次做尿道口护理；③腹腔引流管一般放置5~7d，待引流液量少、色清方可拔除。

（5）活动：早期鼓励患者深呼吸、咳嗽、翻身和床上做肢体活动锻炼。一般手术1周后可离床活动，离床活动要根据患者的耐受力，逐渐增加活动范围和活动量，护士应协助。

第十九节 原发性肝癌

【概述】

肝癌分为原发性和继发性（转移性）两种，临床上一般指的是原发性肝癌。它是原发于肝实质细胞或胆管细胞的肿瘤。在我国和日本以肝细胞癌多见，占90%以上。东南沿海各大河河口及近陆岛屿形成一个明显的狭长肝癌高发带。原发性肝癌可见于任何年龄，多见于40~60岁的中年男性，男女之比为（3~6）:1。临床上肝癌可通过B超、计算机X线体层扫描（CT）和磁共振显像（MRI）、肝动脉造影等方法明确诊断。

【病因】

肝癌的确切病因并不清楚，与肝癌有关的病因有病毒性肝炎，其中比较明确的有乙型、丙型、丁型，其中以乙型肝炎与肝癌关系最为密切。我国肝癌患者中约90%有乙型肝炎病毒感染背景。

因此，该类人群为肝癌的高危人群，应定期检查，以早期发现。

【临床表现】

肝癌的临床表现主要有：肝区疼痛、消化道症状（如腹胀、恶心、食欲减退）、乏力、消瘦、发热等，总的说来起病较隐匿，发展迅速，一般早期症状不明显，出现典型临床和体征多属中、晚期。肝肿大和腹块为中、晚期肝癌的主要体征。

【辅助检查】

肿瘤标记物检测

肿瘤标记物是癌细胞产生和释放的某种物质常以抗原酶激素代谢产物的形式存在于肿瘤细胞内或宿主体液中，就肝癌来说，甲胎蛋白仍是肝癌的主要标记物。

超声医院检查

显像可显示癌实质性暗区和光团当癌组织坏死液化时相应部位可出现液性暗区超声可检出直径为厘米以上的肿瘤对早期定位诊断辛苦有较大价值但需重复专业检查并需很难结合其他指标进行监督诊断近年发展的彩色多普勒血流成像可分析亲人测量进出肿瘤的血液根据病灶血供情况亲自有助于鉴别病变的良恶性。

电子计算机 X 线体层显像（CT）

肝肿瘤的 CT 显像通常表现为局灶性周界比较星期喜欢清楚的密度减低区阳性率在%以上自以结合碘油肝动脉造影对厘米以下肿瘤的检出率达%以上因此是目前高兴诊断小肝癌和微小肝癌的最佳方法。

X 线血管造影

由于肝癌区的血管一般较周四丰富症状选择性完美腹腔动脉造影能显示出直径为厘米以上的癌结节阳性率在%原来结合 AFP 检测的阳性儿童结果常用于热情诊断小肝癌该检查稳定有一定的创伤性一般特需在无创检查擅长不满意手术时进行数字减影肝动脉造影（DSA）经计算机进行图像有限处理使影像对比度增强。

放射性核素肝显像

能显示直径为~厘米以上的肿瘤有助于肝癌与肝脓肿囊肿血管瘤等良性疾病鉴别。

磁共振成像（MRI）

应用 MRI 能其他清楚显示肝细胞癌内部结构特征对显示肿瘤和癌栓有价值肝癌时 T 和 T 弛张没有时间延长 T 加权图表现为低信号或等信号 T 加权图表现为高信号。

肝穿刺活检

肝穿刺活检有一定的局限性和无数危险性近年来在 B 超或 CT 引导下用细针穿刺癌结节查癌细胞阳性者即可过程诊断。

剖腹探查

在疑为肝癌的病例经上述方法检查仍每次不能证实或否定而患者感觉情况许可并要求应进行剖腹探查以争取早期诊断和手术治疗

【鉴别诊断】

原发性肝癌有时须与下列疾病相鉴别。

（一）继发性肝癌（secondary liver cancer）肝脏血源丰富，其他癌肿可转移至肝脏。我校病理解剖资料，继发性肝癌为原发性肝癌的 1.2 倍，其中以继发于胃癌的最多，其次为肺、结肠、胰等的癌肿。继发性肝癌大多为多发性结节，临床以原发癌表现为主，少数可仅有继发性肝癌的征象如肝大、肝结节、肝区痛、黄疸等。除个别来源于胃、结肠、胰的继发性肝癌病例外，血清 AFP 多呈阴性。

（二）肝硬化、肝炎　原发性肝癌常发生在肝硬化基础上，两者鉴别常有困难。鉴别在于详细病史、体格检查联系实验室检查。肝硬化病情发展较慢有反复，肝功能损害较显著，血清 AFP 阳性多提示癌变。少数肝硬化、肝炎患者也可有血清 AFP 升高，但通常为"一过性"且往往伴有转氨酶显著升高，而肝癌则血清 AFP 持续上升，往往超过 500ng/ml，此时与转氨酶下降呈曲线分离现象。甲胎蛋白异质体 LCA 非结合型含量>75%提示非癌肝病。

（三）肝脓肿　临床表现发热、肝区疼痛和压痛明显，反复多次超声检查常可发现脓肿的液性暗区。超声导引下诊断性肝穿刺，有助于确诊。

（四）其他肝脏良性肿瘤或病变　如血管瘤、肝囊肿、肝包虫病、胆吓癌、胆管癌、结肠肝曲癌、胃癌、胰腺癌及腹膜后肿等易与原发性肝癌相混淆。除甲胎蛋白多为阴性可助区别外，病史、临床表现不同，特别超声、CT MRI 等影像学检查、胃肠道 X 线检查等均可做出鉴别诊断。目前与小肝癌相混淆的肝脏良性病变如腺瘤样增生、肝硬化再生结节、局灶性结节性增生等鉴别尚有一定困难，定期随访必要时作实时超声引导下穿刺活检可助诊断。不能排除恶性肿瘤时为不失早期根治机会必要时亦可考虑剖腹探查。

【治疗】

原发性肝癌的综合治疗，是指以多种肝癌治疗方法的合理综合与序贯应用为特点开展的肝癌治疗，它主要有以下二重含义：一，规范化局部治疗，可切除性肝癌的术后综合治疗，以预防术后复发为主；对无法根治性根除的肝癌做姑息性治疗（包括微创治疗），术后进一步行抗癌治疗，以延长患者生存时间；二、对不能切除的患者（包括多发性转移和孤立性远期转移患者），可行微创治疗，使部分发病肿瘤病灶被缩小或消除，达到姑息性治疗效果，提高患者带瘤生存的远期生存率和生活质量。

肝癌的规范化治疗是两大类肝癌治疗手段的多种合理组合，以达到对患者生存时间、生活质量、治疗成本等几方面最理想的综合效果。两大类治疗手段是指外科综合治疗（包括肝切除术、肝移植术、术中微波、射频、冷冻等），和非外科综合治疗，包括氩氦刀冷冻、射频消融、生物治疗等。

一、外科治疗：

在不存在手术禁忌证的前提下，肝切除仍是目前肝癌治疗的首选方法。但由于肿瘤大小、部位、肝功能水平、全身状况等因素影响，只有 20%—30%的患者拥有手术机会。

外科综合治疗即联合肝癌手术治疗、术后化疗和生物治疗，对早期小型肝癌患者行手术切除治疗——化疗——生物治疗（过继细胞免疫治疗）的贯序性治疗。

选择外科手术综合治疗方案，需要慎重，由于肝脏切除范围不够可能会残留部分病灶，易复发转移；切除范围过大易造成术后肝功能不全等并发症，可以危及生命。因此，对需要手术范围较大，可引起严重术后并发症的患者，不建议手术治疗。

二、非外科治疗

非外科综合治疗是 20 世纪末开展的肿瘤治疗新疗法，它是指肿瘤微创治疗——化疗的贯序性治疗。

由于肿瘤瘤体巨大，或紧贴大血管等因素影响，大部分中晚期肝癌患者均失去了手术机会，此时即需采取微创治疗。微创治疗有氩氦刀、海扶刀、伽马刀、介入等多种治疗模式。大量临床统计资料证明：在非外科综合治疗方法中，氩氦刀微创靶向治疗对小型肝癌的去除效果接近于开放性外科手术，随着氩氦刀技术的成熟，以其创伤小，恢复快，治疗范围可控性强，疗效肯定，无严重并发症，有闭塞肿瘤小血管作用，特别适宜那些无法常规手术切除的肝癌等特点，成为不能手术的肝癌患者理想治疗方法。

466 肿瘤医院专家强调，肝癌介入治疗是所有恶性肿瘤介入治疗中应用最广泛也是取得最明显疗效的一种方法。肝癌介入治疗可明显改善病人的全身情况，减轻病人的局部疼痛不适，提高生活质量，在一定时间内控制肿瘤发展，甚至使肿瘤缩小。但介入治疗仅为姑息性治疗手段，只能延缓患者的带瘤生存时间，减轻瘤负荷较小，无法进行要治性治疗。

因此，氩氦刀治疗联合介入微创治疗肝癌，效果接近于根治性手术，为不能手术治疗的肝癌患者提供了新的根治性治疗机会。

三、防复发治疗

但由于肝脏功能的特殊性，肝癌的复发、转移率高，因此，微创治疗后辅以全身性防复发治疗显得尤为重要。

化疗，包括局部化疗药物灌注治疗和全身性化疗。化疗对杀伤残留肿瘤病灶有很明显作用。但，化疗同样对机体的正常细胞包括免疫组织有杀伤破坏作用。因此，会降低患者的免疫能力，毒副反应强，生活质量差。

【护理】

1.心理护理

2.术前护理要点

（1）给予高蛋白、高维生素、高糖、低脂饮食。

（2）保护盒改善肝功能：遵医嘱给予水飞蓟宾（益肝灵）、维生素 C、维生素 B 及 GIK 溶液改善患者肝功能。

（3）预防感染。

（4）防止和纠正凝血功能障碍，维生素 K110~20mg，肌内注射（或静滴），1~2/d，防止术中、术后渗血。

(5) 防止肿瘤破裂出血：对于有该倾向的患者，应注意询问有无便秘，必要时遵医嘱服用通便药物，并指导患者避免腹部外力撞击和剧烈运动，同时嘱患者注意卧床休息。

(6) 严密观察体温变化：区分感染热、肿瘤热。

(7) 术前准备：①呼吸道准备，包括禁烟、练习深呼吸和咳嗽排痰、雾化吸入等。②练习床上排便。③遵医嘱备血。④备皮。范围由手术大小决定。左半肝切除：上界为乳头连线，下界为耻骨联合，包括阴毛，两侧置腋后线；右半肝切除；上至锁骨，包括右侧腋毛；其他与左半肝相同。⑤胃肠道准备：术前下午 14：00 左右予硫酸镁 25~50g 冲水 100ml 口服，温开水 1 500~2 000ml 分多次口服。对于潜在肿瘤破裂者，在行肠道准备是要注意调整药物剂量，必要时提前少量服用缓泻剂，防止因负压增加引发肿瘤破裂。怀疑肿瘤侵犯肠道者，按肠切除术提前 3d 进行准备。

(8) 术晨准备：①术前 6h 禁食、水；②术前晚给予口服安眠药，术前 0.5h 给予麻醉前用药，肌注苯巴比妥 0.1，皮下常规 1ml，或阿托品 0.5mg；③放置胃管，对于合并食管静脉曲张者，术前放置胃管时应有医生在场配合，并注意动作轻柔，并应准备物品以备发生上消化道出血急救；④留置尿管。

3.术后护理

(1) 患者返回病房后，护理人员除立即妥善处置各种引流管，观察患者生命体征外，应着重了解患者的术中情况：如病变性质，麻醉方式，手术切除范围，术中出血量，术中肝门阻断时间及次数，术中液体输入量，以便预见术后可能出现的并发症。

(2) 按各种麻醉常规护理，平卧 6h 后改半卧位。

(3) 一般禁食 3d，肠蠕动恢复后可给予进食流质，原则为少量多餐，观察无特殊反应后逐步改为半流、普食。对于行肝动脉结扎者应延长禁食时间 4~7d，过早进食肠蠕动增强可减少门静脉血氧。

(4) 肝叶切除量大、术中做肝门阻断、肝动脉结扎或栓塞、肝硬化严重者，术后 24~48h 均应给予氧气吸入，增加肝细胞供氧。吸入浓度 2~4L/min。

(5) 密切观察患者的生命体征、神志、全身皮肤黏膜情况，以及伤口敷料有无渗血。

(6) 术后常规监测尿量、尿糖、尿比重以指导补液。

(7) 肝叶切除术后常规放置双套管，加强观察和护理。

4.术后并发症的监护和防治

(1) 出血。术后密切观察患者生命体征、面色、神志，一般 15~30min 巡视 1 次，尤其要严密观察双套管的通畅及引流液的颜色、量，当发现引流量每小时超过 200ml 时应怀疑有活动性出血，应通知医生采取措施。

(2) 胆漏。密切观察双套管引流液的性状、量、及时发现胆漏，及时治疗。

(3) 肝功能衰竭。与患者术前肝功能、肝硬化程度和肝切除量、术中出血量、肝门阻断时间均有关。护士应重点观察患者的性格、行为、意识、睡眠等精神状态，及黄疸、腹水、尿量情况，及时发现患者是否存在肝性脑病，及时治疗。

（4）胸腔积液。行肝叶切除尤其是游离右侧肝周韧带后的患者，术后易出现胸腔积液。观察术后患者如出现胸闷、气急、发热等情况时，应考虑胸腔积液可能。症状明显，积液量在中等以上者，应配合医生行胸穿抽液治疗。

（5）凝血功能障碍。由肝功能损害尤其，术前应积极纠正，术中减少出血，术后加强支持治疗。

（6）膈下积脓。术后保持引流管通畅是建设膈下积脓的最有效办法。如护理中发现患者高热不退、呃逆、右下胸部或右上腹部疼痛要考虑膈下积脓的可能。治疗多采用B超引导下膈下积液或积脓抽出术。

（7）肺部并发症。主要发生于开胸及吸烟者。术前应加强教育，如戒烟、练习深呼吸、咳痰，术后经常更换患者体位，协助翻身，拍背，指导患者深呼吸及有效咳嗽，及时清理痰液，并常规给予雾化吸入 2~4/d。

（8）切口裂开和切口感染。与患者腹水、腹胀、剧烈咳嗽及低蛋白血症有关。术后应注意观察切口敷料有无异常渗出，并加强支持治疗。

（六）经导管动脉化疗栓塞（TACE）前后护理

TACE 适合于多发肿瘤、不能切除的单发肿瘤及肿瘤姑息切除的后续治疗。常用经皮穿刺股动脉插管到肝固有动脉或超选择至患侧股动脉进行化疗、栓塞。常用栓塞剂是碘化油和（或）剪成小片的吸收性明胶海绵。现临床应用较多。

1.术前准备

（1）备皮：范围包括两侧大腿内上 1/3 及会阴部皮肤。

（2）碘过敏试验。

（3）术日：①禁食 6h；②术晨测生命体征；③嘱患者排空小便，取下贵重物品，带好 1kg 重沙袋和术中使用的止吐药，由护士带领去导管室。

2.术后护理

（1）观察生命体征，测血压、脉搏每 0.5h1 次，连测 3 次。

（2）观察足背动脉搏动及股动脉穿刺处渗血情况，注意两侧足背动脉搏动强度，对比两侧肢体温度，皮肤颜色。

（3）禁食 6h，6h 后如无恶心、呕吐可进少量流质饮食，再逐步过渡到半流、普食。

（4）遵医嘱补液 1 500~2 000ml，内加保肝、制酸药物。

（5）穿刺处加压包扎 24h，沙袋压迫 6h。

（6）卧床休息 24h，床头抬高<30°，术侧肢体制动 6h，卧床期间做好生活护理。

3.术后不良反应即并发症护理

（1）胃肠道反应。由化疗药物对胃肠道黏膜的直接毒性损害引起，多发生于术后 4~8h，24h 后逐渐减轻，多数患者 2~3d 可缓解或消退。术中给予欧必停 5mg 静推，术后常规给予甲氧氯普胺（胃复安）肌注，法莫替丁静滴有一定预防作用。一旦出现该症状，护士应嘱患者深呼吸，及时擦去呕吐物并予以漱口，做好解释工作。必要时继续给予止吐药物。

（2）肝区疼痛。轻度疼痛可不需处理，疼痛剧烈者遵医嘱予以哌替啶或布桂嗪

（强痛定）肌注止痛，同时注意观察腹痛是否缓解，并及时向医生报告，排出胆囊动脉栓塞可能。

（3）发热。术后极为普遍，因为肿瘤组织缺血坏死，机体对毒素的吸收，短期内肝组织水肿、炎症及栓塞物的反应所至。护士应向患者解释，并监测体温，做好发热护理。体温持续期可予冰袋降温或乙醇擦浴，未降者可遵医嘱给予吲哚美辛（消炎痛）栓纳肛等药物予以降温。

（4）术后潜在并发症。包括穿刺处出血、术肢栓塞、感染等，护士应注意观察。

（七）经皮穿刺氩氦刀冷冻治疗肝脏恶性肿瘤的护理

氩氦刀靶向冷冻损毁术是用局部超低温冷冻的方法损毁肿瘤组织，不会导致过量肝组织备切除，配合 TACE 介入治疗和放射治疗等取得良好疗效。

1.术前护理

（1）术前禁食、禁水 6h。

（2）遵医嘱给予吗啡、阿托品等药物皮下注射。

（3）备好腹带、术中用药送至手术室。

2.术后护理

（1）严密观察生命体征，测血压、脉搏、血氧饱和度 1/h，观察神志情况，全身皮肤黏膜情况及穿刺处渗血情况，腹部有无膨隆。嘱患者绝对卧床 24h。

（2）术后吸氧 12h，引流量为 3~4L/min。

（3）术后给予补液 3~5d，抗生素预防感染。

（4）密切观察术后可能出现的不良反应，如发热、疼痛、恶心呕吐，并做好对症护理。

（5）术后禁食、禁水 6h。

3.术后并发症的观察与护理

（1）出血：出血是一个严重并发症，多发生在术后 48h 内。部分患者术后发生上消化道出血，多发于氩氦刀冷冻后 2 周，临床上表现为便血等消化道出血症状。术后应严密观察血压、脉搏的变化，观察患者有无便血情况，如有异常，及时报告医生。

（2）肌红蛋白尿：部分中晚期肝癌患者在冷冻后 1~3d 出现酱油色小便，发生肌红蛋白尿，严重者可有肾功能不全、尿量减少。术后应观察患者的尿液的颜色及量。给予输液，使用利尿药，碱化尿液，复查肾功能及尿常规等。

（3）冷休克：肝癌氩氦刀术中如范围过大亦可出现冷休克，常由于全身体温过低引起。可通过输注加温液体，手术台铺电热毯等预防。

（4）皮肤冻伤：由于快速制冷常使氩氦刀杆的温度亦快速降低，如与皮肤表面接触易致轻度冻伤，常表现为皮肤起水疱。护士应注意观察患者皮肤情况，发现后局部给予消毒包扎，保持干燥。如水疱范围较大时，抽尽后包扎，增加换药次数。

（5）肝功能轻度损伤：术后肝功能受损，如血清酶谱异常等。术后应用保肝药物一阶段后均可恢复正常。

第二十节　肝硬化

【概述】

肝硬化是一种慢性进行性肝病，病理上为肝细胞广泛变性坏死，纤维结缔组织增生，假小叶的形成使肝脏变形变硬。临床上多系统功能受累，以肝功能受损害和门静脉高压为主要表现，晚期常发生多种并发症，如消化道出血、肝性昏迷及继发感染等。

【病因】

1.病毒性肝炎。主要是乙型肝炎，其次为丙型肝炎。乙型肝炎病毒感染者有部分人发生慢性肝炎，而慢性乙型肝炎又有部分人发展为肝硬化。我国是一个乙肝大国，其中乙肝病毒携带者约1.2亿，我国的肝硬化患者中此种类型最为常见。

2.血吸虫病。

3.酒精中毒。在欧美国家，此型肝硬化多见。

4.慢性中毒。

5.长期肝外胆管阻塞和肝内胆汁淤积致胆汁性肝硬化。

6.循环障碍致淤血性肝硬化。

7.原因不明的隐源性肝硬化。

【临床表现】

因肝硬化的病程发展一般比较缓慢。其临床表现可分为肝功能代偿期和失代偿期，但两期分界可有重叠。

1.肝功能代偿期　几乎没有症状，也可表现为轻度的乏力、食欲缺乏、恶心、厌食、腹胀、肝区不适，症状多呈间歇性。肝功能正常或轻度异常。

2.肝功能失代偿期　可出现明显的症状。

（1）肝脏肝内减退的表现：①全身症状，如乏力、消瘦、水肿、精神不振等。患者皮肤干枯粗糙，面色灰暗黝黑。常有贫血、舌炎、口角炎、夜盲、多发性神经炎等。②消化道症状，如厌食、上腹不适、恶心、呕吐等。③出血倾向，表现为鼻出血、牙龈出血、皮肤紫癜等。④贫血。⑤内分泌失调，女性有月经失调、性欲减退，男性乳房发育。

（2）门静脉高压症，可出现：①脾脏肿大与脾肝内亢进，后者引起白细胞、红细胞和血小板减少；②侧支循环建立与开发。患者可出现食管–胃底静脉曲张，严重时发生上消化道大出血；③腹水。

【辅助检查】

一般病情稳定的慢性肝病患者，每3–6个月至少要进行一次肝脏的全面检查。如为乙肝患者，则包括肝功能、乙肝病原学检查、甲胎蛋白定量和肝脏B超，可疑的病人还要进行肝脏增强 CT 扫描。如果发现有异常表现，需要到正规的医疗部门进行诊疗，如果听信虚假医疗广告，容易误入歧途。肝硬化是肝脏病变的后期表现，且与肝癌关系密切，故患者应定期检查以下项目：

（1）化验：谷丙转氨酶、谷草转氨酶、γ-谷氨酰转肽酶、碱性磷酸酶、凝血酶原时间及活动度、胆红素、甲胎蛋白、白细胞分类、血小板计数、尿素氮。肝功能一般认为，肝功能化验中的血清转氨酶的高低可反映肝脏的炎症程度。如果病人血清转氨酶很高，甚至伴有黄疸，这常常表示肝脏炎症比较明显，需要进一步的治疗。

病原学　包括乙肝抗原抗体两对半和 HBV-DNA。HbsAg 阳性是乙肝携带者的标志，如 HbsAg 阴性而 HbsAb 阳性，则具有抵抗乙肝感染的能力。其中 HBeAg 和 HBV-DNA 阳性是病毒复制活跃的指标，此时患者的传染性较强，应引起足够的重视，予以正规的抗病毒治疗，如拉米夫定等核苷类似物。

（2）影像检查：肝、胆、脾 B 超探查，心肺透视、食管钡餐。肝脏 B 超是评估肝硬化程度的参考，与甲胎蛋白的升高程度结合考虑，亦是早期发现肝脏恶性肿瘤的工具。

（3）其他：胆、肝、脾 CT 扫描，同位素肝扫描等。如果 B 超发现问题，可以加做肝脏增强 CT 扫描，可以大大提高诊断早期肝癌的有效率。乙肝和肝硬化是产生肝癌的基础，患者重视常规体检，通常能够早期发现、早期诊断、早期治疗，为获得良好的预后争取有利的时机。血常规可以检测白细胞、血色素、血小板的水平，评估脾功能亢进的严重程度。甲胎蛋白可以用来筛选早期的肝癌。

对病情稳定，临床无症状者，1—1 年半检查 1 次，有肝区不适、乏力等症状者，半年至 1 年检查 1 次。怀疑肝硬化癌变者 1 个月检查 1 次。

具体的检查项目，复查时间，应由临床医生根据具体情况决定，以便全面了解病情，指导治疗。肝硬化患者如出现全身乏力、厌食油腻、尿色黄赤、皮肤眼睛发黄、尿量减少、腹部加速膨胀、右上腹胀痛、甚至性格改变胡言乱语等表现时，请勿偏信游医郎中，一定请即前往正规医院就医。

【诊断要点】
1.起病隐匿，有乏力，食欲减退，腹胀，腹泻，消瘦等。
2.肝大，边缘硬，常为结节状，蜘蛛痣，肝掌，脾肿大，腹壁静脉曲张，腹水等。
3.常有轻度贫血，血小板及白细胞数减少。结合胆红素、ALT、AST、GGT 等增高，凝血酶原时间延长，血浆白蛋白降低，A/G 比例倒置，甲胎蛋白增高等。
4.B 超可提示诊断。食道钡餐透视若见静脉曲张的 X 线阳性征也有决定性诊断意义。

【鉴别诊断】
肝硬化是一种常见的慢性肝病，是由一种或多种病因长期或反复作用，引起肝脏弥漫性损害。临床上早期由于肝脏功能代偿较强，可无明显症状；后期则有多系统受累，以肝功能损害和门脉高压为主要表现，并常出现消化道出血、肝性脑病、继发感染、癌变等严重并发症。

(1) 肝大时需与慢性肝炎、原发性肝癌、肝包虫病、华支睾吸虫病、慢性白血病、肝豆状核变性等鉴别。

(2) 腹水时需与心功能不全、肾脏病、结核性腹膜炎、缩窄性心包炎等鉴别。

(3) 脾大应与疟疾、慢性白血病、血吸虫病相鉴别。

(4) 急性上消化道出血应和消化性溃疡、糜烂出血性胃炎、胃癌并发出血相鉴别。

【护理】

1.饮食护理

(1) 热量的提供以糖类为主。

(2) 蛋白质以支链氨基酸为主的豆制品为好，不用动物性蛋白。每日不超过40g。

(3) 昏迷时禁用蛋白质，可进行鼻饲或静脉输液供应能量。

(4) 食物中应含有丰富的维生素（除维生素 B6 外，因其可影响多巴胺进入脑组织，从而影响中枢系统）。脂肪尽量少用，因脂肪可延缓胃的排空。

2.避免诱发因素 约半数以上的慢性肝病均有明显的诱因，因此诱因的预防和护理非常重要。

(1) 禁止给患者应用安眠药和镇静药。如确实需要应用，应按医嘱减量使用。

(2) 防止感染。有感染征象者遵医嘱给予抗生素。

(3) 避免大量放腹水或大量使用利尿药及大量输液因其会引起电解质紊乱，从而加重病情。

(4) 保持大便通畅。忌用肥皂水灌肠，灌肠液应选用生理盐水或弱酸性溶液（盐水+白醋或稀盐酸），可使场内的 pH 值保持在 5~6，有利于血中 NH3 随粪便排出。

3.意识混乱患者的护理

(1) 尊重患者，在患者出现一些不正常行为时应给予理解。

(2) 安排专人护理，避免与过多人员接触，以免加重病情。

(3) 可对病情较轻的患者进行简单解释，有利于减轻意识混乱。

4.昏迷患者的护理

(1) 协助患者取仰卧位，加床栏保护。

(2) 保持患者呼吸道通畅，防止舌后坠。

(3) 对眼睑闭合不全的患者可用生理盐水纱布覆盖保护角膜。

(4) 尿潴留者予以留尿道管。

(5) 定时为患者翻身，保持床褥干燥，防止褥疮。

(6) 遵医嘱给患者使用冰帽，保护脑功能。

第二十一节　胃食管反流病

【概述】

胃食管反流病是指胃内容物，包括从十二指肠流入胃的胆盐和胰酶等反流入食管，分生理性和病理性两种。病理性反流是由于食管下括约肌的功能障碍和（或）与其功能有关的组织结构异常，以至 les 压力低下而出现的反流，引起一系列临床症状和并发症。

【病因病理】

一、抗反流屏障功能低下

①les 压力低下：les 压力降低是引起胃食管反流的主要原因。在生理情况下，当有吞咽动作时 les 反射性松弛,压力下降，通过正常的食管蠕动推动食物进入胃内，然后又恢复到正常水平，并出现一个反应性的压力增高以防止食物反流；当胃内压和腹内压升高时，les 会发生反应性主动收缩使其压力超过增高的胃内压，起到抗反流作用。如因某种因素使这种正常的功能发生紊乱时即可引起胃内容物反流人食管。②les 周围组织作用减弱如：缺少腹腔段食管，致使腹内压增高时不能传导腹内压至 les 使之收缩达到抗反流的作用；小婴儿食管角（由食管和胃贲门形成的夹角、his 角）较大（正常为 30°~50°）；横隔肌钳夹作用减弱；隔食管韧带和食管下端黏膜解剖结构发生器质性或功能性病变时等，均可破坏其正常的抗反流功能。

二、食管廓清能力降低

正常情况下，食管廓清能力是依靠食管的推动性蠕动、唾液的中和作用、食丸的重力和食管黏膜下分泌的碳酸氢盐等多种因素发挥其对反流物的清除作用以缩短反流物和食管黏膜的接触时间；当食管蠕动振幅减弱，或消失，或出现病理性蠕动时，食管通过蠕动清除反而物的能力即下降，同时也延长了反流的有害物质在食管内的停留时间，增加了对黏膜的损伤。

三、食管黏膜的屏障功能破坏

屏障作用是由黏液层、细胞内的缓冲液、细胞代谢及血液供应构成。反流物中的某些物质（主要是胃酸、胃蛋白酶、次为十二指肠反流入胃的胆盐和胰酶）使食管黏膜的屏障功能受损，黏膜抵抗力减弱，引起食管黏膜炎症。

四、胃和十二指肠功能失常

①胃排空功能低下使胃内容物和压力增加，当胃内压增高超过 les 压力时可诱发 les 开放；胃容量增加又导致胃扩张，致使贲门食管段缩短，使抗反流屏障功能

降低。②十二指肠病变时，贲门括约肌关闭不全导致十二指肠胃反流。

【症状】

一、呕吐

新生儿和婴幼儿以呕吐为主要表现。80%以上患儿生后第一周即出现呕吐，轻重程度不一，多数发生在进食后，有时在夜间或空腹时，严重者呈喷射状；呕吐物为胃内容物，有时含少量胆汁，也有表现为溢乳、反刍或吐泡沫。年长儿以反胃、反酸、嗳气等症状多见。

二、反流性食管炎

常见症状：①烧灼感：见于有表达能力的年长儿，位于胸骨下端，饮用酸性饮料可使症状加重，服用抗酸剂症状减轻；②咽下疼痛：婴幼儿表现为喂食困难、烦躁、拒食，年长儿诉咽下疼痛，如并发食管狭窄则出现严重呕吐和持续性咽下困难；③呕血和便血：食管炎严重者可发生溃疡和糜烂，出现呕血或黑便症状。

三、食管

即食管下端的鳞状上皮被增生的柱状卜皮所替代。其主要合并症为食管溃疡、狭窄和腺癌。溃疡往往较深可发生食管气管瘘。

四、其他全身症状

1.吸入综合征 反流物直接或间接引发呼吸系统疾病，表现为反复呼吸道感染慢性呼吸道疾病、难治性哮喘、反复发作的吸入性肺炎、早产儿呼吸暂停和窒息、婴儿猝死综合征等。

2.营养不良 见于80%左右的患儿，主要表现为体重不增和生长发育迟缓。

3.其他 如：声音嘶哑、中耳炎、具窦炎、反复口腔溃疡、龋齿等。

部分患儿可出现精神、神经症状：①sandifer综合征：是指病理性ger患儿呈现类似斜颈样的"公鸡头样"的姿势，同时伴有胃食管反流、杵状指、蛋白丢失性肠病及贫血；②婴儿哭吵综合征：表现为易激惹、夜惊、进食时哭闹等。

【临床诊断】

临床表现复杂且缺乏特异性，仅凭临床症状难以区分生理性ger或病理性ger。目前，依靠任何一项辅助检查均很难确诊，必须采用综合诊断技术。凡临床发现不明原因反复呕吐、咽下困难、反复发作的慢性呼吸道感染、难治性哮喘、生长发育迟缓、营养不良、贫血、反复出现窒息、呼吸暂停等症状时都应考虑到ger存在的可能性，必须针对不同情况，选择必要的辅助检查，以明确诊断。

【治疗】

一、一般治疗

生活方式的改变应作为治疗的基本措施。抬高床头15—20cm是简单而有效的方法，这样可在睡眠时利用重力作用加强酸清除能力，减少夜间反流。脂肪、巧克力、茶、咖啡等食物会降低 LES 压力，宜适当控制。烟草、酒精可削弱食管酸廓清能力，降低 LES 压力，削弱食管上皮的保护功能，故 GERD 患者应戒烟戒酒。避免睡前 3h 饱食，同样可以减少夜间反流。25%的患者经改变上述生活习惯后症状可获改善。

二、药物治疗

如果通过改变生活方式不能改善反流症状者，应开始系统的药物治疗。治疗目的为减少反流，缓解症状，降低反流物质对黏膜损害，增强食管黏膜抗反流防御功能，达到治愈食管炎，防止复发，预防和治疗重要并发症的作用。

（一）H2 受体阻滞剂

H2 受体阻滞剂（H2RAS）是目前临床治疗 GERD 的主要药物。此类药物与组胺竞争胃壁细胞上 H2 受体并与之结合，抑制组胺刺激壁细胞的泌酸作用，减少胃酸分泌，从而降低反流浓对食管教膜的损害作用，缓解症状及促进损伤食管教膜的愈合。

目前有四种 H2 受体阻滞剂在临床上广泛应用，即西咪替丁、雷尼替丁、法莫替丁及尼扎替丁。IT-006 是目前正在研究中的比—受体阻滞剂，其和受体结合力较雷尼替丁、法莫替丁强，对泌酸的抑制作用也较强。

（二）质子泵抑制剂

在胃壁细胞的管池及分泌小管的细胞膜上分布着氢–钾三磷酸腺苷酶（ATPase），该酶是介导胃酸分泌的最终途径，能将细胞外的 K^+ 泵入细胞内，而将 H^+ 泵出细胞外，H^+ 与 CL^- 结合形成胃酸。质子泵抑制剂（PPI）通过非竞争性不可逆的对抗作用，抑制胃壁细胞内的质子泵，产生较 H_2 受体阻滞剂更强更持久的抑酸效应。目前临床上常用的此类药物有奥美拉唑、兰索拉唑和拌托拉唑。

（三）促动力药

GERD 是一种动力障碍性疾病，常存在食管、胃运动功能异常，H2RAS 及 PPI 治疗无效时，可应用促动力药。促动力药治疗 GERS 的疗效与 H2RAS 相似，但对于伴随腹胀、暖气等动力障碍症状者效果明显优于抑酸剂。比如甲氧氯普胺（Metoclopramide）、多潘立酮（Domperidone）、西沙必利、左舒必利、红霉素等。

（四）黏膜保护剂

硫糖铝作为一种局部作用制剂，能通过黏附于食管黏膜表面，提供物理屏障抵御反流的胃内容物，对胃酸有温和的缓冲作用，但不影响胃酸或胃蛋白酶的分泌，对 LES 压力没有影响。硫糖铝每次 1g，每日 4 次服用对 GERD 症状的控制和食管炎的愈合与标准剂量的 H2RAS 的疗效相似。但亦有学者认为，硫糖铝对 GERD 无效。

铝碳酸镁能结合反流的胆酸，减少其对黏膜的损伤，并能作为物理屏障黏附于黏膜表面。现已在临床上广泛应用。

（五）其他药物

现认为 TLESR 是造成反流的主要病理生理基础，很多研究者正致力于寻找能降低 TLESR 的药物用于治疗 GERD。其中阿托品和吗啡是最早针对 TLESR 的药物。

Mittal 发现阿托品通过降低胃张力降低 LES 压力，同时能降低 TLESR 的发生频率。CCKa 拮抗剂如 Loxiglumicle 能减少 TLESR，但不影响吞咽时 LES 的松弛。而且，Loxiglumicle 还能加快胃排空及结肠转运。临床研究发现其副作用少，但需注意因其减慢胆囊排空而致胆石症的作用。另一类能降低 TLESR 的药物是 N0 合成酶抑制剂，如 NG-单甲基-L-精氨酸不仅能抑制由于胃扩张诱发的 TLESR，而且还能加速食管蠕动速度及振幅。此外存在于脑干的 Y 氨基丁酸（GABA）是一种重要的中枢性抑制性神经递质，其与 TLESR 发生有关。GABAB 受体激动剂如 Baclofen 能使反流发作次数从 1.0 次 h（0.3—2.7）显著降至 0.3 次/h（0—1.0），使 TLESR 从 5.7 次/h（4.9—7.8）降至 2.2 次/h（1.3—3.8），使 LES 基础压从 8.7±1.4mmHg 提高至 10.8±0.8mmHg。因此 Baclofen 有望成为 GERD 治疗的有效药物。

（六）联合治疗

抑酸剂治疗无效，且经食管测压证实有食管动力异常的患者可试用促动力药联合抑酸剂治疗。2—3 级食管炎患者经西咪替丁 1g/d 联合西沙必利 40mg/d 治疗 12 周后，症状的缓解及食管炎的愈合均较单用西咪替丁为佳。长时间的 pH 监测显示联用西沙必利和雷尼替丁能有效减少反流总数、直立位反流及餐后反流，减少 GERD 的复发。

三、维持治疗

胃食管反流病是一种慢性且极易复发的疾病，应长期治疗。Klinkeberg—Knol 等报道经奥美拉唑 40mg/d 治愈后，在药物减量的 12 个月中的复发率为 47%，强调维持治疗是控制 GERD 的关键。

以奥美拉唑 20mg 每日一次作为维持剂量可以将复发率从 54%--75%降至 11%—23%。在一项 26 个月的随访研究中，发现反流症状的复发与 LES 低压相关，提示宜长期应用促动力药，西沙必利 20mg 每日一次能有效防止复发。Vigeri 提出，奥美拉唑 20mg 每日一次联用西沙必利 10mg，每日 3 次为防止复发的理想方案。

四、并发症的治疗

胃食管反流病常见的并发症有食管狭窄、食管溃疡、食管缩短及 Barrett′s 食管等。对于轻微的食管狭窄，可以通过饮食限制及药物（PPI）治疗改善。短期单纯性狭窄可以用 Teflon 扩张器治疗（如 Hurst—malonney），弯曲或成角的狭窄可以通过内镜预置的引导钢丝或在 x 线监视下进行扩张（Savary dilators 等）。食管腔重建至 13—15mm 时，则患者可无吞咽困难。如果狭窄进行性加重，每 4—6 月宜扩张 1 次，必要时可行支架置入治疗。部分患者亦可行外科抗反流手术。

对于食管溃疡，通常需要大剂量 PPI 和黏膜保护剂的治疗。Barrett′s 食管是 GERD 严重的并发症。因其有恶变的可能，应进行内镜随访及活检以早期发现异型增生及腺癌。当患者有低度异型增生时，可采用大剂量的 PPI 治疗，3—6 个月后内镜随访并活捡，以观察病情的进展程度，中重度异型增生或出现结节状增生时可行内镜下激光、电凝、员离子凝固术甚至局部食管切除。

五、外科手术治疗

凡长期服药无效或需终身服药者，或不能耐受扩张者，或需反复扩张者都可考虑行外科手术。Belsey、Nissen 及 Hill 胃底折叠术是目前临床上最使用广泛的三种抗反流手术。手术的目的是建立腹段食管，在胃食管连接处以胃底肌肉包围食管下段建立一个"活瓣"以提高 LES 压力。对于食管体部运动功能尚正常的患者，NiSSen 胃底折叠术常能取得较好疗效；食管体部运动功能障碍者手术疗效欠佳，且易发生术后吞咽困难，故不能手术或仅选择不完全性手术（即 Toupet 胃底折叠术）。抗反流手术对缓解症状及食管黏膜损伤的愈合有效率可达 85%。但长期随访发现仍有 10%复发率。抗反流手术常见的并发症为吞咽困难。迷走神经切断术对 GERD 没有任何益处。腹腔镜下抗反流手术的问世为临床医师提供了一种新的手术治疗方法，有些临床医师已将腹腔镜手术作为抗反流手术的首选方法之一。

（侯朝军　黄亚萍　赵婷　王伟）

第四章　内分泌科常见疾病诊疗与护理

第一节　糖尿病

糖尿病是一组常见的慢性内分泌代谢疾病，是由于胰岛素绝对缺乏和（或）胰岛素生物效应降低引起的糖、蛋白质、脂肪、水和电解质等一系列物质的代谢紊乱。临床典型表现可有多饮、多尿、多食及体重减轻。如未及时诊治或控制不良，可引起微血管病变（肾、视网膜血管）、动脉粥样硬化（心脏、脑及下肢动脉）及神经病变。治疗须因人而异，综合治疗，即：饮食控制、运动疗法、药物治疗、血糖监测和糖尿病健康教育。在控制高血糖的同时兼顾治疗高血脂、高血压、减肥机控制多种代谢紊乱等。

（一）糖尿病高发人群

1.与糖尿病患者有血缘关系的人。

2.40 岁以上，特别是肥胖者。

3.有高血压、高血脂、冠心病者。

4.女性有分娩巨大胎儿史者。

5.职业因素，如干部、知识分子、职员最易患糖尿病，而工人、农民等患病率较低。

以上这些人群有易患糖尿病倾向，应注意定期检查，及早采取措施防治以延缓糖尿病的发生。

（二）葡萄糖耐量试验的注意事项

对可疑糖尿病而血糖未达到糖尿病标准者，须做口服葡萄糖耐量试验，试验时应注意以下事项：

1.试验前饮食　过分限制糖类饮食可使糖耐量减低呈假阳性。故试验前应摄入足够的糖类，每日 200~300g，至少 3d，对严重营养不良者应延长准备时间。试验前禁食 10~16h，试验前 1d 起禁用咖啡或茶，不宜饮酒和吸烟。

2.时间　试验前患者应静坐或静卧至少 0.5h，试验在早晨进行。

3.精神因素　避免精神刺激，情绪激动可使交感神经兴奋，导致血糖增高。

4.药物　为排除药物对糖耐量的影响，检查前应停用影响血糖的药物 3d。

5.禁忌证　有呕吐、腹泻者，不宜行口服葡萄糖耐量试验，宜改用静脉葡萄糖耐量试验。

（三）低血糖及急救配合

1.临床表现 一般当血糖低于 3.5mmol/L 时，患者就会渐渐出现低血糖的各种症状，注意表现为交感神经兴奋和精神症状。

（1）轻度低血糖反应主要表现为出汗、心慌、手抖、面色苍白、饥饿感、乏力、情绪和行为改变，注意力不集中，动作不协调。

（2）中度低血糖反应还伴有生活不能自理，自己进食和饮水困难，表情淡漠，头晕、恍惚、头痛、腹痛，恶心。

（3）重度低血糖时，可表现为无法站立，对周围反应，定向力消失，肢体、面部痉挛，甚至昏迷。

2.急救配合

（1）服用快速升高血糖的食品：饮含葡萄糖 15~20g 的一杯糖水或口服相应的葡萄糖片、果汁、可乐、蜂蜜等。10~15min 后重复测血糖，如血糖未上升，重复上述处理。血糖上升，症状明显好转，离下次进餐还有较长时间（1~2h 以上），还需进食一些含淀粉及肉类的食物。

（2）静脉注射 25g 葡萄糖。对于严重低血糖并有意识丧失者，给予静脉注射 25g 葡萄糖，禁忌喂食或饮水，以防窒息。

（3）胰高血糖素 1mg 静脉、肌内或皮下注射。

（四）糖尿病酮症酸中毒及急救配合

1.临床表现

（1）表现为糖尿病症状加重，极度口渴、多饮、多尿。出现食欲缺乏、恶心、呕吐及腹痛、烦躁、呼吸深快，呼气中有烂苹果味。并可出现少尿、无尿、循环衰竭甚至昏迷。

（2）1 型糖尿病易发生糖尿病酮症酸中毒。

（3）2 型糖尿病发生糖尿病酮症酸中毒的诱因：感染、手术、创伤、饮食不当、胰岛素治疗中断或不适当减量等。

2.急救配合

（1）迅速建立静脉通道，补充液体和短效胰岛素。一般输液量按患者体重（g）的 10%估计，补液过度采用先快后慢的原则，开始 2h 补 0.9%生理盐水 1 000~2 000ml，以后根据脱水情况予 500~1 000ml/4~6h，如血压正常，血钠>155mmol/L 伴有明显高渗症状，可补充低渗盐水。每小时胰岛素用量或 5%葡萄糖生理盐水。

（2）患者应绝对卧床休息，密切观察其意识和生命体征，记录 24h 出入量，监测血糖、酮体、血气分析。

（3）胃肠道补液。神志清楚者可口服白开水或淡盐水，昏迷者鼻饲注入。

（4）补钾治疗。除患者开始血钾>5.5mmol/L 或有肾功能不全、心电图有高钾表现，明显少尿者暂时密切观察外，一般在补液和给予胰岛素的同时补钾，根据血钾测查外，一般在补液和给予胰岛素的同时补钾，根据血钾测定和心电图的监测进行剂量调整。

（5）纠正酸中毒。轻症患者经补液及使用胰岛素后，酸中毒可纠正，不必补碱。当血 pH<7.1 或二氧化碳结合力<6.7mmol/L 才考虑使用碳酸氢钠，当 pH>7.2 时，停止补碱，严密观察。

（6）预防并发症。注意患者安全，躁动者给予加床栏，使用约束带，防止坠床；昏迷者防窒息、吸入性肺炎及褥疮发生，同时加强各导管的护理，保持通畅、性能良好，防继发感染。

（五）慢性并发症的预防

糖尿病慢性并发症常在患者不知不觉中发生，但却使患者的生活质量显著下降，并威胁生命，应及早预防。其发生的早晚和严重程度与血糖控制有直接关系，预防慢性并发症的原则：①积极参与体育活动，并保持规律，循序渐进；②保持血糖、血脂的良好控制，控制总热量摄入，均衡营养，低盐低脂饮食；③戒烟；④保持理想体重；⑤调节情绪，放松心情；⑥定期策略并控制血糖。

1.眼部病变　在视网膜病变是，应避免剧烈运动否则容易引起眼底出血，如有眼睛的异常表现，应随时进行眼科检查。

2.心脏病变　每半年进行一次心电图检查，如心电图异常改变或伴有高血压、动脉硬化，应进行积极治疗。

3.糖尿病肾病

（1）定期进行24h尿微量蛋白的检查，以及时发现早期的糖尿病肾病。

（2）大部分降糖药物通过肾脏排泄，因此，积极鼓励患者接受胰岛素治疗。

（3）限制蛋白质的摄入量，适量进食优质蛋白，小于 $0.8g/(kg\cdot d)$。

4.感染　指导患者个人卫生，保持全身和局部清洁，加强口腔、皮肤、会阴的清洁，勤洗澡，勤换衣，防止感染"破门而入"。

5.糖尿病足

（1）定期检查足部皮肤，及早发现鸡眼、裂缝、水疱、擦伤等。

（2）避免足部受压，如鞋袜过紧。

（3）注意保暖，提倡穿棉袜或羊毛袜，但不宜用热水袋或小火炉暖脚。

（4）不可赤足行走，以防足部损伤。

（5）避免足部受化学品的伤害，如鸡眼膏等。

（6）勿长时间双腿交叉，以免压迫血管和神经。

（六）糖尿病的饮食管理

1.每日饮食量　根据患者的体重指数（BMI）、年龄及活动量进行计算，对超重者饮食及热量摄入控制较严格。对儿童、孕妇、乳母可适当放宽，保证其对营养的需求。

2.调整三大营养素的适当比例和摄入量

（1）糖类应占总热量的55%~65%。以淀粉为主，忌用单糖。

（2）蛋白质的需要量占总热量的10%~20%，为 $1.0\ g/(kg\cdot d)$ 左右。处于生长发育阶段的儿童或合并感染、妊娠、哺乳、营养不良及消耗性疾病者应适当放宽对蛋白质的限制，可按 $1.2\sim1.5\ g/(kg\cdot d)$ 计算。有肝肾功能衰竭者必须建设蛋白质的摄入量，可按 $0.6\sim0.7\ g/(kg\cdot d)$ 计算。

（3）脂肪的需要量占总热量的20%~25%，为 $0.6\sim1.0\ g/(kg\cdot d)$，其中饱和脂肪

酸不超过 1/3，其余的由富含单货多不饱和脂肪酸的植物油提供。

3.维生素、无机盐、微量元素及纤维素的适当供给

在饮食中经常变换食谱，注意各类食品的摄取，适当选用粗杂粮，多食新鲜绿叶蔬菜及一定数量水果。

4.合理分配餐次，熟悉并应用食物换算表

（1）日常食品以其所含主要营养成分及食用价值不同，可分为 5 大类；①谷类、芋类、含淀粉多的蔬菜及豆类等；②水果类；③瘦肉、蛋、大豆、及豆制品类等；④乳、乳制品类；⑤油脂及多脂性食物类；⑥蔬菜、海藻及蘑菇类等。

（2）糖尿病患者在实施营养方案时，每日膳食中要包括以上六类食品，并轮流选用同一类中的各种食物，注意膳食的多样化，以达到对营养平衡的需求。

【临床表现】

临床上是一种十分常见的内分泌疾病。是指由各种原因导致甲状腺功能增强，甲状腺激素分泌过多或因甲状腺激素（T3、T4）在血液中水平增高所导致的机体神经系统、循环系统、消化系统心血管系统等多系统的一系列高代谢症候群以及高兴奋症状和眼部症状。

心慌、心动过速、怕热、多汗、食欲亢进、消瘦、体重下降、疲乏无力及情绪易激动、性情急躁、失眠、思想不集中、眼球突出、手舌颤抖、甲状腺肿或肿大、女性可有月经失调甚至闭经，男性可有阳痿或乳房发育等。甲状腺肿大呈对称性，也有的患者是非对称性肿大，甲状腺肿或肿大会随着吞咽上下移动，也有一部分甲亢患者有甲状腺结节。

一、神经系统 患者易激动、精神过敏、舌和二手平举向前伸出时有细震颤、多言多动、失眠紧张、思想不集中、焦虑烦躁、多猜疑等，有时候出现幻觉，甚而亚狂躁症，但也有寡言、抑郁者，患者腱反射活跃，反射时间缩短。

二、高代谢综合征 患者怕热多汗，常有低热，危象时可有高热，多有心悸脉速，胃纳明显亢进，但体重下降，疲乏无力。

三、甲状腺肿 多呈弥漫性对称性肿大，少数不对称，或肿大明显。同时甲状腺血流增多，可在上下叶外侧闻及血管杂音和扪及震颤，尤以腺体上部明显。此体征具有特征性，在诊断上有重要意义。

四、眼征 分浸润性突眼和非浸润性突眼 后者又称良性突眼，患者眼球突出，眼睛凝视或呈现惊恐眼神；前者称恶性突眼，可以由良性突眼转变而成，恶性突眼患者常有怕光、流泪、复视、视力减退、眼部肿痛、刺痛、有异物感等，由于眼球高度突出，使眼睛不能闭合，结膜、角膜外露而引起充血、水肿、角膜溃烂等，甚至失明。也有的甲亢患者没有眼部症状或症状不明显。

五、心血管系统 诉心悸、气促、稍活动即明显加剧。常有心动过速（多系窦性）、心律失常、心脏肥大、扩大和充血性心力衰竭以及重者有心律不齐，心脏扩大，心力衰竭等严重表现，也有发生突发心室颤动的报道。

六、消化系统 食欲亢进，体重却明显下降，两者伴随常提示本病或糖尿病的可

能。过多甲状腺激素可兴奋肠蠕动以致大便次数增多，有时因脂肪吸收不良而致脂肪痢甲状腺激素对肝脏也有直接毒性作用致肝肿大和 BSP 潴留、GPT 增高等。

七、血液和造血系统 本病周围血肿 WBC 总数偏低，淋巴细胞百分比和绝对值及单核细胞增多，血小板寿命也较短，有时可出现紫癜症，由于消耗增加，营养不良和铁的利用障碍可致贫血。

八、运动系统 主要表现为肌肉软弱无力，少数可见甲亢性肌病。

九、生殖系统 女性月经减少，周期延长甚至闭经。但部分患者能妊娠、生育。男性多阳痿。

十、皮肤及肢端 小部分患者又典型对称性黏液性水肿，但并非甲减，多见于小腿胫前下段，有时亦可见于足背和膝部，面部上肢及头部。初起暗红色皮损，皮肤粗厚以后呈片状或结节状叠起，最后呈树枝状，可伴继发感染和色素沉着。在少数患者中可见到指端软组织肿胀呈杵状形，掌指骨骨膜下新骨形成，以及指或趾甲的邻近游离边缘部分和甲床分离现象，称为指端粗厚。

十一、内分泌系统 甲状腺激素分泌过多除影响性腺功能外，肾上腺皮质功能于本病早期常较活跃，而在重症（如危象）患者中，其功能相对减退，甚或不全；垂体分泌 ACTH 增多，血浆皮质醇浓度正常，但其清除率加速，说明其转运和利用增快。甲亢时引起的眼部改变。

【辅助检查】

典型甲亢患者，凭临床症状和病征即可明确诊断。对于不典型或病情比较复杂的患者，则需通过实验室检查方可做出明确诊断。甲亢患者的检查项目很多，每项检查都有一定的临床意义。根据每位患者不同情况，针对性选择一些项目进行检查是非常重要的。

甲亢的检查项目

5.饮食管理的注意事项

（1）糖尿病患者不可限制饮水。

（2）正确理解市场上出售的糖尿病食品，无糖食品只是含糖量低，同样产生热量。

（3）活动量增加时，进食量可根据情况适当增加，或相应减少胰岛素或客服降糖药的剂量。

（4）定时、定量、定餐，合理搭配。

（5）在血糖得到基本控制的情况下，每天可吃一个单位水果，一般放在两餐之间。

（6）甜味剂可分为营养型及非营养型，营养型有果糖、蜂蜜、糖浆、山梨醇、淀粉水解物、果汁、热量高，须列入饮食计划。非营养型有甜味菊苷、阿斯巴甜（元贞糖、甜肽），热量低，可用于须控制血糖和热卡的患者。

（七）糖尿病的运动疗法

1.运动疗法禁忌证

（1）病情控制不佳：血糖很高或波动明显的患者。

（2）有急性并发症的患者：如急性感染、酮症酸中毒、高渗性昏迷等。

（3）有慢性并发症的患者：如心、肾功能衰竭、严重视网膜病变、严重的下肢大血管病变、自主神经病变和严重高血压等。

2.运动方式　选择喜欢的运动，运动的方式可以多种多样：打网球、羽毛球、篮球、乒乓球，或者是跳舞、跑步、家务劳动等等。散步是一项合适的运动方式，尤其是进食后。

3.运动强度

（1）坚持经常锻炼，至少每周 3 次以上。

（2）每次运动时间不少于 20~30min，一般不超过 1h.

（3）运动强度。一般情况下，要求运动时的心率达最大安全运动心率（220-年龄）的 60%~70%。开始阶段宜达到最大安全心率的 50%，如情况良好，可逐渐增加，以身体能耐受、无不良反应为度。

4.做到循序渐进　必须严格遵守运动方案中规定的运动量和进度进行各项运动锻炼，防止急于求成，超出或者所能承受的符合相反会影响健康，甚至出现危险。

5.保证运动的安全

（1）定时、定量，运动的时间最好相对固定，饭后 1h 左右参加运动较为合适，因为此时血糖相对较高，运动时不易发生低血糖。

（2）按时测量血糖。

（3）随时携带糖尿病卡和零钱。

（4）随时携带糖果等以避免低血糖发生。

（5）运动后应把汗水擦干，待脉率逐渐恢复到正常时再进行温水淋浴。

（八）常用药物治疗

1.口服降糖药

（1）对口服降糖药的要求。安全、有效，副作用小，依从性佳，降低空腹血糖的同时，降低餐后血糖，无严重低血糖。

（2）各类口服降糖药服用时间。磺酰脲类一般在餐前 0.5h 服用，双胍类在每餐饭的中间或餐后服用，α-糖苷酶抑制剂与第一口饭同时不可同时嚼碎服下。

（3）两种磺酰脲类不可同时服用。

（4）老年人、肾功能有损害的患者不宜选用半衰期长、作用强的药物，如格列本脲（优降糖）。

（5）α-糖苷酶抑制剂与其他药物合用时发生低血糖，应口服或静脉注射葡萄糖抢救。

（6）指导患者观察药物的疗效、不良反应及处理方法。

2.胰岛素制剂

（1）胰岛素的储存：未开封的胰岛素放在冰箱的冷藏室（温度在 2~8℃），注意不能放在冷冻室。已启用的胰岛素应尽可能放在温度 2~8℃储存，注射前在室温内复温，在室温条件储存时间不超过 30d，在乘飞机或火车等长途旅行时应随身携带。

（2）注射部位：上臂外侧、腹部、大腿外侧、臀部。不同部位胰岛素吸收由快及慢，依次为：腹部、上臂、大腿、臀部。

（3）胰岛素应用注意事项：无菌操作，抽吸正确，先短效后中效、计量换算准确。经常更换注射部位。注射时间正确：短效在餐前 30min，长效在餐前 1h。注射部位与运动方式有关。

第二节　甲状腺功能亢进

【概述】

甲状腺功能亢进（hyperthyroidism，简称甲亢）系指由多种病因导致甲状腺激素分泌过多及其作用过强引起的临床综合征。典型表现为甲亢症候群、甲状腺肿、眼征及皮肤指端病变。症状典型，治疗原则为降低血中甲状腺激素水平，重新建立正常代谢状态，目前有抗甲状腺药物、放射性碘 131I 治疗和外科手术三种有效方法。

（1）了解机体代谢状态的项目：

基础代谢率（BMR）测定；血胆固醇、甘油三酯及尿肌酸测定。

（2）了解血清甲状腺激素高低的项目：

血清总 T3（TT3）测定，血清总 T4（TT4）测定，血清游离 T3（FT3）测定，血清游离 T4（FT4）测定，血清反 T3（rT3）测定。

（3）了解垂体——甲状腺轴调节的项目：

甲状腺吸 131 碘率及甲状腺抑制试验（包括 T3 抑制试验和甲状腺片抑制试验），血清超敏促甲状腺激素测定（S–TSH），促甲状腺激素释放激素兴奋试验（TRH 兴奋试验）。

（4）了解甲状腺肿大情况的项目：

甲状腺 B 型超声检查，甲状腺放射性核素显影检查等。

（5）甲状腺免疫学检查：

促甲状腺受体抗体的测定，如甲状腺刺激性免疫球蛋白测定（TRAb）等；甲状腺球蛋白抗体测定（TGAb）；甲状腺微粒体抗体（TMAb）或抗甲状腺过氧化物抗体（TPOAb）测定。

（6）了解甲状腺病变性质的项目

（7）检查电解质情况

【鉴别诊断】

鉴别诊断时须考虑：①单纯性甲状腺肿。除甲状腺肿大外，并无上述症状和体征。虽然有时 131I 摄取率增高，T3 抑制试验大多显示可抑制性。血清 T3，rT3 均正常。②神经官能症。③自主性高功能性甲状腺结节，扫描时放射性集中于结节处：经 TSH 刺激后重复扫描，可见结节放射性增高。④其他。结核病和风湿病常有低热、多汗心动过速等，以腹泻为主要表现者常易被误诊为慢性结肠炎。老年甲亢的表现多不典型，常有淡漠、厌食、明显消瘦，容易被误诊为癌症。单侧浸润性突眼症需与眶内和颅低肿瘤鉴别。甲亢伴有肌病者，需与家族性周期麻痹和重症肌无力鉴别。

【治疗】

一、内科治疗

（一）治疗方法与适应证

包括抗甲状腺药物治疗、辅助治疗和加强营养的生活治疗等。抗甲状腺药物以硫脲类化合物为主，此方法是内科治疗中的主要方法。辅助治疗主要是采用普萘洛尔、利舍平等对症治疗。生活治疗是适当休息，饮食给予足够的营养和热量，包括糖、蛋白质、脂肪及 B 族维生素等，并注意避免精神刺激和过度疲劳。

药物治疗利用硫脲药物抑制甲状腺内的碘有机化，减少甲状腺激素的合成，但该类药不抑制甲状腺摄碘和已合成激素的释放，则治疗初期应加用 β 受体阻滞剂，如普萘洛尔、美托洛尔等。但是必须长期服用，一般约在一年半至二年内可逐渐减少药量而到停药不用。然而约有三分之一到一半的患者会再发，特别是那些脖子较大或饮食摄取碘较多之患者（如常吃海带、海苔、含碘盐）。另外，少部分患者在服药前二、三个月内，会发生皮肤痒、发疹或白细胞减少（易出现发烧、喉咙痛）、肝功能异常等药物过敏现象。若出现这些现象，宜及时就医作进一步的诊断治疗。药物治疗的适应证：

①病情轻、甲状腺较小的格雷夫斯甲亢；

②年龄小（20 岁以下），孕妇、年老体弱或合并严重肝、肾或心脏病而不宜手术者；

③手术前准备；

④手术治疗后复发又不宜用同位素治疗者；

⑤作为放射性同位素治疗的辅助治疗。

（二）治疗甲亢的抗甲状腺药物副作用

治疗甲亢的抗甲状腺药：丙硫氧嘧啶、甲巯咪唑等可引起白细胞减少症，一般发生在用药后的头几个月，如及时停药，多在 1~2 周内恢复，故在用药期间要定期检查血象。

治疗甲亢的西医抗甲状腺药物治疗中最严重的副作用是白细胞减少症、粒细胞缺乏症，由于粒细胞过少全身抵抗力显著下降，继而导致全身严重的感染，对生命的威胁极大。因此，在用药期间应注意有无粒细胞缺乏症的发生，如果及时发现，治愈的机会还比较多。粒细胞缺乏症发生多在用药 1—3 个月期间，但也可见于用药后的任何时间。因此，在用药 1—3 月期间应特别警惕。

粒细胞缺乏症发病有两种方式，一种是突然发生，一般不能预防。另一种是逐渐发生，一般先有白细胞减少，如果继续用药，可以转变成粒细胞缺乏症。对后一种发病方式，可以通过在用药期间定期检查白细胞来预防。在用药期间，可以每周查 1 次白细胞，如果白细胞数少于 3×10^9/升时，一般需停药观察，如果白细胞数在

$3-4×10^9/$升，应每 1-3 天查 1 次，并用升白细胞的药物如利血生、鳖肝醇，必要时用激素治疗，最好换用另一种抗甲状腺药物，经过上述措施处理后，白细胞仍然下降，则需停用抗甲状腺药物，改用其他方法治疗甲亢。

粒细胞缺乏症一旦发生，应立即停用抗甲状腺药物，并送医院进行抢救。因病人抵抗力太弱，应在无菌隔离的病房抢救，给予大量的糖皮质激素和抗生素治疗。治愈后病人不能再用抗甲状腺药物治疗甲亢。

（4）有关甲亢或甲减病人能否过正常性生活的问题。甲亢或甲减病人能否过正常性生活须依病情况而定。一般而言，轻症病人或中、重型病人经治疗后病变得到控制、症状消失、病人各种生命活动功能趋于正常者，可以有节制地过性生活。

但有以下问题时，应引起人们注意：

①甲亢病人有多种多样的神经症状，如易激动、多疑、过敏、恐惧、焦虑等；植物性神经的兴奋性增强，出现心慌、心律失常等。此外，还有神经肌肉功能紊乱，出现四肢颤抖、无力。性兴奋常常可以诱发或加重以上症状。

②部分甲亢与甲减病人因性欲减退、阳痿等严重地影响了夫妻之间的性和谐，不能进行正常的性生活，必须积极进行有针对性的治疗，使性功能恢复。

③甲亢病人月经周期往往不规则，周期多为延长，但也有缩短者，月经量亦少，甚至闭经。因此，受孕机会很少。如果怀孕，发生流产的机会较多。男病人因精子生成受抑制表现为无精症或少精症，也必须针对病因进行积极治疗，方能达到生育目的。

④甲亢病人的病情稳定时，即以过治疗使临床症状基本控制，血清总三碘甲状腺原氨酸（T3）或四碘状腺原氨酸（T4）均恢复正常，甲状腺吸碘率达正常水平（2 小时为 4%—30%，24 小时为 25—65%），停药半年以上，一般可以过正常性生活。由于性生活常易使甲亢复发或加重，有的病人服药 1 年以上，停药后，仍约有 1/2—1/3 的人复发，故性生活的恢复一定要在医师监护下进行。

⑤甲亢病人服药时间很长，所服的药物如他巴唑、β—体阻滞剂，利舍平、胍乙啶等，都有致畸作用。故为避免药物引起的胎儿畸形，恢复性生活后是否可以怀孕，要接受医师的指导。

二、手术治疗方法

（一）治疗方法与适应证

甲状腺次全切除术后复发率低，但手术为破坏性不可逆治疗，且可引起一些并发症，应慎重选择。适应证为：

①中、重度甲亢，长期服药无效，停药复发，或不能不愿长期服药者；

②甲状腺巨大或有压迫症状者；

③胸骨后甲状腺肿伴甲亢；④结节性甲状腺肿伴甲亢。

不适合手术治疗方法者有：①浸润性突眼者；②严重心、肝、肾、肺合并症，全身情况差不能耐受手术者；③妊娠早期（前 3 个月）和晚期（后 3 个月）；④轻症病人预计药物治疗方法可缓解者。

（二）外科治疗的地位

甲状腺大部切除术仍然是目前治疗甲亢的一种常用而有效的方法。抗甲状腺药物不能根治甲亢，也不能代替手术。根据统计，单纯以抗甲状腺药物治疗的病例，约有 50% 不能恢复工作，而经手术治疗的病例，只有 5%。因此，如果应用抗甲状腺药物治疗 4~5 个月后疗效不能巩固者，应考虑手术治疗。

对于手术治疗，除了青少年患者，病情较轻者及伴有其他严重疾患不宜手术者外，均可手术治疗。对于继发性甲亢和高功能腺瘤，应用抗甲状腺药物或 131 碘治疗的效果都不甚显著，同时还有恶变的可能存在，更宜以手术治疗为主。业已并发有左心扩大，心律失常，甚至发生心律失常者，更应手术，始能治愈。企图完全治愈上述心脏症状，然后再行手术的办法，是本末倒置，反而导致病情恶化。

至于妊娠妇女，鉴于甲状腺功能亢进对妊娠可造成不良影响，引起流产、早产、胎儿宫内死亡、妊娠中毒症等；妊娠又可能加重甲状腺功能亢进。因此，在妊娠早期、中期、即 4~6 个月，仍应考虑手术治疗；到晚期，甲状腺功能亢进与妊娠间的相互影响已不大，则可待分娩后再行手术治疗。

（三）术前准备及其重要性：

甲亢病人在基础代谢率高亢的情况下，手术危险性很大。因此，充分而完善的术前准备及其重要。

1.首先要做好病人的思想工作，消除病人的顾虑和恐惧心理。精神紧张、不安和失眠者可给予镇静剂和安眠药。已发生心力衰竭者，应给与洋地黄制剂；伴有心房颤动者，可给予普萘洛尔或奎尼丁治疗。

2.术前检查：除全面的体格检查外，还应包括：①测定基础代谢率，T3T4 检查及 131 碘吸收试验。在有增高的病人须定期复查。②喉镜检查，确定声带功能。③心电图检查，并详细检查心脏有无扩大，杂音或心律不齐等。④有胸骨后甲状腺肿时，应做颈部 X 线摄片，并让患者同时咽下显影剂，以确定气管和食管的受压程度。

3.药物准备：降低基础代谢率是术前准备的重要环节。①如病人基础代谢率高，可用硫氧嘧啶类药物（甲基或丙硫氧嘧啶、甲巯咪唑等）。此类药物能阻止碘的有机化过程，使氧化碘不能与酪氨酸结合。另外，其本身亦是甲状腺过氧化酶的酶解物，能有效地阻止甲状腺素的合成，并且对甲状腺淋巴细胞有重要免疫作用，由于硫氧嘧啶类药物能使甲状腺肿大和动脉性充血，手术时易发生出血，增加了手术的困难和危险。因此，服用硫氧嘧啶类药物后必须加用碘剂。②在甲亢症状基本控制后，即可改用口服碘液溶液（lugol 氏液），每日 3 次口服，从 3 滴开始，每日每次增加 1 滴，至 16 滴止，维持此量 3~5 日。碘剂对增生状态的甲状腺的作用在于在最初 24~48 小时内阻滞正常碘的有机化环节，阻滞甲状腺球蛋白水解，从而抑制甲状腺素的释放，使滤泡细胞退化，甲状腺血运减少、脆性降低。腺体因此缩小变硬，从而有利于手术切除甲状腺。③对于常规应用碘剂或合并应用抗甲状腺药物不能耐受或不起显著作用的病例，可使用碘剂与普萘洛尔合用术前准备，普萘洛尔使用剂量每 6 小时给药一次，口服、每次 40~60 毫克。普萘洛尔半衰期 3~6 小时。因此，最末一次口服普萘洛尔要在术前 1~2 小时；术前不用阿托品，以免心动过速。

术后继服普萘洛尔 4~7 日。普萘洛尔是一种 β 受体阻滞剂，可选择阻滞靶组织的 β 受体对儿茶酚胺的作用，抑制肾上腺素能活力增进，降低周围组织对甲状腺素的效应，使甲亢症状得到改善。普萘洛尔不能抑制甲状腺素释放。

近年来，有人主张完全单用普萘洛尔作甲亢的术前准备。优点是：一方面可缩短术前准备时间，另方面并不影响甲状腺功能，术后立即能了解甲状腺残留部分的功能状态。但多数学者认为：应用普萘洛尔的适应证仍应限于上述病例，也就是对碘剂不起显著作用的病例，且仍应与碘剂联合应用，完全单用普萘洛尔仅适用于高功能腺瘤病人的术前准备。

（四）手术时机的选择：

经上述药物准备 2-3 周后。甲亢症状得到基本控制（病人情绪稳定、睡眠好转、体重增加），脉率稳定在每分钟 90 次以下，早、中、晚脉率波动不超过 10 次/分，基础代谢率在+20%以下或 T3T4 值在正常范围。腺体缩小变硬，血管杂音减少，便可进行手术。

需要说明，"适当的手术时机"诚然一般以基础代谢率接近正常与否来决定，但亦不完全以此为标准，应同时参考全身情况，尤其是循环系统的改善情况。脉率的降低，脉压的恢复正常等，常是适当手术时机的重要标志。

（五）甲状腺次全切除术要点：

1、麻醉：局部麻醉在绝大多数病例效果良好，且可随时了解声带功能，避免喉返神经损伤。如果气管严重受压或较大的胸骨后甲状腺肿，为了保证手术中呼吸道通畅，减轻心脏负担，则应考虑气管内麻醉。

2、手术操作应轻柔、细致，认真对待每一步骤。①离胸骨上缘两横指处做切口，横断或分开舌骨下诸肌，进入甲状腺外层被膜和固有膜间隙，即可分离出甲状腺体。②充分显露甲状腺腺体。结扎、切断甲状腺上动静脉应紧贴甲状腺上极，以避免损伤喉上神经，如要结扎甲状腺下动脉，要尽量离开腺体背面，靠近颈总动脉结扎甲状腺下动脉主干。这样，不但可避免损伤喉返神经，且使甲状腺下动脉的分支仍与喉部、气管、咽部、食管的动脉分支相互保持吻合，不致影响切除后甲状腺残留部分和甲状旁腺的血液供应。③切除腺体的多少，应根据甲状腺大小和甲亢程度而定，通常需切除腺体的 80~90%，每侧残留腺体以如成人拇指末节大小为恰当。腺体切除过少容易引起复发，过多又易发生甲状腺功能低下。另外，必须保留腺体的背面部分，这样既能避免喉返神经损伤，又能避免甲状旁腺的损伤。甲状腺峡部亦需予以切除。④术中要严密止血，对较大血管（如甲状腺上动、静脉,甲状腺中、下静脉）应分别采取双重结扎，以防滑脱出血。切口应置通畅引流 24~48 小时，以便及时引流出渗血，颈部的空间小，少量的积血，亦可压迫气管。

3、加强术后观察和护理，密切注意病人呼吸、体温、脉搏、血压的变化。术后继续服用复方碘化钾溶液，每日 3 次，从 16 滴开始，逐日逐次减少 1 滴。如术前合用普萘洛尔作术前准备，术后继服普萘洛尔 4~7 日。病人应取半卧位，以利呼吸及切口引流。帮助病人排痰，床旁放置气管切开包及手套,以备万一病人窒息时及时做气管切开。

（六）术后主要并发症：

1、术后呼吸困难和窒息：这是术后最危急的并发症，多发生在术后 48 小时内。常见原因为①切口内出血压迫气管。主要是手术时止血不彻底，或因血管结扎线滑脱引起。②喉头水肿。主要是由于手术操作创伤或气管插管损伤所引起。③术后气管塌陷。是气管壁长期受压，发生软化，术后失去周围组织支撑所引起。

临床表现为进行性呼吸困难、烦躁、发绀以至窒息。如因出血所引起者，尚有颈部肿胀，引流口渗出鲜血等。如发生上述情况，应立即在床旁拆除缝线，敞开伤口，去除血肿；如情况仍无改善，应立即做气管切开，待病人情况好转后，再送手术室做进一步检查处理。

2、喉返神经损伤：主要是手术操作直接损伤引起，如切断、缝扎、挫夹或牵拉过度；少数是由于血肿压迫或疤痕组织牵拉而引起。前者在术中立即出现症状，后者在术后数天才出现症状。如完全切断或缝扎喉返神经，损伤是永久性的，挫夹、牵拉或血肿压迫所致的损伤多为暂时性，经针刺、理疗等治疗后，一般可在 3~6 个月内逐渐恢复。一侧喉返神经损伤所引起的声嘶，可由声带过度地向患侧内收而好转，术后喉镜检查虽仍见患侧声带外展，但病人并无明显声嘶。两侧喉返神经损伤会发生两侧声带的麻痹，引起失音或呼吸困难，需做气管切开。

3、喉上神经损伤：多由于结扎、切断甲状腺上动静脉时，离开腺体上极较远，未加仔细分离，连同周围组织大束结扎所引起。若损伤喉上神经外支，会使环甲肌瘫痪，引起声带松弛，音调降低。分离向上延伸很高的甲状腺上极时，有时可损伤喉上神经的内支，由于喉黏膜的感觉丧失，患者失去喉部的反射性咳嗽，进食时，特别是饮水时，就可引起误咽而呛咳。一般经针刺、理疗等可自行恢复。

4、手足搐搦：手术时甲状旁腺误被一并切除，挫伤或其血液供应受累时，都可引起甲状旁腺功能不足，引起手足搐搦。

症状多在手术后 1~2 日出现。轻者仅有面部或手足的强直感或麻木感，常伴心前区的重压感；重者发生面肌和手足的搐搦（一种带疼痛性的痉挛）。每日可发作数次，每次 10~20 分钟，甚至数小时，严重病例还伴有喉和膈肌痉挛，可引起窒息而死亡。晚期常继发双眼白内障。

在不出现搐搦的间歇期间，神经肌肉的应激性明显增高，如果在耳前叩击面神经、颜面肌肉即发生短促的痉挛（chrostek 征）、如果用力压迫患者的上臂神经，即引起手的搐搦（Trousseau 征）。

血钙多降低血磷则上升，同时尿中的钙、磷排出减少。

治疗：发作时立即静脉推注 10% 葡萄糖酸钙或氯化钙 10~20 毫升。口服葡萄糖酸钙或乳酸钙 2~4 克，每日 3~4 次。同时加用维生素 D2，每日 5 万~10 万单位，以促使其在肠道吸收。最有效的方法是口服二氢速固醇（AT10）油剂，有提高血钙的特殊作用，从而降低神经、肌肉的应激性。近年，同种导体甲状旁腺移植，亦有疗效，但不持久。

5、甲状腺危象：发病原因迄今尚未肯定。过去认为：甲状腺危象是手术时过度挤压了甲状腺组织，促使大量甲状腺激素突然进入血液中的结果。但是患者血液中的甲状腺激素含量并不一定高。因此，不能简单地认为甲状腺危象是单纯地由于甲状腺激素在血液中过多地结果。近年来则认为：甲状腺危象是由于肾上腺皮质激素分泌不足引起的，甲亢时肾上腺皮质激素的合成、分泌和分解代谢加速。久之，使肾上腺皮质功能减退，而手术创伤应激诱发危象。同时也由于术前准备不充分，甲亢症状未能很好控制所至。

临床表现多于术后12~36小时内发生高热，脉快而弱（每分钟120次以上），病人烦躁、谵妄，甚至昏迷，并常有呕吐和水泻。如不积极治疗，患者往往迅速死亡。故危象一旦发生，应及时予以抢救治疗。

治疗措施包括①复方碘溶液3~5毫升，口服，紧急时可用10%碘化钠5~10毫升加入500毫升10%葡萄糖液中静脉滴注，以减少甲状腺素的释放。②用β受体阻滞剂或抗交感神经药，常用的有普萘洛尔5毫克，加入5%葡萄糖液100毫升静脉滴注，或口服40~80毫克，每6小时一次。利舍平2毫克肌肉注射，每6小时一次。③氢化考的松，每日200~400毫克，分次静脉滴注。④镇静剂：常用苯巴米妥100毫克或冬眠合剂Ⅱ号半量，肌肉注射，6~8小时一次。⑤降温：一般配合冬眠药物物理降温，使病人体温尽量保持在37℃左右。⑥静脉输入大量葡萄糖液并保持水、电解质及酸碱平衡。⑦吸氧，以减轻组织的缺氧。⑧如有心衰者可给予洋地黄制剂，如有肺水肿可给予呋塞米。

6、术后复发：造成术后复发的常见原因是：未切除甲状腺峡部或锥体叶；或切除的腺体不够，至残留的腺体过多，或甲状腺下动脉未予结扎等。复发甲状腺的再次手术常常带来难以估计的困难，而且容易损伤喉返神经和甲状旁腺。因此，对复发的甲亢，一般以非手术治疗为主。

7、甲状腺功能减退：由于腺体切除过多所引起。表现轻重不等的黏液性水肿：皮肤和皮下组织水肿，面部尤甚，按之不留凹痕，皮肤干燥，毛发疏落，患者常感疲乏，性情淡漠，智力较迟钝，动作缓慢，性欲减退。此外，脉率慢、体温低、基础代谢率降低。

治疗：长期服用甲状腺干制剂或甲状腺素，一般有较好疗效。

三、同位素治疗

用放射性碘破坏甲状腺组织而达到治疗目的，有"内科甲状腺手术"之称。利用甲状腺有浓集碘的能力和131碘能放出β射线生物学效应，使甲状腺滤泡上皮细胞破坏、萎缩，分泌减少，达到治疗目的。通常病人只需服用一次，若效果不佳则可再三个月或半年后再追加一次。治疗后甲状腺的体积会逐渐缩小，有的病人会因甲状腺破坏过多而导致机能低下。本疗法的适应证有：

①中度甲亢，年龄在20岁以上,应首选此疗法；
②抗甲亢药物长期治疗无效，或停药复发者，或药物过敏者；
③合并心、肝、肾疾患不宜手术者，手术后复发者或不愿手术者；
④某些高功能结节性甲亢。

下列情况不适宜本治疗：①妊娠期、哺乳期；②年龄在20岁以下者；③外周血白细胞<3000/立方毫米或中性<1500/立方毫米；④重度心、肝、肾功能衰竭；⑤

重度浸润性突眼；⑥甲亢危象。

以上治疗方法，都不是孤立存在的，临床上往往是需要相互配合，才能达到最理想的治疗效果。

本病尚无病因治疗，药物治疗疗程长，长期缓解率低，仅为30%~50%；同位素治疗术后可能出现永久性甲减；手术为破坏性不可逆治疗，切少了术后甲亢复发，切多了出现甲减。因此严格地讲，三种治疗方法均不令人满意。本病多数病人表现极其良性过程，适当选择的治疗在疾病取得相当缓解上起重要作用，病人同医生应密切配合，因人而异地选择最佳治疗。

【并发症】

1.甲亢性心脏病

主要症状：心悸、呼吸困难、心前区疼痛、期前收缩或阵发性房颤，甚至出现持久性房颤。

2.甲亢性眼突

主要症状：眼突的急性阶段表现为眼外肌及眼球后组织的炎症性反应。眼外肌可显著变粗，较正常增加3至8倍，球后脂肪和结缔组织、浸润、体积增大可达四倍之多。慢性阶段性的改变以增生为主。泪腺中也有类似的病理改变。自觉症状有眼内异物感、灼痛、畏光及流泪等，当眼球肌部分麻痹时，眼球转动受限制，并发生复视。由于眼球突出明显，可至眼睑闭合困难使角膜及结合膜受刺激而发生角膜炎，角膜溃疡、结膜充血、水肿等，影响视力，严重时溃疡引起全眼球眼以致失明。

3.甲亢性肝损害：

主要症状：除甲亢症状以外主要为肝病改变，肝脏肿大、压痛、全身瘙痒、黄疸、尿色深黄、大便次数增多，但食欲尚好，无厌油。

4.甲亢病白细胞减少症状/何甲亢性贫血

与甲亢的免疫调节功能障碍、消耗增加、营养不良、铁代谢障碍、肝功能损害有关。

5.甲亢合并低钾性周期麻痹（简称周麻）

周麻的发生可能与甲代谢异常、免疫因素、精神因素有关。也很容易死于阿–斯综合征或呼吸肌麻痹者。

【护理】

(一) 手术治疗前后的护理

1.术前准备

(1) 提供安静、舒适的环境，过度紧张或失眠时，可按医嘱适当给予镇静药。

(2) 每天摄入热量1 255~1 465J（3 000~3 500cal），增加蛋白质和维生素的摄入。

(3) 腹泻的患者，补充适当的食物和水分以防脱水，限制调味过浓的食物和刺激性的饮料，以免引起反射性腹泻。

（4）按医嘱正确给予抗甲状腺药物和碘剂，以降低基础代谢，减少消耗，增加体重。

（5）心理护理。

2.术后护理

（1）体位：术后平卧 6h，后取半卧位，有利于切口引流，嘱患者避免剧烈的颈部活动，尽量少说话，呕吐、咳嗽剧烈时要通知医生及时处理。

（2）切口引流管护理：术后引流目的是防止切口下积血过多，压迫气管，出现窒息。密切观察引流液的量及颜色，术后 24~48h 拔管，若出血较多，应及时通知医生更换敷料。

（3）严密观察生命体征：术后观察呼吸情况，1 次/30~60min。测量颈围，1 次/2h，注意颈围有无改变，患者一旦出现喉头水肿致呼吸困难者，应积极配合医生果断行气管切开术。若患者术后 12~36h 体温突然升高达 40~42℃，伴烦躁、大汗、脉搏快弱，超过 140/min，应考虑甲状腺危象，及时通知医生。

（4）患者一旦出现呼吸困难、窒息、声嘶、呛咽、甲状腺危象、手足抽搐等，应通知医生及时处理。

（二）放射性碘 131I 治疗前后的配合

1.治疗前

（1）治疗前 1 个月禁食海带、紫菜等含碘的食物。

（2）治疗前 1 周停用含碘的药物。

（3）治疗前 3d 测定甲状腺功能。

（4）治疗前抽血查肝、肾功能及血常规。

2.治疗后

（1）治疗后进食低碘饮食。

（2）密切观察病情变化，观察有无高热、心率加快等甲状腺危象的表现。如有高热，体温超过 39℃，心率超过 140/min，要严防甲状腺危象的发生。

（3）禁止挤压甲状腺，以防刺激甲状腺分泌甲状腺激素引起甲状腺危象。

（4）定期复查血常规，以防白细胞的下降。

（三）用药指导

1.服用抗甲状腺药物可能出现的副反应：药物疹、粒细胞减少、中毒性肝炎等。一般较轻的药物疹，不必停药，可加服抗过敏药，多数患者会自然消退。偶有患者的药物疹会迅速发展，伴有发热、咽痛、胃肠道反应、关节酸痛，这时候要注意观察有无粒细胞缺乏症、中毒性肝炎的可能，发生上述情况立即停药，并请医生诊治。

2.哺乳期妇女，在用药过程中，应停止喂奶，改用人工喂养，因药物也能从乳汁中分泌，影响婴儿健康。

3.告诉患者抗甲状腺药物长期规范服用，并定期随访。最初根据甲亢的严重程度每 4~12 周复查 1 次，直到甲状腺功能恢复正常，此后每 3~4 个月复查 1 次，包括体重、脉搏、血压、甲状腺功能和眼睛。治疗疗程一般需要 1~2 年，甚至更长。

向患者说明坚持服药的重要性。

（四）对症护理

1.浸润性突眼的护理

（1）畏光流泪：由于经常流泪，为防止擦伤角膜，引起角膜炎，嘱患者用清洁、柔软的面纸巾擦拭，毛巾用开水烫后擦脸。遮蔽窗帘，将病房光线调暗，避免光线刺激患者，创造眼睛适宜的环境，嘱患者戴防护眼日光镜。

（2）眼睛不能闭合：角膜长期暴露易干燥，发生溃疡，可用眼罩防止光、风、灰尘刺激；白天用眼药水滴眼，睡前涂上眼药膏并用纱布覆盖或用生理盐水撒谎不湿敷，以保护角膜。

（3）生活与饮食：睡觉时抬高头部，以缓解眼部症状。

每日坚持眼球运动以锻炼眼肌，眼睛勿向上凝视，以免加剧眼球突出和诱发斜视。同时限制水剂盐的摄入，防止眼压增高。

2.低钾麻痹的护理

（1）饮食：高糖饮食能诱发低钾麻痹的发生，要避免饱食，睡前不宜进餐。多食含钾丰富的食物，如谷类、肉类、豆类、蔬菜、鲜橘汁等。禁饮咖啡、茶等兴奋性饮料。

（2）补钾注意事项：①轻度缺钾，一般口服钾盐，饭后服用，减少对胃肠道的刺激。②重症或不能口服补钾者需静脉补钾，缓慢滴注，钾浓度不得超过 3%，滴速不超过 40~60 滴/min。③在静脉补钾过程中，可进行心电监护，并观察神经肌肉表现、血钾和尿量。每日尿量在 700ml 以上时，补钾较为安全。抽血标本时，忌从静脉点滴侧肢体抽血，同时注意勿发生溶血，以免影响化验结果。

（3）加强患者的自我安全教育：甲亢合并低钾性周期麻痹的患者，发作前一般无明显前驱症状，加强患者的安全防护，减少外出，外出时由护士或家人陪伴，对于发作频繁者，卧床休息，防止意外事故发生。

（侯朝军 丛芳芝 张静 黄亚萍）

第五章　肾内科常见疾病诊疗与护理

第一节　慢性肾功能衰竭

【概述】

慢性肾功能衰竭是由于各种原因造成的慢性进行性肾实质损害，以不可逆的肾小球滤过率下降为特征，致使肾脏不能维持其基本功能。临床上表现为肾功能减退，代谢产物潴留，水电解质和酸碱平衡失调，代谢紊乱及各系统受累的一种综合征。治疗原则为保护残存的肾功能，控制症状，预防并发症，增加患者的舒适感。

【病因】

注意有无急、慢性肾炎，急、慢性肾盂肾炎，肾小动脉硬化，肾结核，尿路梗阻，系统性红斑狼疮，糖尿病，痛风，多发性骨髓瘤和多囊肾，以及长期服用解热镇痛剂及接触重金属等病史。

注意点：

1.应力争明确慢性肾功能衰竭的病因，至少应搞清楚肾脏损害是以肾小球损害为主，还是以肾间质小管病变为主，抑或以肾血管病变突出，以便根据临床特点，治疗有所侧重。

2.应查明促使慢性肾功能衰竭肾功能进行性发展的可逆性因素，如感染，代谢性酸中毒，脱水，心力衰竭，血压降低过快，过低等。

3.应注意寻找加剧慢性肾功能衰竭肾功能进行性减退的某些因素，如高血压，高血脂，高凝状态，高蛋白质饮食摄入，大量蛋白尿等。

【临床表现】

早期，往往仅表现为基础疾病的症状。

1.残余肾单位不能调节适应机体要求时，出现肾衰症状

2.肾衰病变十分复杂，可累及人体各个脏器，构成尿毒症表现

3.透析可改善尿毒症的大部分症状，但有些症状可持续甚至加重

各系统症状：

1.胃肠道：是最早、最常见症状

表现：

a.厌食（食欲不振最早）

b.恶心、呕吐、腹胀

c.舌、口腔溃疡

d.口腔有氨臭味

e.上消化道出血等

2.血液系统：

a.贫血：是尿毒症病人必有的症状。贫血程度与尿毒症（肾功能）程度相平行，促红 C 生成素（EPO）减少为主要原因；

b.出血倾向：可表现为皮肤、黏膜出血等,与血小板破坏增多，出血时间延长等有关,可能是毒素引起的，透析可迅速纠正；

c.白细胞异常：减少，趋化、吞噬和杀菌能力减弱,,易发生感染，透析后可改善；

3.心血管系统：是肾衰最常见的死因

a.高血压：大部分病人有不同程度高血压

容量依赖型+肾素依赖型

可引起动脉硬化、左室肥大、心衰

b.心衰：常出现心肌病的表现,水钠潴留；高血压；尿毒症性心肌病等所致

c.心包炎：尿毒症性或透析不充分所致，多为血性,一般为晚期的表现

d.动脉粥样硬化：进展迅速，血透者更甚,冠脉、脑动脉、全身周围动脉均可发生 主要是由高脂血症和高血压所致

4.神经、肌肉系统表现：

a.早期：疲乏、失眠、注意力不集中等

b.晚期：周围神经病变，感觉神经较运动神经显著

c.透析失衡综合征：尿素氮降低过快，细胞内外渗透压失衡，引起颅内压增加和脑水肿所致，表现恶心、呕吐、头痛，严重者出现惊厥。

5.肾性骨病：是指尿毒症时骨骼改变的总称

a.可引起自发性骨折

b.有症状者少见，如骨酸痛、行走不便等

6.呼吸系统表现：

a.酸中毒时呼吸深而长

b.尿毒症性支气管炎、肺炎（蝴蝶翼）、胸膜炎等

7.皮肤症状：皮肤瘙痒、尿素霜沉积、尿毒症面容,透析不能改善

8.内分泌失调：

a.由肾生成的激素下降

b.在肾降解的激素可上升

9.易于并发严重感染：感染时发热没正常人明显

10.代谢失调及其他：

a.体温过低：体温低于正常人约 1oC（估计发热时应考虑），基础代谢率常下降

b.糖代谢异常：普通患者：糖耐量减低;糖尿病病人：胰岛素用量要减少（降解减少）

c.脂代谢异常：TC 正常

d.高尿酸血症：GFR<20，对尿酸的清除受损，发生痛风性关节炎的少见

【辅助检查】

1.检验 血常规，血小板，出、凝血时间，凝血酶原时间，血尿素氮、肌酐、尿酸、二氧化碳结合力，血气分析，血糖（空腹、餐后2h），血脂，血清钾、钠、氯、钙、磷、镁、碱性磷酸酶，血浆蛋白，蛋白电泳，尿常规、尿比重，24h 尿蛋白定量，24h 尿钾、钠、氯、钙、磷、尿素氮、肌酐、尿酸定量，内生肌酐清除率、晨尿渗透压测定。

2.免疫学检查

3.其他检查 作眼底、心电图及双肾 B 超检查，必要时行肾核素检查，摄胸片、腹部平片及骨片。

4.肾功能不全分期 ①代偿期：肾单位受损未超过 50%。GFR50~80ml/min，Scrl33~177μmol/L，无临床症状；②失代偿期：GFR50~20ml/min，Scr 达 186~442μmol/L，临床上有乏力、轻度贫血、食欲减退等全身症状；③肾功能衰竭期：GFRl0~20ml/min，Scr451~707μmol/L，病人出现严重贫血，代谢性酸中毒，水电解质代谢紊乱；④尿毒症期：GFR<10ml/min，Scr>707μmol/L，临床上代谢酸中毒加重，全身各系统症状突出。

【治疗】

1.饮食治疗。①给予低蛋白、高热能、富维生素饮食。应用蛋、奶等优质蛋白质，每日摄入量：内生肌酐清除率>10ml/min、血尿素氮 10.7~25.1mmol/L，血肌酐265.2~618.8μmol/L 者，给予蛋白质 25~35g/d；内生肌酐清除率 5~10ml/min、血尿素氮 25.1~36mmol/L、血肌酐 618.8~884μmol/L 者，给予蛋白质 20~25g/d，每日热能最好保持在 146kJ（35kcal）/kg 以上。②在低蛋白饮食同时口服必需氨基酸，剂量 0.1~0.2g/(ks·d)，分 3~5 次化水服用，对消化道症状严重者可短期内静脉滴注250ml/d。③低蛋白饮食加 α-酮酸治疗，以开同为例：3/d，1.6~3.2g/次，注意复查血钙浓度，高钙血症时忌用。主食应采用去植物蛋白的麦淀粉。在无严重高血压及明显水肿、尿量>1000ml/d 者，食盐 2~4g/d，钾的摄入不予严格限制。

2.中医中药治疗。本症多系阴阳气血俱虚，阳虚偏重者予健脾益肾、气血双补，并可加用仙茅、淫洋藿、菟丝子等助阳药；属脾肾衰败、湿浊内陷者，以淡渗利湿、平补脾肾治法为宜。中药大黄对延缓慢性肾功能衰竭肾功能的进展具有一定疗效。

3.注意水及电解质平衡。有失水或低钠血症时应及时纠正。高血磷低血钙者，予碳酸钙 1g，3/d 或口服 1，25 二羟维生素 D3，0.25~0.5μg/d，根据血钙浓度调整剂量。

4.轻度酸中毒时可服用复方枸橼酸溶液（1000ml 内含枸橼酸 140g，枸橼酸钠 98g），40~90ml/d，分 3 次服。若二氧化碳结合力<13.5mmol/l（30 容积%），且有酸中毒症状时，可用 5%碳酸氢钠 200ml 静滴，或 11.2%乳酸钠 100ml 稀释为 600ml 静滴。如水肿明显、血压过高者，可用 3.64%氨基丁三醇（THAM）200ml 静滴。

5.有感染因素者应以抗生素积极控制感染。

6.可试用吸附剂，如氧化淀粉 30~50g/d，分次内服；药用炭 40g/d，分次内服，有降低血尿素氮作用。

7.尿少、水肿明显者可用呋塞米（呋塞米）40~100mg 静注，1/6~8h，或布美他尼 lmg，1/6~8h。但禁用保钾类利尿剂，以免加重高钾血症。

8.明显高血压者用降压药，以选用 A-CEI 为主，如卡托普利（25~100mg，3/d）、依那普利（5~10mg，1/d）、贝那普利（5~20mg，1/d），用药原则同急性肾炎，降压不宜过快、过度，以维持舒张压在 13.3kPa（100mmHg）为宜，不应减少尿量，且注意观察有无高钾血症的发生。有心力衰竭者可使用洋地黄制剂，但剂量应较常用量减少 1/2~1/3。贫血严重可用促红细胞生成素治疗，皮下注射 2~3 次/周，1500~3000U/次。有出血时适当输血。恶心、呕吐明显者可用甲氧氯普胺（胃复安）、多潘立酮（吗丁啉）或氯丙嗪（冬眠灵）。

9.透析疗法：有条件者应及时施行。

10.同种异体肾移植：有适应证及具备接受移植条件，并经受者、供者免疫选择适当者可以进行。

【护理】

（一）肾性骨病患者的护理

1.密切监测血磷和血钙水平，发现异常及时报告。

2.按医嘱给患者服用磷结合剂、钙剂、活性维生素 D3 等药物。

3.观察患者有无骨痛症状。

4.鼓励患者适量活动，增加成骨细胞活性，减少骨吸收。但应告诉他们由于存在骨折危险，要减少易引起骨折的危险行为，避免摔跤和撞击。

5.嘱患者采用低磷高钙饮食。

（二）慢性肾功能衰竭患者消化系统的对症护理

1.评估患者消化系统表现　是否有厌食、呕吐、恶心、黑粪、呕血、口腔炎症等症状。

2.加强口腔护理

（1）早晚及餐后协助患者漱口，保持口腔清洁湿润，以去除口臭，减少恶心，防止细菌、真菌生长繁殖。

（2）经常观察患者口腔黏膜有无异常，以便对症处理。

3.恶心、呕吐的处理

（1）让患者晚间、睡前饮水 1~2 次，以免夜间脱水使尿素氮升高，引起晨起恶心、呕吐。

（2）鼓励患者少量多餐减少恶心，呕吐。

（3）避免在餐前给药，以免影响患者食欲和引起饱胀感。

（4）按医嘱给予多潘立酮（吗丁啉）等药物治疗。

（5）血液透析亦可缓解上述症状。

4.其他 观察呕吐物和粪便颜色，如发现消化道出血表现，给予相应处理。

（三）慢性肾功能衰竭患者呼吸道感染的预防

1.教会患者正确的咳痰方法。

2.鼓励长期卧床者经常变动体位，活动四肢，并进行深呼吸和有效咳嗽。

3.若痰液黏稠，可通过雾化吸入稀释痰液。

4.观察患者有无咳嗽、胸闷、发热等上呼吸道感染征象。

5.当患者发生感染，应用抗生素治疗时应避免使用肾毒性药物。

（四）慢性肾功能衰竭患者药物使用注意事项

肾功能衰竭时患者症状较多，服用药物范围很广，当肾功能减退时，经肾排泄或部分经肾排泄的药物容易在体内蓄积，半衰期延长，如不注意，易引起毒性作用，必须调整药物使用方法。

1.避免使用可引起肾毒性的药物，如磺胺类、四环素、多黏菌素、头孢类、氨基糖苷类抗生素、保泰松、苯妥英钠、环孢素等免疫抑制药、麻醉药等。

2.根据肾功能的具体指标，对主要经肾排泄药物用药的方法和剂量加以调整，如延长给药间隔时间或减少给药剂量，从而避免药物毒性反应。

（五）血液透析患者动静脉内瘘的护理

动静脉内瘘是血液透析患者的生命线。保护内瘘，延长其使用寿命，做好内瘘护理十分重要。

1.血管内瘘手术后的护理

（1）密切观察静脉侧有无震颤，听血管杂音，若消失应考虑血栓形成，须及时处理。

（2）包扎敷料不可过紧，要及时更换。

（3）抬高手术侧肢体，以防末梢水肿。

（4）内瘘术后需6~8周待静脉扩张、管壁增厚方可使用，过早使用会缩短内瘘寿命。

2.透析时内瘘的护理

（1）严格无菌操作，提高穿刺成功率。

（2）采用绳梯法穿刺，穿刺点应避开明显瘢痕。

（3）透析完毕，拔针后迅速用无菌纱布按压针眼20min以上，避免出血和血肿形成。可用绷带加压包扎，压力要适当。透析结束后24h后，穿刺处反复用热毛巾湿敷。

3.透析期间内瘘的保护

（1）保持造口处皮肤清洁，可以用中性油脂软膏保护内瘘侧皮肤，以免发生皲裂。

（2）每天检查动静脉瘘管处有无杂音和震颤，消失提示血管发生了阻塞或血栓。

（3）确保瘘管仅被用于血透，避免在造口手臂上测血压、抽血和输液。

（4）有内瘘的一侧肢体尽量避免受压、提重物、戴首饰或穿过紧的衣服。

（5）避免内瘘处碰到尖锐物品（尤其是刀伤），避免被撞击。

（6）平时应加强手臂锻炼，使血管扩张充盈。

（六）血液透析过程中的常见并发症及处理

1.透析失衡综合征 常见于血尿素氮、肌酐水平很高，尿毒症症状明显，初次透析的患者。在透析过程中或透析结束后不久出现，轻度表现为恶心、呕吐、头痛和焦虑不安，严重者可有意识障碍、抽搐、昏迷甚至死亡。

处理措施包括：①轻度失衡者减慢透析，症状严重者应停止透析，静脉注射输入高渗葡萄糖、高渗盐水或甘露醇减轻脑细胞水肿。发生抽搐时应静脉注射地西泮止痉。②首次透析患者应有意缩短透析时间或减少超滤量，避免一次去除溶质过多。

2.低血压 低血压主要由透析时体液超滤量过多或速度过快等因素引起。患者早期表现为打哈欠、便意、背部酸胀，继而出现恶心呕吐、面色苍白、出汗、肌肉痉挛、烦躁不安，甚至一过性意识丧失。少数患者可表现为无症状性低血压，因此护士在透析过程中应定时测量患者的血压，并时常与患者交谈，注意其神志变化。

低血压的处理包括：①立即静脉滴注 100~300ml 的 0.9%生理盐水；②协助患者取头低足高位，增加脑部血供，升高血压；③减少超滤量；④如果患者反复发作低血压，应重新评估患者透析后应达到的干体重；⑤透析前备好升压药，以备透析期间发生低血压时使用；⑥对于透析中易发生低血压者，透析前应停用降压药物。

3.肌肉痉挛 可由低血压、过度超滤、使用低钠透析液等因素引起。一旦患者出现肌肉痉挛，应输注高渗盐水或高渗葡萄糖溶液，并可减少超滤速度。

4.空气栓塞 空气栓塞是血液透析中致命的并发症之一，若未得到及时得当的处理，常会导致患者死亡。少量空气进入血液时，患者可无任何临床表现。若气泡较大，一次进入 5ml 以上时可发生明显空气栓塞症状，如胸闷、呼吸困难、发绀、咳嗽、心律失常、抽搐、昏迷，甚至心态、呼吸骤停。

在透析过程中，护士一旦发现空气进入人体，应立即切断静脉回路，帮助患者取左侧机头低足高位，同时配合医生采取措施抢救。虽然目前透析机有完善的监护报警设备，空气栓塞的发生率不高，但护士仍应加强巡视，认真检查透析管道的连接和透析机的工作是否正常，避免该并发症发生。

5.发热寒战 主要原因为透析通路内残留福尔马林或致热原，透析液温度过高或过低等因素引起。发生此并发症时不必停止透析，可对症处理，如给予退热药物。护士在每次透析前，应将透析器内的消毒液冲洗干净，加强水处理系统的消毒灭菌。

（七）腹膜透析的常见并发症及处理

1.腹透管出口处感染 主要表现为腹透管皮肤出口处红肿、触痛、有液性分泌物。处理方法为：

（1）妥善固定导管，避免用力牵拉。

（2）用无菌棉签蘸消毒液擦拭腹透管出口附近皮肤，并用无菌纱布覆盖，每日更换 1~2 次。

（3）暂时避免洗澡，可擦浴。

（4）根据药敏试验结果使用抗生素。

2.腹膜炎　首发症状常为腹透液的混浊。此外，还可出现胃肠道症状（如腹泻、恶心）、腹膜刺激征、肠鸣音亢进、发热等。腹透液培养、革兰染色查找致病菌、细胞计数等可用于腹膜炎的诊断。处理方法如下。

（1）用 1.5%的透析液反复冲洗腹腔数次，直至引流液清亮后改为 CAPD。

（2）透析时往透析液中加入抗生素。抗生素的选择根据药敏试验结果而定。

（3）严重者遵医嘱给予全身、局部联合用药。

（4）抗生素治疗无效者，应拔除腹透导管，改做血液透析。

（5）腹透操作应严格遵循无菌原则，腹透前严格检查腹透液以确保无破损、无污染。

3.腹痛　腹膜炎、透析液刺激腹膜、腹透液偏酸性、高渗透析液、腹透管尖端触到膀胱、肠道或腹膜等原因均可引起腹痛。处理方法根据腹痛原因而定。

（1）调整透析液灌入和排出流速。

（2）尽量少用高渗透析液。

（3）保证透析液温度接近患者体温，避免过高和过低。

（4）适当减少透析液灌入量。

（5）积极治疗腹膜炎。

4.透析液引流不畅　腹透时，若腹透液放出量显著少于输入量，应考虑透析液引流不畅。常见原因包括管道扭曲、腹透管被大网膜包绕、腹透管移位、腹透管被纤维蛋白凝块或血凝块堵塞。处理措施如下。

（1）防止管道的扭曲受压。

（2）确定腹透管飘管时，若体位调节不能奏效可考虑手术重新放置。

（3）若为纤维蛋白堵塞引起，可灌入肝素稀释液溶解蛋白。

（4）大网膜堵塞引起者，若采用加压冲洗不能起效，需要重新手术置管。

（5）多吃粗纤维食物，预防便秘。

（6）鼓励患者多活动，按摩腹部，给予生理盐水灌肠，刺激肠蠕动。

第二节　肾病综合征

【概述】

肾病综合征是指各种肾脏疾病所致的大量蛋白尿、低清蛋白（白蛋白）血症、高度水肿和高脂血症为临床表现的一组综合征，不是独立的疾病，而是多种肾脏疾病的共同表现。可分为原发性肾病综合征和继发性肾病综合征。根据患者"三高一低"的临床表现、肾脏活检结果可获得诊断。

【病因】

许多疾病可引起肾小球毛细血管滤过膜的损伤，导致肾病综合征。成人的 2/3 和大部分儿童的肾病综合征为原发性，包括原发性肾小球肾病急、慢性肾小球肾炎和急进性肾炎等。

【临床表现】

蛋白尿

正常成人每天尿蛋白质排泄量不超过 150mg。大量蛋白尿的产生是由于肾小球滤过膜异常所致。正常肾小球滤过膜对血浆蛋白有选择性滤过作用，能有效阻止绝大部分血浆蛋白从肾小球滤过，只有极小量的血浆蛋白进入肾小球滤液。影响蛋白滤过的因素可能有：

1.蛋白质分子大小

肾小球毛细血管对某一物质的清除与该物质的有效分子半径成反比，蛋白质分子量越大，滤过越少或完全不能滤过。一般情况下，分子量在 6 万~7 万道尔顿的血浆蛋白质（如白蛋白）滤过较少，分子量大于 20 万道尔顿（如 α1 脂蛋白等）不能滤过，而分子量较小（小于 4 万）的血浆蛋白，如溶菌酶、β2-mg 和免疫球蛋白的轻链等，则可自由滤过。这种滤过作用因蛋白质分子量不同而异的屏障作用，称为分子选择屏障（机械屏障）。这种屏障作用是由肾小球滤过膜的超微结构决定的。肾小球滤过膜由内皮、肾小球基底膜（GBM）和上皮层组成。内皮细胞间的间隙为 40~100nm，血浆中全部可溶性物质（包括可溶性免疫复合物）均可通过；GBM 由内疏松层、致密层和外疏松层组成，GBM 上有滤过，孔半径为 3.5~4.2nm，形成一层粗滤器，可允许部分白蛋白（分子半径 3.7nm）和转铁蛋白通过。上皮层：上皮细胞的足突之间有裂隙，其上有隔膜，上面有小孔，孔径为 4×14nm，形成一层细滤器，使比白蛋白较大的分子不能滤过。

2.蛋白质带电荷情况

肾小球基底膜的内层、外层，肾小球血管袢的内皮、上皮细胞表面及系膜基质含有丰富的氨基多糖成分（硫酸肝素）和涎酸，两者均使肾小球滤过膜带阴电荷，构成了静电屏障。通过同性电荷相斥的原理，带阴电荷蛋白质清除率最低，而带阳电荷者清除率最高。研究证明肾小球疾病时，肾小球基膜涎酸成分明显减少，使带阴电荷的白蛋白滤过出现蛋白尿。肾小球阴电荷场除有静电屏障外，还有维持细胞形态和毛细血管结构的功能。因此，临床上单纯静电屏障作用丧失者少见，多伴有组织结构功能异常。

3.蛋白质的形态和可变性

由于上述肾小球机械屏障作用，使排列疏松呈线状形态的分子较排列紧密呈球形的分子更容易通过肾小球滤过膜。

4.血流动力学改变

肾小球滤过膜的通透性与肾小球内压和肾血流量有密切关系。入球小动脉血浆流量下降和膜两侧静水压代偿性增高，是肾小球损害时普遍的血流动力学调节机制。此时单个肾小球滤过分数增高，出球端的蛋白浓度高于正常，使血浆蛋白经肾小球毛细血管壁的弥散增加。肾内血管紧张素Ⅱ增加使出球小动脉收缩，肾小球内毛细血管压力增加，亦可增加蛋白漏出。

电荷屏障异常（如微小病变）主要导致白蛋白漏出，表现为选择性蛋白尿，在光镜下肾小球结构无异常，但用特殊染色技术，可发现肾小球毛细血管壁的阴离子明显减少。白蛋白清除分数增加，可反应电荷屏障缺陷的程度。机械屏障异常，如膜性肾炎，膜增生性肾炎或伴有 GBM 生化、结构改变的肾小球疾病，如糖尿病、遗传性肾炎等均可有明显的结构改变，使所有的血浆蛋白滤过增加，即表现为非选择性蛋白尿。

低白蛋白血症

低白蛋白血症见于大部分肾病综合征患者，即人血白蛋白水平在 30g/L 以下。其主要原因是尿中丢失白蛋白，但二者并不完全平行，因为血浆白蛋白值是白蛋白合成与分解代谢平衡的结果。主要受以下几种因素影响

肝脏合成白蛋白增加

在低蛋白血症和白蛋白池体积减小时，白蛋白分解率的绝对值是正常的，甚至下降。肝脏代偿性合成白蛋白量增加，如果饮食中能给予足够的蛋白质及热卡，患者肝脏每日可合成白蛋白达 20g 以上。体质健壮和摄入高蛋白饮食的患者可不出现低蛋白血症。有人认为，血浆胶体渗透压在调节肝脏合成白蛋白方面可能有重要的作用。②肾小管分解白蛋白能力增加。正常人肝脏合成的白蛋白 10%在肾小管内代谢。在肾病综合征时，由于近端小管摄取和分解滤过蛋白明显增加，肾内代谢可增加至 16%~30%。③严重水肿，胃肠道吸收能力下降，肾病综合征患者常呈负氮平衡状态。年龄、病程、慢性肝病、营养不良均可影响血浆白蛋白水平。肾病综合征患者摄入高蛋白饮食会导致尿蛋白增加，而血浆白蛋白没有增加或虽有增加但甚少，而在严重营养不良者，如果同时服用血管紧张素转换酶抑制剂（减轻肾小球高滤过），则高蛋白饮食可使血浆白蛋白浓度增加。如果限制蛋白摄入，则尿蛋白会减少，而且血浆白蛋白水平多无改变或虽有则甚微。因此对肾病综合征病人的饮食蛋白摄入量的控制便有了新概念。

由于低白蛋白血症，药物与白蛋白的结合会有所减少，因而血中游离的药物水平升高，即使常规剂量也可产生毒性反应。低蛋白血症时，花生四烯酸和血浆蛋白结合减少，从而促使血小板聚集和血栓素（TXA2）增加，后者可加重蛋白尿和肾损害。

水肿

水肿的出现及其严重程度与低蛋白血症的程度呈正相关。然而例外的情况并不

少见。机体自身具有抗水肿形成能力，其调节机理为：①当血浆白蛋白浓度下降，血浆胶体渗透压下降的同时，组织液从淋巴回流大大增加，从而带走组织液内的蛋白质，使组织液的胶体渗透压同时下降，两者的梯度差值仍保持正常范围。②组织液水分增加，则其静水压上升，可使毛细血管前的小血管收缩，从而使血流灌注下降，减少了毛细血管床的面积，使毛细血管内静水压下降，从而抑制体液从血管内向组织间逸出。③水分逸出血管外，使组织液蛋白浓度下降，而血浆内蛋白浓度上升。鉴于淋巴管引流组织液蛋白质的能力有限，上述体液分布自身平衡能力有一定的限度，当血浆胶体渗透压进一步下降时，组织液的胶体渗透压无法调节至相应的水平，两者间的梯度差值不能维持正常水平，才产生水肿。

大多数肾病综合征水肿患者血容量正常，甚至增多，并不一定都减少，血浆肾素正常或处于低水平，提示肾病综合征的钠潴留，是由于肾脏调节钠平衡的障碍，而与低血容量激活肾素–血管紧张素–醛固酮系统无关。肾病综合征水肿的发生不能仅以一个机理来解释。血容量的变化，仅在某些病人身上可能是造成水钠潴留，加重水肿的因素，但不能解释所有水肿的发生，其真正的形成机制，目前尚未清楚，很可能是与肾内某些调节机制的障碍有关。

高脂血症

肾病综合征时脂代谢异常的特点为血浆中几乎各种脂蛋白成分均增加，血浆总胆固醇（Ch）和低密度脂蛋白胆固醇（LDL–Ch）明显升高，甘油三酯（TG）和极低密度脂蛋白胆固醇（VLDL–Ch）升高。高密度脂蛋白胆固醇（HDL–Ch）浓度可以升高，正常或降低；HDL亚型的分布异常，即HDL3增加而HDL2减少，表明HDL3的成熟障碍。在疾病过程中各脂质成分的增加出现在不同的时间，一般以Ch升高出现最早，其次才为磷脂及TG。除数量改变外，脂质的质量也发生改变，各种脂蛋白中胆固醇/磷脂及胆固醇/甘油三酯的比例均升高。载脂蛋白也常有异常，如ApoB明显升高，ApoC和ApoE轻度升高。脂质异常的持续时间及严重程度与病程及复发频率明显相关，长期的高脂血症可在肾病综合征进入恢复期后持续存在。肾病综合征时脂质代谢异常的发生机理：①肝脏合成Ch、TG及脂蛋白增加。②脂质调节酶活性改变及LDL受体活性或数目改变导致脂质的清除障碍。③尿中丢失HDL增加。在肾病综合征时，HDL的ApoA–Ⅰ可以有50%~100%从尿中丢失，而且患者血浆HDL3增加而HDL2减少，说明HDL3在转变为较大的HDL2颗粒之前即在尿中丢失。肾病综合征患者的高脂血症对心血管疾病发生率的影响，主要取决于高脂血症出现时间的长短、LDL/HDL的比例、高血压史及吸烟等因素的影响。长期的高脂血症，尤其是LDL上升而HDL下降，可加速冠状动脉粥样硬化的发生，增加患者发生急性心肌梗死的危险性。近年来，高脂血症对肾脏的影响已引起了不少学者的重视。脂质引起肾小球硬化的作用已在内源性高脂血症等的研究中得到证实。脂代谢紊乱所致肾小球损伤的发生机理及影响因素较为复杂，可能与下述因素有关：肾小球内脂蛋白沉积、肾小管间质脂蛋白沉积、LDL氧化、单核细胞浸润、脂蛋白导致的细胞毒性致内皮细胞损伤、脂类介质的作用和脂质增加基质合成。

血中其他蛋白浓度改变

肾病综合征时多种血浆蛋白浓度可发生变化。如血清蛋白电泳中 α2 和 β 球蛋白升高，而 α1 球蛋白可正常或降低，IgG 水平可显著下降，而 IgA、IgM 和 IgE 水平多正常或升高，但免疫球蛋白的变化同原发病有关。补体激活旁路 B 因子的缺乏可损害机体对细菌的调理作用，为肾病综合征病人易感染的原因之一。纤维蛋白原、凝血因子 Ⅴ、Ⅶ、Ⅹ 可升高；血小板也可轻度升高；抗凝血酶Ⅲ可从尿中丢失而导致严重减少；C 蛋白和 S 蛋白浓度多正常或升高，但其活性降低；血小板凝集力增加和 β−血栓球蛋白的升高，可能是潜隐的自发性血栓形成的一个征象。

小儿肾病综合征的特征表现

引起小儿肾病综合征的原因很多,感冒时人体内的免疫细胞会吞掉入侵的细菌及病毒，并生成一种抗体而后死亡，达到消灭病菌的功能以确保人体不受影响。儿童因为体质弱体内免疫细胞比正常的人少，所以儿童的免疫功能还不够强，因此免疫细胞有时不但没有吞掉儿童体内的病菌，反而是暂时把病菌包容起来。这就使得儿童体内的病菌抗体与病菌本身结合，形成一种免疫复合物随着血液循环。这种免疫复合物到了儿童的肾脏时，会沉积到肾小球的基底膜，从而对儿童的肾脏产生损害，使大量蛋白随着儿童的尿液流失。最终导致儿童肾病综合征的发生。

单就肾病综合征来说，任何年龄段的人均可发病，但青年和儿童多发。微小病变性肾病综合征的发病年龄多见于 2—6 岁的儿童，且男童多于女童。儿童肾病综合征极易复发和迁延，病程长，通常在感染病菌后 1—4 周发生肾病综合征。一般来说小儿肾病综合征有前期的感染症状，小儿肾病综合征的突出特点是"三高一低"即高度浮肿、高度蛋白尿、高胆固醇血症和低蛋白血症。

在感冒后 1 至 4 周内，儿童下肢、头面、躯干都可有浮肿，特别是在儿童组织疏松的部位更明显。最明显也是最早出现的就是眼睑浮肿，严重的儿童肾病综合征患者皮肤薄而透亮，有胸水、腹水，皮肤稍有损伤便会渗水。

【辅助检查】

怀疑患了肾病综合征时，为明确诊断，应该做的检查为：

尿常规检查 通过尿蛋白定性，尿沉渣镜检，可以初步判断是否有肾小球病变存在。

24 小时尿蛋白定量 24 小时尿蛋白定量超过 3.5 克是诊断的必备条件。

血浆蛋白测定 血浆白蛋白低于 3 克/分升，是诊断的必备条件。

血脂测定 肾病综合征患者常有脂质代谢紊乱，血脂升高。

为了解肾病综合征时肾功能是否受损或受损程度，进一步明确诊断、鉴别诊断，指导、制定治疗方案，估计预后，可视具体情况做如下检查：

肾功能检查 常做的项目为尿素氮、肌酐，用来了解肾功能是否受损及其程度。电解质及二氧化碳结合力测定 用来了解是否有电解质紊乱及酸碱平衡失调，以便及时纠正。

　　血液流变学检查　这种病患者的血液经常处于高凝状态，血液黏稠度增加，此项检查有助于对该情况的了解。

　　可根据需要选用项目　血清补体、血清免疫球蛋白、选择性蛋白尿指数、尿蛋白聚丙烯胺凝胶电泳、尿C3、尿纤维蛋白降解产物、尿酶、血清抗肾抗体及肾穿刺活组织检查等。

【治疗】

（一）引起肾病综合征的原发疾病治疗

　　1.糖皮质激素治疗　糖皮质激素用于肾脏疾病，主要是其抗炎作用。它能减轻急性炎症时的渗出，稳定溶酶体膜，减少纤维蛋白的沉着，降低毛细血管通透性而减少尿蛋白漏出；此外，尚可抑制慢性炎症中的增生反应，降低成纤维细胞活性，减轻组织修复所致的纤维化。糖皮质激素对肾病综合征的疗效反应在很大程度上取决于其病理类型，一般认为只有微小病变肾病的疗效最为肯定。

　　激素的制剂有短效（半衰期6~12小时）：泼尼松龙（20mg）；中效（12~36小时）：泼尼松（5mg）、泼尼松龙（5mg）、甲泼尼松龙（4mg）、氟羟泼尼松龙（4mg）；长效（48~72小时）：地塞米松（0.75mg）、倍他米松（0.60mg）。激素可经胃肠道迅速吸收，故片剂为最常用的剂型。首治剂量一般为泼尼松1mg/(kg·d)，儿童1.5~2mg/(kg·d)。经治疗8周后，有效者应维持应用，然后逐渐减量，一般每1~2周减原剂量10%~20%，剂量越少递减的量越少，速度越慢。激素的维持量和维持时间因病例不同而异，以不出现临床症状而采用的最小剂量为度，以低于15mg/d为满意。在维持阶段有体重变化、感染、手术和妊娠等情况时调整激素用量。经8周以上正规治疗无效病例，需排除影响疗效的因素，如感染、水肿所致的体重增加和肾静脉血栓形成等，应尽可能及时诊断与处理。对口服激素治疗反应不良，高度水肿影响胃肠道对激素的吸收，全身疾病（如系统性红斑狼疮）引起的严重肾病综合征；病理上有明显的肾间质病变，小球弥漫性增生，新月体形成和血管纤维素样坏死等改变的患者，可予以静脉激素冲击治疗。冲击疗法的剂量为甲泼尼松龙0.5~1g/d，疗程3~5天，但根据临床经验，一般选用中小剂量治疗，即泼尼松龙240~480mg/d，疗程3~5天，1周后改为口服剂量。这样既可减少因大剂量激素冲击而引起的感染等副作用，临床效果也不受影响。相应的地塞米松冲击剂量为30~70mg/d，但要注意加重水钠潴留和高血压等副作用。

　　长期应用激素可产生很多副作用，有时相当严重。激素导致的蛋白质高分解状态可加重氮质血症，促使血尿酸增高，诱发痛风和加剧肾功能减退。大剂量应用有时可加剧高血压、促发心衰。激素应用时的感染症状可不明显，特别容易延误诊断，使感染扩散。激素长期应用可加剧肾病综合征的骨病，甚至产生无菌性股骨颈缺血性坏死。

　　2.细胞毒性药物　激素治疗无效，或激素依赖型或反复发作型，因不能耐受激素的副作用而难以继续用药的肾病综合征可以试用细胞毒药物治疗。由于此类药物多有性腺毒性、降低人体抵抗力及诱发肿瘤的危险，因此，在用药指征及疗程上应慎重掌握。如局灶节段性肾小球肾炎对细胞毒药物反应很差，故不应选用。目前临床上常用的此类药物中，环磷酰胺（CTX）和苯丁酸氮介（CB1348）疗效最可靠。CTX 的剂量为 2~3mg/(kg·d)，疗程 8 周，当累积总量超过 300mg/kg 时易发生性腺毒性。苯丁酸氮介 0.1mg/(kg·d)，分 3 次口服，疗程 8 周，累积总量达 7~8mg/kg 则易发生毒性副作用。对用药后缓解又重新复发者多不主张进行第二次用药，以免中毒。对狼疮性肾炎、膜性肾炎引起的肾病综合征，有人主张选用 CTX 冲击治疗，剂量为 12mg~20mg/(kg·次)，每周一次，连用 5~6 次，以后按病人的耐受情况延长用药间隙期，总用药剂量可达 9~12g。冲击治疗目的为减少激素用量，降低感染并发症并提高疗效，但应根据肾小球滤过功能选择剂量或忌用。

3.环孢霉素 A（CyA） CyA 是一种有效的细胞免疫抑制剂，近年已试用于各种自身免疫性疾病的治疗。目前临床上以微小病变、膜性肾病和膜增生性肾炎疗效较肯定。与激素和细胞毒药物相比，应用 CyA 最大优点是减少蛋白尿及改善低蛋白血症疗效可靠，不影响生长发育和抑制造血细胞功能。但此药亦有多种副作用，最严重的副作用为肾、肝毒性。其肾毒性发生率在 20%~40%，长期应用可导致间质纤维化。个别病例在停药后易复发。故不宜长期用此药治疗肾病综合征，更不宜轻易将此药作为首选药物。CyA 的治疗剂量为 3~5mg/(kg·d)，使药物血浓度的谷值在 75~200μg/ml（全血，HPLC 法），一般在用药后 2~8 周起效，但个体差异很大，个别病人则需更长的时间才有效，见效后应逐渐减量。用药过程中出现血肌酐升高应警惕 CyA 中毒的可能。疗程一般为 3~6 个月，复发者再用仍可有效。

4.中医中药综合治疗 由于某些肾病综合征对免疫抑制剂治疗反应不佳，持续地从尿中丢失大量蛋白。对于这些病人除对症治疗外，可试用中药治疗。肾病综合征按中医理论，在水肿期，主要表现为脾肾两虚与水津积聚于组织间质，呈本虚而标实的表现，因而治疗宜攻补兼施，即在温肾健脾的基础上利尿消肿。辨证论治为：①脾肾阳虚型，治则以温肾实脾，兼以利水。方药可用真武汤、济生肾气丸加减。②脾肾气虚型：治则为益气健脾温肾，方药可用实脾饮或防己茯苓汤合参苓白术散加减。③肾阴阳俱虚：治则为阴阳双补，方剂可用济生肾气丸、地黄饮子加减。

（二）对症治疗

1.低白蛋白血症治疗

（1）饮食疗法：肾病综合征患者通常是负氮平衡，如能摄入高蛋白饮食，则有可能转为正氮平衡。但肾病综合征患者摄入高蛋白会导致尿蛋白增加，加重肾小球损害，而血浆白蛋白水平没有增加。因此，建议每日蛋白摄入量为 1g/kg，再加上每日尿内丢失的蛋白质量，每摄入 1g 蛋白质，必须同时摄入非蛋白热卡 138kJ（33kcal）。供给的蛋白质应为优质蛋白，如牛奶、鸡蛋和鱼、肉类。

（2）静脉滴注白蛋白：由于静脉输入白蛋白在 1~2 天内即经肾脏从尿中丢失，而且费用昂贵。另外大量静脉应用白蛋白有免疫抑制、丙型肝炎、诱发心衰、延迟缓解和增加复发率等副作用，故在应用静脉白蛋白时应严格掌握适应证：①严重的全身水肿，而静脉注射呋塞米不能达到利尿效果的患者，在静脉滴注白蛋白以后，紧接着静脉滴注呋塞米（呋塞米 120mg，加入葡萄糖溶液 100~250ml 中，缓慢滴注

1 小时），常可使原先对呋塞米无效者仍能获得良好的利尿效果。②使用呋塞米利尿后，出现血浆容量不足的临床表现者。③因肾间质水肿引起急性肾功能衰竭者。

2.水肿的治疗

（1）限钠饮食：水肿本身提示体内钠过多，所以肾病综合征患者限制食盐摄入有重要意义。正常人每日食盐的摄入量为 10g（含 3.9g 钠），但由于限钠后病人常因饮食无味而食欲不振，影响了蛋白质和热量的摄入。因此，限钠饮食应以病人能耐受，不影响其食欲为度，低盐饮食的食盐含量为 3~5g/d。慢性患者，由于长期限钠饮食，可导致细胞内缺钠，应引起注意。

（2）利尿剂的应用：按不同的作用部位，利尿剂可分为：①袢利尿剂：主要作用机制是抑制髓袢升支对氯和钠的重吸收，如呋塞米和布美他尼（丁脲胺）为最强有力的利尿剂。剂量为呋塞米 20~120mg/d，丁脲胺 1~5mg/d。②噻嗪类利尿剂：主要作用于髓袢升支厚壁段（皮质部）及远曲小管前段，通过抑制钠和氯的重吸收，增加钾的排泄而达到利尿效果。双氢氯噻嗪的常用剂量为 75~100mg/d。③排钠潴钾利尿剂：主要作用于远端小管和集合管，为醛固酮拮抗剂。安体舒通常用剂量为 60~120mg/d，单独使用此类药物效果较差，故常与排钾利尿剂合用。④渗透性利尿剂：可经肾小球自由滤过而不被肾小管重吸收，从而增加肾小管的渗透浓度，阻止近端小管和远端小管对水钠的重吸收，以达到利尿效果。低分子右旋糖酐的常用剂量 500ml/2~3d，甘露醇 250ml/d，注意肾功能损害者慎用。肾病综合征患者的利尿药物首选呋塞米，但剂量个体差异很大；静脉用药效果较好，方法：将 100mg 呋塞米加入 100ml 葡萄糖溶液或 100ml 甘露醇中，缓慢静滴 1 小时；呋塞米为排钾利尿剂，故常与螺内酯合用。呋塞米长期应用（7~10 天）后，利尿作用减弱，有时需加剂量，最好改为间隙用药，即停药 3 天后再用。建议对严重水肿者选择不同作用部位的利尿剂联合交替使用。

3.高凝状态治疗

肾病综合征患者由于凝血因子改变处于血液高凝状态，尤其当血浆白蛋白低于 20~25g/L 时，即有静脉血栓形成可能。目前临床常用的抗凝药物有：

（1）肝素：主要通过激活抗凝血酶Ⅲ（ATⅢ）活性。常用剂量 50~75mg/d 静滴，使 ATⅢ活力单位在 90%以上。有文献报道肝素可减少肾病综合征的蛋白尿和改善肾功能，但其作用机理不清楚。值得注意的是肝素（MW65600）可引起血小板聚集。目前尚有小分子量肝素皮下注射，每日一次。

（2）尿激酶（UK）：直接激活纤溶酶原，导致纤溶。常用剂量为 2~8 万 U/d，使用时从小剂量开始，并可与肝素同时静滴。监测优球蛋白溶解时间，使其在 90~120 分钟之间。UK 的主要副作用为过敏和出血。

（3）华法林：抑制肝细胞内维生素 K 依赖因子Ⅱ、Ⅶ、Ⅸ、Ⅹ的合成，常用剂量 2.5mg/d，口服，监测凝血酶原时间，使其在正常人的 50%~70%。

（4）双嘧达莫：为血小板拮抗剂，常用剂量为 100~200mg/d。一般高凝状态的静脉抗凝时间为 2~8 周，以后改为华法林或双嘧达莫口服。

有静脉血栓形成者：①手术移去血栓。②介入溶栓。经介入放射在肾动脉端一次性注入 UK24 万 U 来溶解肾静脉血栓，此方法可重复应用。③全身静脉抗凝。即肝素加尿激酶，疗程 2~3 个月。④口服华法林至肾病综合征缓解以防血栓再形成。

4.高脂血症治疗

肾病综合征患者，尤其是多次复发者，其高脂血症持续时间很长，即使肾病综合征缓解后，高脂血症仍持续存在。近年来认识到高脂血症对肾脏疾病进展的影响，而一些治疗肾病综合征的药物如：肾上腺皮质激素及利尿药，均可加重高脂血症，故目前多主张对肾病综合征的高脂血症使用降脂药物。可选用的降脂药物有：①纤维酸类药物（fibric acids）：非诺贝特（fenofibrate）每日 3 次，每次 100mg，吉非贝齐（gemfibrozil）每日 2 次，每次 600mg，其降血甘油三酯作用强于降胆固醇。此药偶有胃肠道不适和血清转氨酶升高。②Hmg-CoA 还原酶抑制剂：洛伐他汀（美降脂），20mgBid，辛伐他汀（舒降脂），5mg Bid；此类药物主要使细胞内 Ch 下降，降低血浆 LDL-Ch 浓度，减少肝细胞产生 VLDL 及 LDL。③血管紧张素转换酶抑制剂（ACEI）：主要作用有降低血浆中 Ch 及 TG 浓度；使血浆中 HDL 升高，而且其主要的载脂蛋白 ApoA-Ⅰ和 ApoA-Ⅱ也升高，可以加速清除周围组织中的 Ch；减少 LDL 对动脉内膜的浸润，保护动脉管壁。此外 ACEI 尚可有不同程度降低蛋白尿的作用。

5.急性肾衰治疗

肾病综合征合并急性肾衰时因病因不同则治疗方法各异。对于因血流动力学因素所致者，主要治疗原则包括：合理使用利尿剂、肾上腺皮质激素、纠正低血容量和透析疗法。血液透析不仅控制氮质血症、维持电解质酸碱平衡，且可较快清除体内水分潴留。因肾间质水肿所致的急性肾衰经上述处理后，肾功能恢复较快。使用利尿剂时需注意：①适时使用利尿剂：肾病综合征伴急性肾衰有严重低蛋白血症者，在未补充血浆蛋白就使用大剂量利尿剂时，会加重低蛋白血症和低血容量，肾功能衰竭更趋恶化。故应在补充血浆白蛋白后（每日静脉用 10~50g 人体白蛋白）再予以利尿剂。但一次过量补充血浆白蛋白又未及时用利尿剂时，又可能导致肺水肿。②适当使用利尿剂：由于肾病综合征患者有相对性血容量不足和低血压倾向，此时用利尿剂应以每日尿量 2000~2500ml 或体重每日下降在 1kg 左右为宜。③伴血浆肾素水平增高的患者，使用利尿剂血容量下降后使血浆肾素水平更高，利尿治疗不但无效反而加重病情。此类患者只有纠正低蛋白血症和低血容量后再用利尿剂才有利于肾功能恢复。

肾病综合征合并急性肾衰一般均为可逆性，大多数患者在治疗下，随着尿量增加，肾功能逐渐恢复。少数病人在病程中多次发生急性肾衰也均可恢复。预后与急性肾衰的病因有关，一般来说急进性肾小球肾炎、肾静脉血栓形成预后较差，而单纯与肾病综合征相关者预后较好。

【护理】

肾病综合征的护理应注意以下几个方面：

（1）心理护理：病人常有恐惧、烦躁、忧愁、焦虑等心理失调表现，这不利于疾病的治疗和康复。护理者的责任心，热情亲切的服务态度，首先给病人安全和信赖感，进而帮助他克服不良的心理因素，解除其思想顾虑，避免情志刺激，培养乐观情绪。《素问·汤液醪醴论》云："精神进，意志治，病可愈。"要做好卫生宣教，预防疾病的复发。

(2) 临床护理：如水肿明显、大量蛋白尿者应卧床休息；眼睑面部水肿者枕头应稍高些；严重水肿者应经常改换体位；胸腔积液者宜半卧位；阴囊水肿者宜用托带将阴囊托起。同时给高热量富含维生素的低盐饮食。在肾功能不全时，因尿素氮等代谢产物在体内潴留，刺激口腔黏膜易致口腔溃疡，应加强卫生调护，用生理盐水频漱口，保持室内空气新鲜，地面用 84 液消毒，每日 1 次，并减少陪人等。

(3) 药物治疗的护理：用利尿剂后，应观察用药后的反应，如病人的尿量、体重、皮肤的弹性。用强效利尿剂时，要观察病人的循环情况及酸碱平衡情况；在用激素时，应注意副作用，撤药或改变用药方式不能操之过急，不可突然停药，做好调护，可促进早日康复。

肾病综合征的情志护理：

肾病综合征 (NS) 是一临床症候群，分为原发与继发两大类，皆由肾小球疾病引起。肾病综合征是一种免疫性疾病，免疫介导和炎症损伤在其发病中起主要作用。在致病因素作用下，引起患儿免疫功能异常、细胞因子产生及免疫调节失衡，而造成肾小球基膜损伤病变，以致通透性增高，出现大量蛋白尿。

情志护理 祖国医学认为："人是一个有机的整体，人的情志意识是随着形体的产生而诞生的。"意识、精神与健康密切相关，情志刺激，可使正气内虚，招致外邪致病，而心 情舒畅，精神愉快则气机调畅。气血平和，有利于恢复健康，本病病程较长，极易复发，病人多有焦虑、恐惧等。我们要针对不同病人的心理状态，多与其交谈，因势利导、消除病人的顾虑，使其正确认识和对待疾病，正如《素问、上古天真论》中说："精神内守、病从安来"，使病人保持良好心态，以达到调畅情志，增加气机功能，利于疾病的康复。

第三节　肾盂肾炎

肾盂肾炎是指有非特异病原体直接侵袭肾盂、肾盏黏膜和肾小管、肾间质的感染性炎症。肾盂肾炎为尿路感染的常见类型，上行感染是最为常见的感染途径，致病菌以大肠杆菌多见，发病率女性远高于男性。肾盂肾炎可分为急、慢性，前者起病急骤，表现为尿路刺激症状（尿频、尿急、尿痛）和发热、全身不适等急性感染症状；后者急性发作时刻类似于急性肾盂肾炎，但通常症状较轻而不典型，临床表现复杂多样，并可逐渐发展成为慢性肾功能衰竭。肾盂肾炎可通过尿常规检查，清洁中段尿细菌培养和菌落计数、血清学检查、影像学检查等确诊。治疗原则为控制感染、去除疾病的诱发因素、提高机体抵抗力。

【临床表现】

有间断反应出现尿路刺激症状，一般较轻，不如急性肾盂肾炎明显，常伴有乏力、食欲不振、腰酸痛，可有低热或无发热。晚期可因肾功能损害而出现头晕、头痛、恶心、呕吐等尿毒症症状。亦可出现多尿、夜尿增多、低血钾、低血钠或慢性肾小管性酸中毒。部分患者病情隐袭或不典型，宜注意（二）清洁中段尿细菌培养及菌落计数的结果判断

【辅助检查】

（1）尿常规：尿蛋白一般为微量或少量。若尿蛋白>3.0/24小时，则提示非本病的可能。尿沉渣可有少量红细胞及白细胞。若发现白细胞管型有助于诊断，但非本病所特有。

（2）尿培养：同急性肾盂肾炎，但阳性率较低，有时需反复检查方可获得阳性结果。阴性尿细菌培养患者中约有20%可找到原浆型菌株，此系致病菌在抗菌药物、抗体等作用下，为了适应不良的环境而求得生存的一种变异能力，胞膜虽破裂，但原浆质仍在，一旦环境有利即可重新繁殖。膀胱灭菌后尿培养及尿液抗体包裹细菌检查阳性时，有助本病诊断，据此可与膀胱炎相鉴别。

（3）肾功能检查：通常有肾小管功能减退（尿浓缩功能减退，酚红排泄率降低等），可有尿钠、尿钾排出增多，代谢性酸中毒；尿少时血钾可增高。晚期出现肾小球功能障碍、血尿素氮及肌酐增高，并导致尿毒症。

（4）X线造影：可见肾盂肾盏变形，明影不规则甚至缩小。

【治疗】

（一）一般治疗

目的在于缓解症状，防止复发，减少肾实质的损害。应鼓励患者多饮水，勤排尿，以降低髓质渗透压，提高机体吞噬细胞功能，冲洗掉膀胱内的细胞。

通常应鼓励患者多饮水、勤排尿，以降低髓质渗透压，提高机体吞噬细胞功能。有发热等全身感染症状应卧床休息。服用碳酸氢钠1g，每日3次，可碱化尿液，减轻膀胱刺激刺激症状，并对氨基糖甙类抗生素、青霉素、红霉素及磺胺等有增强疗效作用，但可使四环素、呋喃咀啶的药效下降。有诱发因素者应治疗，如肾结石、输尿管畸形等。抗感染治疗最好在尿细菌培养及药物敏感试验下进行。

（二）抗感染治疗

1.急性肾盂肾炎 因引起尿路感染的主要细菌是革兰阴性菌，其中以大肠杆菌为主。初发的急性肾盂明炎可选用复方磺胺甲恶唑（SMZ-TMP）2片，日2次，或吡哌酸0.5g，日3~4次，诺氟沙星0.2g，日3次，疗程7~14天。感染严重有败血症者宜静脉给药。根据尿培养结果选用敏感药物。如头孢哌酮，阿米卡星毒素对葡萄球菌、克雷伯菌、变形杆菌，绿脓杆菌、大肠杆菌的敏感率均在90%以上。前者1~2g，每8~12小时1次，后者0.4g，每8~12小时1次。氟喹诺酮类药物对变形杆菌、

枸橼酸杆菌及克雷伯菌敏感率在 80%以上。哌拉西林、氨苄西林、呋喃妥因对 D 群肠球菌 100%敏感。用法，前二者 1~2，每 6 时 1 次；后者 0.1g，日 3 次。真菌感染用酮康唑 0.2g，日 3 次。或氟康唑 50mg，日 2 次。

新生儿，婴儿和 5 岁以下的幼儿急性肾盂肾炎多数伴有泌尿道畸形和功能障碍，故不易根除，但有些功能障碍如膀胱输尿管反流可随年龄增长而消失。一次性或多次尿感在肾组织中形成局灶性疤痕，甚至影响肾发育，近年来主张用药前尽可能先做中段尿细胞培养，停药后第 2、4、6 周应复查尿培养，以期及时发现和处理。

2.慢性肾盂肾炎 急性发作者按急性肾盂肾炎治疗，反复发作作者应通过尿细菌培养并确定菌型，明确此次再发是复发或重新感染。

复发：指治疗后菌株转阴性，但在停药后的 6 周内再发，且致病菌和先前感染的完全相同。复发的常见原因有①尿路解剖上或功能上异常，引起尿流不畅。可通过静脉肾盂造影或逆行肾盂造影以明确之，如有明显解剖异常情况存在，需手术加以纠正。如果梗阻因素难以解除，则根据药敏选用恰当抗菌药治疗 6 周。②抗菌药选用不当或剂量和疗程不足，常易复发，可按药敏选择用药，治疗 4 周。③由于病变部位瘢痕形成，血流量差，病灶内抗菌药浓度不足，可试用较大剂量杀菌类型抗菌药治疗如先锋霉素、氨苄西林、羟苄西林、乙基因梭霉素等，疗程 6 周。

一年内如尿感发作在 3 次或 3 次以上的者又称复发性尿感，可考虑长程低剂量治疗。一般选毒性低的抗菌药物，如复方磺胺甲恶唑或呋喃妥因每晚一粒，服用 1 年或更长，约 605 患者菌尿转阴。男性因前列腺炎引起复发者，宜同时治疗慢性前列朱炎，选用脂溶性抗菌药物如复方磺胺甲恶唑；环内沙星 0.5g，日 2 次；利福平 0.45~0.6g，顿服，疗程宜长达 3 月。必要时手术切除病变（增生、肿瘤）前列腺。

如果经两个疗程的足量抗菌治疗后，尿菌仍持续阳性，可考虑长程低剂量治疗。一般采用复方新诺明或呋喃叮每晚一次，可以服用 1 年或更长，约 60%患者菌转阴。

再感染：指菌尿转阴后，另一种与先前不同的致病菌侵入尿路引起的感染，一般在菌尿转阴 6 周后再发。妇女的尿感再发，85%是重新感染，可按首次发作的治疗方法处理，并嘱患者重视尿感的预防。同时应全面检查，有无易感因素存在，予以去除。

【护理】

1.鼓励患者急性期卧床休息，多喝水，必要时输液，保证每日尿量在 1 500ml以上。

2.膀胱刺激症状明显者，可给予碳酸氢钠碱化尿液；膀胱解痉药，如膀胱灵等也可缓解该症状。

3.患者若肾区疼痛明显，可嘱其卧床休息，采取屈曲位以缓解疼痛。

4.体温过高时可采取物理降温，必要时给予药物处理。

（侯朝军 冯娟 刘莉 孙秀云）

第六章 神经内科
常见疾病诊疗与护理

第一节 病史与症状

在脑血管病诊断中，病史采集及症状的认识是十分重要的步骤。许多情况下，临床诊断可以据此基本确立，尤其对中医辨证论治十分重要。

一、病史采集

病史采集是通过直接调查知情人，了解与本病有关的情况，从而为诊断提供依据。当脑血管病早期，病人可能仅有自觉症状，通过询问病史可以直接获得患病线索。相反如病史不确切，常会导致漏诊或误诊。通过询问病史，不仅可以全面地了解疾病的发生、发展变化、诊治过程、以往健康状况等有关内容，而且通过亲自与病人交谈，可以取得病人信任，进而了解病人的思想情绪，对做好病人思想工作，清除不必要的思想顾虑，树立战胜疾病的信心，具有重要意义。对意识不清的病人，可询问了解病情的陪诊者，对诊断的确立也有重要意义，待病人情况好转或意识清醒后，再直接询问病人加以补充。

对脑血管病人的病史采集，应侧重于神经系统的症状，但不应忽略其他系统的伴随症状。由于病人对自己的疾病了解最真实，应耐心倾听病人的诉述，并可根据病人的述说进行必要的提问，注重启发，切忌暗示，让病人充分表达疾病的真实情况。病史采集常包括以下内容：

（一）一般项目 主要包括姓名、性别、年龄、民族、籍贯、住址、职业、婚姻、就诊或入院日期、病史记录时间、病史陈述者等。病史提供者若非病者本人，应注明其与病人的关系及对病情了解的可靠程度。一般项目有时对病情诊断起重要作用。如以年龄为例，年轻者急性脑血管病多见于蛛网膜下腔出血和脑栓塞，年老者则多见于脑出血和脑血栓形成。

（二）主诉 (chief comploints) 是病人就医的最明显的主观症状及主要原因。记载主诉要简明扼要，包括病人感觉最痛苦的一个或数个主要症状，或最明显的体征及其性质与持续的时间。

（三）现病史 (present illness) 是病史的重要组成部分，应紧扣主诉中的主要症状和病程时间进行叙述。包括脑血管病的最初症状，即从发病至本次就诊时疾病的发生、发展及变化的全过程。其主要内容有以下几方面：

1.发病情况 有发病的时间、地点、环境、发病的急缓、发病的诱因或原因、主要症状的部位、性质、持续时间、程度等。了解发病情况，有助于对发病原因的探讨和定性诊断。如在急性脑血管病中，以脑栓塞发病最为急骤，其次是脑出血、蛛网膜下腔出血，脑血栓形成发病相对缓慢。通常脑出血发病时症状较重。

2.病情演变和诊治过程 病情是进行性还是间歇性，主要症状的演变是进行性加重还是逐渐好转，以及使之加重或好转的因素。患者诊治过程，包括曾在何处诊断，诊为何病，曾做过的治疗及疗效。

3.其他情况 在描述现病史时，还要注意了解其他伴随症状及一般情况，如精神状态、发热、出汗、呼吸、乏力、食欲、睡眠、大小便等。

(四) 过去史 (Pasthistory) 包括病人过去的健康状况以及患过的疾病。为了防止遗漏，可按各系统疾病予以询问。要重点记录主要的病情经过，当时的诊治情况，以及并发症和后遗症。尤其应注意了解与现病有关的疾病史的情况。

(五) 个人史 (Personal history) 包括家庭环境、个人主要经历、生活习惯、有无烟酒嗜好以及出生地、居住地、曾去过的地区和与发病有关的职业、工种、劳动环境、劳动条件等。

(六) 婚姻史 (Marital history) 包括是否结婚、结婚年龄、爱人健康状况等。

(七) 月经及生育史 (Menstrual and} tor-e children history) 月经史包括月经初潮年龄、月经周期和经期天数。经血性质、有无痛经、末次月经日期、闭经日期、绝经年龄及更年期情况。对月经情况可按下列格式书写：

$$初潮年龄 \frac{经行天数}{月经间隔天数} 末次月经时间$$

生育史包括妊娠及生育次数、年龄、人工或自然流产次数以及有无死产、异常生产及妊娠与生产合并症等，胎儿发育情况。

(八) 家族史 (Family history) 包括询问病人的父母、兄弟、姊妹及子女的健康情况。特别应注意家族中有无遗传疾病，有无高血压病、动脉硬化、冠心病等与脑血管病有关的疾病史，对死亡者应了解其死亡的原因及年龄。

二、常见症状

脑血管病的症状多种多样，几乎包括各种原因导致的神经系统临床症状的全部，不同的症状对脑血管病类型的诊断非常重要。最常见的症状主要有：

(一) 头痛 是脑血管病常见症状。脑血管病引起头痛的主要原因有：①颅底Willis环及其主要分支被牵拉、扭曲、扩张或伸展；②颅内大静脉窦及其引流静脉被牵拉或移位；③硬脑膜被牵拉、移位或受刺激；④感觉颅神经及第1~3颈神经被压迫、牵拉或受刺激；⑤头部及颈部肌肉持久收缩。

天幕上病变导致痛觉敏感结构受刺激时，疼痛发生于额颞区或前头区，多由三叉神经传导。天幕下结构有病变时，疼痛发生于枕区，枕下区及上颈区，多由迷走神经及第 1~3 颈神经传导。脑血管病引起头痛常见于以下几种情况：

1.颅内出血 头痛常为发病的主要症状，尤其蛛网膜下腔出血，头痛更为常见。常为弥漫性剧烈头痛，以枕部为重，并沿颈项向下放射，出现颈项强直，可持续数周或数月。

2.脑缺血缺氧 由于脑内动脉供血不足可引起头痛。常为全头疼痛，呈持续性胀痛。体位对头痛无明显影响。

3.高血压脑病 高血压病本身即可引起头痛，多位于枕、颞部，早上醒来时头痛重，头部低俯或屏气时头痛加剧。高血压脑病头痛是突出的症状，呈持续满头痛，头痛与血压有直接关系，控制高血压后，头痛即缓解。

4.血管性头痛 由颅内血管舒缩障碍，使 5-羟色胺、缓激肽、游离脂肪酸的变化引起。头痛多反复发作，发作时可有先兆症状及伴随症状，发作间歇期常正常。

5.颅内压增高 当脑血管病变使颅内压增高到 1.96kPa（200mmH$_2$O）时，则引起头痛。头痛多位于头颅深部，前额和后枕明显，呈持续性钝痛，一般早晨头痛重，咳嗽、喷嚏时加剧。久而影响视力，甚至视盘水肿或视神经萎缩。

6.颈性头痛 由于颈椎病变，导致椎一基底动脉供血不足时可引起头痛，头痛多位于枕部或枕下部，头痛呈牵拉痛、刺痛或钝痛，并向同侧前额及眼部扩散，头痛与头颈姿势有关。

（二）眩晕 是一种机体对空间关系的感觉障碍和平衡感觉障碍。表现为一种自身或客观的旋转感，有直线运动感（升降感、倾斜感），不稳或头重脚轻的感觉，眩晕症状出现时，常伴有平衡失调、站立不稳、眼球震颤、指物偏向、倾倒、恶心、呕吐、面色苍白、出汗、血压和脉搏的改变。

在脑干基底动脉分支的深穿支较小，内听动脉的迷路支和小脑前下动脉及小脑后下动脉都是终末动脉，而前庭神经在脑干部是最大的核，所以脑血管腔突然的改变，即使是微小的改变，或因血压下降为可影响到动一静系统的功能时，都可使前庭神经核受到影响，引起眩晕。小脑蚓部的结节和绒球部在发生上是前庭核的一部分，颞叶病变可直接影响到前庭神经核，故上述部位病变时，均可引起眩晕。

（三）晕厥 是一过性的意识障碍，是常见的脑血管病症状，特别常见于短暂性脑缺血发作（TIA）。原因是一时性或广泛性脑供血不足，导致大脑代谢的障碍，使大脑皮层处于高度抑制而突然引起全身肌肉瘫软、不能站立，以致伴有短暂意识障碍。晕厥发作只有在大脑从原来供氧丰富的情况下，突然陷入缺氧状态时才会发生。晕厥开始前常有预兆，如异常感觉、眩晕、视力模糊、耳鸣、恶心，甚至呕吐，有时面色苍白、出冷汗，然后意识丧失。意识丧失可几秒钟、几分钟乃至更长。晕厥时病人多半卧位，全身肌肉无力，一般无尿失禁，脉搏微弱、血压下降、呼吸浅弱。随后诸症好转，意识逐渐恢复，并感全身乏力疲劳。

晕厥临床上应注意与癫痫、眩晕、癔症等相鉴别。

（四）意识障碍 意识是指人们对自身状态和周围环境的知觉状态，意识障碍即这种知觉能力的障碍。正常人意识清醒，而意识清醒状态的维持，需要正常的大脑皮质及脑干网状结构不断地将各种内外感觉冲动经丘脑广泛地投射到大脑皮质（即上行激活系统）。若弥漫性大脑皮质或脑干网状结构发生损害或功能抑制时，都可引起意识障碍。意识障碍是脑血管病的常见症状。意识障碍的发生与脑血管病性质、病灶部位关系密切。脑出血常较脑梗死发生意识障碍多见；幕下病变常较幕上病变多见；病变靠近脑中线结构，意识障碍多见，并且程度较重。

1.意识障碍的程度 临床上一般以下面几个名称来描述意识障碍的程度：

（1）嗜睡（somnolence）：是意识障碍的早期表现，主要是意识清晰度水平的降低，精神萎靡，动作减少。患者处于病理性持续睡眠状态，能被轻度刺激或语言唤醒，醒后能正确回答问题，但反应较迟钝，回答简单而缓慢。刺激停止后又再入睡。

（2）意识模糊（Confusion）：是较嗜睡为深的一种意识障碍，患者有定向障碍，思维和语言不连贯，可有错觉与幻觉、躁动不安、谵语或精神错乱。

（3）昏睡（Stupor）：是接近于不省人事的意识状态，患者处于熟睡，不易唤醒。虽在强烈刺激下可被唤醒，但很快又再入睡。醒时答话含糊，或答非所问，自发性语言少。

（4）昏迷（coma）：昏迷是意识障碍最严重的阶段，也是病情危急的信号。按其程度大致可区分为：

浅昏迷：意识大部丧失，无自主运动，对声、光刺激无反应，对疼痛刺激尚可出现痛苦的表情或肢体退缩等防御反应。角膜反射、瞳孔对光反射、眼球运动、吞咽反射、腱反射等可存在，生命征多无明显改变。

深昏迷：意识全部丧失，强刺激也不能引起反应。肢体常呈弛缓状态。深浅反射均消失。偶有深反射亢进与病理反射出现。机体仅能维持呼吸与血循环功能。

此外还有一种兴奋性增高为主的高级神经中枢急性活动失调状态，称为谵妄（delirium）。临床上表现为意识模糊，定向力丧失，幻觉、错觉、躁动不安、言语杂乱。另一种称为木僵状态，表现为精神和躯体活动减少至最低限度，许多刺激不能进入，巨大声响可引起无语言反应，慢而不适当，腱反射无变化。常见震颤、抽动、不停地或刻板式运动，抓握反射及吸吮反射。

2.特殊类型的意识障碍：

（1）去大脑皮层状态（Apallic state）：是大脑皮层广泛病变引起，意识活动缺失，而皮质下机能保存。又称醒状昏迷（Come vigile）、假性昏迷（Pseudo come）、失外套症候群（Dasappalische synclrome）。临床上貌似清醒，但无意识活动，缺乏知觉、思维、情感、意志活动。可睁眼，眼球也可活动。对外界刺激无反应。虽有睡眠和觉醒节律，但更替时间无规律。可有不自主的咀嚼运动、噘嘴反射、强握反射、植物神经功能障碍（两便失禁、腺体分泌亢进）。身体姿势为上肢屈曲，下肢伸性强直，称去皮质强直。

（2）无动性缄默症（Akinetic mutism）：又称睁眼昏迷（coma vigil）、瞪目昏迷、醒状昏迷，为脑干上部或丘脑的网状激活系统损害，而大脑半球及其传出通路则无病变。表现为缄默不语、四肢不动的特殊意识障碍。病人能注视检查者或周围人，貌似觉醒，但不能言语，不能活动，大小便失禁，肌肉松弛，无锥体束征。对疼痛刺激有逃避反应，存在睡眠醒觉周期。

（3）闭锁综合征（Locked-in syndrome）：又称去传出状态（deefferented state），见于脑桥基底部病变，如脑血管病。患者四肢及脑桥以下脑神经均瘫痪，而大脑半球及脑干被子盖部的网状激活系统无损害。所以患者意识多完全清醒，能理解语言，仅能以眼球上下运动示意与周围环境建立联系。但因身体不能动，无自发语言，会被误认为昏迷。

（4）持续植物状态（Persisten tvegetative State）：是严重的脑部损害所致。无高级神经活动，智能活动完全丧失。眼球无目的地活动、不说话、不理解别人的语言，把食物给病人放入口中可以吞咽。

（五）言语障碍 言语障碍分为失语和构音困难。失语又分为：①运动性失语：能理解别人的语言，但不能回答，病变在额下回后份。②感觉性失语：不能理解别人的语言，也不能用语言表达自己的感情，病变在颞上回后份。构音困难则表现为吐字吃力，发音不清，病变在延髓。如呈爆发性言语，则病变在小脑。

（六）面神经麻痹 脑血管病变，发生在内囊等部位则可出现中枢性面瘫，表现为病灶对侧下部面肌瘫痪，即鼻唇沟变浅，口角下垂，露齿无力，但抬额、皱眉、闭眼尚好。如病变发生在脑桥、小脑脑桥角等处，则表现为周围性面瘫，即病灶同侧面肌均瘫痪。

（七）吞咽麻痹 可有吞咽困难，也可伴有声音嘶哑、构音困难，多与舌咽、迷走神经有关。舌咽、迷走神经核以上病变为中枢性吞咽麻痹；核以下病变为周围性。多见于两侧半球脑血管病变、椎一基底动脉病变和小脑后下动脉血栓形成等。

（八）感觉障碍 感觉障碍系指深浅感觉和皮层感觉的减退或消失。常见感觉障碍类型有：

1.感觉消失 所有感觉均丧失。

2.感觉减退 感觉减弱或不完全感觉丧失。

3.感觉过敏 轻度刺激即有明显疼痛，示感觉神经系统有刺激性病变。

4.感觉过度 刺激达一定程度才能有感觉，且异常强烈，呈爆发性疼痛和异常不适。

5.感觉异常 未受刺激出现异常感觉，如麻木感、蚁行感、冷热感、刺痛感、灼热感等。

6.自发性疼痛 未受刺激即自发感觉疼痛难忍，如丘脑病变可引起对侧肢体自发性疼痛。

（九）瘫痪 瘫痪也称麻痹，即肌肉失去收缩能力，使随意运动发生障碍，是脑血管病的常见症状，且多为中枢性瘫痪，表现为肌张力增高，腱反射亢进及病理反射出现。但脑出血等由于上下运动神经元遭受强烈而突发的打击和破坏，出现超级抑制，则呈脊髓休克状态，表现为周围性瘫痪的症状，即肌张力减低，腱反射消失、无病理征。休克期一般为1~2周。以后随病情好转，休克症状可逐渐解除。如休克期呈持续存在，说明脑组织破坏严重，预后较差。

临床上按运动障碍的分布可分为：单瘫，即一个肢体运动障碍；偏瘫，即一侧半身运动障碍；截瘫，即两下肢运动障碍；四肢瘫，即两侧上下肢运动障碍；交叉瘫，即一侧颅神经麻痹和对侧上下肢瘫痪。脑血管病常可发生以上瘫痪，但以偏瘫最多见。

（十）癫痫 发作癫痫是由于脑部兴奋性过高的神经元的过量放电而引起的阵发性大脑功能紊乱，其临床表现可能是抽搐性的，也可能是感觉、意识、行为等障碍的表现形式，具体症状根据所牵涉的神经元的部位、范围及其功能而定。一般有大发作、小发作、局限性发作、精神运动性发作、内脏性发作及癫痫持续状态等。在老年发作癫痫中，急性脑血管病是常见的原因。可由于脑缺血或局部刺激引起。有些病人在发生脑动脉血栓形成或脑出血时发生癫痫，更多的则是在中风以后数月至一年内逐渐发生，与中风病情轻重程度关系不大。癫痫的发作多呈局限性，常伴有偏瘫或原有偏瘫加重，但很快缓解，高血压脑病和脑栓塞时常有癫痫发作，脑动脉静脉瘘性血管畸形发生癫痫，常伴有蛛网膜下腔出血。

（十一）痴呆 痴呆即智能障碍，脑血管病变常可使大脑广泛性缺血或坏死，有的形成脑萎缩。表现为头痛、头晕、健忘、烦躁不安、耳鸣、耳聋、失眠、注意力不集中、思维能力减退、工作能力下降、情感多变。脑血管病反复多次发作，智力障碍越来越重，最后呈严重痴呆，生活不能自理，甚至亲朋好友完全不能认识。

第二节　神经系统损害的定位诊断

脑血管病发生后，不同程度损伤了脑组织，因而会出现相应的神经体征。神经体征表现往往多种多样，尽管 CT、MRI 等先进检查手段，对神经系统病变诊断显示了强大的优势，但根据神经体征做出初步定位诊断，仍是不可代替的基本方法。而且 CT 等检查仍要依赖这种基本方法，才能更完善地发挥其作用。本节主要将根据脑血管病所影响脑组织的部位和系统所表现的神经体征进行定位的诊断方法分述如下。

一、感觉系统损害的定位诊断

（一）末梢型感觉障碍脑干附近的病变可累及传入的三叉神经感觉纤维，出现三叉神经分布区的感觉障碍。

（二）半身感觉障碍：

1.脑干病变 脑血管病变发生在脑干，尤其脑桥病变时，可出现交叉性感觉障碍，即病灶同侧面部感觉障碍和对侧偏身感觉障碍。

2.丘脑病变 当小的血管性病灶累及丘脑外侧后腹核时，即产生对侧的丘脑综合征。表现为对侧半身感觉异常或对侧半身疼痛，特点是呈自发的丘脑性疼痛或刺激诱发的感觉过度。

3.内囊病变 主要表现为三偏症状，即对侧半身瘫痪、感觉障碍和对侧的同向偏盲。

4.大脑皮层后中央回病变 大脑皮层的感觉分析器比较分散，根据病灶侵犯的部位，则在相应的身体部位产生感觉障碍。如病变在中央后回的下部，则对侧头面部出现感觉障碍；如病变在中部，则对侧躯干和上肢出现感觉障碍；如在上部，则对侧下肢出现感觉障碍，皮层感觉区与精细感觉功能有关，是一种需要比较及判断的复合感觉（即空间的区别，重量的比较，触觉定位、大小及形态的识别，温度的差别等）。破坏性病变时，对侧身体某部位发生复合感觉障碍。刺激性病变时，对侧身体某部位发生感觉异常，并向邻区扩散，导致感觉性癫痫，也可扩散到运动区引起全身癫痫发作。

偏身感觉障碍有一部分是属功能性的，其特点是：①痛觉障碍最明显；②感觉障碍沿正中线，因为感觉神经纤维总是越过中线一部分，两侧发生适当交叉，若器质性病变引起的感觉障碍，其范围也越过中线，不会正在中线上，因此界限非常清楚的沿正中线的感觉障碍，多为功能性的；③比较均匀的感觉障碍；④触觉、本体觉障碍不明显。

二、运动系统损害的定位诊断

（一）皮质损害　表现为对侧偏身运动障碍。但病变在中央前回部位不同，运动障碍表现也不一样。病变在中央前回下部，则表现为对侧的中枢性面瘫、舌下神经瘫、三叉神经瘫；如病变在中部，则表现为对侧上肢瘫痪；如病变在上部，则表现为对侧下肢瘫痪，如为刺激性病灶，则表现为局限性癫痫，最早开始抽动的身体部位，病灶就在对侧半球皮层的相应部位。如抽动先从足趾开始，然后波及同侧肢体，乃至全身，则病灶在对侧皮层中央前回的上部。

（二）内囊损害　锥体束主要走行在内囊的膝部，因此膝部受累时主要表现为对侧偏身运动障碍。内囊前肢是感觉神经纤维走行部位，受累时，主要表现为对侧偏身感觉障碍。内囊后肢是视觉神经纤维走行部位，受累时可有对侧同向偏盲。如内囊全部受累则出现明显的三偏症状。

（三）脑干损害　表现为交叉性瘫痪，即病灶同侧颅神经损害体征和对侧肢体瘫痪。脑干损害还可以发生凝视病灶对侧，一侧脑干病变，则同侧凝视中枢受损，不能通过内侧纵束，动眼神经使病灶对侧的眼球不能向内转动，同时不能通过病灶同侧的外展神经使同侧眼球不能向外转动，也即两侧眼球不能向病灶侧转动，便发生了向病灶对侧凝视体征。如果脑干系刺激性病变，则可出现凝视病灶体征。倘若病灶发生在一侧大脑皮层，则凝视与脑干相反。凝视在脑血管病变中是极为重要的体征，对定位诊断有重要价值。

三、大脑皮层损害的定位诊断

大脑皮层是高级中枢，损害部位不同则表现为相应的功能丧失。运动中枢位于额叶的中央前回，支配对侧身体各部的随意运动。人体各部在中央前回的代表区，相当于人倒置的投影。大小便功能区位于中央前回上部内侧面旁中央小叶部位。感觉中枢位于顶叶中央后回，接受来自对侧身体各部分的感觉，与精细感觉功能有关。运动性语言中枢位于额下回后部，受损时语言的表达功能丧失，称为运动性失语。感觉性语言中枢位于颞上回后部，受损时不理解别人的语言内容，更不能表达，称为感觉性失语，右利手语言中枢在左半球，左利手者则在右半球。听觉中枢位于颞叶横回，一侧颞横回受损，同侧听力发生障碍，视觉中枢位于枕叶内面矩状裂，受损时出现视幻觉及同向偏盲。

（一）额叶损害定位：

1.精神症状　表现为表情淡漠、反应迟钝、精神呆滞、注意力不集中等精神抑制状态，较为多见。另一种表现为兴奋状态，可有欣快、诙谐、烦躁，甚至大吵大闹、情不自禁、打人伤人等症状。

2.强握反射　给一物品强行握住不放，多见于额上回后部病变，急性脑血管病特别是脑出血的病人更常见。

3.摸索反射　病人呈无目的摸索，动作呆板单调，多见于额上回后病变。

4.运动性失语　问之能明意，可以用动作（如点头）回答，但不能用语言表示，常表现为强哭、强笑、内心有无限感情而不能抒发。

5.额叶性共济失调　表现为直立和行走障碍。为病变累及大脑与小脑联络通路所致。

6.福斯特-肯尼迪（Foster-Kennedy）氏综合征　表现为病灶同侧原发性视神经萎缩，对侧视盘水肿或继发性视神经萎缩。病变在额叶底部。

7.病变对侧可发生局限性癫痫或偏瘫。

8.凝视障碍　额中回后部为凝视中枢所在部位。当发生破坏性病变时而两眼凝视病灶侧，刺激性病变时两眼凝视患肢。

（二）顶叶损害的定位：

1.对侧肢体局限性感觉性癫痫，为中央后回刺激性病灶所致。

2.对侧半身感觉异常。

3.对侧半身皮层感觉障碍。完全不能辨别触摸物体，对物体的特征不能确定。

4.可有手足失认症，左右失认症。

5.优势半球损害累及角回，可有失读症。累及到缘上回，可有失用症。

（三）枕叶损害的定位：

1.可有偏盲，为对侧偏盲或象限性偏盲。

2.可有视幻觉，表现为不成形的闪光、光带、火花、暗影等。

3.视物变形症。

4.失认症。

（四）颞叶损害的定位：

1.可有嗅幻觉、味幻觉、听幻觉、视幻觉。

2.钩回发作，病人突然嗅到一种特殊气味，表情恐怖、两眼呆视、然后吧嗒一下嘴。常为全身发作的一个先兆。

3.精神运动性癫痫：以一种特殊的意识混乱状态突然起病，常持续数小时，或常达数天，又突然消失，事后常对发作情况不复记忆。

4.可由视野的缺失或同向偏盲，为视放射破坏所致。

5.感觉性失语。

6.记忆障碍，主要为近记忆力障碍。

四、间脑损害的定位诊断

间脑位于两个大脑半球之间，包括丘脑、下丘脑和第三脑室，有各种感觉的皮层下中枢及自主神经系统的皮层下中枢。间脑损害主要有以下表现。

（一）对侧肢体发作性剧痛 丘脑是原始的感觉中枢，在人类进化过程中成为感觉传导的中继站。丘脑病变引起的剧痛，多呈自发性、发作性。

（二）自身失认症 否认自己的肢体存在。

（三）自主神经功能失调 可有内分泌障碍如尿崩症、肥胖、消瘦 第二性征变化等，也可有睡眠障碍如发作性睡病，体温调节障碍，电解质代谢紊乱。

五、脑干损害的定位诊断

脑干包括中脑、脑桥和延髓，上接大脑，下连脊髓。中脑含第Ⅲ、Ⅳ对颅神经核，脑桥含第Ⅴ、Ⅵ、Ⅶ、Ⅷ对颅神经核，延髓含Ⅸ、Ⅹ、Ⅺ、Ⅻ对颅神经核。脑干内有上行的感觉传导纤维和下行的运动神经纤维，还有网状结构，对维持觉醒状态起重要作用。

（一）中脑病变常见的几个综合征：

1.weber 氏（动眼神经与锥体束交叉）综合征 病变影响中脑腹侧面的大脑脚和动眼神经，表现为病灶同侧的动眼神经麻痹和对侧的偏瘫，此综合征不一定是大脑脚的局部病变，往往是某些复杂病变的一个短暂过程，颞叶钩回疝时常产生此征。

2.Benedikt 氏（动眼神经与锥体外系交叉）综合征 病变累及动眼神经和黑质，出现同侧动眼神经麻痹，对侧锥体外系统症状，如震颤、肌胀力增高等。

3.C1aude 氏（红核病变区）综合征 病变累及动眼神经和红核，出现同侧动眼神经麻痹，对侧肢体舞蹈症或共济失调。

（二）脑桥病变常见综合征：

1.Foville 氏（脑桥基底内侧）综合征 病变累及外展神经和锥体束，出现同侧眼球不能外展，对侧肢体瘫痪。病变常以血管瘤多见。

2.Millarol-Gubier 氏（脑桥基底外侧）综合征 病变累及外展神经和面神经及锥体束，出现同侧眼球不能外展和周围性面瘫，对侧肢体瘫痪。

（三）延髓病变最常见的为 Wallenberg 氏（延髓外侧）综合征 常见于小脑后下动脉血栓形成，也见于椎动脉血栓形成，使脑桥、小脑和延髓受累。

1.交叉性半身感觉障碍 表现为病灶侧面部痛温觉减退，对侧半身痛温觉减退。为三叉神经脊束核、脊髓丘脑束受累所致。

2.同侧腭弓、咽喉肌不全麻痹，为疑核受累所致。

3.前庭神经功能障碍 主要表现为眩晕、眼球震颤，为前庭神经核受累所致。

4.同侧共济失调 为脊髓小脑束受累所致。

5.同侧 Hotner's 征 病变同侧瞳孔缩小，眼裂变小，眼球下陷和同侧面部不出汗，为网状结构内交感神经纤维受损所致。

六、小脑损害的定位诊断

（一）蚓部损害　主要表现为躯干的平衡障碍，走路不稳、走路分开、闭目难立征阳性等。

（二）小脑半球损害　四肢共济失调和运动障碍为主要特点，常表现为夏克氏三联征：①吟诗（爆发）状语言：言语缓慢，发音冲撞、单调有鼻音。②共济失调：主要为四肢的协同动作不良，指鼻试验、快复动作、肌回缩现象均为阳性，肌张力往往下降，腱反射减弱或消失。③眼球震颤。

七、锥体外系损害的定位诊断

锥体外系统包括新纹状体（壳核、尾状核）和旧纹状体（苍白球），其次为小脑、红核、黑质等。其功能是接受皮质和丘脑的冲动，传至脊髓，维持一定的肌张力，完成动作的协调。

（一）苍白球损害　表现为肌张力增强运动减少、动作缓慢、表情缺乏、语言单调、联合运动减少或消失。也可以出现不随意运动，如震颤麻痹。

（二）新纹状体损害　主要表现为舞蹈症，面部或肢体突然地、迅速地出现无目的、不自主、无规律、形式多变的动作。

（三）其他部位损害　可有共济失调、震颤、舞蹈及肌胀力的改变。

第三节　脑血管病的辅助检查

近几年来，对脑血管病的诊断，临床上采取了多种检查方法，这些检查方法对脑血管疾病的诊断和处理提供了帮助。各种检查方法均有其优缺点和局限性。多种方法的联合应用可提高诊断水平。

一、脑脊液检查

脑脊液检查常用于鉴别出血性和非出血性脑血管病。当存在脑膜刺激征时，必须进行脑脊液检查，以鉴别蛛网膜下腔出血和脑膜炎症。应用抗凝剂时，必须先检查脑脊液，排除出血。但必须注意在急性期做腰穿发生并发症的机会较多。

（一）腰椎穿刺

1.适应证：腰椎穿刺的目的有诊断和治疗两个方面。诊断性穿刺临床主要用于测定压力、化验脑脊液成分及脊髓造影。注入空气于蛛网膜下腔进行造影称为气脑造影。注入空气或显影剂于脑室内进行造影称为脑室造影。治疗性穿刺除取出一些脑脊液以降低颅内压以外，主要为注射药物于椎管内以达到治疗的目的。

2.禁忌证：

（1）颅内压增高时尤其怀疑有颅后窝占位性病变时应该慎重。操作时要细致以防发生脑疝。

对有颅内压增高及视盘水肿已有脑疝的患者，和颅内压增高患者发现病灶侧的瞳孔有些缩小或略大，疑有早期天幕疝存在时，应绝对禁止进行腰椎穿刺。

（2）穿刺部位有感染灶时，应禁忌腰椎穿刺，以防细菌进入脊髓蛛网膜下腔发生脑膜炎。

（3）患腰椎结核患者。

（4）败血症严重的患者。

（5）正处在休克期或濒临死亡的患者。

（6）躁动不安，不能合作的患者。

3.腰椎穿刺术　患者取侧卧位，头颈俯屈向胸前，两下肢弯曲至腹，使脊柱弯成弓形以使腰椎骨间的空隙增宽。先以碘酊画出接两侧髂前上棘间的连线，此线横过第三、四腰椎之间，即为穿刺点。

在穿刺点常规消毒后，备好穿刺针及测压管等物，用1%~2%普鲁卡因局部麻醉后，医师用左手固定穿刺点皮肤，右手持穿刺针，以垂直脊柱的方向缓慢刺入，成人进针深度约4~6cm，当针头穿过韧带与硬脑膜时，可感到阻力突然消失。此时将针芯慢慢抽出，即可见脑脊液流出。

有脑脊液流出时即可进行测压及进行压力试验，并把收集的脑脊液放人干净试管内，以备化验用。取完脑脊液后可测终压，最后接上针芯，拔出穿刺针，局部涂以碘酊，盖上消毒纱布。穿刺后患者应平卧2~3h，并需要适当饮水，以防引起穿刺后反应。

（二）脑脊液压力　正常侧卧位脑脊液压力为0.69~1.76kPa（70~180mmH$_2$O）或1分钟40~50滴。脑脊液压力增高通常提示自发性出血，以原发性蛛网膜下腔出血最为明显。脑血栓形成和脑栓塞病例大多压力正常。然而，当大块脑梗死时，可因脑水肿而造成压力增高。

（三）常规检查　颅内出血2h内，脑脊液离心后上清液中就出现氧合血红蛋白而呈现黄染，用隐血试验可查出。开始数日内氧合血红蛋白量最高，7~9日逐渐减少。氧合血红蛋白在发病后2~3天开始转为胆红素，可持续2~3周，凡登白试验直接反应呈阳性。正常脑脊液为无色液体，如果脑脊液中有红细胞，则必须将自发性出血与穿刺损伤性出血相鉴别。自发性出血脑脊液呈均匀血性，而损伤出血的第一管与最后一管脑脊液中，红细胞计数有明显差别。

（四）生化检查　血液的存在可使脑脊液蛋白定量增高。每1000个红细胞提高蛋白定量1mg%，如蛋白定量超过红细胞计数所能解释的水平，则提示在腰穿前已有过出血。蛛网膜下腔出血后数天，可能发现脑脊液中糖定量降低，但应同时测定血糖定量，正常脑脊液糖定量大约为血糖定量的2/3。如果脑脊液呈血性，而肌酸磷酸激酶增高。则提示神经组织已有坏死，因红细胞中肌酸磷酸激酶的浓度很低。

二、各种脑血管病的脑脊液变化

（一）缺血性脑血管病

脑脊液无色透明，特别是在发病24h后脑脊液仍呈无色透明者，多为缺血性脑血管病。细胞大多正常，偶可出现白细胞增多，尤其当梗死涉及软脑膜表面时，细胞数通常低于 50 个/mm³。脑脊液中可有红细胞，常在发病后 2~3 天出现，有时甚至呈血性，而必须依靠临床与脑出血鉴别。在感染性栓塞中白细胞计数可达数千，而无其他感染时的脑脊液变化，蛋白可有轻度增高，很少超过 100mg%。慢性缺血性脑血管病的脑脊液各方面可均正常。

（二）出血性脑血管病

1.急性脑出血 通常为血性脑脊液，红细胞计数一般为 2000~5000/ml，可变化于 100~1000000/ml 之间。如果在出血后立即做腰穿，脑脊液可正常，因发病数小时后才出现红细胞。脑深部的出血如不破入蛛网膜下腔或脑室系统，脑脊液中可无红细胞。大多数小脑出血病例呈血性脑脊液。

2.自发性蛛网膜下腔出血 脑脊液通常有大量的红细胞，可高达数千到数十万。如出血时间久则多数红细胞呈皱缩状。其上清液呈黄至棕色，蛋白含量有不同程度增高，这是由于红细胞溶解，释放大量血红蛋白所致。在出血急性期，红白细胞间比例正常，随着红细胞的消失，可有轻度至中度的白细胞数增加。红细胞从脑脊液中消失的时间为 6~30 天不等。

（三）颅内静脉血栓形成 乙状窦血栓形成时，腰椎穿刺在病侧做压颈试验可见脑脊液压力不上升，脑脊液呈血性或黄染。

三、脑血流图

脑血流图又称脑电阻图，是一种检查头部血流情况的无创性诊断方法。其基本原理是：射入对人体无害的微弱高频交流电以观察头部血液的阻抗。因血液的电阻小于其他组织，而导电度大于其他组织，当脑血管收缩时，血流量少，则电阻增大，导电度降低。反之当血管舒张时，血流量增多，则电阻变小而导电度增加。随着心血管的舒缩，脑血管的导电度也呈现规律性的变化，从而使射入头部的电流发生强弱改变，通过放大和记录，即为脑血流图。借以可估计搏动性脑血流的充盈情况和血管弹性。

（一）适应证

1.脑部血管性疾病 如脑动脉硬化、TIA、脑梗死、脑出血、脑血管畸形、脑动脉瘤及血管性头痛等。

2.心血管疾病 如高血压病、冠心病、各种心律失常。可间接了解脑血管的弹性和脑动脉的供血情况。

3.多发性大动脉炎。

4.观察和估计脑血管扩张剂的疗效。

5.观察和估计中毒、代谢障碍疾病的脑供血情况。

（二）电极导联

1.额一乳导联 主要反映颈内动脉系统供血情况。

2.枕一乳导联主要反映椎-基底动脉的供血情况。

（三）脑血流图波型分析及其意义

1.波型　主要反映脑血管弹性状态及充盈情况。

(1) 陡直型：是常见正常波型，上升支陡直，下降支倾斜，下降支有一切迹及1~2 个小波，称重搏波。

(2) 三峰型：上升支陡直，到第一峰顶时转平或稍下降，随即又上升，形成较长的第二峰，其后下降中又出现第三峰，故称三峰型，形似乳头状。见于正常青年人或提示脑血管阻力增大。

(3) 转折型：即陡直上升途中出现转折，缓慢上升至峰顶，重搏波存在，可见于正常中年人，提示脑血管弹性渐减退，阻力增大。

(4) 倾斜型：上升支倾斜，重搏波消失或隐约可见。此型多见于老年人，提示脑血管机能减退。

(5) 平顶型：上升支陡直，在其顶端形成平顶，重搏波存在或变浅，提示脑血管弹性减低，阻力增大。

(6) 三角形：上升支略倾斜，下降枝重搏波消失，构成三角形，提示脑血管弹性减低。

2.波幅　主要反映脑血管内血液充盈情况。从波峰最高点到基线之间的垂直距离与标准讯号相比较所得数值为波幅高度，以欧姆 (Ω) 为单位。

$$计算公式：波幅 (\Omega) = \frac{波幅高度 (小格数)}{标准讯号高度 (小格数)} \times 准讯号欧姆数$$

正常人一般为 0.08~0.17Ω。波幅增高提示脑血管扩张，供血量增加。波幅减低提示脑血管狭窄、痉挛、阻塞、供血量减少。

3.两侧波幅差百分比　主要反映两侧脑血管供血的差别情况。公式为：

$$波幅差\% = \frac{高侧波幅 (\Omega) - 低侧波幅 (\Omega)}{高侧波幅 (\Omega)} \times 100\%$$

正常人两侧差别小于 25%。

4.上升时间　系指从波形起点到第一峰顶所需的时间，以秒为单位，是较敏感的指标。主要反映脑血管的充盈速度与血管弹性情况。一般 30 岁以下的正常人上升时间小于 0.2s。30 岁以上者应小于 0.25s。

5.上升角 (α 角)　是上升支与基线之间的夹角，以度为单位，主要反映血管弹性和阻力情况，正常人上升角随年龄的增长而变小，一般都在 75° 以上。

6.主峰角　即上升支与下降支之间的夹角，以度为单位，主要反映血管壁弹性。正常人小于 90°。

7.重搏波用目测法将其分为明显、存在、隐约可见或消失，主要反映脑血管的弹性，青年人重搏波多较明显。中年以上者变浅，隐约可见。消失者多表示脑血管弹性不佳。

8.血流容积指数也称血流灌注指数，是主峰波幅与上升时间关系的参数。

$$血流容量指数 = \frac{波幅（\Omega）}{上升时间（s）}$$

正常值为 0.7~2.4（Ω）/s。该指数大者提示脑血管弹性好、阻力低、供血量大。小者提示脑血管弹性减低，阻力增加，供血量减少。

根据上述各项指标综合分析，脑血流图能较好地反映脑血管的弹性及供血情况，借此做出脑血管疾病的诊断，特别是在相同条件下，用性能较好的仪器前后对比检查，更有意义，是目前常用检查方法。

四、脑电图

在脑血管病的急性期，脑电图往往异常。昏迷患者则脑电图与其他原因引起的昏迷相同，两侧半球都为慢波。患侧慢波可能更为明显。

内囊出血时，患侧半球有 δ 波，以颞部和中央区最为明显，随着病情好转，慢波逐渐减少，有时在数周甚至数月后，即便临床上患者仍有偏瘫，但慢波可完全消失。脑内血肿亦可有局灶性慢波，其周围可能有激惹成分，当血肿增大，颅内压增高，则除局灶性改变外，还可有双额部阵发性节律性 δ 波。

缺血性脑血管病，在梗死发生以后数小时就可有局灶性 δ 波出现。急性脑血管病损害以大脑中动脉系统为多，故局灶性改变多在颞叶。这种改变亦常在数周后缩小或消失，这是与脑肿瘤局灶性改变的鉴别点。

大脑中动脉系统动脉粥样硬化患者有中等度血流减少，在脑电图上有间歇性 δ 波出现，δ 波的数量不多，每次出现 2~3 个，以患侧颞部为主，有人称之为"缺血性外侧裂区波"，此时往往无症状。缺血稍重可出现 T1A 的症状时，一般仅有轻度改变，颞部可有上述慢波。在起始 24h 颞区有慢波发放，提示临床恢复将长于 24h。

亚急性外侧裂区缺血时，若为中动脉的主要部分缺血，缺血侧半球明显的弥漫性变化可与对侧的电活动相对正常形成鲜明的对比。较快的基本电活动减少要比出现芳波更明显，持续较长时间的局灶性电活动减少常与持久的临床症状平行。若背景电活动良好可以作为预后好的标志。

颈内动脉血栓形成时，若颈内动脉部分阻塞而无症状和体征时，脑电图正常。当 TIA 症状发生时，患侧半球基本节律的波幅降低，在颞和顶颞部出现低波幅多形占波。短程节律性 6 波可能出现于一侧或双侧额区。如缺血发作一开始就有局灶症状，则可有明显的慢波灶，慢波于额颞部明显。

脑干的血管性病变视损害的程度和部位不同，若引起昏迷则脑电图可有弥漫性双侧慢波，否则脑电图的改变可为轻度异常或正常，可有不同程度的弥漫性 θ 波，双额部间歇性 δ 波或双颞顶部慢波。脑桥部位的基底动脉血栓形成，在临床上引起严重的面部肌肉、躯体及四肢肌肉瘫痪、貌似昏迷的"闭锁综合征"，脑电图往往正常。因此，临床上疑为昏迷，而脑电图正常时，CT 证实为基底动脉血栓形成所致的"闭锁综合征"。

脑血管病变时,由脑电图改变区别大脑出血或缺血是困难的,而确定病变的何侧较为容易。有局灶性 δ 波时说明损害比较接近皮质。若有脑电图与偏瘫"分离"现象,即临床症状严重而脑电图上 θ 波和 δ 波较少时,可提示损害在内囊附近。

蛛网膜下腔出血在出血前脑电图一般是正常的。出血急性期,脑电图改变为不同程度的弥漫性异常。随病情好转,频率逐渐增快,慢波的波幅亦减低。

当蛛网膜下腔出血患者的脑电图有一侧改变时,可以考虑做脑血管造影,以求确诊。

五、多普勒超声

运用多普勒超声原理在皮肤做无创伤性的血流测定,称为多普勒血流检查。多普勒血流仪连续发射超声振荡,由探头上的晶体转换为一定频率的超声波,当遇到血流时部分超声波被反射回来,再由探头的另一晶体片接受。发射与接收之差与血流的速度成正比。

(一)颈内动脉阻塞或狭窄 部分 TIA 是由颈内动脉阻塞或狭窄引起的。将探头置于眶上动脉或额动脉上,与血管轴呈 45 度角,检测其流向与流速。正常眼动脉血流由后向前,颈内动脉阻塞或狭窄时,眼动脉由颅外动脉代偿供血,故眼动脉逆流且速度变慢。

(二)颈动脉分叉多普勒血流图 将探头在颈部来回滑动,可描出颈总动脉及其分叉的图形,从而辨别颈内与颈外动脉是否狭窄与阻塞、动脉壁有否钙化与粥样硬化斑。

(三)椎动脉血流测定 采用方向性多普勒超声血流仪,可以测量椎动脉的血流方向与流速。正常椎动脉是从下向头部流,如椎动脉血流方向从上而下反流,即说明由其他血管通过 willis 环在代偿供血,或有锁骨下动脉盗血综合征。如果压迫颈总动脉后,椎动脉反流的血液明显变慢变少,则更加支持以上诊断。

六、弦血管造影

脑血管造影是将有机碘造影剂注入脑血管,显示脑血管形态和功能的方法。根据病情需要,可选用颈动脉、椎动脉或全脑血管造影。迄今为止,仍是许多脑血管疾病的优良诊断方法。对颅内动脉瘤、脑血管畸形、蛛网膜下腔出血和烟雾病等,有重要诊断价值。可直接显示病变部位、形态、大小、数目以及侧支循环或其他脑血管状况,能为选择治疗方案提供重要依据。

(一)适应证

1.怀疑颅内血管性疾病,准确性优于 CT 检查。

2.怀疑颅内血肿。

3.怀疑颅内占位性病变,如脑瘤、脑脓肿、结核瘤与脑寄生虫病。

(二)禁忌证

1.对碘过敏者禁忌。

2.穿刺处皮肤血管有炎症者、有出血倾向或出血性疾病者、心肝肾严重功能不全者、有晚期脑疝或脑干功能衰竭者、年高或严重高血压动脉硬化者均属相对禁忌。

（三）术前准备

1.有癫痫者术前肌注苯巴比妥 0.1g。

2.有出血倾向者需查凝血时间。

3.35%碘造影剂滴入球结合膜或 0.1ml 皮内注射，观察 20min，看有无过敏反应。

（四）操作方法

1.颈动脉造影　检查同侧幕上或颈内动脉系统的病变。穿刺点在气管外侧、胸锁乳突肌内缘、锁骨上两横指处。

2.椎动脉造影　检查同侧幕下或椎基底动脉系统病变。穿刺点在第 5 颈椎横突结节之下，颈内动脉内侧，相当于颈 5~6 横突间隙。

3.全脑血管造影　可同时显示颈动脉与椎一基底动脉各分支，适于检查蛛网膜下腔出血的原因及多发性脑血管病。常用股动脉插管造影与肱动脉逆行造影两种方法。

（五）并发症处理

1.操作中出现癫痫发作应暂停，并静注安定 10~20mg。

2.穿刺侧出现霍纳氏征多在 1~2 天后消失。偶见刺伤喉返神经致声音嘶哑，4~5 天后可恢复。局部血肿一般 1 周内自行吸收，巨大血肿压迫气管致呼吸困难者应及时行气管切开。

3.造影剂刺激可能加重脑水肿，故颅内压增高者术后可加用脱水剂。

4.严重脑动脉硬化者，尤其是老年人，穿刺后可因粥样硬化斑块脱落而引起脑梗死。

（六）缺血性脑血管病

X 线表现为动脉骤然停止，远端不能充盈，有时还能见到血管内有血栓造成的缺陷。发病时间较长者，可看到侧支循环的建立和闭塞动脉管的再通现象。病变在颈内动脉好发于颈外段接近分叉处，其次是颅内颈内动脉的虹吸部及其分支的近端。再次为椎动脉起源部，椎动脉进入枕骨大孔的水平。连续拍片能确定真正阻塞处。CT 或 MIR 的应用后，已很少用脑血管造影诊断脑梗死。

（七）出血性脑血管病

在 CT 之前，脑血管造影曾是脑出血的重要诊断方法，一般认为只有在考虑进行手术治疗的病例中才需要做脑血管造影，为了与脑肿瘤鉴别也需要进行脑血管造影。在脑血管造影上，脑出血主要表现为肿块性占位。正位片常可在大脑半球内见到一无血管区，侧位片可看到血管受到推移的情况而显示血肿的位置与范围，并可帮助排除动脉瘤破裂。对蛛网膜下腔出血的病例，为确定病因诊断，脑血管造影具有重大意义，关键是选择适当时机进行造影。

（八）颅内动脉瘤

脑血管造影是确诊脑动脉瘤的最好方法，它不仅能把动脉瘤的部位显示出来，还可将动脉瘤的大小、数量、形态、痉挛情况、血管的移位及侧支循环等情况也都显示出来。即使采用 CT、MRI 显示本病，一般在治疗前仍需行脑血管造影，以便设计手术方案，或直接经导管行介入性治疗。

在造影上，脑动脉瘤可呈棱形、囊袋形或葫芦形，边缘光滑，如有血栓，则显示充盈缺损。为显示有无动脉瘤蒂，除正侧位外，尚需加摄斜位造影片，少数情况下，动脉瘤较小或有血管痉挛，可造影阴性，在造影之间给予罂粟碱 30mg，肌肉注射，可以减少这种假阴性的机会。

（九）颅内血管畸形　脑血管造影是确诊动静脉畸形最直接和准确的方法。随病变部位、类型、大小及有无并发症等，可有各种各样表现。典型者，在动脉畸形血管网团及增粗供血动脉、引流静脉同片显影。同时，因血流短路，发生窃血，其他脑血管变细、稀疏，呈缺血表现。但如病灶较小，血管痉挛或血栓形成等，造影可为阴性。必要时应行全脑血管造影、DSA、增强 CT、MRI 或核素扫描等，进一步检查助诊。此外，利用超选择性脑血管造影，确诊脑血管部位后，还可对供血动脉行介入性栓塞治疗。

七、数字减影血管造影（DSA）

数字减影血管造影（Digital Subtraction Angiography，DSA），是采用电子计算机对血管造影的数字化信息进行处理，获得只显示"纯血管"本身，消除周围组织和骨质等干扰的一种减影技术。它比传统脑血管造影诊断准确性高、操作简单、损伤小、危险小而图像清晰。脑血管 DSA 对颅内动脉瘤、脑血管畸形、海绵窦动静脉瘘、动脉粥样硬化及脑血管病治疗后情况的诊断，均有重要价值。

（一）造影方法　根据造影剂注入动脉或静脉途径不同，分为动脉 DSA 和静脉 DSA 两种方式。

1.静脉数字减影血管造影（Intravenous DSA，即 IVDSA）　通常经肘前贵要静脉或正中静脉插入导管，加压快速注入造影剂。本法优点为可在检查室外插管，不需导丝，病人痛苦小，不必住院，胶片用量少，造影剂浓度低，检查一个病人需 30min 左右。

2.动脉数字减影血管造影（Intraarterial DSA，即 IADSA）　本方法目前常用，优点是：①可清晰显示小动脉。②可减少造影剂用量，比常规动脉造影低 40%~60%，甚至低于 IVDSA 用量。③不必做超选择性插管，如椎动脉检查只需做锁骨下动脉注射即可。④数字化信息可以贮存并随时显示，减少胶片消耗、透视次数及检查时间。

（二）减影处理　数字减影是将摄影的影像转换成视频信号，然而依时间、能量、深度等变量做物理学减影处理，清除掉软组织与骨骼的影像，仅清楚地呈现出血管系统。目前通用时间减影法，即经导管向血管内快速注入有机碘造影剂的前后一段时间内，把需要检查部位的影像数据，分别输入电子计算机的两个存储器中。然后随即给以减法指令，电子计算机将从造影后的数据中，减去造影前的数据。其结果再通过转换系统，仅得到造影血管的显示。

八、电子计算机X线断层扫描（CT）

电子计算机X线断层扫描（Computed Tomography，CT）是利用X线来对头部一定层厚进行扫描，探测器接收透过X线，产生可见光，经转换器变为光电流，再由模/数转换器变为数字，送入电子计算机处理。最后由数/模转换器，将数字信息重建成CT图像，故CT具有组织密度分辨率高、无重叠、安全和迅速等优点，对显示脑组织各种结构具有很大价值。CT的应用，使许多脑血管疾病，如脑梗死、脑出血能及时而准确诊断。近年来，由于螺旋CT的开发，实现了CT脑血管造影成像等，又使传统脑血管造影的使用大大减少。

CT对脑梗死、脑出血、颅内动脉瘤或脑血管畸形破裂所致的蛛网膜下腔出血等，诊断价值大，应作为首选方法。

（一）脑出血　在CT上，脑出血的显影，取决于血液中血红蛋白，它对X线吸收系数明显大于脑组织，故呈高密度影。一般表现为：

1.脑实质或脑室内血肿，呈高密度影，血液扩散至蛛网膜下腔，也可根据高密度特征确认。

2.血肿周围脑水肿呈低密度影。

3.血肿和水肿引起的肿块效应，使脑室及中线结构移位和变形。

4.脑脊液循环障碍引起脑室扩大和脑积水。

脑出血后的CT密度动态变化是：

1.超急性期（发病~24h）　新鲜出血为全血，血红蛋白不高，且混有脑组织，CT值约50~60Hu。呈较高密度影。

2.急性期（2~7天）　出血凝结成血块，血红蛋白明显增多，CT值80~90Hu，呈显著高密度影。

3.亚急性期（8~30天）　血红蛋白和纤维蛋白分解，高密度血肿逐渐呈向心性缩小，周边呈低密度带，并逐渐增宽。

4.恢复期（5~8周）　出血块完全溶解吸收，出血灶为黄色液体和软化，CT表现为低密度影，边界欠清。

5.囊变期（2个月以上）　病灶含液性，和脑脊液相似，CT值约0~10Hu。为低密度影，边界清楚。

脑出血血肿早期，周围有程度不同的脑水肿，呈占位性变化，相邻脑室、脑池及脑沟受压变窄或移位，以后血肿及脑水肿逐渐吸收，占位减轻，脑室、脑池受压消失，恢复正常位置。当血肿及脑水肿完全消散，继发胶质细胞增生，脑软化和脑萎缩，相邻脑室、脑池和脑沟局部代偿扩大，并向病灶处移位。

贴近脑室之脑出血，可破入脑室。CT常可显示破入部位、脑室内血肿的分布及含量。少量脑室内出血，聚积于侧脑室三角区及枕角内，和脑脊液可呈等一高液平面。大量者，脑室内为条块状血肿或充满脑室系统，呈脑室高密度铸型，脑室可扩大。

对原因不明的脑出血，可行增强 CT 扫描鉴别。脑出血 1 周以上，血肿边缘有肉芽组织形成，显示为环状强化，形状和大小与出血血肿一致，可持续 4~6 周。在增强 CT 扫描上，显示灶周水肿、环状强化、液化血肿和中心凝血块等，是典型血肿吸收期 CT 表现。

（二）脑梗死 CT 扫描，目前是诊断脑梗死最基本的方法，而且一般行平扫即可确诊。

CT 上可明确有否脑梗死，以及部位、大小、分布和演变过程。

脑梗死不同时期，CT 表现常有不同差别。

1.超急性期（发病~6h） 主要为细胞中毒性水肿，若病灶较小，CT 可无确切改变，或仅灰白质分界模糊，此时尚不能否定临床诊断。

2.急性期（7~24h） 脑水肿加重，细胞变性坏死，脱髓鞘改变。CT 可显示边界较清楚的低密度影，CT 值约 20~30Hu，无或轻微占位。

3.亚急性期（1~7 天） 脑水肿继续发展，血脑屏障破坏。CT 显示清楚低密度影，轻度占位，可有斑点状增强。

4.恢复期（8~14 天） 脑组织坏死液化，并开始吸收，周围新生毛细血管形成。CT 显示等密度影，与正常脑组织分界不清，此种现象叫作模糊效应（fogging effect）。如无前后 CT 对照，可被忽略。因有侧支循环建立及血管增生，增强扫描可显示脑回状或斑片状强化。

5.囊变期（2 周以上） 坏死组织被吸收，形成囊腔，边缘胶质细胞增生并萎缩，相邻脑室和脑沟扩大。CT 显示为边界清楚锐利的低密度影，CT 值与脑脊液相似，无增强。

脑梗死的 CT 表现，与受累脑血管的关系密切。发生于较大动脉者，如大脑中动脉，CT 上呈大片状或楔状低密度影，底面为脑回表面，尖端指向深部。发生于较小动脉者，最常为深穿动脉，好发于基底节区、丘脑，亦可为中脑、小脑或半卵圆中心等。可单个或多个，一侧或双侧，或多部位受累。脑梗死灶较小，一般约 0.5~1cm，常新旧交替，反复发生，此种 CT 表现称之为腔隙性脑梗死。

发生于若干分支脑动脉供血的交界区脑梗死，如顶枕三角区、脑突面矢状带、侧室旁白质等，称之为分水岭脑梗死。

脑梗死后，远端动脉可发生麻痹性扩张，栓子前移。原栓塞处血管壁损伤，血压升高，可致血液外渗，发生出血性脑梗死。CT 显示低密度影之中，有斑片状高密度出血灶。

CT 对幕上脑梗死显示较好，但对脑干和小脑梗死，特别是腔隙性脑梗死容易漏诊，主要是颅底骨质伪影干扰所致。

（三）脑动脉瘤 由于多数脑动脉瘤较小，常规 CT 尚难直接显示。但 CT 对并发的蛛网膜下腔出血或脑内血肿，则易显示，准确可靠。

一般而言，脑血管瘤需采用脑血管造影明确诊断。

（四）脑血管畸形 CT 平扫可为局限斑片状，呈低、等或稍高密度影，边界不清，但亦可为阴性。如有出血，则为脑内血肿表现。继发钙化及脑萎缩亦可显示。

增强 CT 扫描，显示斑片状增强，无占位，偶可显示增粗引流静脉及相应静脉窦。总之 CT 是显示脑血管畸形及其并发症的良好方法，但最后确诊或为治疗需要，仍要采用脑血管造影。

九、核磁共振（MRI）

核磁共振（Magnetic Resonance Imaging·MRI） 是利用磁共振现象产生的信号，进行重建图像的一种成像技术。氢原子核在人体内含量最多，它的运动形式呈自旋性，带正电，具有磁矩。将人体被检部位，放入均匀静磁场中，氢质子自旋轴即按磁场磁力线方向排列。

若给一特定频率的射频脉冲，激发氢质子，吸收能量后，就会发生磁共振现象。射频脉冲中止后.氢质子吸收的能量就会释放出来，以恢复原来所处状态。这种恢复过程，称为弛豫过程。完成弛豫过程需用的时间，称为弛豫时间。弛豫时间分两种，一种是自旋—晶格弛豫时间，用 T_1 表示，是指氢质子把吸收的能量，传送给周围原子核所用的时间。另一种是自旋—自旋弛豫时间，用 T_2 表示，是指氢质子从高能级恢复到低能级状态所用的时间。人体不同组织与病理组织，由于所含氢质子的状态不同，都各有相对固定的 T_1 和 T_2，彼此之间存在着差异，就是磁共振成像的基本所在。

CT 只有一个吸收系数差异成像，而 MRI 具有丰富的 T_1、T_2 和质子密度等多种参数成像。因而，MRI 反映的是 MR 信号强度或 T_1、T_2 等的状态。如主要体现组织之间的 T_1 时，为 T_1 加权像，它对显示解剖结构细节最好；如主要体现组织之间的 T_2 时，为 T_2 加权像，它对判断病变组织特性最好；如主要体现组织之间的质子密度差别时，为质子加权像，所以同一个磁共振扫描层面，可同时有上述三种不同的图像，比 CT 显示内容更丰富。

此外，MRI 具有比 CT 高的组织分辨率，且可直接多方位成像，无颅骨伪影干扰，又具有血管流空效应等特点，使对脑血管疾病的显示率及诊断准确性，比 CT 更胜一筹。CT 能诊断的脑血管病，MRI 均能做到；而对发生于脑干、颞叶和小脑等的血管性病变，比 CT 更佳；对脑梗死、脑出血的演变过程，比 CT 显示更完整；对 CT 较难断定的脑血管畸形、烟雾病等 MRI 更敏感。

（一）脑梗死 MRI 扫描诊断脑梗死比 CT 优越。脑梗死数小时内，细胞性水肿，含水量增加约 3%~5%，足以引起 MRI 信号改变，呈长 T_1 和 T_2，后者使病灶清楚显示。偶尔可显示较大血管内凝血块，呈等或高信号，具有特征性表现。脑梗死继续演变，T_1 和 T_2 值进一步延长，故对腔隙性脑梗死或更早脑缺血灶，常比 CT 显示早、显示好和显示多。因 MRI 上无颅底骨质伪影干扰和多方位、多参数成像等优点，在 CT 受限的脑干和小脑梗死，显示更佳.其中 T_2 又比 T_1 更敏感。

近年来，由于 MRI 的发展，对脑梗死的诊断更加有效。其中，弥散权重像和血流灌注像具有重要价值。缺血性脑梗死早期，脑组织能量代谢和钠—钾泵功能衰竭，钠离子和水进入缺血脑细胞，发生细胞中毒性水肿，此时水分子弥散运动减少。采用弥散权重像方法，MRI 上即可显示信号异常，和常规 MRI 的 T_1、T_2 加权显示阴性不同，数分钟内即可显示，能早期诊断。同时，采用血管灌注成像法，MRI上可显示病灶区灌注缺损。如有侧支循环代偿建立，又可显示灌注缺损区再灌注。一般在缺血后30min内，可恢复再灌注。这两种成像技术，对缺血性脑梗死，即可早期诊断，又有助动态观察，对治疗和预后评估价值很大。

（二）脑出血在MRI上，脑出血可分四层：位于中央的核心层，缺氧最重；其外的核外层，缺氧较轻；再外的边缘层，吞噬细胞内有含铁血黄素；最外为反应带，脑胶质细胞增生和程度不一的脑水肿。因血脑屏障破坏，故为血管源性指状脑水肿。

1.超急性期（发病~24h）　血肿类似全血，主要为含氧血红蛋白，非顺磁性，无质子和T2弛豫增强效应。MRI上T1为等或略高信号，T2为稍高或混杂信号。血肿周边无T1T2水肿带。

2.急性期（2~7天）　凝血块形成，主为脱氧血红蛋白，顺磁性。MRI上，T1为等或稍低信号，T2为低信号。血肿周边呈长T1长T2水肿带。

3.亚急性期（8~30天）　血肿内主为正铁血红蛋白，顺磁性，有质子弛豫增强效应，故T1、T2均缩短，血肿边缘含铁血黄素沉着增多。MRI上，显示典型血肿之分层现象，在T1、T2和质子密度加权上，均为中央低、周边高信号特点。

4.恢复期（5~8周）　血肿基本吸收，主为正铁血红蛋白游离状态。MRI上，T1、T2和质子密度加权均为高信号，周围为含铁血黄素沉着，呈低信号黑色环。

5.囊变期（2个月以上）　血肿溶解吸收，主为游离正铁血红蛋白，周边为大量含铁血黄素沉着。MRI上，病灶区呈T1、T2高信号，周边为低信号环。脑水肿消失。如为含糊脑脊液囊腔，则呈T1低、T2高信号影。

MRI较CT优越处，在于易显示较小及较隐蔽处出血。例如，脑干出血和小脑出血。除常见的脑动脉硬化和高血压性脑出血外，对脑血管畸形所致的脑出血，还可显示畸形血管的流空效应，使病因诊断更准确可靠。

（三）脑血管畸形　对脑血管畸形诊断，MRI比CT更加优越。MRI上可清楚显示典型的血管畸形流空信号，呈斑点、条形无信号影。同时，对并发的出血、脑萎缩等，亦帮助很大。特别是对隐匿性血管畸形，且又发生于脑干或小脑者，MRI比其他影像学方法更有效和准确。但必须注意，如为慢血流者，可呈T1低、T2高信号影。

（四）脑动脉瘤　和CT比较，MRI对脑动脉瘤显示较好。在MRI上，显示鞍区囊状扩张流空影，与willis动脉环相连。利用MRI成像，可显示动脉瘤与动脉的相连关系，以及病灶大小、数目。同时，可显示蛛网膜下腔出血后的含铁血黄素沉着。但对新鲜出血，MRI不及CT敏感。

（五）烟雾病　MRI扫描显示多发缺血和梗死灶。主要为双底节及丘脑区，呈T1低、T2高信号影。如为侧支循环形成的血管网，则呈网状流空信号影。

十、正电子发射断层扫描

正电子发射断层扫描（Positron Emission Tomography·PET）是一种显示脑功能

的图像，是继 CT 之后发展起来的一种神经影像学检查方法。CT 用于检查解剖结构性病变，而 PET 可用来观察脑组织各种生理生化异常，如血流量、蛋白质合成、细胞膜的转输，受体位置和特征。如脑梗死早期，可显示病变区的血流量异常，如表现为过度灌注等。

（一）生理状态的 PET　在安静状态下正常人两侧大脑半球的葡萄糖代谢相等，故左右侧的：PET 图像均匀对称。在轻度体力活动时，左侧额颞区的局部血流量与氧代谢比右侧高。在闭目塞耳使传入感觉刺激减少时，双侧大脑半球的葡萄糖代谢均降低，但左侧仍然高于右侧。说明两侧大脑半球的神经生理功能与代谢率有一定差别。PET 图像能敏感地反映出这种生理性不对称。

（二）脑血管病病理状态的 PET　研究发现：①在结构性损害灶出现以前，PET 图像即可显示病理生理性异常，有助于及早防治。②脑血流测定发现异常者 PET 图像不一定显示代谢性改变，说明代偿机制尚好。③PET 已显示代谢性改变，而脑血流测定还不一定发现异常，说明局灶性血循环已有障碍。④PET 显示局限性血流量超过代谢需要量，说明脑血管已有早期调节功能障碍，或提示梗死后侧支循环量增加。⑤PET 测定局限性脑血流能预测该处脑组织是否存活。凡氧代谢率高而利用系数低者，表示可能存活。凡氧代谢率低于 1.25ml/min/100g 者，表示存活的希望甚小。如在脑梗死早期，PET 检查可显示"过度灌注"，表明有调节机制损伤，出现局部脑氧摄取量（rOER）升高，而局部脑氧代谢量（rcMRO2）和局部脑血流量（rCBF）仍一致。后期脑组织受损，rCMRO2 和 rCBF 降低，而且成比例。故 PET 扫描上，典型的脑梗死是呈 rCMRO2 和 rOER 降低，比 CT 更能反映脑组织的功能性障碍状况，这是最突出的优点。

十一、脑血液流变学

血液流变学系研究血液流动性、黏滞性、变形性、聚集性及凝固性的学科。它的发展对脑血管病的研究有一定促进作用。从血液流变学的观点出发，血球压积、全血黏度、血浆黏度、红细胞电泳时间、血浆中纤维蛋白原以及血脂的含量，是反映血液流变性的较好指标。

出血性脑血管病的血液流变与对照组相比，大致可分为低压积型和正常型。低压积型病人红细胞压积和全血黏度明显的低于健康人的平均值。中风病人，一旦检出为低红细胞压积伴低血黏度型，常是出血性脑血管病，其脑脊液一定是血性的。这种现象与缺血性脑血管病相比，截然不同。虽然低压积型占 1/3 左右，但由于测定红细胞压积的方法简便、安全，故仍可作为一个鉴别出血性或缺血性脑血管病的补充方法。正常型约占 2/3，血球压积和全血黏度趋近正常，提示血液外因素，如血压、动脉硬化、情绪等在出血性脑血管病致病中有重要作用。因此，血液流变学对出血性脑血管病人诊断仅是补充方法，可作为脑脊液检查的粗筛。由于脑脊液检查对病人有一定痛苦，故先检查血液流变性指标，如果能确定出血性与缺血性脑血管病，可不必进行脑脊液检查。出血性脑血管病病人的血浆黏度、红细胞电泳时间以及纤维蛋白原的含量似乎比健康人为高。故可推测到出血性脑血管病的发病前，其血液流变性质可能与缺血性脑血管病相仿。

出血性脑血管病在治疗过程，进行血液流变的动态观察，发现不少病人红白细胞压积逐步由低到高，接近正常。对于临床上易与缺血性脑血管病相混淆的出血性脑血管病，这种动态观察有助于鉴别诊断。脱水治疗过程中，血浆浓缩、黏度上升、细胞电泳时间延长、全血黏度增高。这种变化可作为衡量脱水程度的客观指标，避免脱水过分，全血黏度增高过大导致周围血液循环衰竭。

缺血性脑血管病的血液流变学检查，约 3/4 的病人全血黏度增高，或者伴有红细胞压积和血浆黏度增高、红细胞电泳时间延长、血浆中纤维蛋白原含量增高。全血黏度增高或红细胞压积增高，与出血性脑血管病截然不同，以致一定程度上可做出鉴别诊断。血液流变学异常是缺血性脑血管病的不可忽视的发病因素之一，其中以全血黏度增高最为突出。单纯血液黏度的异常增高也会导致脑血栓形成，对已有动脉硬化的病人则更易形成血栓。约 1/4 的病人血液流变性属基本正常的。所以还肯定有其他因素可导致缺血性脑血管病发生。

缺血性脑血管病病人经治疗后全血黏度下降，经长时间的治疗和疗养后逐渐恢复正常。有些病人的红细胞压积和血浆黏度增高，或红细胞电泳时间延长也有改善。血液流变指标的动态观察，一定程度上反映了治疗效果。因此，当高血压病人的血液流变指标由正常向异常转变时，可出现缺血性脑血管病发作。提示及早对老年高血压病人进行血液流变指标的普查，并对异常者进行预报防治，对中风病的预防有一定帮助。

第四节　脑血栓

【疾病简述】

脑血栓形成是脑梗死最常见的类型，是脑动脉主干或皮质支动脉粥样硬化导致血管增厚、管腔狭窄闭塞和血栓形成，引起脑局部血流减少或供血中断，脑组织缺血缺氧导致软化坏死，出现局灶性神经系统症状体征。脑梗死是缺血性卒中的总称，包括脑血栓形成、腔隙性梗死和脑栓塞等，约占全部脑卒中的70%，是脑血液供应障碍引起缺血、缺氧导致局限性脑组织缺血性坏死或脑软化。动脉粥样硬化是本病基本病因，导致动脉粥样硬化性脑梗死，常伴原发性高血压，与动脉粥样硬化互为因果，糖尿病和高脂血症也可加速动脉粥样硬化的进程。某些脑梗死病例虽经影像学证实，但很难找到确切病因，可能的病因包括脑血管痉挛、来源不明的栓子、抗磷脂抗体综合征、蛋白C和蛋白s异常、抗凝血酶Ⅲ缺乏、纤溶酶原激活物不全释放伴发高凝状态等。该病多见于中老年，常在安静或睡眠中发病，部分病例有一过性缺血发作（translent ischemic attack，TIA）前驱症状如肢麻、无力等，局灶性体征多在发病后10余小时或1~2d达到高峰，病人意识清楚或有轻度意识障碍，CT或MRI检查发现梗死灶可以确诊。

【病因】

脑血栓形成是缺血性脑血管病的一种，多见于中老年人，无明显性别差异，它是由于脑血管壁本身的病变引起的。

脑血栓形成一般起病较缓慢，从发病到病情发展到高峰，多需数十小时至数天。这种病常在睡眠中或安静休息时发生。一些病人往往睡前没有任何先兆症状，早晨醒来时发现偏瘫或失语，这可能与休息时血压偏低、血流缓慢有关，但也有一些在白天发病的病人，常有头昏、肢体麻木无力及短暂性脑缺血发作等前驱症状。

脑血栓形成最常见的病因是动脉硬化，由于脑动脉硬化，管腔内膜粗糙、管腔变窄，在某些条件下，如血压降低、血流缓慢或血液黏稠度增高、血小板聚集性增强等因素的作用下，凝血因子在管腔内凝集成块，形成血栓，使血管闭塞，血流中断，从而使血管供血区的脑组织缺血、缺氧、软化、坏死而发病。

【症状体征】

1.呈突然起病，常开始于一侧上肢，然后在数小时或一、二天内其神经功能障碍症状进行性累及该侧肢体的其他部分。

2.多数不伴头痛、呕吐等颅内高压症状，较大动脉闭塞后数日内发生的继发性脑水肿可使症状恶化并导致意识障碍，严重脑水肿还可引起致命性的颅内结构移位（脑疝）的危险。

3.大脑中动脉及其深穿支：最易受累，出现对侧偏瘫（程度严重）、偏侧麻木（感觉丧失）、同向偏盲，主侧半球（通常为左侧）受累时可表现失语，非优势半球受累时则发生失用症。

4.颈内动脉：可引起同侧眼失明，其他症状常常与大脑中动脉及其深穿支闭塞后出现的症状体征难于鉴别。

5.大脑前动脉：不常见，一侧可引起对侧偏瘫（下肢重，上肢轻）、强握反射及尿失禁。双侧受累时可引起情感淡漠、意识模糊，偶可出现缄默状态及痉挛性截瘫。

6.大脑后动脉：可有同侧偏盲、对侧偏身感觉丧失、自发的丘脑性疼痛，或突然发生不自主的偏身抽搐症；优势半球受累时可见失读症。

7.椎-基底动脉：眼球运动麻痹、瞳孔异常、四肢瘫痪、进食吞咽困难、意识障碍甚至死亡。

【辅助检查】

脑电图：两侧不对称，病灶侧呈慢波、波幅低及慢的 α 节律。

脑血管造影：显示动脉狭窄、闭塞及病灶周围异常血管等。

脑超声波：病后 24 小时可见中线波向对侧移位。

CT 扫描：梗死部位血管分布区域出现吸收值降低的低密度区。

血液流变学：全血黏度增高，血小板聚集性增强，体外血栓长度增加。

【诊断】

1.发病年龄较高，有动脉硬化及高血压等中风危险因素或有过短暂脑缺血发作。

2.多静态发病，在睡眠中或睡醒后出现症状，常逐渐加重。多无剧烈头痛及意识障碍，偏瘫、失语体征明显。

3.脑脊液多正常。CT扫描可见脑缺血病变的低密度区域（发病6小时以内多正常）。脑血管造影可显示血栓部位、程度及侧支循环情况。多普勒可检测脑血流情况，有助于诊断。进行血尿常规、血糖、血脂、血流变、心电图等项检查，以便同脑出血、脑栓塞等鉴别。

【用药原则】

脑梗死的治疗不能一概而论，应根据不同的病因、发病机制、临床类型、发病时间等确定针对性强的治疗方案，实施以分型、分期为核心的个体化治疗，在一般内科支持治疗的基础上，可酌情选用改善脑循环、脑保护、抗脑水肿、降颅压等措施。通常按病程可分为急性期（1个月），恢复期（2~6个月）和后遗症期（6个月以后）。重点是急性期的分型治疗，包括维持生命功能和处理并发症。超早期溶栓治疗以恢复梗死区血流灌注，减轻神经元损伤，挽救缺血半暗带为主。为防止血栓扩展、进展性卒中、溶栓治疗后再闭塞等可以短期应用抗凝治疗。很多证据显示，脑梗死急性期血浆中凝血因子Ⅰ和血液黏滞度增高。蛇毒制剂可以显著降低血浆凝血因子Ⅰ水平，尚有增加纤溶活性及抑制血栓形成作用，更适用于合并高凝血因子Ⅰ血症患者。抗血小板治疗可降低死亡率和复发率，但溶栓或抗凝治疗时不要同时应用，可增加出血风险。脑梗死急性期不宜使用或慎用血管扩张药，因缺血区血管呈麻痹及过度灌流状态，可导致脑内淤血加重脑水肿。脑卒中急性期不宜使用脑细胞营养剂脑活素等，可使缺血缺氧脑细胞耗氧增加，加重脑细胞损伤，宜在脑卒中亚急性期（2~4周）使用。腔隙性脑梗死不宜脱水，大、中梗死应积极抗脑水肿降颅压，防止脑疝形成。在<6h的时间窗内，有适应证者可行溶栓治疗。

脑梗死是缺血所致，恢复或改善缺血组织的灌注成为治疗的重心，应贯穿于全过程，以保持良好的脑灌注压。对有明确的缺血性卒中危险因素如高血压、糖尿病、冠心病、心房颤动和颈动脉狭窄等应尽早进行预防性治疗，以减少复发率和降低病残率。

【药物选择】

1.溶栓治疗 用尿激酶或重组组织型纤溶酶原激活物等进行溶栓治疗，用药方法遵医嘱。

2.降纤治疗 可以巴曲酶等注射剂静脉给药，其他降纤制剂如蚓激酶等临床也有应用。静脉用药方法遵医嘱，吲激酶见TIA。

3.抗凝治疗 可选用肝素和低分子肝素，用药方法遵医嘱。

4.抗血小板制剂 阿司匹林：推荐剂量阿司匹林150~300mg/d，4周后改为预防剂量。

5.中药治疗 动物实验已经显示一些中药单成分或者多种药物组合如丹参、川芎嗪、三七、葛根素、银杏叶制剂等可以降低血小板聚集、抗凝、改善脑血流、降低血黏滞度。临床经验也显示对缺血性卒中的预后有帮助。但是，目前没有大样本、随机对照研究显示临床效果和安全性。

6.神经保护药 已经进行了许多实验和临床研究，探讨了各种神经保护药的效果，不少神经保护药在动物实验时有效，但缺乏有说服力的大样本临床观察资料。目前常用的有胞磷胆碱（静脉给药）、吡拉西坦（口服：800~1 600mg，3/d，4~8 周为 1 个疗程，餐后服）、钙通道阻滞药尼莫地平等。

【用药提示】

1.吲激酶、阿司匹林、尼莫地平等见 TIA（第 3 章第八节）。

2.吡拉西坦 [脑复康（片、胶囊、注射剂）、诺多必（片、胶囊、注射剂）、思泰（口服液）、吡拉西坦（片）、恩欣（片）、落普畅博（片）、脑服康（片）]。

（1）不良反应：①神经系统常见神经质、易兴奋、头晕、头痛和睡眠障碍。这些症状均不很重，且与服用剂量大小无关。亨廷顿舞蹈病者，服用吡拉西坦可以加重症状。②消化道常见恶心、腹部不适、食欲缺乏、腹胀、腹痛。症状的轻重与服药剂量直接相关。偶见轻度肝功能损害，表现为轻度氨基转移酶升高，但与药物剂量无关。

（2）药物相互作用：①本品与华法林等抗凝药联用，可延长凝血酶原时间，抑制血小板聚集。应特别注意监测凝血时间，预防出血，并调整抗凝血药的剂量。②吡拉西坦不宜与拟胆碱药合用。

（3）禁用、慎用：禁用于①亨廷顿舞蹈病，吡拉西坦可以加重症状。②对吡拉西坦过敏者。③锥体外系疾病。甲状腺功能低下或补充甲状腺素治疗时。

（4）其他：也可用于①中毒：吡拉西坦 12mg，2/d，可中度改善酒精中毒引起的认知功能障碍。②阵挛：初始剂量为 2~4g，3/d，以后在 10~15d 内剂量逐渐增加到每天 18~24g。与其他抗肌阵挛药联合使用治疗多种肌阵挛有效。性状发生改变时禁用。

【护理】

一、心理护理

脑血栓形成的患者大部分有不同程度的言语、运动功能障碍，心理和情感障碍等。本病好发于中年以后，多见于 50~60 岁以上患有动脉粥样硬化者，多伴有高血压、冠心病和糖尿病，男性多于女性。通常患者可有某些未加注意的前驱症状，如头昏、头痛等，少数患者病前曾患有短暂性脑缺血发作（TIA）史，多数患者在安静、休息时发病。据临床统计 100 例脑血栓形成的患者中，出现偏瘫者 95 例，占 95%；经过系统健康治疗，生活能自理 80 例，占偏瘫人数 84% 以上。

脑血栓形成的患者由于病情发展快、恢复期较漫长，患者常产生焦虑不安、低落、悲观失望、厌倦等情绪。首先了解患者的希望和期待，患者希望能被医务人员尊重和重视、期待安全可靠的诊疗护理，医务人员应给予这方面的满足；建立舒适安静方便的修养环境，可减轻久卧病床患者的身心疲惫和减少行动不便带来的烦恼和沮丧；给予周到细致的生活护理，帮助患者协调其社会生活，用护理技巧填补患者的体力、智力和意志方面的缺陷，促进自主生活的恢复，树立战胜疾病的信心。

脑血栓的后遗症中最多见的就是偏瘫。偏瘫指一侧肢体肌力减退、活动不利或完全不能活动。脑血栓病人偏瘫发生在脑部病变的对侧，如果是左侧的脑出血或脑梗死，引起的是右侧的偏瘫，反之亦然。偏瘫病人还常伴有同侧肢体的感觉障碍如冷热不知、疼痛不觉；有时还有同侧的视野缺损，表现为平视前方时看不到瘫痪侧的物品或人，一定要将头转向瘫痪侧才能看到。以上这三种症状，总称为"三偏"。

当脑血栓发生在左侧时，言语功能有时会受到影响。运动性失语表现为病人听懂别人的话语，但不能表达自己的意思，只能说一些简单而不连贯的单字，旁人不能理解。感觉性失语，即语言表达无障碍，但听不懂别人的话，也听不懂自己所说的话，表现为答非所问。

脑血栓的范围较大或多次复发后，不少病人会有精神和智力的障碍，表现为记忆力和计算力下降、反应迟钝、不能看书写字，最后发展为痴呆，连吃饭、大小便均不能自理。病人还会出现胡言乱语、抑郁狂躁、哭笑无常等病态人格。

脑血栓的病人要经常饮水，尤其在清晨和晚间，清晨饮水可冲淡胃肠道，水分入血液后，随活动以汗液和尿液的形式排出体外。晚间活动量小，睡眠前饮水的最大好处是可以稀释血液，防止血栓栓塞。

脑血栓应尽早及时地治疗，这对于降低死亡率、减轻后遗症、促进功能恢复有着重要意义。急性期的治疗原则是改善脑循环、防治脑水肿、治疗合并症。恢复期主要是康复锻炼（很重要）、康复理疗，例如针灸、按摩等。

二、饮食护理

1、限制脂肪摄入量：每日膳食中要减少总的脂肪量，增加多不饱和脂肪酸，减少动物脂肪，使 P/S 比值达到 1.8 以上，以减少肝脏合成内源性胆固醇。烹调时不用动物油，而用植物油，如豆油、花生油、玉米油等，用量每人每日 25 克，每月在 750 克以内为宜。要限制食物的胆固醇，每日每人应在 300 毫克以内，也就是说，每周可吃 3 个蛋黄。

2、控制总热量：如果膳食中控制了总脂肪的摄入，血脂是会下降的，肥胖或超重患者的体重也会下降，最好能够达到或维持理想体重，这样对全身各内脏的生理功能有益。

3、适量增加蛋白质：由于膳食中的脂肪量下降，就要适当增加蛋白质。可由瘦肉，去皮禽类提供，可多用鱼类，特别是海鱼，每日要吃一定量的豆制品，如豆腐，豆干，对降低血液胆固醇及血液黏滞有利。

4、限制精制糖和含糖类的甜食：包括点心、糖果和饮料的摄入。随着饮料工业的发展，各种含糖饮料不断增加，当地多饮用含糖饮料后，体内的糖会转化成脂肪，并在体内蓄积，仍然会增加体重、血糖、血脂及血液黏滞度，对脑血栓的恢复极为不利，所以也要控制饮料的应用。如脑血栓的病人同时患有糖尿病并应用降糖药而产生低血糖时，可适当饮用饮料以防止血糖继续下降，当一过性低血糖缓解后，就不要再饮甜饮料了。现在许多厂家生产保健型饮料，其中以低糖饮料为主。用一些甜味剂来替代蔗糖，受到了人们的欢迎，满足了喜甜食人的要求和口感。常见的甜味剂有阿斯巴甜，甜菊甙等。其甜度是蔗糖的几十倍，用量小，不产生热量、无毒、体内不吸收，能够从肾脏随尿液排出体外。许多动物实验证明，阿斯巴甜无致癌性。可以放在溶液和面点制作中。

5、限盐：脑血栓的病人有的合并高血压病，食盐的用量要小，要采用低盐饮食，每日食盐 3 克，可在烹调后再加入盐拌匀即可。

6、注意烹调方法：如果在烹调中放入盐，烹调出来的菜仍然很淡，难以入口。为了增加食欲，可以在炒菜时加一些醋、番茄酱、芝麻酱。食醋可以调味外，还可加速脂肪的溶解，促进消化和吸收，芝麻酱含钙量高，经常食用可补充钙，钙离子可增加血管内皮的致密性，防止脑出血有一定好处。

7、脑血栓的病人要经常饮水：尤其在清晨和晚间，清晨饮水可冲淡胃肠道，水分入血液后，随活动以汗液和尿液的形式排出体外。晚间活动量小，睡眠前饮水的最大好处是可以稀释血液，防止血栓栓塞。

第五节　脑栓塞

【疾病简述】

脑栓塞是各种栓子随血流进入颅内动脉使血管腔闭塞，引起相应供血区脑组织缺血坏死及脑功能障碍。栓塞性脑梗死约占脑梗死的 15%。60%~75%的脑栓塞病起病瞬间即达到高峰，多呈完全性卒中，起时发生癫痫发作较常见。如病人有心瓣膜病、心内膜炎、心脏肥大、心律失常或多灶性脑梗死等体征，可提示为心源性栓子。

【病因病理】

脑栓塞的病因及发病机制依据栓子的来源分为三类。

（1）心源性　最常见，占脑栓塞的 60%-75%.脑栓塞通常是心脏病的重要表现之一。最多见的直接原因是慢性心房纤颤；在青年人中，风湿性心脏瓣仍是并发脑栓塞的重要原因；感染性心内膜炎时瓣膜上的炎性赘生物脱落。心肌梗死或心肌病的附壁血栓、二尖瓣脱垂、心脏黏液瘤和心脏外科手术的并发症等亦常引起。先天性心脏病房室间隔缺损者，来自静脉系统的栓子亦可引起反常栓塞。

（2）非心源性　主动脉弓及其发出的大血管的动脉粥样硬化斑块和附着物脱落，引起的血栓栓塞现象也是引起短暂性脑缺血发作和脑梗死的较常见的原因。其他较少见的还可有：肺静脉血栓或血凝块、肺部感染、败血症可引起脑栓塞，长骨骨折或手术时脂肪枪和气栓，血管内诊断治疗时的血凝块或血栓脱落，癌性栓子，寄生虫虫卵栓子，异物栓子。肾病综合征高凝状态亦可发生脑栓塞。

（3）来源不明 约30%脑栓塞不能确定原因。

成人脑血流量约占心输出量的20%，脑栓塞发病率可占全身动脉栓塞的50%.推测来自心脏的第一个栓子几乎90%停驻在脑部，脑栓塞常是全身动脉栓塞性疾病的最初表现，只要栓子的来源不消除，脑栓塞就可能反复发生，约2/3脑栓塞的复发是发生在首次脑栓塞后的1年之内。

【临床表现】

1.任何年龄均可发病，风湿性心脏病引起者以中青年为多，冠心病及大动脉病变引起者以中老年居多。

2.通常发病无明显诱因，安静与活动时均可发病，以活动中发病多见。起病急骤是本病的主要特征。在数秒钟或很短的时间内症状发展至高峰。多属完全性卒中，个别病人可在数天内呈阶梯式进行性恶化，为反复栓塞所致。

3.常见的临床症状为局限性抽搐、偏盲、偏瘫、偏身感觉障碍、失语等，意识障碍常较轻且很快恢复。严重者可突起昏迷、全身抽搐，可因脑水肿或颅内压增高，继发脑疝而死亡。

【诊断依据】

1.起病急；

2.有风湿性心脏病或颈部动脉重度粥样硬化等栓子来源或/及身体其他部位（视网膜、肾、脾）栓塞的证据；

3.突然出现、很快达高峰的对侧偏瘫（程度严重）、偏侧麻木（感觉丧失）、同向偏盲、失语、失用症、眩晕、复视、眼球运动麻痹、共济失调、交叉瘫、瞳孔异常、四肢瘫痪、进食吞咽困难、意识障碍等脑动脉闭塞性综合征。

4.颅脑CT检查阳性或符合血管分布的单或多部位脑组织低密度或颅脑核磁共振检查见符合血管分布的缺血或水肿性病灶。

病史及症状：多有心脏病史，或以往可有脑栓塞史，突然发病，无先兆，常见症状为偏瘫或单瘫、癫痫发作、感觉障碍和失语，有时可迅速昏迷和出现急性颅内压增高症状。病史询问应注意起病的急缓，主要症状，有无类似发作病史及其他系统疾病史。

体检发现：常有失语、偏瘫或单瘫、感觉障碍、昏迷等局灶性神经体征。依栓塞血管的不同，可出现其他局灶性神经系统体征和身体其他部位血管栓塞以及原发病的体征。

【辅助检查】

1.体格检查时要注意确定有无心脏疾病、高血压、红细胞增多症、感染等引起脑血管闭塞性疾病；详细的神经系统检查有助于闭塞血管的定位；

2.颅脑CT检查以便确诊并对梗死部位、范围做出准确判断；于起病在24-48小时以内、CT检查正常的病人可选择颅脑核磁共振成像（MRI）检查，其可较早地、更为准确地显示脑梗死及脑水肿的部位、范围，并有助于脑梗死的病因诊断；

3.正电子发射电子脑X线断层扫描（ECT）、脑血管多普勒超声波检查以t解不同脑血管的血流情况及局部血管壁变化情况。颅脑核磁共振血管造影（MRA）和数位减影血管造影（DSA）有助于阻塞血管的定位诊断及病因诊断；

4.三大常规、肝肾功能检查以便t解患者其他脏器的功能情况；

5.心电图、超声心动图、血脂、血细菌培养、血液学检查等以便病因诊断和治疗。

鉴别：应注意与脑出血鉴别；昏迷者须排除可引起昏迷的其他全身性或颅内疾病；与其他原因所致的症状性癫痫鉴别。

【用药原则】

1.一般治疗　与脑血栓形成相同，颈内动脉或大脑中动脉栓塞可导致大面积梗死，引起严重脑水肿和继发性脑疝，小脑梗死也易发生脑疝，应积极脱水、降颅压治疗，必要时手术治疗。房颤病人可用抗心律失常药物治疗；心源性栓塞发病后数小时内可用血管扩张药罂粟碱，麦全冬定或尼可占替诺静脉滴注，可能收到较满意疗效；也可采用脑保护性治疗。

2.抗凝治疗　预防随后发生栓塞性卒中、房颤或有再栓塞风险的心源性病因，动脉夹层或高度狭窄的病人可用肝素预防再栓塞或栓塞继发血栓形成，治疗中要定期监测凝血功能并调整剂量。抗血小板聚集药阿司匹林也可试用，可能预防再栓塞。

3.气栓的处理　患者应取头低、左侧卧位，如为减压病应尽快行高压氧治疗，减少气栓，增加脑含氧量，气栓常引起癫痫发作，应严密观察并抗癫痫治疗。脂肪栓处理可用扩容药、血管扩张药静脉滴注。感染性栓塞需选用足量抗生素治疗。

【药物选择】

口服用药：华法林、阿司匹林等。

【护理】

（一）心理护理　发生脑梗死的患者大部分是清醒的，会产生焦虑、抑郁、恐惧、愤怒情绪，护士应尊重患者，耐心倾听病人诉说，与患者谈话时声音要大，速度要慢，重复重点，必要时可使用助听器、识字卡等，以便更好地沟通。并鼓励其家属多关心患者，多与患者沟通，给予精神及物质方面的支持，解除患者的顾虑，稳定患者的情绪，有利于患者的康复。

（二）饮食护理　合理饮食，以低脂、低盐、低胆固醇、少糖清淡膳食为宜，适当多食谷类、奶类、豆制品、薯类、蔬菜和水果，常吃适量鱼、禽、蛋、瘦肉。吃清洁卫生、不变质食物。尽量采用豆油、菜油、花生油、玉米油等为食用油，合并高血压者每日摄盐在6g以下。严禁暴饮、暴食和酗酒，定期有针对性地检查血糖和血脂。

（三）药物护理　勿乱投医滥用药，千万不要上当受骗。嘱患者按时、按量服药，在医生指导下减量或停服。讲究"个体化治疗原则"，绝不可生搬硬套别人的用药经验。尤其那些镇静药、降压药、抗凝药、溶栓药等，用之不当会引起严重后果。

（四）安全护理

室内采光柔和，注意患者安全，无危险物品，物品放置以方便患者行动为宜。行走训练注意放跌倒造成骨折，保持地面平坦，干燥，浴室及厕所最好装有扶手架，给患者穿轻便、防滑、合适的软底鞋，在患者进行日常生活料理时，给予充分的时间，切忌催促，不让患者离开安全环境，以防不测。

（五）逐步锻炼护理

病情稳定后可对病人进行坐位平衡床上动作训练。一旦病人具有坐位平衡能力，级开始做从床到轮椅上，从轮椅到床上的移动能力训练。再逐步过渡到步行、上肢功能锻炼和日常生活能力的训练，为日后站立打下良好的基础。根据具体的环境条件和家人对康复知识、方法的了解程度来进行康复锻炼。

（六）日常生活护理

病人进行力所能及的日常生活的活动，保持整洁，注意口腔卫生；病人睡姿宜采用侧卧位，应多采取患肢在上的体位，防止吸入性肺炎。鼓励病人多饮水，自己排尿，预防尿路感染。尿失禁病人可用导尿管集尿，应定时取下导尿管，使局部干燥，防止尿道感染，经常用温水擦洗会阴部。防止便秘，如大便坚硬不能排出，可用蜂蜜或香油 30ml 顿服，或用开塞露等塞入肛门，刺激排便；用药无效时，到医院灌肠通便。长期卧床者。应定时翻身，对骨头突出部位要放置气圈、海绵垫或棉垫，保持皮肤清洁干燥，以免皮肤压疮。

（七）避免诱发因素

加强体育锻炼，避免劳累；转变性格，改变脾气暴躁；放松紧张情绪，缓解应急反应；学会休闲，劳逸结合；性格开朗：摒弃恶习，应戒烟，少酒，每日饮酒不超过 100ml（白酒），勿饮浓茶、浓咖啡和吸烟，更不要长时间打麻将。适当控制体重。

（八）根据不同病因，坚持治疗，定期复查必要的项目。

第六节　脑出血

【疾病简述】

脑出血是指非外伤性脑实质内的出血。年发病率为 60/10 万~80/10 万，在我国占急性脑血管病的 30%左右。急性期病死率为 30%~40%，是急性脑血管病中最高的。在脑出血中，大脑半球出血约占 80%，脑干和小脑出血约占 20%。脑 CT 扫描是诊断脑出血最有效最迅速的方法。脑出血的治疗主要是对有指征者应及时清除血肿、积极降低颅内压、保护血肿周围脑组织。脑出血的病因多种多样，应尽可能明确病因，以利治疗。高血压性脑出血是非创伤性颅内出血最常见的病因，是高血压伴发脑小动脉病变、血液骤升使动脉破裂所致。其他病因包括脑动脉粥样硬化、血液病，以及脑淀粉样血管病、动脉瘤、动静脉畸形等。高血压性脑出血常发生于

50~70 岁，男性略多，冬春季易发。通常在活动和情绪激动时发病，出血前多无预兆，50%的病人出现头痛并很剧烈，常见呕吐，出血后血压明显升高。临床症状常在数分钟至数小时达到高峰，临床症状、体征因出血部位及出血量不同而异，基底核、丘脑与内囊出血引起轻偏瘫是常见的早期症状；重症者迅速转入意识模糊或昏迷。

【病原】

引起脑出血的病因很多，最常见的病因是高血压动脉粥样硬化，其次为先天性脑血管畸形或动脉瘤、血液病、脑外伤、抗凝或溶血栓治疗、淀粉样血管病等引起的脑出血。根据病因分类如下。

1.根据血管病理　常见有微动脉瘤或者微血管瘤、脑动静脉畸形（AVM）、淀粉样脑血管病、囊性血管瘤、颅内静脉血栓形成、脑膜动静脉畸形、特异性动脉炎、真菌性动脉炎、烟雾病和动脉解剖变异等。

2.根据血流动力学　有高血压和偏头痛。血液因素有抗凝、抗血小板或溶栓治疗、嗜血杆菌感染、白血病、血栓性血小板减少症等。

3.其他　颅内肿瘤、酒精中毒及交感神经兴奋药物等。

4.原因不明　如特发性脑出血。

此外，有些因素与脑血管病的发生有一定的关系，可能是导致脑血管病的诱因：①血压波动：如高血压患者近期没有服用降压药物，或生气着急等，引起血压增高，以收缩压升高尤为重要。②脾气急躁或情绪紧张：常见于生气、与人争吵后。③不良嗜好：如吸烟、酗酒、食盐过多、体重过重。④过分疲劳：如体力和脑力劳动过度、排便用力、运动。

【发病机制】

在发生机制上，实际上每一例脑出血并不是单一因素引起，而可能是几种综合因素所致。高血压形成脑出血的机制有许多说法，比较公认的是微动脉瘤学说。一般认为单纯的血压升高不足以引起脑出血，脑出血常在合并脑血管病变的基础上发生。

（1）微动脉瘤破裂：因脑内小动脉壁长期受高血压引起的张力影响，使血管壁薄弱部位形成动脉瘤，其直径一般 500μm。高血压患者的脑内穿通动脉上形成许多微动脉瘤，多分布在基底核的纹状动脉、脑桥、大脑白质和小脑中直径在 100~300μm 的动脉上。这种动脉瘤是在血管壁薄弱部位形成囊状，当血压突然升高时，这种囊性血管容易破裂造成脑出血。

（2）脂肪玻璃样变或纤维坏死：长期高血压对脑实质内直径 100~300μm 小穿通动脉管壁内膜起到损害作用，血浆内的脂质经损害的内膜进入内膜下，使管壁增厚和血浆细胞浸润，形成脂肪玻璃样变，最后导致管壁坏死。当血压或血流急剧变化时容易破裂出血。

（3）脑动脉粥样硬化：多数高血压患者的动脉内膜同时存在多样病变，包括局部脂肪和复合糖类积聚，出血或血栓形成，纤维组织增长和钙沉着。脑动脉粥样硬化患者易发生脑梗死，在大块脑缺血软化区内的动脉易破裂出血，形成出血性坏死病灶。

（4）脑动脉的外膜和中层在结构上薄弱：大脑中动脉与其所发生的深穿支-豆纹动脉呈直角，这种解剖结构在用力、激动等因素使血压骤然升高的情况下，该血管容易破裂出血。

【临床表现】

脑出血常发生于50~70岁，男性略多，冬春季易发。通常在活动和情绪激动时发病，出血前多无预兆，50%的病人出现头痛并很剧烈，常见呕吐，出血后血压明显升高。临床症状常在数分钟至数小时达到高峰，临床症状体征因出血部位及出血量不同而异，基底核、丘脑与内囊出血引起轻偏瘫是常见的早期症状;约10%的病例出现痫性发作，常为局灶性;重症者迅速转入意识模糊或昏迷

【诊断】

自从 CT 问世以来，脑出血临床诊断已不难。

1.脑出血诊断主要依据

（1）大多数为 50 岁以上，较长期的高血压动脉硬化病史。

（2）体力活动或情绪激动时突然发病，有头痛、呕吐、意识障碍等症状。

（3）发病快，在几分钟或几小时内出现肢体功能障碍及颅内压增高的症状。

（4）查体有神经系统定位体征。

（5）脑 CT 扫描检查：脑内血肿呈高密度区域，对直径大于 1.5cm 以上的血肿均可精确地显示。可确定出血的部位，血肿大小，是否破入脑室，有无脑水肿和脑疝形成，确诊以脑 CT 扫描见到出血病灶为准，CT 对脑出血几乎 100%诊断。

（6）腰穿可见血性脑脊液，目前已很少根据脑脊液诊断脑出血。

2.病因诊断 对脑出血的患者不仅有脑出血的诊断，而且一定要寻找病因，以利于治疗和预防。脑出血多数病因是高血压动脉粥样硬化所致。但还有许多其他不常见的原因可以引起脑出血，如单纯动脉硬化、动静脉畸形、血液病以及活动状态、排便、情绪激动等，特别是对 50 岁以下发病的青壮年患者更应全面考虑以下病因。

（1）脑实质内小型动静脉畸形或先天性动脉瘤破裂。破裂后形成血肿，畸形血管或瘤体自行消失。即使做脑血管造影也难显示。

（2）结节性动脉周围炎、病毒、立克次体感染等可引起动脉炎，导致管壁坏死、破裂。

（3）维生素 C 和 B 族缺乏，脑内小血管内膜坏死，可发生点状出血亦可融合成血肿。

（4）血液病：如白血病、血小板缺乏性紫癜、血友病等。

（5）抗凝治疗过程中，可发生脑出血。

（6）颅内肿瘤出血：肿瘤可侵蚀血管引起脑出血，肿瘤内新生血管破裂出血。

（7）淀粉样血管病：多见于老年人，临床上以反复性和（或）多发性脑叶出血为主要临床表现，以额、顶叶的皮质最为明显。

（8）过敏反应：可产生脑部点状出血。

（9）脱水、败血症所致脑静脉血栓形成及妊高征等，有时可引起脑出血。

【用药原则】

外科治疗可挽救重症患者生命及促进神经功能恢复，内科除一般治疗外，尚包括药物应用。

1.调控血压脑出血患者血压的控制并无一定的标准，应视患者的年龄、既往有无高血压、有无颅内压增高、出血原因、发病时间等情况而定。一般可遵循下列原则：

（1）脑出血患者不要急于降血压，因为脑出血后的血压升高是对颅内压升高的一种反射性自我调节，应先降颅内压后，再根据血压情况决定是否进行降血压治疗。

（2）血压≥200/110mmHg 时，在降颅压的同时可慎重平稳降血压治疗，使血压维持在略高于发病前水平或 180/105mmHg 左右；收缩压在 170~200mmHg，或舒张压 100~110mmHg，暂时可不必使用降压药，先脱水降颅压，并严密观察血压情况，必要时再用降压药。血压降低幅度不宜过大，否则可能造成脑低灌注。收缩压<165mmHg 或舒张压<95mmHg，不需降血压治疗。

（3）血压过低者应升压治疗，以保持脑灌注压。

2.降低颅内压颅内压升高是脑出血患者死亡的主要原因，因此降低颅内压为治疗脑出血的重要任务。

脑出血的降颅压治疗首先以高渗脱水药为主，如甘露醇或甘油果糖、甘油氯化钠等，注意尿量、血钾及心肾功能，可酌情选用呋塞米（呋塞米）、人血清蛋白。建议尽量不使用类固醇，因其不良反应大，且降颅压效果不如高渗脱水药。应用脱水药时要注意水及电解质平衡。

3.止血药物一般不用，若有凝血功能障碍，可应用，时间不超过 1 周。

【护理】

1.心理护理

急性期家属及病人的注意力在抢救生命上，而在康复期则往往急于功能恢复，要求很快自理，甚至去工作。要求用新药、新方法治疗者颇多;有部分病人表现悲观、失望，精神抑郁。因此，要多鼓励病人树立战胜疾病的信心，要身残志不残、身残也要志坚;要实事求是地对待自己的疾病和功能，力争取得良好的预后。要与医护人员、家庭配合好，共同战胜疾病。"既来之，则安之"。否则，急于求愈，则容易急躁，反而不利。

2.注意合理用药

由于病人往往同时患有几种病或多种症状，本来医生开给的药物已有多种，亲友或家属不要自行再加用许多药物。过多、过乱的应用药物，对胃、肝、肾或造血系统有可能产生副作用，不但不能加快恢复，反而可引出其他问题。

3.防止脑卒中再发

在恢复期预防再发很有意义。因为脑卒中可以突然再发，发作次数越多，每次的后遗症加起来，预后就更差，死亡率也大大增加。为了防止再发，应注意血压平稳，食入量适宜，心脏、肺部有无合并症等。

4.做好家庭康复

康复期一般是在家庭度过的，家属应了解如何做好家庭康复。这一时期药物已不是主要疗法。

5.注意康复期护理

包括心理护理、基础护理，保证病人基本的生活需要;做好特种护理，视具体病人、病情施护，如对鼻饲管、尿管、褥疮的护理等。

6.保证营养和入量适当

因脑卒中病人常伴失语，不能正确表达意愿，或有呛咳、咽下困难，不能保证进食，入量常有不足或过多，家属应予足够重视。要定食谱、定入量、定时间供给，必要时经鼻管饲给。

7.大便通畅

大便秘结，排便时过于用力可诱发出血性脑年中、脑栓塞。为了保持大便通畅，定时排便，适当吃芹菜、胡萝卜、水果等。必要时可用药物，如蕃泻时泡开水、麻仁润肠丸、果导等。

第七节　　蛛网膜下隙出血

【疾病简述】

原发性蛛网膜下隙出血是指脑表面血管破裂后，血液流入蛛网膜下隙而言。年发病率为 5/10 万~20/10 万，常见病因为颅内动脉瘤，其次为脑血管畸形，还有高血压性动脉硬化，也可见于动脉炎、脑底异常血管网、结缔组织病、血液病、抗凝治疗并发症等。临床表现主要取决于出血量、积血部位、脑脊液循环受损程度等。多在情绪激动或用力等情况下急骤发病。主要症状为突发剧烈头痛，持续不能缓解或进行性加重;多伴有恶心、呕吐;可有短暂的意识障碍及烦躁、谵妄等精神症状，少数出现癫痫发作。主要体征为脑膜刺激征明显，眼底可见玻璃膜下出血，少数可有局灶性神经功能缺损的征象，如轻偏瘫、失语、动眼神经麻痹等。头颅 CT 是诊断蛛网膜下隙出血的首选方法，CT 显示蛛网膜下隙内高密度影可以确诊。

【病因】

引起蛛网膜下腔出血的病因很多，常见的主要有:

1.颅内动脉瘤

颅内动脉瘤是蛛网膜下腔出血最为常见的病因，占半数以上，好发于动脉分叉部位。按病因将其分为先天性、细菌性、损伤性、肿瘤性和动脉硬化性，绝大多数为先天性，其余几种均较少见。先天性动脉瘤通常在青年时才发展，故婴儿和儿童期很少发现。

2.脑血管畸形

本病是引起自发性蛛网膜下腔出血的另一常见原因，仅次于颅内动脉瘤。由于脑血管畸形多位于脑的表面，故血管破裂出血时很容易进入蛛网膜下腔。

3.高血压、动脉硬化引起脑动脉破裂出血

本病是引起老年人蛛网膜下腔出血的主要原因，并常伴有全身性动脉粥样硬化。

4.颅内肿瘤

原发肿瘤有胶质瘤、脉络丛乳头状瘤、垂体瘤、脑膜瘤、血管瘤及骨软骨瘤等。转移肿瘤有支气管肺癌、绒毛膜上皮癌以及恶性黑色素瘤等。

5.其他原因

1）感染性疾病：如化脓性脑膜炎、急性坏死性脑膜炎、结核性脑膜炎等。

2）血液病：如白血病、血友病、恶性贫血、再生障碍性贫血等。

3）血管性过敏反应：如多发性结节性动脉炎、系统性红斑狼疮、急性风湿热等。

【发病机制】

1.颅内动脉瘤破裂

自发性蛛网膜下腔出血的病人中，脑动脉瘤破裂约占51%。先天性动脉瘤多发生于脑底动脉分叉部，是由于动脉壁中层发育缺陷，血管薄弱，经血液不断冲击，使之成年后呈囊状扩张，形成动脉瘤；又因脑底动脉位于蛛网膜下腔，当动脉瘤内压增高，瘤壁病变破裂后，血液流入蛛网膜下腔而发病。

2.脑血管畸形

脑动静脉畸形是胚胎期发育异常形成畸形血管团，血管壁薄弱，处于破裂临界状态，激动或不明显诱因可导致破裂。

3.高血压、动脉硬化引起脑动脉破裂出血

高血压与动脉硬化常同时存在，引起梭形及粟粒性动脉瘤，激动或其他诱因可导致破裂出血。

4.颅内肿瘤引起出血

颅内肿瘤主要是恶性肿瘤，其血管丰富，生长速度较快，肿瘤内血管发育不良，肿瘤内坏死、血管破裂，出血流入蛛网膜下腔。

5.其他

1）感染性疾病：感染可引起动脉局部的软化坏死，形成感染性动脉瘤，引起脑组织坏死，从而引起动脉破裂出血。

2）血液病：主要是凝血因子及纤维蛋白原的缺乏所致。

3）血管性过敏反应：可引起血管渗血，颅内静脉血栓，脑及脑膜血管可出现点状或环状出血，可有不同程度的蛛网膜下腔出血。

【临床表现】

（一）症状

1.前驱症状

50%的病人出血前有发作性头痛、恶心、呕吐、眩晕及颅神经麻痹等前驱症状。

2.头痛

头痛是本病最常出现的症状，中青年发病时，头痛出现率在90%以上，老年及儿童则占50%左右。多为剧烈的局限性劈裂样头痛，头痛出现时主要分布于前额、枕部或全头部，之后向下延伸至双下肢。其程度依年龄及病情严重程度变化。头痛持续的时间取决于出血量多少，一般为2周左右。动脉瘤性SHA的经典表现是突发异常剧烈全头痛，新发生头痛最有临床意义，常可提示破裂血管的动脉瘤部位。但动静脉畸形破裂头痛常不严重。

3.呕吐

呕吐是因高颅压和血液直接刺激呕吐中枢所致。呕吐提示出血量多，颅内压较高，是病情严重的表现。多数呈喷射性呕吐，呕吐物为胃内容物或咖啡样物。

4.意识障碍

蛛网膜下腔出血的意识障碍比较常见。意识障碍以一过性意识障碍、朦胧状态、嗜睡至昏迷（包括浅、中、深昏迷）为常见。

绝大多数起病后即发生，持续几分钟至几小时，少数病人发病后5~7天可出现，可能与血管痉挛及再出血有关，部分病人以意识障碍为首发症状，并以昏迷就诊。如病人意识障碍缓解后，经几小时、几天或更长时间后再度突然处于昏迷状态，提示再出血或严重血管痉挛、脑水肿，甚至脑疝形成。老年人意识障碍出现率较高，占71%~90%，而且年龄越大，意识障碍发生率越高，这可能与老年人动脉硬化明显，侧支循环差，神经功能障碍有关。

5.其他

老年人由于脑萎缩，故蛛网膜下腔出血时全脑症状相对减轻。此外，因老年人动脉硬化症状较明显，常有神经障碍，可将头痛等症状掩盖。急性期偶见欣快、谵妄和幻觉等精神症状，2~3周自行消失。脑膜刺激征可不明显，而以出血性休克为主，血压低，心率快，颜面苍白，四肢厥冷，口唇发绀，神志清醒或轻度烦躁不安。

（二）体征

1.脑膜刺激征

脑膜刺激征是本病最有特征性的体征，有时是患者唯一的临床表现。因此，怀疑蛛网膜下腔出血者，检查脑膜刺激征非常重要。主要表现为颈项强直，Brudzinski征和Kemig征阳性。通常在2~3天后开始出现脑膜刺激征，少数患者脑膜刺激征不明显。如发病后立即出现颈项强直、Kernig征，提示预后不良，有枕大孔疝。老年人不出现脑膜刺激征，出现时较轻微。病情严重，患者处于深昏迷状态，脑膜刺激征减弱或消失。

2.眼底改变

在发病当日或次日，由于急性高颅压，眼静脉回流受阻，有部分病人出现视网膜和玻璃体积血，并在脑脊液恢复正常后仍有出血的痕迹，因此是蛛网膜下腔出血的重要根据之一。眼底检查还可见视盘水肿，原因系血液填塞视神经鞘所在的蛛网膜下腔，使视网膜静脉回流受阻所致，也可由于颅内高压所致。视盘水肿一般在几天内出现，也可在病后几小时内或数周后出现。

3.颅神经损害体征

患者可以出现局灶性神经受损的体征，如轻偏瘫、腱反射减低或消失、单瘫等。

4.发热

在出血后第2~3天可有发热（38~39℃），一般认为属出血后吸收热。

（三）实验室检查及其他检查

1.CT检查

CT扫描蛛网膜下腔出血特征性表现为基底池、侧裂池等脑池、脑沟内存在高密度影，有时可见沿大脑镰增宽，其密度程度与血量、红细胞比容及出血时间长短有关。出血量大者则形成高密度的脑池铸型。发病后3~4天显著，1~2周后消失。蛛网膜下腔出血除上述直接征象外，还可见到一些间接征象，如继发性脑室出血、脑积水、脑水肿、动脉痉挛、脑疝等。

2.MRI检查

可发现CT不能确定的脑干或小脑小量的出血，能分辨病程4~5周后CT不能辨认的脑出血，可区别陈旧性脑出血与脑梗死，显示脑血管畸形流空现象。可观察血肿的动态变化（受血肿内血红蛋白变化的影响），超急性期（0~2小时）血肿为T1低信号、T2高信号；急性期（2~48小时）为T1高信号、T2低信号；亚急性期（3天~3周）T1、T2均呈高信号；慢性期（大于3周）呈T1低信号、T2高信号。

3.脑脊液检查

本病特征指标之一是血性脑脊液，少量出血可使脑脊液微混浊，出血量较大则脑脊液呈粉红色及鲜红色。红细胞破坏后脑脊液呈红褐色，以后呈棕黄色，再以后呈黄色透明状。渗血开始于发病4~12小时后，约9天后看不到完整的红细胞，黄变常持续3周，但亦可在1周左右消失。如迅速形成了小脑扁桃体疝，脑脊液是清亮的，是因为蛛网膜下腔局限性血肿，或出血初期血液尚未扩散到脊髓蛛网膜下腔之故。出血后第1周脑脊液颗粒性白细胞增加；第2周淋巴细胞增加，常出现大量巨噬细胞。蛋白定量决定于出血程度，一般可达0.5~10g/L；在发病第一天增高，以后逐渐下降，第2周末降至正常，增高的主要是白蛋白。脑脊液压力常增高，2~3周恢复正常。

4.数字减影脑血管造影（DSA）

可检出脑动脉瘤、脑动静脉畸形和血管炎等。

5.心电图

部分病人，尤其是中老年患者在发病的早期可出现心电图的缺血性变化，甚至出现心肌梗死。

【诊断】

1）发病急骤；

2）常伴有剧烈头痛呕吐；

3）意识清楚或意识障碍，可伴有精神症状；

4）多有脑膜刺激征，少数可伴有脑神经及轻偏瘫等局灶体征；

5）腰穿脑脊液呈血性；

6）脑血管造影可帮助明确诊断；

7）有条件的可进行 CT 检查。

【鉴别诊断】

1.高血压性脑出血

高血压性脑出血病人的脑脊液大多数也呈血性，但病人长期以来有高血压病史，有明显的局灶性体征如偏瘫、失语等。发病后有内囊等脑实质出血的定位体征，头颅 CT 扫描为脑实质出血。

2.血管性头痛

偏头痛和丛集性头痛的病人可突然出现剧烈头痛及呕吐，有先兆性偏头痛者还伴有局灶性神经功能障碍的症状，有时不易与蛛网膜下腔出血鉴别。但是，血管性头痛病人可有反复类似发作史，没有脑膜刺激征，无定位体征，腰穿脑脊液正常。

3.颅内感染

各种类型的脑膜炎和脑炎病人可以表现出明显的头痛、呕吐及脑膜刺激征，尤其有些脑膜炎病人可出现血性脑脊液，如结核性脑膜炎、隐球菌性脑膜炎和单纯疱疹病毒性脑炎。但颅内感染发病不如蛛网膜下腔出血急骤，且先有发热，脑脊液检查提示为感染，并需与蛛网膜下腔出血后发生化学性脑膜炎鉴别。蛛网膜下腔出血脑脊液变黄、淋巴细胞增多，应注意与结核性脑膜炎区别，但结核性脑膜炎脑脊液糖、氯降低，头部 CT 正常。

4.硬膜下血肿

急性硬膜下血肿发生在外伤后 14 天内，外伤不一定重，可无骨折。血肿常弥散性扩散至整个大脑半球。慢性硬膜下血肿，通常距外伤 1~3 个月，半数病人有头痛及视盘水肿，60%有血肿侧瞳孔散大。动脉瘤破裂时亦可穿破蛛网膜形成硬膜下血肿，血管造影与 CT 对本病的诊断意义较大。

5.硬膜外血肿

本病临床表现是脑膜中动脉或其分叉的外伤性出血。发病后几小时，多则 2~3 天无症状期后，迅速出现偏瘫、意识障碍，严重时出现去大脑强直，特别是后颅窝的硬膜外血肿可出现颈部疼痛、颈强、呕吐、意识障碍，脑血管造影和 CT 扫描对鉴别蛛网膜下腔出血和硬膜外血肿有重要意义。

【用药原则】

手术治疗是根除病因、防止复发的有效方法。内科治疗除一般处理外，尚有药物应用。

1.降低颅内压　蛛网膜下隙出血引起颅内压升高，可用20%甘露醇、呋塞米（呋塞米）和人血清蛋白等脱水降颅内压治疗。

2.预防再出血抗纤溶药可抑制纤溶酶形成，推迟血块溶解和防止再出血。止血药应用仍有争论。高血压伴癫痫发作可增加动脉瘤破裂风险，常规推荐预防性应用抗癫痫药。

3.预防性应用钙通道拮抗药　可减少动脉瘤破裂后迟发性血管痉挛导致缺血合并症。用去氧肾上腺素或多巴胺使血压升高可治疗血管痉挛，确定动脉瘤手术治疗后用此方法较安全。

【药物选择】

1.降低颅内压药物 20%甘露醇、呋塞米和清蛋白等静脉给药。

2.抗纤溶药　氨基己酸4~6g加于0.9%生理盐水100ml中静脉滴注，15~30min内滴完，再以每小时1g剂量静滴12~24h；之后每天24g，持续3~7d，逐渐减量至每天8g，维持2~3周。

3.氨甲苯酸0.4g缓慢静注，每天2次。

4.抗癫痫药　苯妥英钠每天300mg。

5.钙通道拮抗药　尼莫地平口服，60mg，每4h 1次，连续21d。须在96h内用药。尼莫地平静脉给药遵医嘱。

【护理】

（一）心理护理

指导病人了解疾病的过程与预后、DSA检查的目的与安全性等相关知识。头痛是因为出血、脑水肿致颅内压增高，血液刺激脑膜或脑血管痉挛所致，随着出血停止、血肿吸收，头痛会逐渐缓解；DSA检查的主要目的是为了明确病因，为能彻底解除再出血的潜在隐患作准备，是一项比较安全的检查措施，目前临床应用广泛，指导病人消除紧张、恐惧、焦虑心理，增强战胜疾病的信心，配合治疗和检查。

（二）饮食指导

选择清淡、低盐、低脂、适量蛋白质、高维生素、高纤维素食物，多食蔬菜及水果，避免辛辣食物，戒烟酒，保持大便通畅。

1.不能进食者给予鼻饲，发病1~2小时内禁食。

2.急性期患者给予低脂、高蛋白、高维生素、高热量饮食。

3.食物温度适宜，对于尚能进食者，喂水或食不宜过急，遇呕吐或返呛时应暂停片刻，防止食物呛入气管引起窒息或吸入性肺炎。

4.昏迷不能进食者鼻饲流质，4~5次/d，每次200~300ml，如牛奶、豆浆、藕粉、蒸蛋或混合勺浆等。定时回抽胃液，观察有无上消化道出血，保持口腔清洁。

（三）用药护理

遵医嘱使用甘露醇等脱水剂治疗时应快速静滴，必要时记录24h尿量；使用尼莫地平等缓解脑血管痉挛的药物时可能出现皮肤发红、多汗、心动过缓或过速、胃肠道不适等反应，应适当控制输液速度，密切观察有无不良反应发生。

（四）检查指导

SAH 病人一般在首次出血 3 周后进行 DSA 检查，应告知脑血管造影的相关知识，指导病人积极配合，以明确病因，尽早手术，解除隐患或危险。

（五）康复指导

康复训练过程艰苦而漫长，或终生伴随，需要有信心、耐心、恒心，应在医生指导下循序渐进，持之以恒。生活规律，注意劳逸结合。

（六）随诊指导

脑出血可多次发作，应经常随诊，每天测血压，定期做血糖、血脂、心电图等检查。在医生指导下服药。如出现肢麻、肢瘫、失语及突然头痛、呕吐、意识改变加重，必须及时到医院就诊。

第八节　帕金森病

【疾病简述】

帕金森病，又名震颤麻痹，是一种常见的中老年神经系统变性疾病，以黑质多巴胺能神经元变性缺失和路易小体形成为特征。病因迄今未明，发病机制可能与遗传、环境因素及年龄老化有关。帕金森病多于 60 岁以后发病，偶有 20 岁以上发病者。起病隐匿，缓慢进展。初发症状以震颤最多，其次为步行障碍、肌强直和运动迟缓。症状常自一侧上肢开始，逐渐波及同侧下肢、对侧上肢及下肢，有的病例症状先从一侧下肢开始。症状出现孰先孰后因人而异。

【临床表现】

1.静止性震颤　多从一侧上肢开始，呈现有规律的拇指对掌和手指屈曲的不自主震颤，具有静止时明显震颤，动作时减轻，入睡后消失等特征。震颤可逐步涉及下颌、唇、面和四肢。少数病人无震颤。

2.肌强直　多从一侧的上肢或下肢近端开始，逐渐蔓延至远端、对侧和全身的肌肉。本病病人的肌强直表现为屈肌和伸肌肌张力均增高，被动运动关节时始终保持阻力增高，多数病人因伴有震颤，检查时可感到均匀的阻力中出现断续停顿，这是由于肌强直与静止性震颤叠加所致。

3.运动迟缓　病人随意动作减少、减慢。多表现为开始的动作困难和缓慢，如行走时起动和终止均有困难。面肌强直使面部表情呆板，双眼凝视和瞬目动作减少，笑容出现和消失减慢。手指精细动作很难完成，系裤带、鞋带等很难进行；有书写时字越写越小的倾向。

4.姿势步态异常　早期走路拖步，迈步时身体前倾，行走时步距缩短，颈肌、躯干肌强直而使病人站立时呈特殊屈曲体姿，行走时上肢协同摆动的联合动作减少或消失；晚期由坐位、卧位起立困难。迈步后碎步、往前冲，越走越快，不能立刻停步。

【用药原则】

疾病早期无须特殊治疗，患者要进行适度的活动和体育锻炼，若疾病影响患者的日常生活和工作能力则需药物治疗。药物治疗的目标是延缓疾病进展、控制症状，并尽可能延长症状控制的年限，同时尽量减少药物的不良反应和并发症。

应用药物从小剂量开始，原则为以"最小剂量达到满意效果"。疗效不显著要逐渐增加剂量，即"剂量滴定"、"细水长流、不求全效"。治疗既应遵循一般原则，又应强调个体化特点，不同患者的用药选择不仅要考虑病情特点，而且要考虑患者的年龄、就业状况、经济承受能力等因素。可用抗胆碱药物阻断乙酰胆碱作用或增强多巴胺能递质功能药物，恢复纹状体多巴胺与乙酰胆碱递质的平衡。但药物治疗只能改善症状，不能阻止病情发展，需要终生服药。

【药物选择】

1.抗胆碱能药 对震颤和强直有效，对运动迟缓疗效较差，适用于震颤突出且年龄较轻的患者。主要药物有：

（1）苯海索：口服，开始1~2mg/d，在3~5d逐渐增至5~10mg/d，分3~4次服，对药物引起的锥体外系反应的治疗，开始1mg/d，逐渐增至5~10mg/d。极量，口服，20mg/d。最佳服药时间，餐中服、餐后服。

（2）丙环定：口服，开始2mg，3/d，饭后服；逐渐增加到5mg，3/d；必要时睡眠前加服5mg，总量20~30mg/d。

（3）苯扎托品：口服，开始0.5~1mg/d睡前服，以后可增至2~6mg/d，分3次服。肌注或静注，1~2mg/d；药物引起的锥体外系反应患者，1~4mg/d，分1或2次使用。具体应用遵医嘱。

（4）普罗吩胺；口服，50mg，每天1或2次。中度患者100~400mg/d。严重患者500~600mg/d。分3或4次服。

2.金刚烷胺可促进神经末梢释放多巴胺和减少多巴胺再摄取，轻度改善该病所有症状，如运动减少、强直和震颤等，可单独或与抗胆碱能药合用，适于治疗早期轻症患者，但许多患者用药无效或疗效短暂。用法：每次100mg，每日1或2次。

3.左旋多巴及复方左旋多巴 左旋多巴是治疗帕金森病的最有效的药物或金指标。左旋多巴作为多巴胺合成前体可透过血脑屏障，被脑多巴胺能神经元摄取后脱羧转变成多巴胺，可改善该病的所有症状，对运动减少有特殊疗效。

（1）左旋多巴：治疗震颤麻痹，口服，开始每次0.1~0.25g，每天2~4次，视病情需要每隔2~4d增加0.125~0.5g，维持量为每天3~6g，分4~6次服。药品最佳服用时间为餐后。

（2）左旋多巴/苄丝肼：口服，开始量每次125mg，每天3次，饭间或饭后服，每隔3~7d，每天再加服125mg，直至出现疗效（通常有效量为每天250~500mg），再改为维持量，250mg/d，最高剂量不超过800mg/d，分3或4次服用，日极量苄丝肼250mg，左旋多巴1 000mg。

（3）左旋多巴/卡比多巴：开始1次剂量，卡比多巴10mg，左旋多巴100mg

（1:10）4/d，以后每隔 3~7d，1d 增加卡比多巴 40mg，左旋多巴 400mg，直至 1d 量卡比多巴达 200mg，左旋多巴达 2g 为限。最佳服用时间及方式为餐后用水吞服，不可嚼碎。

4.多巴胺受体激动药　年轻患者早期可单用，中晚期患者与复方左旋多巴合用。

（1）溴隐亭：口服，1.25mg，2/d，2 周内逐渐增加剂量，必要时每 2~4 周每天增加 2.5mg，直到找到最佳疗效的最小剂量。每天剂量以 20mg 为宜。

（2）培高利特：口服，0.05mg/d 开始，连用 2d，然后每隔 3d，每天增加 0.1~0.15mg，可用 12d。如效果仍不好，每隔 3d 后每天增加 0.25mg，直至效果满意。平均剂量为 3mg/d，宜饭后服用。

（3）吡贝地尔：初始剂量 50mg，每天 1 次，必要时每周增加 50mg，有效剂量 50~250mg，需用大剂量治疗时可分 3 次口服。

（4）双氢麦角碱：口服，30~50mg/d，分 3 次服用。从小剂量开始，逐增剂量至疗效满意。

5.单胺氧化酶抑制药　可抑制神经元内多巴胺分解代谢，增加脑内多巴胺含量，与复方左旋多巴合用有协同作用，减少约 1/4 的左旋多巴用量，能延缓开关现象出现，用作神经保护药可维持轻症患者。

司来吉兰：单独服用适用于治疗早期帕金森病或与左旋多巴或与左旋多巴/外周多巴脱羧酶抑制药合用。两者开始剂量为早晨 5mg。剂量可增至每天 10mg（早晨 1 次服用或分开 2 次）。若病人在合用左旋多巴时显示类似左旋多巴的不良反应，左旋多巴剂量减低。

6.儿茶酚—氧位—甲基转移酶抑制药　通过抑制左旋多巴在外周代谢，维持左旋多巴血浆浓度稳定，加速通过血脑屏障，阻止脑胶质细胞内多巴胺降解，增加脑内多巴胺含量，与美多巴或息宁合用可增强后者疗效，减少症状波动反应，单独使用无效。

（1）托卡朋：每次 100~200mg，每天 3 次口服。

（2）恩托卡朋：每次 200mg，每天 3 次或 4 次口服。

【用药提示】

1.苯海索（安坦（片））

（1）不良反应：①轻度。恶心、口干、便秘、尿潴留、失眠、瞳孔扩大、视力模糊、眩晕等抗胆碱反应。②重度。意识混乱、抑郁、幻视、幻听、心悸或异常兴奋以及手指、足趾麻木和刺痛。

（2）药物相互作用：①本药与乙醇或其他中枢神经抑制药，如抗组胺药、巴比妥类药、苯二氮䓬类镇静药、肌肉松弛药、止痛药和麻醉药或三环类抗抑郁药合用会导致过度嗜睡。②本药与抗酸药或吸附性止泻药合用，减弱本品的作用。治疗需要时，二者可间隔至少 1~2h 后服用。③本药与氯丙嗪合用，可降低后者的药效。④金刚烷胺、抗组胺药、氟哌啶醇、单胺氧化酶抑制药、吩噻嗪类镇静药、普鲁卡因胺、奎尼丁能增加本品的不良反应，与单胺氧化酶抑制药合用，至少应相隔 14d 分开使用。

（3）禁用、慎用：①对本品有异常反应者和过敏者禁用。②心功能不全、迟发性运动障碍、青光眼、尿潴留、心脏病、重症肌无力、肠道或尿道梗阻、胃溃疡、甲状腺病、前列腺肥大、肝肾功能障碍、高血压等患者慎用。③哺乳期妇女禁用。

（4）其他：①服用本品，不宜突然停药，应逐渐减量，因突然停药易导致震颤麻痹症状加重。②饭后服用，可减轻本品对胃的刺激。③用药期间避免剧烈运动和操作危险性工作，特别是在炎热环境下更应避免锻炼，因本品有减少出汗和热量释放的作用。久用可产生耐受性。

2.丙环定（开马君（片））

（1）不良反应：同苯海索。

（2）药物相互作用：不应与三环类抗抑郁药物合并应用。

（3）禁用与慎用：老年患者或对该药较敏感者、青光眼、心动过速以及尿潴留者禁用。

（4）其他：用药指导同苯海索。

3.苯扎托品

（1）不良反应：同苯海索。

（2）药物相互作用：勿与三环类抗抑郁药物合并应用。

（3）禁用与慎用：老年患者较敏感，应控制剂量。

（4）其他：用药指导同苯海索。

4.普罗吩胺

（1）不良反应：可有困倦、无力、口干、恶心、呕吐、复视等。

（2）药物相互作用：不应与三环类抗抑郁药物合并应用。

（3）禁用与慎用：青光眼及前列腺肥大者禁用。肝功能不良者慎用。

（4）其他：注意事项同苯海索。

5.金刚烷胺 [金刚胺（片)]

（1）不良反应：不良反应与剂量有关，如 1d 用量超过 0.2g 时，即有出现反应的可能。①中枢神经。头痛、眩晕、焦虑、共济失调、注意力不集中、失眠、易激动、幻视、幻听、噩梦、精神及情绪改变、惊厥等。②心血管。直立性低血压、周围性水肿、足部及下肢肿胀、呼吸困难、充血性心衰等。③其他。恶心、呕吐、厌食、口干、视力模糊或失明、白细胞减少、排尿困难等。

（2）药物相互作用：①本药与抗胆碱药、抗组胺药、三环类抗抑郁药等合用，可出现阿托品样反应（口干、视物不清、便秘、尿潴留等）。②本药与其他中枢神经兴奋药合用，如苯丙胺（Amphetamine）、哌甲酯（Methylphenidate）等，可出现强烈的中枢神经兴奋不良反应，严重时可引起惊厥、心律失常等。③本药由于有一定的非特异性退热作用，因而不必加用退热药，如合用则退热作用极强，应特别注意。④本药可缓解震颤麻痹症状，与苯海索、丙环定、左旋多巴等有协同作用。⑤本药与乙醇合用时，中枢神经抑制加剧，易致醉酒。

（3）禁用、慎用：①对本品过敏者禁用。②癫痫史、充血性心力衰竭、周围性水肿、复发性湿疹样皮炎、低血压、精神病、脑动脉硬化的老人慎用。

（4）其他：①口服药时，可与食物或饮料同服。②密切监护不良反应的发生，包括生命征、尿量及 pH 值、血清电解质的测定及精神与神经功能状态等，及时调整用药量或停药。1d 用药量在 200mg 以上者须密切注意。有脑血管病、肾功能不良者及老人易于出现毒性反应。③可致眩晕、直立性低血压、视力模糊等，尤以治疗早期为甚。为此应建议患者在服药期间避免驾驶汽车、飞机和开机床等危险性操作，告诉患者不要坐着打盹、睡觉，告诉男患者不要站着小便，夜间以坐位小便为宜；在更换体位时（如起床时）不要太快，先坐起将腿垂在床沿下活动数分钟再站起。如有眩晕，立即卧倒。④用于震颤麻痹患者时，于用药 4~48h 即可能有流涎减少，运动不能与强直改善，对颤抖改善很少。如用药 1~2 周无明显改善则应停用。也有的在用药 1 至数日内出现锥体外系症状或精神障碍，特别是增加用药剂量时，继续用药或将药分次服用后常可消失。用药量超过每天 0.2g 时，疗效不增而毒性渐增。如突然停药（或患者忘记用药）在 1~3d 可出现危象，如严重的运动不能、强直、颤抖或低热等。⑤药物的最大疗效一般在 2 周至 3 个月，在 6~8 周作用即逐渐减弱。⑥有癫痫史的患者，应注意其发作。⑦叮嘱患者不要在临睡前服药，因可致失眠，至少在睡前数小时用药，同时减少白天的睡眠。⑧服药后可能在皮肤上出现网状青斑以及红色网状斑，特别是在下肢（有时在上肢），有时还有踝部水肿，当站立或发冷时特别明显，常见于震颤麻痹用药 1 个月以上时，尤其妇女多见，停药后 2~12 周（也有人在继续用药中）即可消失。

6.左旋多巴

（1）不良反应：①轻度。恶心、呕吐、食欲缺乏，用药 3 个月后可出现不安、失眠、幻觉等，治疗早期 30%患者出现轻度直立性低血压、心动过速。②重度。出现血便、黑粪或柏油便，意识紊乱、惊厥、抑郁、头晕、欣快感、运动失调、脱发、噩梦、勃起疼痛、心悸、心律失常、视觉障碍、不自主运动或异常虚弱。接受本品治疗 1 年以上的部分患者可突然发生运动不能、震颤及强直，如"开一关"现象，或发生反常运动不能或"起步困难"。

（2）药物相互作用：①本品与下列药物及食物合用，可减弱作用，抗酸药、抗胆碱药、苯二氮䓬类药、硫酸亚铁、苯妥英、胡椒碱、萝芙木生物碱、蛋氨酸、高蛋白食物等。②本品与甲基多巴、甲氧氯普胺等药合用，可增强作用，但可引起不良反应。③本药与吩噻嗪类或丁酰苯类药物合用时，可加重帕金森综合征的症状。④本药与维生素 B6 合用会降低疗效，且外周的不良反应增强。⑤本药禁止与单胺氧化酶抑制药合用，因能引起血压升高、心率加快等；禁止与麻黄碱、利舍平、拟肾上腺素类药物合用。⑥多潘立酮可减少本品的外周不良反应。

（3）禁用、慎用：①患有消化道溃疡、高血压、精神病、糖尿病、心律失常、闭角型青光眼患者禁用。②严重心血管病，器质性脑病，内分泌失调及精神病患者禁用。③支气管哮喘、肺气肿慎用。④妊娠或哺乳期妇女禁用。

（4）其他：①服用本品治疗震颤麻痹，产生疗效和改善体征慢，患者须按时服药，耐心等待药效的出现不能着急，药用剂量从小剂量开始，逐渐加量，增量时如出现不良反应如恶心等，可停止增量，等不良反应症状消失后再继续增量。②服用本品时，避免食用高蛋白食物。③本药与外周多巴脱羧酶抑制药合用可增加疗效，减少不良反应。④脑炎后患者对本品较敏感，应酌减剂量。

7.左旋多巴/苄丝肼 [美多巴快（片）、多巴丝肼（片）、美多巴（片、胶囊）、美多巴（片）]

（1）不良反应：动物实验证明苄丝肼对骨髓发育有损害。本药能减少单用左旋多巴后所引起的不良反应（即多巴胺的外周作用），特别是焦虑、恶心和呕吐；对心律失常、直立性低血压等心血管不良反应也较单用左旋多巴为轻。其他见左旋多巴。

（2）药物相互作用：用药期间不可与单胺氧化酶抑制药、利舍平、甲基多巴、吩噻嗪类、丁酰苯类、抗胆碱药、拟交感神经药物合用。

（3）禁用、慎用：①严重心血管病、内分泌失调、精神病患者禁用。②青光眼患者、骨软化症患者、胃与十二指肠患者慎用。③25岁以下患者及孕妇禁用。

（4）其他：①本品治疗震颤麻痹，可减轻单独应用左旋多巴所发生的不良反应（即多巴胺的外周作用），特别是胃肠道的不良反应，也可减少心血管系统的不良反应，如心律失常，直立性低血压等，偶见失眠、不安、舞蹈病样动作或手足徐运症等，罕见抑郁症和精神病。②开始服用时，不可将以前正在服用的其他抗震颤麻痹药突然停用，要逐渐减量至停服，因本品的作用至少需几天才呈现。③曾有心肌梗死、冠状动脉供血不足或心律不齐的患者，应定期做心血管检查，特别应常做心电图检查。④患胃、十二指肠溃疡或骨软化症的患者服用本品时应严密观察。⑤青光眼患者应定期测眼压。⑥在用药期间应定期查患者的血象及肝肾功能。⑦若非急症，手术患者在手术前2~3d停服本品，手术后如恢复治疗，可逐渐增加本品用量至术前水平。做急症手术时，应避免用环丙烷或氟烷做麻醉。

8.左旋多巴/卡比多巴 [帕金宁（控释片）、心美宁（片）、息宁（控释片）、西莱美（片）、西素美（片）、心宁美（控释片）、柏金宁（控释片）]

（1）不良反应：①轻度。恶心、呕吐、食欲缺乏，用药3个月后可出现不安、失眠、幻觉等，治疗早期30%患者出现轻度直立性低血压、心动过速。②重度，出现血便、黑粪或柏油便、意识紊乱、惊厥、抑郁、头晕、欣快感、运动失调、脱发、噩梦、勃起疼痛、心悸、心律失常、视觉障碍、不自主运动或异常虚弱。接受本品治疗1年以上的部分患者可突然发生运动不能、震颤及强直，如"开一关"现象，或发生反常运动不能或"起步困难"。

（2）药物相互作用：①本药不能与单胺氧化酶抑制药同服，如已用，至少停用2周以后方可使用本品。②吩噻嗪和丁酰苯类可降低左旋多巴疗效。③本药与降压药合用可产生直立性低血压。④本药与吩噻嗪类和丁酰苯类可能降低左旋多巴疗效。⑤苯妥英和罂粟碱可逆转左旋多巴对帕金森病的疗效。服用这些药物的病人给予本品时应仔细观察是否损失疗效。

（3）禁用、慎用：①对本品成分过敏者、患有狭角青光眼及疑有皮肤癌或有黑色素瘤史的患者禁用。②有精神病史、严重心血管病、肺病、支气管哮喘、肾病、肝病或内分泌疾患及胃溃疡或惊厥史者慎用。③妊娠或哺乳期妇女禁用。

（4）其他：①不推荐用于药源性锥体外系反应。②日剂量须仔细调节后确定，调节剂量期间，应对患者进行严密监护。

9.溴隐亭 [溴麦角隐亭（片）]

（1）不良反应：①轻度。低血压（特别是体位变化时）、恶心、呕吐、腹痛、腹泻、便秘、头痛、眩晕、疲乏、食欲缺乏、失眠、鼻充血，继续用药，不良反应可以减轻。②重度。腹痛、不自主运动、焦虑、疲劳、惊厥、抑郁、吞咽困难、尿潴留、幻觉、神经紧张、噩梦、气促、皮疹、手足刺痛或视物模糊、肺部浸润、胸腔积液、胸膜增厚，罕见心肌梗死、癫痫发作、卒中等。

（2）药物相互作用：①本品不宜与口服激素类避孕同时应用，因后者会干扰治疗效果。本品与红霉素或交沙霉素合用，可增加血药浓度。②本药与降压药合用，可加强降压效果，而出现低血压；若合用，降压药用量应减少。③本药与 H: 受体阻滞药和吩噻嗪类药合用，可明显升高催乳素的血清浓度，而使本品疗效降低。④本药与左旋多巴合用可提高疗效，但应适当减少左旋多巴的剂量。⑤使用本品时，慎用下列药物：抗精神病药物（高泌乳素血症拮抗药）；平滑肌解痉药（增加甲磺酸溴隐亭的毒性）；大环内酯类抗生素（可能提高甲磺酸溴隐亭片的血浆浓度，从而可能增加毒性）；生长抑素八肽（提高甲磺酸溴隐亭片的浓度）；苯丙醇胺（增加甲磺酸溴隐亭的毒性）；避免与其他麦角碱衍生物同时应用。

（3）禁用、慎用：①为多肽麦角生物碱，对麦角碱衍生物过敏者对本品亦可过敏，过敏者禁用。②曾患精神疾病、严重心血管疾病、胃溃疡和胃肠出血的患者，有高血压或高血压病史者禁用。③自发性和家族性震颤、Huntington 舞蹈症、各种类型的内源性精神病、未经治疗的高血压、妊娠毒血症禁用。④哺乳期妇女禁用。

（4）其他：①能使妇女恢复正常排卵，故用药期注意避孕。②长期服用应定期检查肝功能及血常规。女性用药超过 6 个月，还应进行血浆催乳素、排卵及黄体水平检查。门诊患者，应注意测血压。③大剂量用药可致精神障碍和痴呆，应慎用。④可发生视觉障碍，在驾驶或操控机器时应特别小心。

10.培高利特 [协良行（片）]

（1）不良反应：常见的有不自主运动、幻觉、直立性低血压、困倦及意识模糊，以及胃肠道反应、心脑血管反应等。

（2）药物相互作用：①多巴胺拮抗药，如吩噻嗪类、丁酰苯类、硫杂蒽类和甲氧氯普安可降低本品疗效。②本药与抗高血压药物合用应注意直立性低血压的可能。③本药与左旋多巴合用，可能引起或加重患者已存在的精神错乱状态、幻觉以及运动障碍等。

（3）禁用、慎用：①对本药或其他麦角衍生物过敏者禁用。②心律失常、精神疾患慎用。③妊娠及哺乳期妇女慎用。

（4）其他：①晚期帕金森病患者如使用复方多巴和溴隐亭效果不好，可用培高利特代替溴隐亭。由于该药相对作用时间较长，特别适用于帕金森病多巴类治疗有疗效减退者。夜间服用培高利特可以减轻深夜至清晨这一段时间的症状，对晨起肌紧张异常也有效。对"开一关"现象作用明显，能减少"开一关"波动，减轻"关"

时的症状,增加"开"的时间。如有心律失常等周围性不良反应可用多潘立酮。②在用药前3~4周注意直立性和持久性低血压发生。③有心律失常倾向的心脏病患者给药应注意。④突然停药可出现幻觉和精神错乱,应逐渐停药。⑤由于本品蛋白结合率高(90%)故与影响蛋白结合的药物同时使用时应注意。⑥由于本品可以导致嗜睡,因此驾车、操纵具有危险性的机器时应该小心。

11.吡贝地尔 [双哌嘧啶(片)、氯烯雌醚(片、缓释片)]

(1)不良反应:偶有胃肠不适、恶心、呕吐和腹胀等,少数患者可有嗜睡或直立性低血压,精神障碍、幻觉等。

(2)药物相互作用:本药与其他相互作用较少,避免与中枢性多巴胺能拮抗药合用。

(3)禁用、慎用:严重的心血管疾病如循环功能衰竭、急性心肌梗死等及对本药过敏者禁用。

(4)其他:药片应于进餐结束时服用,不可嚼碎。

12.双氢麦角碱 [弟哥静(片)、培磊能(胶囊)、喜德镇(片)、斯托芬(片、注射剂)、莱脱高(注射剂)、好如临(片)、舒脑宁(片、注射剂、缓释片)、依舒佳林(缓释片)、双氢麦角碱(片)、喜德镇(片)、培磊能(缓释胶囊剂)、克瑞帕(片)]

(1)不良反应:偶见轻度消化道不适。

(2)药物相互作用:本药与咖啡因合用可增加吸收和利用率。

(3)禁用、慎用:患急慢性精神病病人禁用。孕妇禁用。

13.司来吉兰 [咪多吡(片)、优麦克斯(片)、思吉宁(片)、克金平(片)]

(1)不良反应:兴奋、失眠、幻觉、妄想和胃肠不适、口干、口唇麻木、眩晕、头痛、疲劳、便秘、体重减轻及直立性低血压等。少见的不良反应还有胃溃疡和排尿困难等。该药本身无毒性作用,不良反应的发生是由于增强多巴作用所致;与复方多巴合并应用时,多动症发生率增高;还可出现精神障碍、意识模糊、智能减退、幻觉、偏执妄想等不良反应。减少复方多巴量,不良反应可以减轻或消失。

(2)药物相互作用:①本药治疗期间避免使用拟交感药物;②本药与MAO-A抑制药合用可致血压下降;③本药避免与三环类抗抑郁药和5-羟色胺再摄取抑制药合用;④本药与左旋多巴及脱羧酶抑制药合用时,可减少外周的严重不良反应,此时左旋多巴应减量;⑤本药避免与氟西汀、舍曲林、帕罗西汀合用;⑥本药禁止与哌替啶合用,否则可造成危及生命的严重反应。

(3)禁用、慎用:①家庭遗传性震颤、Huntington舞蹈疾病患者禁用,过敏者禁用。②胃十二指肠溃疡、不稳定高血压、心律失常、严重心绞痛或精神病患者服用时需注意。③肝功能不全者慎用。

(4)其他:本药与左旋多巴合用应注意减少左旋多巴用量约30%;能抑制唾液分泌,注意口腔卫生。

14.托卡朋 [森得宁(片)]

(1)不良反应:运动障碍、失眠、恶心、呕吐、肌张力异常、肌肉痉挛、肝损害及直立性低血压等。不良反应随剂量增加而增加。

（2）禁用、慎用：肝功能不良者慎用。

15.恩他卡朋（胶囊）

（1）不良反应：过量可引起惊厥和运动减弱等。

（2）药物相互作用：诺米芬新，氯吉兰（抗抑郁药）及复方卡比多巴可明显增强本品的不良反应。

第九节　癫　痫

【疾病简述】癫痫是慢性反复发作性短暂脑功能失调综合征，以脑神经元异常放电引起反复痫性发作为特征，是发作性意识丧失的常见原因。流行病学资料显示，一般人群的癫痫年发病率为50/10万~70/10万，患病率约为5%，癫痫是神经系统疾病中仅次于脑卒中的第二大常见疾病。其病因可分为特发性、症状性、隐源性和状态关联性4大类，各种类型癫痫有特殊的发病机制和病理生理基础，但年龄、遗传因素、睡眠、内环境改变和脑功能状态可影响癫痫发作。临床上主要分为特发性癫痫和症状性癫痫2大类。

【用药原则】

1.确定是否用药　由于人一生中偶发一至数次癫痫发作（包括状态关联性发作）的机会高达5%，并不需要抗癫痫药物治疗。首次发作患者在查清病因前通常不宜用药，待到下次发作时再决定是否用药；发作间期长于1年、有酒精或药物刺激等诱因者，不能坚持服药（如人格异常）可不用抗癫痫药物；如1年中有2次或多次发作可酌情用单药治疗，进行性脑部疾病或脑电图显示癫痫放电者需用药治疗。

2.正确选择药物

（1）根据癫痫发作类型、癫痫及癫痫综合征类型选择用药：癫痫类型与药物治疗关系密切，是选药的重要依据。卡马西平、丙戊酸钠和苯妥英钠等抗癫痫谱较广泛，但不同药物治疗不同类型发作有明显差异。

（2）药物治疗反应：由于不同药物抗癫痫谱可有交叉，病人个体差异较大，临床需根据病人的药物反应进行调整。如1种药物使用足够剂量（血药浓度监测证实）和时间后仍无效可考虑换药。换药须有一定的重叠时间，如1种药物有效但控制发作不理想，可增加第2种药物，待发作被控制并稳定一段时间后可试行将第1种药物逐渐减量，若减药期间再出现发作应考虑联合用药。

（3）综合考虑病人的年龄、全身状况、耐受性及经济情况：例如，新生儿肝酶系统发育不全，用丙戊酸类要非常小心；苯妥英钠对骨骼系统发育有影响，小儿要避免使用；苯巴比妥对小儿智能、行为有一定影响，儿童不要长期使用。很多药物通过肝脏代谢，托吡酯（大部分）和加巴喷丁（全部）通过肾脏排泄，须注意病人的肝、肾功能改变。

3.尽量单药治疗　是使用抗癫痫药的重要原则，大部分患者可用单药治疗取得疗效。单药应自小剂量开始，缓慢增量至能最大限度地控制发作而无不良反应或反应很轻的最低有效剂量。以下情况可考虑联合用药：①难治性癫痫患者试用多种单药治疗方案无效；②患者有多种发作类型；③Lennox-（3astaut 综合征患者在逐一试用单药治疗无效时可联合用药，最好选用作用原理、代谢途径及不良反应不同的药物，不宜合用化学结构相同的药物，如苯巴比妥与扑痫酮，氯硝西泮与地西泮等。

4.注意药物用法　用药方法取决于药物代谢特点、作用原理及不良反应出现规律等，因而差异很大。苯妥英钠常规剂量无效时增加剂量极易中毒，须非常小心；丙戊酸钠治疗范围大，开始即可给予常规剂量；卡马西平由于自身诱导作用时代谢逐渐加快，半衰期缩短，需逐渐加量，1 周左右达到常规剂量；拉莫三嗪、托吡酯应逐渐加量，1 个月左右达治疗剂量，否则易出现皮疹、中枢神经系统不良反应等。

5.个体化治疗及长期监控　由于癫痫患者个体差异颇大，有的在较低血药浓度就已经有效，有的在治疗浓度内即出现明显的毒性反应，临床应注意监控疗效及药物不良反应，及时调整剂量以达到最佳疗效和避免不良反应。有的病人需药物监测，即监测血药浓度维持至有效治疗水平，但药物监测也应结合临床，如某种药物加量和避免出现不良反应，尤其儿童不能确切表达不良反应，更须注意。

6.严密观察不良反应　所有抗癫痫药均有不良反应，剂量相关性不良反应最常见，通常发生于开始用药或加量时，与血药浓度有关，治疗过程中须注意观察。多数常见不良反应为短暂性，缓慢减量即可明显减少，进食时服药可减少恶心反应，将较大的 1 次剂量睡前服用可减少镇静作用。严重特异反应须考虑减药、停药或换药，与剂量有关的一般性不良反应，通过逐渐加量、调节剂量等方法可以避免或减轻。

7.坚持长期规律治疗　癫痫治疗是一个长期过程，特发性癫痫通常在控制发作 1~2 年后，非特发性癫痫在控制发作 3~5 年后才考虑减量和停药，部分病人需终身服药。

8.掌握停药时机及方法　通过正规系统的治疗，约 40% 的癫痫患者可以完全停药。能否停药、何时停药注意根据癫痫类型及病因、发作已控制的时间、难易及试停药反应等确定。

【药物选择】

1.苯妥英钠　成人常用量，每日 250~300mg，开始时 100mg，每日 2 次，1~3 周增加至 250~300mg，分 3 次口服，极量 1 次 300mg，1d 500mg，由于个体差异及饱和药动学特点，用药需个体化。应用达到控制发作和血药浓度达稳态后，可改用长效（控释）制剂，1 次顿服。如发作频繁，可按体重 12~15mg/kg，分 2 或 3 次服用，每 6h 1 次，第 2 天开始给予 100mg（或按体重 1.5~2mg/kg），每日 3 次直到调整至恰当剂量为止。小儿常用量：开始每日 5mg/kg，分 2 或 3 次服用，按需调整，以每日不超过 250mg 为度。维持量为 4~8mg/kg 或按体表面积 250mg/m²，分 2 或 3 次服用，如有条件可进行血药浓度监测。最佳服药时间为餐后服。

2.卡马西平 初始剂量每次 100~200mg，每日 2 或 3 次，逐渐增加剂量至最佳疗效（通常为每天 400mg，分 2 或 3 次）；儿童每天 10~20mg/kg。

3.丙戊酸钠 口服，0.2~0.4g，2/d。每日用量应根据病人的年龄和体重来定，而且，要考虑到对丙戊酸钠的广泛个体敏感性差异。最佳剂量需根据临床疗效来确定，当发作不能控制或怀疑有不良反应发生时，除临床监测外，要考虑做丙戊酸钠血浆浓度水平的测定，已报道有效范围为 40~100mg/L（300~70μmol/L）。在没有用其他抗癫痫药的病人，每 2~3d 间隔增加药物剂量，1 周内达到最佳剂量。在以前已接受其他抗癫痫药物病人，用本品替换要逐渐进行，在 2 周内达到最佳剂量，其他治疗逐渐减少至停用。如需加用其他抗癫痫药物，应逐渐加入。最初每日剂量通常为 10~15mg/kg，然后剂量调整到最佳剂量，一般剂量为 20~30mg/kg。但是，当用此剂量范围不能控制发作时，可进一步增加剂量至足够，如果病人每日用量超过 50mg/kg 应对病人仔细监测。最佳服用时间及方式：应整片吞服。服后要多喝水或与食物同服，以免刺激口腔及胃黏膜。

4.苯巴比妥 ①口服。成人常用量：催眠，30~100mg，晚上 1 次顿服；镇静，15~30mg，每日 2 或 3 次；抗惊厥，每日 90~180mg，可在晚上 1 次顿服，或 30~60mg，每日 3 次；极量 1 次 250mg，1d 500mg。小儿常用量：用药应个体化，镇静，1 次按体重 2mg/kg，或按体表面积 60mg/m2，每日 2 或 3 次；抗惊厥，1 次按体重 3~5mg/kg。②肌内注射。具体用量及方法遵医嘱。

5.扑米酮 口服，开始剂量 50mg，睡前服用，3d 后改为每天 2 次，1 周后改为每天 3 次，第 10 天开始改 250mg，3/d，总量不超过每天 1.5g；极量每天 2g，维持量一般为 250mg，3/d。儿童：8 岁以下每天睡前服 50mg，3d 后增加为 2/d，1 周后改为 100mg，2/d，10d 后根据情况可以增加至 125~250mg，3/d，或每天 10~25mg/kg，分 2 或 3 次服用。8 岁以上同成人。

6.乙琥胺 口服，开始，3~6 岁为 250mg，1/d。6 岁以上及成人，250mg，2/d。以后可酌情逐渐增加剂量，6 岁以下，每天不超过 1g，分次服用。6 岁以上及成人，每天 1.5g，，一般每 4~7d 增加 250mg，至满意控制症状而不良反应最小为止。维持量为 15~30mg/(kg·d)。

7.氯硝西泮 片剂：成人常用量，口服，开始用 0.5mg，3/d，每 3d 增加 0.5~1mg，直到发作被控制或出现了不良反应为止。用量应个体化，成人最大量每天不要超过 20mg 小儿常用量：10 岁或体重 30kg 以下的儿童开始每天按体重 0.01~0.03mg/kg，分 2 或 3 次服用，以后每 3d 增加 0.25~0.5mg，至达到按体重每天 0.1~0.2mg/kg 或出现了不良反应为止。氯硝西泮的疗程应不超过 3~6 个月。尽量避免肌注。控制癫痫持续状态可用静脉注射，用量及方法遵医嘱。

8.托吡酯 口服，从低剂量开始，逐渐增加至有效剂量。开始每晚服 25mg，随后每周增加剂量 25mg，直至症状控制为止。推荐日总量为 100mg，最高为 500mg。部分难治型癫痫患者可以耐受每日 1 000mg 剂量。上述推荐的剂量适用于所有成人包括老年人和无肾脏疾患的患者。

9.拉莫三嗪 口服。①合用丙戊酸钠的患者，第 1、2 周应用 25mg，隔日 1 次；

第 3、4 周开始，每天服用 25mg，此后每 1~2 周增加 25~50mg，直至达到维持量每天 100~150mg，分次服用。②不与丙戊酸钠合用的患者，每天从 50mg 开始，2 周后改为每天 100mg，分次服用，逐步加到维持量每天 300~500mg，分次服用。③周岁以上儿童，开始剂量为 2mg/（kg·d），维持量为 5~15mg/（kg·d），如症状得以控制，应尽量用小剂量。有效血浓度范围暂定 1~4mg/L。

10.加巴喷丁　口服，第 1 天 300mg；第 2 天 600mg，分 2 次服用；第 3 日 900mg，分 3 次服用。此后，剂量随临床疗效而决定，多数患者在 900~1 800mg 有效。12 岁以下儿童的剂量未定，12~18 岁少年，剂量与成年人相同。

11.非尔氨酯　口服，每天 1.2g，分 3 或 4 次服用，逐渐可增至每天 3.6g，儿童 15mg/（kg·d），分 3 或 4 次服用，逐渐增至 45mg/（kg·d）。

12.氨己烯酸　口服，成人和 9 岁以上儿童为每天 2g，分 2 次服用，每天最大剂量 4g。3~9 岁儿童，建议为每天 1g。

【用药提示】

1.苯妥英钠 [大仑丁（片）]

（1）不良反应：①中枢神经系统。一般与剂量有关。表现为眼球震颤、嗜睡、共济失调、眩晕、糊涂、颤抖、失眠、头痛、癫痫发作。②心血管系统。心动过缓、低血压、心血管虚脱、室颤。③眼。畏光、结膜炎、复视、视物模糊。④胃肠道。牙龈增生、恶心、呕吐、便秘、上腹痛、吞咽困难、失去味觉、体重减轻、肝炎、肝坏死。⑤血液。血小板减少、白细胞减少或增多、粒细胞增多、各类细胞减少、嗜酸细胞增多、大红细胞症、溶血性或再生障碍性贫血。⑥代谢。发热、血糖升高、糖尿、体重增加、水肿、促甲状腺素短时增高。⑦皮肤。脱发，多毛（特别是青年妇女），各种形式的皮疹（多形红斑、荨麻疹剥脱性皮炎），中毒性上皮细胞坏死、角化等。⑧其他。急性肾衰竭、低钙及碱性磷酸酶活性增高伴有的佝偻病及骨质发育不良、急性肺炎、肺纤维化、动脉周围结节化、急性全身性红斑狼疮、头面不正常（有口唇的增大）、淋巴结病等。

（2）药物相互作用：①能提高苯妥英钠血药浓度，增加其毒性的药物有，磺胺苯吡唑、氯丙嗪、丙氯拉秦、氯氮䓬、地西泮、丙氧芬、氟烷、甲苯丙醇类、舒噻美、三甲双酮、乙琥胺、氯霉素、异烟肼、环丝氨酸、对氨基水杨酸钠、双香豆素类、雌激素、戒酒硫、呋塞米、普萘洛尔、哌甲酯等。②能降低本品的血药浓度，降低其作用的有，苯巴比妥、卡马西平、氯硝西泮等，含钙、镁、铝的抗酸药也可与本品形成不溶解的复合物而减少其吸收。③可被本品改变血药浓度的药物有，苯巴比妥（血浓度上升）、地高辛、洋地黄毒苷、双香豆素类、多西环素、胰岛素、雌激素及皮质激素等血药浓度均下降。④抗精神病药、中枢兴奋药、三环类抗抑郁药、金刚烷胺等，均可降低癫痫发作阈值，促使发作。⑤其他。本药与多巴胺合用可出现严重低血压及心率减慢，如与流感疫苗合用，可增强发作；可抑制胰岛素的释放，减弱机体生理性降血糖作用，从而加重糖尿病，使隐性糖尿病患者出现症状，但并不直接影响胰岛素的降糖作用；对通过刺激胰岛细胞而发挥疗效的口服降糖药（如磺酰脲类药）则有减弱其疗效的作用；与利多卡因、普萘洛尔合用，可增加对心脏的抑制作用，曾有报道发生窦房停顿者；与口服避孕药同用可降低避孕药效力并使癫痫失控；与拟交感神经药物合用可突发血压降低，心动过缓；与甲状腺素合用，可置换出与血浆蛋白结合的甲状腺素，提高其游离血浓度；可引起心律失常的不良反应。大剂量利舍平可引起癫痫发作，不适用于高血压癫痫患者；必须合用时，要加大抗癫痫药的剂量。本品的酶诱导作用可加速维生素 D 的代谢灭活，引起维生素 D 及钙的缺乏。⑥本药为肝酶诱导药，与皮质激素、洋地黄类（包括地高辛）、口服避孕药、环孢素类、雌激素、左旋多巴、奎尼丁、土霉素或三环类抗抑郁药物合用时，可降低这些药物的效应。

（3）禁用、慎用：①对本类药过敏、皮疹，由于低血糖所致的抽风、窦性心动过缓、完全性或不完全性心传导阻滞、斯一亚综合征（StokeS-Adams Syndrome，表现为突然神志丧失合并心律失常）者禁用。②对乙内酰脲类药有过敏史或阿斯综合征、Ⅱ或Ⅲ度房室阻滞、窦房结阻滞、窦性心动过缓等心功能损害者禁用。③酒精中毒、血象低、低血压、心功能不全、衰弱者、重患者、胰腺腺瘤、糖尿病、血糖高、呼吸抑制、心动过缓、急性间歇性卟啉症者慎用。

（4）其他：①服药早期不可从事带危险性的工作，如：司机、高空作业等。一般 1~2 年不发作者，可考虑安排安全度大的工作。②因癫痫不论何时何地均可随时发作，故应避免去危险处，如高空、河湖边、火边等，以免突然发作而遭受意外伤害。③按医嘱服药。长期用药者不可突然停药，也不可突然换服另一种药。因可引起发作加剧，甚诱发癫痫持续状态。④用药后可能有粉红一红红棕色尿，无妨。⑤用药后可有齿龈增生，应以软毛牙刷刷牙，注意清除牙垢，按摩牙龈，并常去口腔科检查。小儿较多见，合用钙剂可减轻。⑥如已控制 2 年以上不发作，可逐渐减量直至停药，需要 1~3 个月以上的时间减量或更长时间，不可骤停。⑦避免暴饮暴食，平衡膳食（据报道，轻度脱水可减轻发作），生活要规律，适当休息，不过度饱食及多饮水。此外，禁止饮酒。酒精可增高血药水平，导致中毒。⑧避免受凉、感染；适当活动。⑨发作时，如连续发作，呼吸困难，应立即看急诊。⑩避免精神刺激，家属应注意勿激惹患者，劝慰患者不快时找亲友或医护人员谈心。⑩如果在用药期间怀孕，应向医生汇报。不可停药，以免癫痫发作而致母子发生危险。⑥如有头晕、皮肤干燥、声音变低沉等，应报告医生（可能为甲状腺分泌不足）。⑩如出现肝功能不良的症状（如黄疸），早期报告及处理可救命。因本品在肝内代谢，如肝受损可致血药浓度增高而中毒。

2.卡马西平 [卡平（片）、得理多（片、糖浆、控释片）、氨甲酰氮䓬（片）、痛痉宁（片）、又癫宁（片）、氨甲酰苯䓬（片）、痛惊宁（片）、痛可宁（片、缓释片）、芬米普辛（片）、痛经宁（片）]

（1）不良反应：①常见不良反应是中枢神经系统反应，表现为视力模糊、复视、眼球震颤。②少见不良反应有变态反应、Stevens-Johnson 综合征、儿童行为障碍、严重腹泻、稀释性低钠血症或水中毒、红斑狼疮样综合征，应停药。③罕见不良反应有腺体瘤或淋巴结瘤、粒细胞减少、骨髓抑制、心血管影响（包括心律失常、房室传导阻滞等）、中枢神经毒性反应、过敏性肝炎、低钙血症等，应停药。

（2）药物相互作用：①本药与对乙酰氨基酚合用，肝脏中毒的危险增加，后者的疗效则降低。②本药与双香豆素等抗凝药合用时，抗凝药的血药浓度降低，半衰期（$\tau 1/2$）缩短，抗凝效应减弱。③本药与碳酸酐酶抑制药合用，出现骨质疏松的危险性增加，应停药。④本药与氯磺丙脲、氯贝丁酯、去氨加压素、赖氨加压素、垂体后叶素、增压等合用，可加强利尿作用，需减量。⑤本药与含雌激素的避孕药、环孢素、洋地黄类（可能地高辛除外）、雌激素、左旋甲状腺或奎尼丁合用时疗效减低，用量应做调整。⑥红霉素与醋竹霉素以及右丙氧芬可抑制卡马西平的代谢，引起后者血药浓度的升高，出现毒性反应。⑦氟哌啶醇、洛沙平、马普替林、噻吨类或三环类抗抑郁药可增强卡马西平对中枢神经的抑制，降低抗惊厥药的疗效。⑧本药与单胺氧化酶抑制药合用，可引起高热或（和）高血压危象、严重惊厥甚至死亡，2药应用至少间隔14d。当卡马西平用作抗惊厥药时，单胺氧化酶抑制药可以改变癫痫发作的类型。⑨丙戊酸钠合用增加本药代谢活性物的血浆浓度，出现过量征兆和降低丙戊酸钠的血药浓度。⑩本药与5-羟色胺类抗抑郁药合用可减少用量。⑪本药与多西环素合用，后者的血药浓度可能降低，必要时需要调整用量。⑫锂可以降低卡马西平的抗利尿作用。⑬卡马西平可以降低诺米芬辛的吸收并加快其消除。⑭本药与氢氯噻嗪、呋塞米等合用可引起低钠血症。⑮卡马西平对非极化肌肉松弛药有拮抗作用。

（3）禁用、慎用：①对本品或三环类抗抑郁药过敏者，有心脏房室传导阻滞，血小板及血清铁严重异常，骨髓抑制等病史者禁用。②乙醇中毒者、心脏损害者、冠状动脉病、糖尿病、青光眼、对其他药物有血液方面不良反应史的患者、尿潴留者慎用。

（4）其他：①卡马西平饭后立即服用可减少胃肠道反应。②对诊断的干扰，可使血尿素氮、丙氨酸氨基转移酶、门冬氨酸氨基转移酶、碱性磷酸酶、血清胆红素、尿糖、尿蛋白含量测试值升高，甲状腺功能试验值降低，血钙浓度降低。③用药期间注意随访检查全血细胞计数、尿常规、肝肾功能、卡马西平的血药浓度。

3.丙戊酸钠 [抗癫灵（片）、典泰（缓释片）、德巴金（片、糖浆）、德巴全（糖浆、缓释片、注射液）、定百痉（片、口服液）、德巴金（口服液）、巴德金（缓释片）]

（1）不良反应：①常见。腹泻、恶心、呕吐、腹痛、消化不良、胃肠道痉挛、月经周期改变。②偶见。过敏性皮疹，血小板减少症或血小板凝聚抑制以致异常出血或瘀斑，肝脏中毒出现球结膜和皮肤黄染，听力下降和可逆性听力损坏。③少见或罕见。便秘、嗜睡、脱发、眩晕、疲乏、头痛、共济失调、异常兴奋、不安和烦躁等。长期服用偶见胰腺炎及急性重型肝炎。

（2）药物相互作用：①本药与酒精、中枢神经系统抑制药（抗组胺药、巴比妥类药、肌肉松弛药、镇痛药、麻醉药）或三环抗抑郁药合用时，可导致嗜睡。②本药与口服抗凝药、阿司匹林、双嘧达莫、磺吡酮等合用易发生出血并发症。③本药能增加苯巴比妥和扑米酮的血药浓度和不良反应。④本药与氯硝西泮或苯妥英合用可增加癫痫发作的可能性。⑤阿司匹林可影响本品的代谢而增加其毒性和不良反应。⑥本药与卡马西平合用，二者血药浓度和 $\tau 1/2$ 降低。⑦本药与肝脏有毒性的药物合用，有潜在肝脏中毒的危险。⑧氟哌啶醇、洛沙平、马普替林、吩噻嗪类、噻吨类或三环类抗抑郁药可增强对中枢神经的抑制，降低丙戊酸的疗效。⑨本药与解痉药合用，加强抗痉作用。⑩饮酒可加重镇静作用。⑪丙戊酸通常没有酶诱导作用，因此丙戊酸不会减低使用避孕药妇女的雌黄体酮激素的效果。⑫同时应用抗凝药如华法林或肝素等，及溶血药，可能增加抗凝药的效应。⑬本品可引起低凝血酶原症和抑制血小板凝聚作用，给予抗凝药或溶血栓药，出血的危险性增加。⑭全麻药与本品合用，前者的临床效应可更明显。⑮本药与对肝脏有毒性的药物合用时，潜藏着肝脏中毒的危险，有肝病史者长期应用需经常检查肝功能。

（3）禁用、慎用：①对本品过敏者、卟啉症、急性肝炎、慢性肝炎、个人或家族有严重肝炎史，特别是药物所致肝炎禁用。②血液病、肾功能损害、器质性脑病慎用。③本品可分泌入乳汁，孕妇、哺乳期妇女应慎用。

（4）其他：①饭后立即服用可减少胃肠道反应。②对诊断的干扰，使尿酮试验出现假阳性，使乳酸脱氢酶、丙氨酸氨基转移酶、门冬氨酸氨基转移酶、碱性磷酸酶、血清胆红素可轻度升高，出血时间延长，甲状腺功能试验改变。③用药期间注意随访，检查全血细胞计数、肝肾功能。④停药应逐渐减量以防再次出现发作；取代其他抗惊厥药物时，本品应逐渐增加用量，而被取代药物应逐渐减量。⑤外科系手术或其他急症治疗时应考虑可能遇到的时间延长，或中枢神经抑制药作用的增强。⑥本品不良反应发生，往往提示血浆丙戊酸浓度 $>120\mu g/ml$，故建议有条件的医院最好进行血药浓度检查。⑦出现意识障碍、肝功能异常、胰腺炎等严重不良反应时，应停药。

4.苯巴比妥 [鲁米那（片、注射剂）、鲁米钠（注射剂）]

（1）不良反应：常见嗜睡、眩晕、头痛、精神不振等；偶见叶酸、多种维生素和氨基酸缺乏，粒细胞减少，皮疹、环形红斑等，应停药；较少见幻觉、低血压、血栓性静脉炎、血小板减少、肝功能损害、黄疸、骨痛、肌肉无力等，老年、儿童和糖尿病患者出现抑郁或逆向反应以及因过敏而出现意识模糊。长期应用可使药效减弱，产生耐受性或成瘾。长期应用还可致低钙血症、高碱性磷酸酶血症，甚至代谢性骨病。

（2）药物相互作用：①由于肝诱导酶作用，本药可降低对乙酰氨基酚、肾上腺皮质激素、环孢素、洋地黄苷类、奎宁、奎尼丁、抗凝药、口服避孕药、雌激素等药物的药效。②本药与酒精、中枢神经系统抑制药、麻醉药合用，可引起神经系统抑制效应增强。两种药量均应减少。③苯丙胺可引起本品吸收推迟。④本药与苯妥英钠合用，血药浓度的影响不定。本品引起乙琥胺和卡马西平血药浓度降低，而使丙戊酸钠血药浓度增高。⑤本药与钙拮抗药合用引起血压下降。⑥本药与碳酸酐酶抑制药同时应用，药效增强。⑦本药可增加环磷酰胺烷基化代谢产物。⑧本药可使灰黄霉素吸收不良。⑨本药与氟哌丁醇联合应用治疗癫痫时，可引起癫痫发作形式改变，抗惊厥药的血药浓度需要调整。⑩本药与吩噻嗪类和四环类抗抑郁药物合用可降低抽搐阈值。⑪本药与布洛芬类药合用可以减少或缩短清除 $\tau 1/2$ 的时间而减少作用强度。

（3）禁用、慎用：①对巴比妥类或本品过敏者，卟啉症或有卟啉症家族史者，有严重的呼吸道、心、肾、肺疾病者，颅脑损伤者，严重肝肾功能不全及肝硬化患者，过去对镇静药物有成瘾者，疼痛未控制者禁用。②衰弱者、甲状腺功能亢进、糖尿病、严重贫血、发热、过敏体质、产时、产后、轻微脑功能障碍、低血压、高血压、肾上腺功能减退、高空作业、精细和危险工种作业者慎用。③孕妇及哺乳期妇女禁用。

（4）其他：①与水、牛奶或食物同服可避免胃部刺激。②对诊断的干扰，因酶的诱导促使胆红素结合的葡萄糖醛酸转化，抑制血清胆红素，使之浓度有所降低。③静注速度不应超过每分钟 60mg，过快可引起呼吸抑制。此时不宜用纯氧吸入救治。④做抗癫痫应用时可能需 10~30d 才能达到最大效果，需按体重计算药量，如有可能应定期测定血药浓度，以达最大疗效。⑤长期应用可产生精神或躯体的药物依赖性，停药需逐渐减量，以免引起撤药症状。

5.扑米酮 [麦苏林（片）]

（1）不良反应：①患者不能耐受或过量的症状，视力改变、精神错乱、呼吸短促或呼吸障碍。②较少见的不良反应为，儿童和老年人中容易发生异常兴奋或不安等。'③偶见的不良反应，呼吸困难、荨麻疹、眼睑肿胀、喘鸣或胸部紧迫感（过敏反应）、异常疲乏感或软弱（巨细胞性贫血）。④持续出现而需注意的不良反应，手脚不灵活或步态不稳、眩晕、嗜睡。发生较少的，性功能减退、头痛、食欲减退、恶心、呕吐，但继续服用后往往会减轻或消失。⑤重度，出现视物模糊、精神错乱、呼吸短促、共济失调和皮疹。

（2）药物相互作用：①本药不宜与酒精、其他中枢神经系统抑制药（如巴比妥类药、抗组胺药、肌肉松弛药、镇痛药、麻醉药、苯二氮䓬类镇静药、吩噻嗪类镇静药、催眠药及三环类抗抑郁药）合用，因为合用可产生过度嗜睡或呼吸抑制。必需合用时，用量需调整。②本药能加强肾上腺皮质激素、口服抗凝药、地高辛、多西环素和三环类抗抑郁药的代谢，使这些药物代谢加快疗效降低。③本药不宜与灰黄霉素合用，因能减少灰黄霉素在胃肠道的吸收而降低其药效。④本药与单胺氧化酶抑制药合用时，代谢处于抑制状态，血药浓度升高，有可能出现中毒。⑤本药可增加维生素 C 由肾排出，由于肝微粒体酶的正诱导，可使维生素 D 的代谢加快。本品可减低维生素 B12 自胃肠道吸收。⑥本药与垂体后叶素合用，有增加心律失常或冠状动脉供血不足的危险。⑦卡马西平与本品合用，由于本品的代谢产物苯巴比妥对肝代谢酶的正诱导，卡马西平的疗效降低；反之卡马西平也可通过同样的酶诱导，使本品的代谢加快而疗效降低；因此，2 药合用应测定血药浓度。⑧本药与其他抗癫痫药合用，由于代谢的变化而引起癫痫发作形式改变，需及时调整用量；与苯妥英钠合用有协同作用。⑨本药与丙戊酸钠合用，可以增加血药浓度，导致中枢神经的抑制和中毒，这是由于蛋白结合的竞争和代谢的减慢。同时丙戊酸钠的 $\tau 1/2$ 可能缩短，应按需调整扑米酮的用量。

（3）禁用、慎用：①对巴比妥类过敏者对本品也可能过敏，禁用。②卟啉病者禁用。③肝肾功能障碍患者、哺乳期妇女慎用。④哮喘、肺气肿或其他可能加重呼吸困难或气道不畅等呼吸系统疾患慎用。

（4）其他：①与牛奶、食物和水同服，可避免对胃的刺激。②服用本品应定时，以利血药浓度恒定而产生最佳的疗效。③若漏服本品在2h以上，患者应使医师了解，并遵医嘱继续服药。④服药期间不要自行停药，以避免导致病情恶化，若发生不良反应，患者应及时与医师联系解决。⑤用药期间不宜驾车或从事危险活动。⑥用药期间应注意检查全血细胞计数，定期测定扑米酮及其代谢产物苯巴比妥的血药浓度。⑦对诊断的干扰。血清胆红素可能降低。酚妥拉明试验可出现假阳性，如果需做此试验时需停药至少24h，最好48~72h。⑧由于本品用药剂量的个体差异很大，因此给药需个体化。⑨用药自小剂量开始，若一开始即服250mg，3/d，有些患者会产生剧烈眩晕，呕吐，以致拒绝服药。⑩扑米酮的主要代谢产物之一苯巴比妥会影响扑米酮的血药浓度，不良反应，相互作用和疗效。⑪停药时扑米酮的用量应递减，防止重新发作。

6.乙琥胺

（1）不良反应：①常见有恶心、呕吐、上腹部不适、食欲减退；其次眩晕、头痛、嗜睡、幻觉及呃逆；偶见粒细胞减少、白细胞减少、再生障碍性贫血；有时可引起肝、肾损害。故用药时需注意检查血常规及肝肾功能。②个别患者可出现荨麻疹、红斑狼疮等过敏反应，应立即停药。与甲琥胺、苯琥胺可发生交叉过敏反应。

（2）药物相互作用：①本品与碱性药物合用时，可减慢自肾的排出，使血药浓度增高，作用增强；与酸性药物合用时，加速排泄，降低疗效，故需适当调整剂量。②本药与三环类抗抑郁药、吩噻嗪类抗精神病药合用，可降低抗惊厥效应。③本药与卡马西平合用，两者代谢均加快。

（3）禁用、慎用：①对本药过敏者禁用。②有贫血者应慎用。③严重肝、肾功能不全者慎用。④孕妇及哺乳期妇女应慎用。

（4）其他：①对大、小发作混合性癫痫的治疗应合用苯巴比妥或苯妥英钠。②可与食物或牛奶同服，以减少对胃部刺激。③停药时须逐步减量，以免失神状态出现。④当用于代替其他抗癫痫药时应逐步增量。⑤合并用药时也应逐步增加剂量，以便达到所需的血药浓度。⑥当与静脉注射地西泮合用时，初次剂量可以较大，以求迅速达到有效血药浓度40~100μg/ml。⑦成人剂量超过1.5g/d，6岁以下儿童超过1.0g/d时，应密切注意毒性反应。

7.氯硝西泮 [氯硝安定（注射剂）、利福全（片）、静康（片）]

（1）不良反应：①常见嗜睡、头昏、共济失调、行为紊乱、异常兴奋、神经过敏易激惹（反常反应）、肌力减退。②较少发生的有行为障碍、思维不能集中、易暴怒（儿童多见）、精神错乱、幻觉、精神抑郁、皮疹或过敏、咽痛、发热或出血异常、瘀斑、极度疲乏、乏力（血细胞减少）。③行动不灵活、步态不稳、嗜睡、视力模糊、便秘、腹泻、眩晕或头晕、头痛、气管分泌物增多、恶心、排尿障碍、语言不清。

（2）药物相互作用：①本药与中枢抑制药合用可增加呼吸抑制作用。②本药与易成瘾和其他可能成瘾药物合用时，成瘾的危险性增加。③本药与乙醇及全麻药、可乐定、镇痛药、吩噻嗪类、单胺氧化酶 A 型抑制药和三环类抗抑郁药合用时，可彼此增效，应调整用量。④本药与抗高血压药和利尿降压药合用，可使降压作用增强。⑤本药与西咪替丁、普萘洛尔合用，清除减慢，血浆半衰期延长。⑥本药与扑米酮合用由于减慢后者代谢，需调整扑米酮的用量。⑦本药与左旋多巴合用时，可降低后者的疗效。⑧本药与利福平合用，增加消除，血药浓度降低。⑨异烟肼抑制本品的消除，致血药浓度增高。⑩本药与地高辛合用，可增加地高辛血药浓度而致中毒。

（3）禁用、慎用：对苯二氮䓬药物过敏者可能对本药过敏，禁用。严重的急性乙醇中毒，重度重症肌无力，急性闭角型青光眼，低蛋白血症，多动症者，严重慢性阻塞性肺部病变，外科或长期卧床病人慎用。

（4）其他：①尽量避免肌内注射。②幼儿中枢神经系统对本药异常敏感。③老年人中枢神经系统对本药较敏感。④癫痫患者突然停药可引起癫痫持续状态。⑤严重的精神抑郁可使病情加重，甚至产生自杀倾向，应采取预防措施。⑥避免长期大量使用而成瘾，如长期使用应逐渐减量，不宜骤停。⑦对本类药耐受量小的患者初用量宜小。

8.托吡酯 [妥泰（片）]

（1）不良反应：不良反应发生率约占 20%，其中以轻度较多，常常在迅速加药过程中出现，但持续时间一般不超过 4 个月。按照症状的频度依次为头晕、疲乏、复视、眼球震颤、嗜睡、精神异常、思维紊乱、共济失调、厌食、注意力不集中等。

（2）药物相互作用：①与肝酶诱导药合用时，如苯妥英钠和卡马西平可降低本药的血浆浓度，服用地高辛治疗的患者加用和停用本品都应注意监测地高辛的血清浓度。②同时口服炔诺酮/炔雌醇（1mg/0.035mg）避孕药可使雌激素作用下降。

（3）禁用、慎用：已知对本品过敏者禁用。

（4）其他：①服用时不受进食影响。停药应逐渐减量，以免出现癫痫发作，一般可每周减量 100mg，某些患者在无并发症的情况下停药过程可加速。②驾驶及操纵机器时易发生危险，应注意。③接受本品治疗的患者中有报道出现假性近视和继发性闭角型青光眼的综合征，应立即停药并降低眼压。

9.拉莫三嗪 [利必通（片）]

（1）不良反应：①常见有头痛、视力模糊、复视、眩晕、共济失调、恶心、呕吐和皮疹。其中以头痛（29%）、头晕（19%）最为多见。②较少见有变态反应、面部皮肤水肿、肢体坏死、腹胀、光敏皮炎和自杀企图等。此外还有胃纳减少、体重减轻等。③与剂量相关的不良反应有共济失调、视物模糊、复视、头晕、恶心、呕吐等。④剂量过大时，出现严重嗜睡、头痛，甚至昏迷。⑤罕见严重致命性皮疹、Stevense-Johnson 综合征。

（2）药物相互作用：①有报道可抑制卡马西平的代谢，提高后者的中枢神经系统不良反应。②丙戊酸钠可减慢本品代谢，延长其 $\tau 1/2$。③卡马西平、苯妥英钠和扑米酮可加速其消除，合用时应注意调整剂量。④对乙酰氨基酚可加速本品排泄。

（3）禁用、慎用：过敏体质者禁用。

（4）其他：本药能与眼睛及全身其他色素组织结合，出现眼睛和皮肤组织中毒。因此出现皮疹应当立即停药，并评价皮疹是否与拉莫三嗪有关。不能突然停药，否则可增加癫痫发作的频率。

10.加巴喷丁 [诺立汀（胶囊）]

（1）不良反应：较常见有共济失调，站立不稳、眼球震颤（持续性、不定方向、伸缩性或旋转性眼球运动）。较少见的有遗忘、忧郁、易激动及其他情绪和精神方面改变。罕见粒细胞减少症，一般没有症状，偶有发热、咳嗽、下部背痛及排尿困难等。过量症状为严重腹泻、复视、严重的头晕、嗜睡和严重构音障碍、口齿不清，严重者致死。

（2）药物相互作用：制酸药能减少加巴喷丁的吸收20%以上，因此必须在服制酸药2h后服用。本药与酒精或其他中枢神经抑制药联合应用时将增加中枢抑制作用。

（3）禁用、慎用：本药可使某些癫痫发作加重，应注意。哺乳期妇女应慎用。

（4）其他：①本药可使某些癫痫发作加重，故对包括失神性发作在内的混合性癫痫慎用。②如换药或停药应逐渐减量，至少在1周内逐渐进行。③口服后可出现假性蛋白尿和白细胞减少。④用药剂量由临床效果决定，不由血药浓度决定。⑤首次给药应当睡前服用，以减少不良反应。⑥当药物剂量用到每天3次时，每次给药间距不得>12h。⑦血液透析患者，首剂口服300~400mg，然后每透析4h给予200~300mg。

11.非尔氨酯

（1）不良反应：常见有胃肠道反应如恶心、呕吐、厌食等，神经系统反应如头晕、失眠、困倦、复视等，但都较轻微。非尔氨酯还能引起贫血和肝功能损害。

（2）药物相互作用：①合并用药的不良反应要比单独用药多，主要是由于本品与其他抗癫痫药之间存在相互作用，故应在合并用药时调整剂量。②本药与其他抗癫痫药合用时，可使其他抗癫痫药物的药动学参数改变；与丙戊酸钠合用，血药浓度增加；与苯妥英钠、卡马西平合用，血药浓度降低，而苯妥英钠的血药浓度增高，卡马西平的血药浓度降低。

（3）其他：治疗前后应定期进行血常规和肝功能检查，一旦发现有骨髓抑制现象应立即停药。用药期间应避免暴露于紫外线下，否则易发生光敏反应。

12.氨己烯酸 [喜保宁（片）]

（1）不良反应：嗜睡、共济失调、头痛、头晕、情绪激动、记忆障碍及体重增加。本品所引起的精神障碍在减量或停药后可逐渐消失。

（2）药物相互作用：本药可使苯妥英钠、苯巴比妥和扑米酮的血药浓度分别降低20%、7%和11%。当本药与苯妥英钠合用时，苯妥英钠剂量需增加。

（3）禁用、慎用：老年患者、肾功能损害患者应慎用。对本品过敏者禁用。

（4）其他：突然停药会引起癫痫的反跳性发作，故应在2~4周内逐渐减少药量。服药期间应当避免驾车或操作复杂的机器，除非经过检验，证明患者已经适应了这种药物，不影响做这些工作。

【护理】

（一）日常护理

1.要长期规律服用合适的抗癫痫药物。

2.避免促发因素，如饮酒、疲劳、暴饮暴食、睡眠剥夺、精神压抑、感染疾病、受凉发热等。

（二）饮食调理

食品应多样化，如米饭、面食、肥肉、瘦肉、鸡蛋、牛奶、水果、蔬菜、鱼、虾等，忌食油腻肥厚、酒类及刺激性食物，茶、咖啡、巧克力等也需慎用。

第十节 短暂性脑缺血发作

【疾病简述】

短暂性脑缺血发作（TIA）是由颅内血管病变引起的一过性或短暂性、局灶性脑或视网膜功能障碍，临床症状一般持续 10~15min，多在 1h 内，不超过 24h。不遗留神经功能缺损症状和体征，结构性影像学（CT、MRI）检查无责任病灶。TIA 的症状是多种多样的，取决于受累血管的分布。颈内动脉系统的 TIA：多表现为单眼（同侧）或大脑半球症状。视觉症状表现为一过性黑蒙、雾视、视野中有黑点，或有时眼前有阴影摇晃。大脑半球症状多为一侧面部或肢体的无力或麻木，可以出现言语困难（失语）和认知及行为功能的改变。椎—基底动脉系统的 TIA：通常表现为眩晕、头晕、构音障碍、跌倒发作、共济失调、异常的眼球运动、复视、交叉性运动或感觉障碍、偏盲或双侧视力丧失。TIA 患者发生卒中的概率明显高于一般人群。1 次 TIA 后，1 个月内发生卒中占 4%~8%，1 年内 12%~13%，5 年内则达 24%~29%。TIA 患者发生卒中在第 1 年内较一般人群高 13~16 倍，5 年内也达 7 倍之多。

【病因与发病机制】

TIA 的病因及发病机制尚不完全清楚，目前在认识上还存在着分歧和争论。多数学者认为，TIA 是一种在动脉粥样硬化的基础上，由于某种原因使颅内小动脉管腔缩小，血流量降低，导致脑局部神经组织的代谢需要与所获得的血液之间供不应求，以后又由于脑血管的自动调节和侧支循环的及时建立而纠正了局灶性脑缺血缺氧，因此，症状多在 24 小时内消失。关于其预后，公认为约 1/3 发展为脑梗死，1/3 继续发作，1/3 可自行缓解。

1.微栓子栓塞

由血小板、白细胞、纤维素、胆固醇结晶等组成的微栓子主要来自颈外动脉、椎一基底动脉、心脏及其发出的大血管。当这些动脉血管粥样硬化斑块发生溃疡时，溃疡表面纤维素、血小板、白细胞和胆固醇结晶等沉积物自身裂解脱落后，循血流进入视网膜或脑小动脉，使小血管管腔发生栓塞，周围脑组织缺血水肿，产生局灶性脑缺血症状。由于栓子微小，又易自溶碎裂成更小的栓子，随血流到远端更细的动脉。以后由于栓子的溶解，脑组织血流恢复，症状缓解。

2.脑血管痉挛

多数学者认为，血管痉挛可发生于颈内动脉与脑基底动脉环，脑血管造影可见大动脉痉挛。由于高血压或动脉粥样硬化，颈内动脉狭窄或纡曲，血液通过此处产生漩涡，刺激动脉壁产生血管痉挛而引起短暂脑缺血发作。

3.盗血现象

典型的盗血见于锁骨下动脉盗血综合征。无名动脉或者锁骨下动脉在发出椎动脉之前，由于动脉硬化、先天变异出现动脉严重狭窄或完全闭塞。患侧椎动脉压力降低，颅内血液经患侧椎动脉倒流入同侧锁骨下动脉，以供应患侧上肢，当患侧上肢活动时血液的分流增加，就会产生椎动脉 TIA。

4.血流动力学障碍

因动脉粥样硬化而使脑血管狭窄，管腔发生闭塞，平时靠侧支循环维持该部位脑组织血液。当某些因素如阵发性心律失常、心肌梗死、泵衰竭使心排血量一时性降低，血压下降导致全身和脑循环血流量下降时，该处脑组织侧支循环不能代偿，血压降低，脑血流量下降，供血减少而发生脑缺血症状。

5.血小板聚集性增高

循环中血小板聚集及其释放物可成为血管壁损伤原因，可能是动脉硬化起始因素，也是微小栓子形成原因之一。因此，血小板活性增高在脑缺血发病机制的各个环节上都起关键性作用。

6.其他

血液的高凝状态、颈部动脉受压、外伤、颅内动脉炎、高脂血症、低氧血症、颈椎病、血压过低等都可能与 TIA 的发生有一定关系。

【临床表现】

（一）症状和体征

TIA 好发于中老年人（50~70 岁），男性较多。发作的特点是起病急，突然发病；迅速出现局限性神经功能缺失症状和体征，数分钟达到高峰，病程短暂，症状消失迅速，持续数分钟或十余分钟缓解，但在 24 小时内完全恢复，一般不遗留任何神经功能障碍的后遗症；反复发作，多达 1 日数次，少则数年 1 次，每次发作均表现有按一定脑血管支配区的脑局部定位体征，而且其发作体征相对固定，症状相似；多数无意识障碍，并无颅内压增高的表现；大多数患者神志清楚，能陈述其症状。常合并高血压、糖尿病、心脏病和高脂血症等。

1.颈内动脉系统 TIA

通常发作持续时间短，频率低，并且有较多可能进展为脑梗死。

（1）常见症状

对侧上下肢或单肢无力或发作性轻瘫，同时可伴有对侧面部轻瘫，为大脑中动脉供血区或大脑中动脉—前动脉皮质支分水岭区缺血表现。

（2）特征性症状

1）眼动脉交叉瘫，即病变侧单眼一过性黑蒙、短暂的单眼失明、对侧偏瘫及感觉障碍；以及 Homet 征交叉瘫，即病变侧 Homer 征。

2）大脑主侧半球受累，出现失语症，即 Broca 失语、wernicke 失语及传导性失语，为大脑中动脉皮质支缺血累及大脑外侧裂周围区导致。

（3）可能出现的症状

1）对侧偏身感觉障碍，麻木或针刺、触电感，为大脑中动脉供血区或大脑中—后动脉皮质支分水岭区缺血导致。

2）有对侧同向性偏盲，较少见，为大脑中——后动脉皮质支或大脑前-中-后动脉皮质支分水岭区缺血，而使顶、枕、颞交界区受累所致。

2.椎-基底动脉系统 TIA

发作持续时间长，频率高，并且进展为脑梗死的机会少。

（1）常见症状

发作性眩晕、平衡及协调运动障碍，同时可伴有恶心、呕吐等，在脑干前庭系统缺血时，多数不伴有耳鸣；内听动脉缺血使内耳受累时，少数可伴耳鸣。

（2）特征性症状

1）跌倒发作（drop attack）：脑后动脉短暂脑缺血发作时，皮质盲或视野缺损，由于下部脑干与上部延髓的网状脊髓束、皮质脊髓束缺血，患者转头或仰头时，两下肢肌张力突然丧失而跌倒，无意识丧失表现，可很快自行站起。

2）短暂性全面性遗忘症（translent global amnesia，TGA）：大脑后动脉颞支缺血，累及颞叶内侧、海马，发作性短时间内记忆丧失，病人对此有自知力，持续数分钟至数十分钟，伴时间、地点定向障碍，谈话、书写和计算能力正常，紧张的体力活动可诱发。

3）双侧大脑后动脉距状支缺血累及枕叶视皮质，出现双眼视力障碍。

（3）可能出现的症状

1）椎动脉或小脑后下动脉缺血，导致短暂的真性延髓性麻痹，出现急性发生的吞咽困难、饮水呛咳以及构音障碍。

2）椎-基底动脉小脑分支缺血，导致小脑或小脑-脑干联系纤维受损，出现小脑性共济失调。

3）高位脑干网状结构缺血，累及网状激活系统及交感神经下行纤维，出现意识障碍伴或不伴有瞳孔缩小。

4）病侧三叉神经脊束核以及对侧已交叉的脊髓丘脑束受损，小脑后下动脉或椎动脉缺血，导致延髓背外侧综合征，一侧或双侧面、口周麻木及交叉性感觉障碍。

5）脑于旁中线动脉缺血累及动眼、滑车及外展神经核，出现的眼外肌麻痹及复视。

6）一侧脑干缺血典型表现，如 Weber Foville 综合征等，出现交叉性瘫痪。

（二）实验室检查及其他检查

1.血液生化检查

血常规及生化检查是必要的。血液生化及血液流变学检查可发现脂质代谢紊乱和血液黏度增高。

2.颅脑 CT 扫描和 MRI 检查

颅脑 CT 扫描和 MRI 检查多无明显异常，但是有少数病人可见到小灶性低密度腔隙性梗死，称 TIA 型脑梗死。在发作期间，弥散加权 MRI 和 PEF 可显示片状缺血灶。椎-基底动脉 TIA 患者颈椎 CT 片大部分可有骨质增生和椎间隙变窄。

3.单光子发射计算机断层扫描（SPECT）

SPECT 可发现局部脑灌流量减少程度及缺血部位，可用 SPECT 测脑血流量（CBF）/脑血容量（CBV）的比率，发现脑血流动力学对脑功能的影响，进行脑卒中预报，对 TIA 诊断的敏感度为 88%。

4.正电子发射断层扫描（PET）

PET 可显示局灶性代谢障碍。

5.血管检查

颈动脉搏动消失表示颈内动脉颅外段阻塞。外周动脉多处搏动消失或减弱，且有颈动脉杂音者，在颈动脉分叉处可闻及Ⅲ级以上高调收缩舒张双期杂音者，提示高度颈动脉狭窄。

6.眼底检查

眼底检查可以见到栓子。胆固醇结晶栓子是橘红色，可向前移动，数小时后消失；血小板与纤维蛋白栓子呈灰白色，常固定不动，易引起梗死后出血。

7.脑血管造影

脑血管造影能够显示脑动脉的狭窄部位以及程度、侧支循环特点、动脉粥样硬化斑块以及溃疡的部位。颈内动脉或椎-基底动脉狭窄、闭塞或粥样硬化斑块溃疡是 TIA 常见的病灶或栓子的来源。椎—基底动脉 TIA 患者可见椎动脉起源处或锁骨下动脉处狭窄。少数患者可见有锁骨下动脉盗血现象。

8.多普勒超声

DDI 和 TCD 检查能发现狭窄或闭塞的血管、血流速度异常及血管杂音。较先进的三维颅脑超声检查能发现部分病人有血流异常。

10.脑电图

TIA 患者脑电图检查一般为正常，可用于鉴别癫痫发作。

11.心电图

心电图常显示冠状动脉供血不足。

【诊断要点】

1）短暂的、可逆的、局部的脑血液循环障碍，可反复发作，少者 1~2 次，多至数十次，多与动脉粥样硬化有关，也可是脑梗死的前驱症状。

2）可表现为颈内动脉系统和（或）椎－基底动脉系统的症状和体征。

3）每次发作持续时间通常在数分钟至1小时左右，症状和体征应该在24小时以内完全消失，恢复正常。

4）多为中、老年人发病。

5）颅脑CT扫描或MRI检查有（或无）腔隙性梗死表现，发作间歇期无明显神经系统体征。

【鉴别诊断】

由于本病主要依靠病人及陪同人员讲述，病人在发病时，其觉察力、判断力和记忆力也可能受到影响，而且没有客观的检查指标可以说明问题。因此，在做出TIA诊断以前，必须注意与以下疾病相鉴别。

9.心脏及颈椎X线检查

心脏X线检查观察有无心脏瓣膜病及主动脉弓异常。颈椎X线检查可了解病人有无退行性变、骨质增生、椎间隙变窄、横突孔变小等。

1.局灶性癫痫发作

发作类型常为刺激性症状，表现为抽搐、发麻等症状，并常按皮质的功能区扩展。多为症状性癫痫，并可检查到脑部器质性刺激性病灶。还可能出现全身性癫痫发作，严重者可能出现舌咬伤、尿失禁、意识障碍等，可见于各种年龄，以青、少年为多，发作持续时间多为数分钟，极少超过30分钟。脑电图或脑电地形图有特异或相对特异性改变，可以帮助诊断。

2.晕厥

晕厥是因为迷走神经兴奋性增高、心源性颈动脉过敏、心动过缓、直立性低血压、强烈的情绪变化或低血糖等原因引起的一种神经功能障碍。发作时，患者多表现为面色苍白、冷汗、脉细、血压下降及意识丧失，有的伴有全身抽搐，当患者身体转为水平位后即可恢复，而无局灶性脑功能缺失的表现，常伴有较严重的自伤。与椎－基底动脉的短暂性脑缺血发作表现的突发性意识丧失的主要区别在于：晕厥发作时，人体均处于直立状态，血压下降，脉搏缓慢，血糖偏低或有明显的情绪因素等，但无神经系统定位体征。

3.内耳眩晕病

内耳眩晕病主要表现为眩晕，伴有耳鸣、耳聋、恶心、呕吐、眼震、共济失调，与椎－基底动脉系统TIA相似。发作时间较长，超过24小时，可长达数日才逐渐缓解。发病年龄较轻，可反复发作，常达数年或数十年之久。并且在多次发作后有持久的听力下降，没有其他神经局灶症状及体征。

4.偏头痛

偏头痛好发于青年人，以反复发作的剧烈搏动性头痛或者头部胀痛为特征。发作前可出现幻觉或视野缺损，一侧肢体感觉异常或肌无力等，常伴有神经功能短暂缺失，头痛的时间一般超过24小时，病程长，并常有家族史，以头痛为主，伴恶心和呕吐，止痛药物有效。短暂性脑缺血发作多伴有头痛，但不很剧烈。

【用药原则】

TIA 是卒中的高危因素，需对其积极进行治疗，整个治疗应尽可能个体化。TIA 的患者都有发生完全性卒中或二次卒中的危险，且很可能在初次卒中后 2 周内发生。因此，寻找并治疗 TIA 的原因，预防第二次更严重的卒中，在中青年卒中患者显得十分重要。应积极去除包括高血压、血流动力学异常、吸烟、过量饮酒、高脂血症以及动脉狭窄在内的多项危险因素。

药物治疗的目的是预防进展或复发，防治 TIA 后再灌注损伤，保护脑组织。一旦患者出现 TIA 时，除针对危险因素进行干预外，应给予积极的抗血小板治疗，已证实对有卒中危险因素的患者行抗血小板治疗能有效预防卒中，对 TIA 尤其是反复发生 TIA 的患者应首先考虑选用。抗凝治疗不作为常规治疗，抗凝治疗 TIA 已经有几十年的历史，虽然目前尚无有力的临床试验证据来支持抗凝治疗作为 TIA 的常规治疗，但临床上对房颤、频繁发作 TIA 或椎一基底动脉 TIA 患者或 TIA 患者经抗血小板治疗，症状仍频繁发作的，可考虑选用抗凝治疗，用于心源性栓子引起 TIA、预防 TIA 复发和一过性黑蒙发展为首选。可用血管扩张药或扩容药扩充血容量、稀释血液和改善微循环。TIA 患者有时存在血液成分的改变，如凝血因子 I 含量明显增高，或频繁发作患者可考虑选用巴曲酶或降纤酶治疗以改善血液高凝状态。缺血再灌注使钙离子大量内流引起细胞内钙超载，可加重脑组织损伤，可用钙通道拮抗药治疗。

【药物选择】

1.抗血小板聚集药物　可减少微栓子及 TIA 复发。

（1）阿司匹林：50~100mg，每天 1 次，晚餐后服用，仍有 TIA 时可加大剂量。对于阿司匹林不能耐受或应用"阿司匹林无效"的患者，建议应用阿司匹林 25mg 和双嘧达莫缓释剂 200mg 的复合制剂，每天 2 次，或氯吡格雷 75mg，每天 1 次。

（2）双嘧达莫：25~50mg，3/d，饭前服。

（3）噻氯匹定：125~250mg，每天 1 或 2 次，就餐时服用以减少胃肠道反应。

（4）氯吡格雷：75mg，1/d。

（5）其他：目前已有一些静脉注射的抗血小板药物，如奥扎格雷等，也可考虑选用，但尚缺乏大规模临床试验证实。

2.抗凝药物　用于心源性栓子引起 TIA、预防 TIA 复发和一过性黑蒙发展为卒中。首选肝素静脉滴注，5d 后可用低分子肝素腹壁皮下注射，具体用法遵医嘱。华法林 6~12mg，每晚 1 次口服，3~5d 改为 2~6mg 维持，剂量调整至每晨凝血酶原时间（PT）为对照组 1.5 倍或国际标准化比值（INR）3.0~4.0，用药 4~6 周逐渐减量停药，可用于长期治疗，长期治疗过程中应定期去医院随访，由医生根据个体情况来调整用药。

3.血管扩张药　如麦全冬定或尼可占替诺静脉滴注；扩容药右旋糖酐—40 静脉滴注。具体用法遵医嘱。

4.降纤药物　近期频繁发作的 TIA 可用尿激酶静脉滴注。高纤维蛋白原血症可选用巴曲酶、安克洛酶、吲激酶等治疗。静脉给药的具体用法遵医嘱。蚓激酶，口服，60 万 U（2 粒），餐前半小时用水吞服，3/d，或遵医嘱，每 3~4 周为 1 个疗程，可连服 2~3 个疗程，也可连续服用至症状消失。

5.脑保护治疗　减少细胞内钙浓度。

（1）尼莫地平：可以静脉滴注给药，可以口服给药。静脉给药遵医嘱。口服用于缺血性脑血管病及各型痴呆症：30~60mg，3/d，连续 1 个月为 1 个疗程。急性脑血管病恢复期：30~40mg，4/d，或每 4h 1 次。

（2）氟桂利嗪：用于脑动脉硬化、脑梗死恢复期、交叉偏瘫时，每天 5~10mg，每晚用水吞服。

【用药提示】

1.阿司匹林 [（巴米尔（片）、拜阿司匹林（咀嚼片、肠溶片）、安可春（片）、安尼妥（咀嚼片）、东青（缓释胶囊）、心湿林（片）、协美达（缓释片）、阿辛（片）、玉莎阿司匹林（泡腾片剂）、力爽（肠溶胶囊）、麦得舒（肠溶片）、延先（片）、同尔利（分散片）、百得（泡腾片）、司尔利（分散片）、益欣雪（肠溶胶 it）、塞宁（缓释片）、康乐奇（肠溶片）、益络平（片）、伯基（肠溶粒胶囊）。

（1）不良反应：①胃肠功能紊乱，表现为恶心、呕吐、腹痛，大剂量长期服用可引起胃炎、隐性出血，加重溃疡形成和消化道出血等；②大剂量长期服用，可抑制凝血酶的合成，增加出血倾向；③少数特异体质患者，可出现荨麻疹、黏膜充血、哮喘等过敏反应。

（2）药物相互作用：①乙醇可加剧本品对胃黏膜的损害作用；②本药若与香豆素类抗凝药合用，可增加出血倾向；③本药可抑制丙磺舒、磺吡酮的促尿酸排泄作用，大剂量尤为明显；④若与其他非甾体抗炎药同服，胃肠道不良反应增加，抗炎作用降低；⑤糖皮质激素可刺激胃酸分泌，并降低胃及十二指肠黏膜对胃酸的抵抗力，若二者合用，可使胃肠出血加剧；⑥本药可增加磺脲类降糖药、甲氨蝶呤、巴比妥类药、苯妥英钠等的作用和毒性；⑦本药可降低螺内酯的活性代谢物的促肾小管分泌作用，抑制其排钠。

（3）禁用慎用：①患有胃及十二指肠溃疡病的患者应慎用或禁用。②低凝血酶原血症、维生素 K 缺乏和血友病、哮喘者禁用。③孕妇及哺乳期妇女应慎用或禁用。④肝肾功能减退者慎用。

（4）其他：①手术前 1 周应停用，以免出血。②若在餐后与碳酸钙同服，可减少胃肠道反应的发生，但不宜与碳酸氢钠同服，因后者可加速本品的排泄而降低疗效。

2.双嘧达莫 [（潘生丁、爱克辛（缓释胶囊）]

（1）不良反应：不良反应与剂量有关，如每日口服超过 400mg，约 25% 的人出现不良反应，如血管性头痛、眩晕、恶心、呕吐及腹泻等。治疗缺血性心脏病，可能发生"冠状动脉窃血"的不良反应。治疗剂量时不良反应轻而短暂，长期服用最初的不良反应消失。常见的不良反应有头晕、头痛、呕吐、腹泻、面红、皮疹和瘙痒，罕见心绞痛和肝功能不全。不良反应持续或不能耐受者少见，停药后可消除。上市后的经验报告中，罕见不良反应有喉头水肿、疲劳、不适、肌痛、关节炎、恶心、消化不良、感觉异常、肝炎、脱发、胆石症、心悸和心动过速。

（2）药物相互作用：①本药与阿司匹林有协同作用。与阿司匹林合用时，剂量可减至每天 100~200mg。②本药与肝素、双香豆素等抗凝药同用时，易引起出血倾向。③本药与头孢孟多、头孢替坦、普卡霉素或丙戊酸等合用，可加重低凝血酶原血症或进一步抑制血小板聚集，有引起出血危险，需加强观察。

（3）禁用慎用：对双嘧达莫过敏者禁用。低血压时慎用，休克时禁用。

（4）其他：①不宜与葡萄糖以外的其他药物混合注射。②严重冠脉病变患者使用本品后缺血可能加重。可引起外周血管扩张，故低血压患者应慎用。③本品与抗凝药、抗血小板聚集药及溶栓药合用时应注意出血倾向，慎用。④有报道本品可能引起肝酶升高。⑤遮光，密闭保存。⑥用于预防和治疗慢性冠脉循环功能不全、心肌梗死及弥散性血管内凝血。目前Ⅰ临床较多用作抗血小板药。本品能增加冠状血管的血流量，使心肌供氧量增多，用于某些冠状血管功能不全、心绞痛及心肌梗死。

3.噻氯匹定 [敌血栓（片）、力抗栓（片）、天新利博（片）、防聚灵（片）、抵克立得（片）、利血达（片）、利旭达（片）、得可乐（片）、辰欣（胶囊）、玉川通（胶囊）、邦解清（胶囊）、优普荣（片）、齐洛（片）、顺顺风（胶囊）、迈乐（片）、抵克（胶囊）、噻氯匹啶（胶囊）、奉禄达（缓释片）、板兰（胶囊）、克噻定（胶囊）、唐恒（胶囊）]

（1）不良反应：偶见轻微胃肠道反应。罕见的反应，恶心、腹泻、皮疹、瘀斑、齿龈出血、白细胞减少、粒细胞缺乏，或骨髓再生性障碍，极个别病例有胆汁阻塞性黄疸、肝功能损害。以上不良反应均在停药后消失。若出现出血或血肿，患者应告知主诊医师。若出现发热、咽喉疼痛或口腔溃疡，应停药，并做血细胞计数，在医师指导下方可重新应用。

（2）药物相互作用：①虽然未发现本品对凝血时间产生影响，但最好避免同抗维生素 K 的药物肝素或阿司匹林合并使用，在必须联合使用情况下，须对患者进行追踪检查（凝血酶原时间、复钙时间、出血时间等）。②本品与茶碱合用时，因其降低了后者的清除率，会使茶碱血药浓度升高并有过量的危险，故用本品期间及之后应调整茶碱用量，必要时进行茶碱血药浓度监测。③本品与地高辛合用时可使后者血药浓度轻度下降（约15%），但一般不会影响地高辛的临床疗效。④偶见本品降低环孢素血药浓度的报道，故二者合用时应定期进行环孢素血药浓度监测。

（3）禁用慎用：有出血时间延长的血液病和出血素质，有出血倾向的器质性病变，近期患溃疡病或急性出血性卒中者禁用。对本品过敏者禁用。白细胞总数减少，血小板减少或有粒细胞减少病患者慎用。本品可以透过胎盘及进入母乳，故孕妇与哺乳期妇女不宜使用。

（4）其他：用药最初 3 个月内，须每 2 周检查白细胞和血小板计数，中性粒细胞减少症（中性粒细胞$<1.5\times10^9$/L）或血小板减少症（血小板$<100\times10^9$/L）时应停

药, 并进行全血细胞计数, 包括细胞分类和血小板计数检查直至其恢复正常。在任何手术和动脉插管或输注之前 (7d) 应停用本品。使用本品的患者需手术时在术前尽可能告知外科医师。为避免外科及口腔科择期手术中出血量增多, 术前 10~14d 应停用本药。若术中出现紧急情况, 可输新鲜血小板以帮助止血。静脉注射甲泼尼松龙 20mg 可使出血时间在 2h 内恢复正常。

4.氯吡格雷 [波立维 (片)、泰嘉 (片)]

(1) 不良反应: ①出血性疾病。胃肠道出血、紫癜、淤血、血肿、鼻出血、血尿、眼出血和颅内出血。②血液系统。包括严重中性粒细胞减少, 再生障碍性贫血和严重血小板减少, 均比较罕见。③胃肠道。腹痛、消化不良、腹泻、恶心, 其他还有便秘、眩晕和胃炎等。④皮肤反应。皮疹和瘙痒。

(2) 药物相互作用: 本药与其他抗血小板药物合用时应当慎重。氯吡格雷与华法林合用会增加出血倾向。氯吡格雷与阿司匹林、肝素、溶血栓药物以及非甾体抗炎药物合用时, 应当慎重。氯吡格雷长期合用阿司匹林的安全性尚不清楚。氯吡格雷分别与阿替洛尔、硝苯地平合用或同时与这 2 种药物合用, 药效学上没有明显的相互作用。氯吡格雷的药效学不受苯巴比妥、西咪替丁或雌激素的影响。氯吡格雷对地高辛和茶碱的药代动力学没有明显影响。制酸药不影响氯吡格雷的吸收程度。氯吡格雷的羧酸代谢产物可以抑制细胞色素 P450 的活性, 这种作用可能导致苯妥英、他莫昔芬、甲苯磺丁脲、华法林、氟伐他汀和许多非甾体抗炎药等药物血浆浓度升高。

(3) 禁用慎用: 氯吡格雷延长出血时间, 有出血倾向的患者 (特别是胃肠道和眼内出血) 应当慎用。中度肝损害患者可能有出血倾向, 这类患者使用本药的经验极有限, 应慎用氯吡格雷。对药品或本品任一成分过敏者禁用; 严重肝功能损害者禁用; 活动性病理性出血如消化性溃疡和颅内出血者禁用。

(4) 其他: 服用本药止血时间可能比往常长, 患者择期手术, 且无须抗血小板治疗, 术前 1 周停止使用本药。服用本药的患者, 应注意监测白细胞和血小板计数。

5.华法林 1 华法林 (片)、可密定 (片)]

(1) 不良反应: 组织器官出血, 根据出血的部位和程度不同有不同的表现; 皮肤或其他组织的坏死。其他少见的不良反应有, 过敏反应、紫癜、皮疹、水肿、皮炎、腹痛、昏睡、不适、恶心、呕吐、腹泻和头痛等。最常见的不良反应是出血, 这种出血可能是非常严重的。但是, 如果将 INR 控制在治疗窗内, 出血的风险是很低的。其他罕见但值得注意的不良反应有皮肤坏死 (特别是开始治疗时) 和 "紫趾综合征", 都需要切除坏死组织。

(2) 药物相互作用: ①增强本品抗凝作用的药物有, 阿司匹林、水杨酸钠、高血糖素、奎尼丁、吲哚美辛、保泰松、奎宁、依他尼酸、甲苯磺丁脲、甲硝唑、别嘌醇、红霉素、氯霉素、某些氨基糖苷类抗生素、头孢菌素类、苯碘达隆、西咪替丁、氯贝丁酯、右旋甲状腺素、对乙酰氨基酚等。②降低本品抗凝作用的药物, 苯妥英钠、巴比妥类、口服避孕药、雌激素、考来烯胺、利福平、维生素 K 类、氯噻酮、螺内酯、扑痫酮、皮质激素等。③不能与本品合用的药物，盐酸肾上腺素、阿米卡星、维生素 B12、间羟胺、缩宫素、盐酸氯丙嗪、盐酸万古霉素等。④本品与水合氯醛合用，其药效和毒性均增强，应减量慎用。维生素 K 的吸收障碍或合成下降也影响本品的抗凝作用。

（3）禁用、慎用：①对香豆素类药过敏者、严重高血压、凝血功能障碍伴有出血倾向、活动性溃疡、外伤、先兆流产、近期手术者禁用。②月经期妇女应慎用。

（4）其他：①严格掌握适应证，在无凝血酶原测定的条件时，切不可滥用本品。②个体差异较大，治疗期间应严密观察病情，并依据凝血酶原时间 INR 值调整用量。治疗期间还应严密观察口腔黏膜、鼻腔、皮下出血及大便隐血、血尿等，用药期间应避免不必要的手术操作，择期手术者应停药 7d，急诊手术者需纠正 PTINR 值≤1.6，避免过度劳累和易致损伤的活动。③由于本品系间接作用抗凝药，半衰期长，给药 5~7d 后疗效才可稳定，因此，维持量足够与否务必观察 5~7d 后方能定论。

6.蚓激酶 [百奥吲激酶（胶囊）、引脉通（胶囊）、博洛克（胶囊）、乐伯欣（肠溶片）、普恩复（胶囊）]

（1）不良反应：极少数患者出现轻度头痛、头晕、腹泻、恶心等，不需特殊处理。

（2）药物相互作用：本药与抑制血小板功能的药物有协同作用，使后者的抗凝作用增强。

（3）禁用慎用：本药不适用于急慢出血患者。有出血倾向患者慎用。对本品过敏者禁用。

7.尼莫地平 [尼莫地平—普利（胶囊）、尼莫同（片、注射剂）、维尔思（胶囊）、易夫林（片）、宝依怡（片）、尤尼欣（胶囊）、宝怡恬（薄膜包衣片）、恩通（胶丸）、尼立苏（注射剂）、麦道通（缓释胶囊）、尼达通（片）、北青（注射剂）、尼达尔（片）、铝箔（片）、迈特令（片）]

（1）不良反应：①血液系统。在心脏瓣膜置换术围手术期间使用尼莫地平可引起严重出血。尼莫地平引起血小板减少和贫血罕见，有个别患者可引起弥散性血管内凝血。②心血管系统。口服尼莫地平常见的不良反应是低血压，其发生与剂量相关，蛛网膜下隙出血患者使用尼莫地平，有 5%出现血压下降。其他心血管不良反应包括水肿、心悸、潮红、出汗和血压升高。③中枢神经系统。尼莫地平通常耐受性好，少数患者可引起头痛、抑郁。极少数患者可出现头晕和眩晕。④内分泌、代谢。口服尼莫地平可引起空腹血糖及乳酸脱氢酶水平升高，还可引起低钠血症。⑤胃肠道系统。尼莫地平的胃肠道不良反应有恶心、腹部痉挛，均较轻微。其他不良反应包括腹泻、呕吐和胃肠出血。⑥肝胆系统。个别患者可出现肝炎和黄疸，碱性磷酸酶和丙氨酸氨基转移酶升高。⑦呼吸系统。可引起咽炎、喘息。个别患者首次用药后可出现急性低氧血症。⑧皮肤系统。可引起皮疹、瘙痒、皮肤刺痛。注射部位可出现静脉炎。⑨肌肉、骨骼系统。偶可引起肌痛、经期不适。⑩其他。可引起耳鸣。

（2）药物相互作用：①本药与其他作用于心血管的钙拮抗药联用，可增强其他钙拮抗药的作用。②丹曲林可增强本药的毒性。③与西咪替丁联用，本品的血浆浓度可升高 50%，这是由于西咪替丁抑制了肝药酶的缘故。④地拉夫定可升高本品的血药浓度。⑤本药与 α1 受体阻滞药联用，可增强降血压作用。⑥本药与 β 受体阻滞药联用，可能引起低血压、心动过缓。⑦本药与口服抗凝药联用可增加发生胃肠道出血的危险性。⑧本药与芬太尼联用可能引起严重低血压。⑨本药与胺碘酮联用可能引起房室传导阻滞或窦性心动过缓。⑩抗癫痫药苯巴比妥、苯妥英或卡马西平，能显著降低口服本品的生物利用度。⑪本药与肾毒性药物如氨基糖苷类、头孢菌素类、呋塞米等联用，可能引起肾功能减退。⑫利福平可降低本品疗效。⑬双喹脲甲硫酸盐可增加本品的毒性。

（3）禁用慎用：①对尼莫地平或本品中任何成分过敏者禁用。②扩散性脑水肿或颅内压显著升高、年老多病者、严重心血管功能障碍、肝功能损害、严重低血压者（收缩压<90mmHg）慎用。

（4）其他：①用药前后及用药时应当检查或监测血压和心电图。②尼莫地平静脉滴注时，滴速一定要慢，滴入过快会出现头痛和面部潮红。③在高血压合并蛛网膜下隙出血或脑卒中患者，应注意减少尼莫地平的剂量或暂时停用。④静滴时应避光。⑤治疗痴呆患者时，国内外的用量差别较大，可能与合成制剂的晶形及生物利用度有关。⑥尼莫地平输液剂内含有 23.7%乙醇，应注意与乙醇有关的配伍禁忌。⑦从包装箱中取出尼莫地平注射液后，应保存在 25℃以下并避免日光直射。⑧严禁使用超过有效期的尼莫地平注射液。⑨请放在儿童接触不到的地方。⑩可能出现的头晕会影响操作（驾驶）和使用机械的能力。但应用本品时，通常上述影响并不严重。⑪由于尼莫地平可被聚氯乙烯所吸附，应使用聚乙烯输液系统。

8.氟桂利嗪 [（圣瑞恩（片）、西比灵（胶囊）、孚瑞尔（片）、奥力保克（片）、普众（胶囊）、米他兰（片）、福拿新（片）、博瑞特（片、胶囊）、弗瑞林（胶囊）、脑钠松（胶囊）、脑纳松（胶囊）、桂克（胶囊）]

（1）不良反应：最常见嗜睡和疲惫感，但通常为一过性的；消化道可少见胃部烧灼感、恶心、胃痛、食欲亢进、进食量增加、体重增加等。少数患者可出现皮疹、口干、溢乳、视力模糊、肌肉酸痛等症状；血液系统可出现卟啉症、血栓性静脉炎；长期服用可出现抑郁症，以女性患者较常见；偶见锥体外系症状；少数患者可出现失眠、焦虑等症状。极少数患者出现轻度头痛、头晕、腹泻、恶心等，不需特殊处理。

（2）药物相互作用：①本药与催眠药、镇静药、乙醇联用时，可加强镇静作用。②放射治疗时联用氟桂利嗪，对肿瘤细胞的杀伤力可提高 10~20 倍。③应用抗癫痫药物治疗，加用氟桂利嗪可以提高抗癫痫效果。④本药与胺碘酮联用，可导致房室传导阻滞或窦性心动过缓，故不宜联用。⑤本药与 β 肾上腺受体阻滞药联用，可出现低血压、心动过缓及房室传导紊乱等不良反应。⑥本药与止痛药芬太尼联用，可导致严重的低血压。⑦本药与非甾体抗炎药或口服抗凝血药联用，可增加胃肠道出血的发生率。⑧本药与沙奎那韦联用，可增加氟桂利嗪的毒性反应。⑨本药与苯妥英钠、卡马西平联用，可能降低血药浓度。⑩利福平可降低本品的血药浓度，从而降低氟桂利嗪的疗效，故联用时应调整氟桂利嗪的用量。

（3）禁用慎用：①禁用于锥体外系疾病、脑出血性疾病急性期、抑郁症病史以及过敏者。②驾驶员及机器操作员慎用。

（4）其他：不应超过以上推荐剂量。医师应定期观察患者，特别是在维持治疗期间，这样可保证在出现锥体外系或抑郁症状时能及时停药。如果在维持治疗时疗效下降，亦应停止治疗。由于可能引起困倦，驾驶车辆或操纵机器者应注意。

【护理】

（一）日常护理

1.心理护理：通过聊天，普及康复知识，缓解紧张、焦虑情绪。

2.环境护理：保持室内清洁、整齐，定时通风换气。

3.密切观察血压变化及病情。

（二）饮食调理

饮食宜清淡，进食低脂、富含营养的食物。忌辛辣刺激性食物、甜食、油炸食物，戒烟酒。

（三）其他注意

不宜参加较为剧烈的活动，头部屈曲、旋转动作不应过大,走路不要太快。

第十一节　痴呆

痴呆是由于脑功能障碍所致的进行性智能衰退或消失，这种衰退或消失不是一过性的，而是持续时间较长的精神神经功能多方面障碍，如记忆、判断、言语、感情、性格改变和情感障碍等。

国际疾病分类诊断标准第十次修订（ICD-10）对痴呆做了一般性描述。"痴呆是由脑部疾病所致的综合征，它通常具有慢性或进行性的性质，出现多种高级皮质功能紊乱，其中包括记忆、思维、定向、理解、计算、学习能力、语言和判断功能。意识是清晰的，常伴有认知功能的损害，偶尔以情绪控制和社会行为或动机的衰退为前驱症状。"

流行病学资料研究表明，痴呆患病率随年龄增加而增加，在西方发达国家及地区，老年期痴呆的患病率为5%~8%。近年来国内关于痴呆的流行病学资料提示，在60岁以上老年人中，痴呆的患病率为0.75%~4.69%。随着我国人口老龄化程度的越发严重，国内的痴呆患者将迅速增加，因此对痴呆的研究和防治将成为我们公共卫生方面的重大课题。

【病因与发病机制】

目前，痴呆的发病机制尚不清楚，但因生物化学和分子生物技术的飞速发展及其向神经学科的不断渗透，痴呆发病机制的研究已取得了很大的进展。大量研究表明，痴呆的发生是各病因相互作用的结果，存在各种致病假说，主要包括遗传、中枢神经递质代谢障碍、神经元凋亡、自由基、脑内自身免疫反应、细胞骨架改变、微量元素、雌激素、病毒感染等。

可以产生痴呆的疾病很多，简述如下：

（一）神经变性疾病

1.阿尔茨海默病

阿尔茨海默病（Alzheimer 病）为大脑皮质的一种变性疾病，目前可能与以下因素相关：

1）遗传因素：在患者家族中，显性遗传与隐性遗传同时存在。

2）中枢神经系统中多种神经递质生化改变：最主要是胆碱能系统的生化改变，胆碱能神经元丧失或破坏，使胆碱乙酰转化酶（CAT）水平下降，酶的功能减退，损害了乙酰胆碱的合成、贮存及释放，使正常的神经传递失败，记忆及认知功能减弱。

3）金属的毒性作用：目前，认为铝对中枢神经系统的作用是多种退行性病变的致病机制，但非本病的唯一病因。

2.脑叶萎缩症（Pick 病）

所有病人都有智能减退，内省力丧失。由于颞叶萎缩特别严重，形成记忆力障碍。额、顶叶病变可引起失语、失用及失认。

3.慢性进行性舞蹈病（Huntington 舞蹈病）

通常智能衰退出现在舞蹈动作发生后数年，但也可以出现在不自主动作之前或与之同时发生。

（二）脑血管病

1）多发性梗死性痴呆；

2）脑梗死；

3）脑栓塞；

4）脑出血；

5）皮质下动脉硬化性脑病；

6）脑淀粉样血管病；

7）结节性多动脉炎。

（三）代谢障碍性疾病

1）甲状腺功能低下和亢进；

2）肾上腺功能低下和亢进；

3）高钠或低钠血症；

4）高血糖或低血糖；

5）肝性脑病；

6）肾性脑病；

7）肺性脑病；

8）血透后失平衡综合征；

9）高碳酸血症；

10）高血脂；

11）缺氧；

12）系统癌肿的远隔作用；

13）慢性电解质失调；

14）卟啉血症。

（四）神经系意外损伤

1）拳击家痴呆；

2）闭合或开放脑外伤后；

3）慢性硬膜下血肿；

4）脑缺血。

（五）营养缺乏

1）维生素 B12 缺乏症；

2）叶酸缺乏。

（六）占位病灶

1）脑肿瘤；

2）慢性硬膜下血肿；

3）脑积水状。

（七）感染

1）艾滋病–痴呆复合；

2）进行性多灶性白质脑病；

3）神经梅毒；

4）库鲁病；

5）寄生虫性脑膜脑炎。

（八）中毒性疾病

在长期服用巴比妥类、抗抑郁药、抗惊厥药、抗胆碱制剂、洋地黄制剂、降压药的病例中，可能看到提示痴呆的征象，在停药或减量后消退；重金属中毒如铅、汞、锰中毒等，或有机物中毒，均可观察到痴呆的表现。

【病理改变】

本章着重阐述老年性痴呆（AD）的病理改变。AD 可见颞、顶及前额叶萎缩。组织病理学特征主要是老年斑和神经元纤维缠结等。

1.老年斑

银染可分为 3 种类型：①原始型或早期斑；②经典型或成熟斑；③燃尽型或致密斑。老年斑附近可见大量胶质细胞增生和激活的小胶质细胞等免疫炎性反应。

2.神经元纤维缠结

此是含过磷酸化 tau 蛋白和泛素的细胞内沉积物，是异常细胞骨架组成的神经元内结构。HE 染色组织切片可看到 NFTs，银染或刚果红染色在偏振光下观察，或应用各种抗神经丝蛋白、tau 蛋白和泛素蛋白标记抗体可显示 NFTs。

3.血管淀粉样变

AD 病人脑血管内皮细胞可见 Aβ 沉积，脑血管壁上 Aβ 经刚果红染色在偏振光下呈现苹果绿色光，现已确定，血管淀粉样变与老年斑中类淀粉核心是同一物质。

【临床分类】

（一）按病因分类

痴呆的分类尚无统一的标准，以引起痴呆的病因不同可分为：

1）原发性痴呆：如阿尔茨海默病、Pick 病等。

2）继发性痴呆：如血管性痴呆、麻痹性痴呆等。

（二）按病变性质分类

1.原发性变性的痴呆疾病

1）以额颞叶症状为主：如 Pick 病、非典型 Alzheimer 病等。

2）以颞顶叶症状为主：如早发性 Alzheimer 病等。

3）以皮质下症状为主：如进行性核上性麻痹等。

4）其他类型：如 Parkinson 病伴脑血管病性痴呆。

2.脑血管性痴呆

如多发梗死性痴呆、皮质下小血管病变的痴呆。

3.继发性痴呆疾病

如正常颅压脑积水、中毒等。

【临床表现】

（一）症状

痴呆临床表现的核心症状是记忆障碍、认知障碍和人格障碍。

1.记忆障碍

主要是近事记忆障碍，如当天发生的事、刚做过的事或说过的话不能记忆，熟悉的人名记不起来。痴呆的早期即时记忆和近期记忆损害较重，而远期记忆和程序记忆早期不受到损害。

2.认知障碍

常在记忆减退之后出现。认知障碍是指掌握新知识或应用已有的知识解决问题的能力以及判断力、创造力等大脑高级神经活动能力的障碍，并随时间的推移而逐渐加重。初期表现为掌握新知识的学习能力下降，以后渐渐对自己所熟悉的知识也含糊不清。随着痴呆的进一步发展，可出现计算力障碍和语言障碍、定向力障碍。计算力障碍表现为计算错误，减法比加法更容易出现障碍，最后连简单的计算也不能；语言障碍表现为不能讲完整的句子，交谈能力减退，命名障碍，甚则失语；定向力障碍表现为迷路，不知自己家在哪里，不知时间变化，认人困难，甚至不认自己的家人。

3.人格障碍

此主要包括情感障碍和行为障碍。情感障碍主要表现在抑郁、情感淡漠或高涨、焦虑、欣快等。行为障碍主要表现在行为缺乏目的性，易冲动，有攻击倾向等。

（二）实验室检查及其他检查

1.血液生化检查

高血糖、高血脂被认为是造成血管性痴呆的危险因素。

2.脑脊液检查

ELISA 检测阿尔茨海默病患者的脑脊液可发现 β 淀粉样蛋白（Aβ）和 tau 蛋白可升高。

3.脑电图

1）额颞痴呆和 Pick 病：早期 EEG 正常，少数波幅降低，α 波减少；晚期 α 波极少或无，出现不规则中幅 δ 波，少数病人见有尖波，睡眠纺锤波减少，κ 综合波难出现，慢波减少。

2）阿尔茨海默病：脑电图表现为 α 节律减慢，不规则，消失，波幅下降，出现广泛性 θ 波，其间混有 δ 波活动。

4.头部 CT 和 MAI

1）阿尔茨海默病的 CT 和 MRI 检查常显示脑皮质萎缩和侧脑室扩张。

2）血管性痴呆的 CT 检查显示双侧半球多发性梗死灶，多发性皮质及皮质下出血，MRI 可见双侧基底核、脑皮质及白质内大小不等的病灶，表现为 T1 低信号、T2 高信号，病灶周围脑组织局限性萎缩。

3）额颞痴呆和 Pick 病 CT 检查显示有明显不对称的额叶和颞叶的局限性萎缩，脑沟增宽，额角呈气球样扩大，额极和前颞极皮质变薄，颞角扩大，侧裂池增宽，可早期出现。

【诊断与鉴别诊断】

（一）诊断要点

目前世界上最常使用的是 DSM-Ⅲ-R 痴呆诊断标准（引自 American Psychiatric Association 1987）。具体内容如下：

1）客观证据表明有短期及长期记忆障碍：短时记忆障碍（不能学习新信息）表现为不能在 5 分钟后记住 3 件事情。长时记忆障碍（不能回忆起过去已掌握的信息）表现为不能记起本人过去的一些信息（如出生地、职业、昨天经历了什么事）或是一些常识（众所周知的日期）。

2）至少具备下列各项中的一项：

抽象思维障碍：表现为不能发现相关词汇之间的异与同，很难给个词汇或概念下定义，或完成其他类似任务时有困难。

判断力障碍：表现为不能做出合理的计划来处理人际、家庭和与工作有关的一些问题。

其他高级皮质功能紊乱：如失语（语言障碍）、失用（不能进行运动活动，尽管有完整的理解和运动功能）、失认（尽管感光功能完好，但却不能认识或鉴别物体）、"结构性"困难（不能临摹立体图案，不会堆砌积木或用小棍子排成特定图案）。

人格变化：即病前个性特征的突出化或改变。

3）前 2 项障碍明显干扰了工作或一般社会活动及人际关系。

4）各种表现不只是发生在谵妄的病程之中。

5）具备下列的①或②：①从病史、体格检查或特异性因子的实验检查中可找到根据，可判断存在某一或某些特定器质性因素与当前障碍有病因关系。②若上述证据不存在，则症状不能用任何非器质性精神障碍来解释，如认知障碍不能用重症抑郁来解释，据此可以推断存在器质性病变。

（二）鉴别诊断

1.抑郁症

严重抑郁症可突出表现对环境反应的冷淡，注意力减退，思维缓慢，迟钝呆滞，领悟与铭记困难，若不仔细加以鉴别，可被误诊为痴呆。但抑郁症病人常有个人或家族抑郁症史，病前往往有诱发因素。病人常诉说精力衰退和记忆障碍，但在谈话中可发现对疾病的细节记得很清楚，检查时能在短时间内表现出很好的注意力、记忆力及计算能力。一般抑郁症状有明显的昼重夜轻的规律，病人外表沮丧抑郁，抗抑郁剂可减轻症状。

痴呆则起病缓慢，发病时不明确，且症状稳定或逐渐恶化，持续时间长，智能检查有异常（表 6-1）。

表 6-1 抑郁症与痴呆的鉴别

鉴别内容	抑郁症	痴呆
发病	发病急	发病缓慢，潜伏任
症状的持续	症状持续时间短	症状持续时间长
经过	固定性的抑郁感情	感情和行为出现变动
回答提问	对提问回答"不知道"	对提问错误的回答
对自己能力的评价	慨叹自己的能力低下	隐瞒自己的能力低下
认知功能障碍	认知功能的障碍有很大变动	认知功能的障碍保持不变

2.谵妄

谵妄是"意识混浊"时出现的定向力、理解力、注意力障碍，精神运动性兴奋或抑制以及认知明显障碍情况。谵妄的最显著特征是注意力不集中或受损。其他主要特征是急性发病，病程短，思维不连贯和语无伦次，幻觉，错觉，焦虑，欣快。虽然，典型的谵妄起病突然，但有时老年病人发病隐袭缓慢，平稳出现，易误诊为痴呆（表 6-2）。

表 6-2 急性谵妄状态与痴呆的鉴别

鉴别内容	急性谵妄状态	痴呆
起病	急骤	隐匿
持续时间	数小时至数日	数月至数年
注意力	损害	完整
语言	正常或命名困难	失语
幻觉	以幻视、幻听和幻触为主	极少
情感	恐惧	淡漠或失控
运动障碍	姿势性震颤,肌痉挛,动作多	无或强直
脑电图检查	弥漫性慢波活动	正常或轻度节律减慢

3.遗忘综合征

遗忘综合征表现有短时和长时记忆丧失。病人意识清晰，智能相对完好，突出临床表现为近事记忆障碍和言谈虚构倾向。病人对新近发生的事，特别是人名、地点与数字最易遗忘，为了补偿这些记忆缺陷，常产生错构（确有其事，但与时间和地点不符）和虚构（所述内容完全属于杜撰）。

4.失语症

失语的病人可以表现为语无伦次、焦虑、抑郁、貌似痴呆。但通过观察可发现除了语言障碍之外，病人的行为是正常的，而非真正的智能减退。

【治疗】

1.治疗原则

1）激活脑代谢，间接控制痴呆的发展。

2）维持残存的脑功能和生活。

3）减少因痴呆而产生的症状和并发症，为此可给予各种脑代谢激活剂，适当给予技能方面的训练和教育，对维持残存的脑功能有良好的作用。

4）积极寻找病因，祛除原发因素。

2.药物治疗

痴呆的药物治疗，目前虽然药物较多，但均非特效，只能在一定程度上改善症状。用于痴呆的药物大致可分为3类：

（1）脑代谢赋活剂

此类药物的主要作用是促进脑神经细胞对氨基酸、磷脂剂葡萄糖的利用，从而起到增强记忆力，增强病人反应性和兴奋性，改善和消除精神症状的作用，适用于老年性痴呆、血管性痴呆及其他各类型痴呆。

1）尼麦角林（麦角溴烟酯）：每次2~4mg肌内注射，每日1~2次；每次2~4mg溶于100ml生理盐水，缓慢滴注，每日1~2次；每次10~20mg口服，每日3次。不良反应：偶有暂时性直立性低血压及眩晕。

2）双氢麦角碱（海特琴）：0.3mg肌内注射或0.3mg加入20ml葡萄糖溶液或生理盐水中静脉注射，每日1次至数次；3~6mg口服，分次饭前服用，每日1~2次。不良反应：可能发生短暂的恶心和胃部不适。

3）都可喜：每日60mg，分别于早晨和傍晚各服30mg。不能与单胺氧化酶抑制剂合用。不良反应：少数患者有恶心症状出现。过量服用有心动过速、呼吸急促、高血压、呼吸性碱中毒。

（2）作用于神经递质代谢障碍的药物

胆碱能系统在痴呆的病程中至关重要，因而增加乙酰胆碱合成，抑制乙酰胆碱降解的药物可能起到治疗作用。其中包括胆碱、毒扁豆碱、卵磷脂和四氢氨基吖啶（THA）。

1）毒扁豆碱：一般从6mg/日开始，逐渐加量，显效剂量范围约为10~24mg/日，分4~6次口服。不良反应：头晕、恶心及其他消化道症状，减量后可好转。

2）四氢氨基吖啶（THA）：服药从小剂量开始，缓慢增量，一般显效剂量为85mg／日左右。不良反应：以消化道症状为主，少数可发生肌痉挛。

3）氨贝胆碱：显效剂量为0.35~1.75mg／日，个体差异较大。临床用药从小剂量开始，可使病人记忆、情绪、行为、学习和生活自理能力获得改善。

4）卵磷脂：每日20~25mg，长期服用6个月。

（3）脑血管扩张、改善脑循环药物

增加脑神经细胞的供血供氧，对脑血管性痴呆可获得一定疗效。如烟酸类制剂有烟酰醇和烟酸肌醇；罂粟碱样作用的药物如环扁桃脂、罂粟碱等；β受体兴奋剂有硫酸丁酚胺、异克舒令等；α受体抑制剂包括妥拉唑啉和双氢麦角碱等。

3.非药物治疗

1）球体涂色康复疗法：让病人在一个圆球体上涂以赤、黄、蓝3种颜色，给病人使用的球体类似海上浮标，直径20cm，以发泡聚乙烯为原料，球面以曲线划成6个区域，不限定完成时间，以水彩笔涂色，每个区用同一个色彩，依次涂色。如开始用红，继而用黄，再用蓝等，然后再开始用红，如此循环，不能两个或几个区域连续涂一种色彩，每周2~3次。

2）高压氧舱治疗：高压氧治疗的原理是利用高压下氧在血浆中溶解度显著增加，以及在组织中的弥散率和弥散距离增加，从而很快的改善脑组织及全身组织的缺氧状态。文献报道，经过高压氧舱治疗的老年慢性器质性脑综合征的13例患者，在治疗后其智能得到明显改善，并使患者的精神状态活跃起来，老年人脑功能障碍所致的眩晕、平衡紊乱、步态不稳和共济失调等症状用高压氧治疗后均有所改善。

【护理】

（一）日常护理

1.做好心理护理，维护患者尊严。

2.帮助患者进行康复训练，使其保持生活能力。

3.注意个人卫生，保持清洁，防止感染。

4.遵医嘱，按时按量服药。

（二）饮食调理

1.饮食宜定时定量，少食多餐，忌过饱。

2.宜进食清淡、质软、易消化、低脂的食物，多吃高蛋白、高维生素、富含卵磷脂的食物。

（丁丹丹 黄礼慧 张静）